KURT G. BLÜCHEL

Heilen verboten – töten erlaubt

Buch

In Deutschland herrscht medizinische Anarchie: Das Weißkittel-Syndikat betreibt rücksichtslose Ausbeutung der sozialen Sicherungssysteme; organisierte Fälscherbanden unterwandern medizinische Fakultäten und wissenschaftliche Institutionen; internationale Pharmakonzerne missbrauchen Säuglinge und Demenzkranke zu Arzneimittel-Experimenten; Schmiergeld-Affären und Massenbetrügereien erschüttern das Beitragsgefüge der Krankenkassen; medizinisches Wettrüsten in Kliniken und Arztpraxen macht alle Menschen zu ewigen Patienten; Skalpellvirtuosen und Chemo-Künstler operieren Millionen Kranke allein aus Profit- und Karrieresucht; die Ärztelobby schüchtert Politiker und Krankenkassen ein; bundesweite Ermittlungen und gerichtliche Verfahren aufgrund von Bestechung und Korruption sind keine Ausnahmen. Vom einstigen Mekka medizinischer Koryphäen bleibt heute nichts als ein provinzieller Budenzauber.

Autor

Kurt G. Blüchel, Jahrgang 1934, ist seit vier Jahrzehnten ein intimer Kenner des Medizinbetriebs. Fünfzehn Jahre lang war er als Medizinjournalist in Pharmaindustrie, Ärzteverbänden und anderen Bereichen des Gesundheitswesens tätig. Er hat zahlreiche populärwissenschaftliche Sachbücher herausgegeben sowie mehrere gesellschaftskritische Werke verfasst, u.a. »Die weißen Magier«, »Gesundheit ist lernbar« und »Das Medizin-Syndikat«.

Kurt G. Blüchel

Heilen verboten, töten erlaubt

Die organisierte Kriminalität im Gesundheitswesen

GOLDMANN

Umwelthinweis:
Alle bedruckten Materialien dieses Taschenbuches
sind chlorfrei und umweltschonend.

Der Wilhelm Goldmann Verlag, München, ist ein Unternehmen
der Verlagsgruppe Random House GmbH.

1. Auflage
Vollständige Taschenbuchausgabe Dezember 2004
Wilhelm Goldmann Verlag, München,
in der Verlagsgruppe Random House GmbH

Umschlaggestaltung: Design Team München
Satz: DTP im Verlag
Druck: GGP Media GmbH, Pößneck
Verlagsnummer: 15327
KF · Herstellung: Sebastian Strohmaier
Made in Germany
ISBN 3-442-15327-1
www.goldmann-verlag.de

Inhalt

Vorwort zur dritten Auflage der gebundenen Ausgabe

Friedrich der Große liebte es, Randbemerkungen in Form von Bibelzitaten zu machen. Als der Vorstand der Katharinenkirche zu Potsdam gegen einen Umbau Einspruch erhob, weil er das Gotteshaus verdunkle, schrieb der König an den Rand: »Selig sind, die nicht sehen und doch glauben.« Auch uns Nachgeborenen bleibt häufig nur der Glaube – zum Beispiel der Glaube an die Wunder im deutschen Gesundheitswesen. So hat etwa die Staatsanwaltschaft Kiel entdeckt, dass Ärzte Säuglinge über Sexualität, Drogenkonsum und Verhütungsmittel im Rahmen der »Lebensberatung« aufgeklärt haben wollen. Vier Münchner Kardiologen verschrieben einem Patienten insgesamt 27 verschiedene Arzneimittel gegen sein Herzleiden. Der Mann hatte die Fachärzte nacheinander konsultiert, die verordneten Medikamente widerspruchslos eingenommen und – überlebt. Für einen praktischen Arzt aus Berlin hatte der Tag im vergangenen Jahr 28,5 Stunden – so viel Praxisdienst rechnete er jedenfalls in den ersten beiden Quartalen 2002 gegenüber seiner kassenärztlichen Vereinigung ab. Und, ganz aktuell: Wenn die Kasse einer Klinik stimmt, können Patienten statt nach acht auch schon nach zwei Tagen als geheilt entlassen werden – Fallpauschalen anstelle von Tagessätzen machen dieses Wunder künftig zum Normalfall.

Irgendwie ist auch das gemeinsame »Jahrhundertwerk« der amtierenden SPD-Gesundheitsministerin Ulla Schmidt und ihres CSU-Vorvorgängers Horst Seehofer eine wundersame Konstruktion. Denn in Wahrheit ging es den beiden Politikern weder um eine Reform der Gesundheit noch um eine Reform des vordemokratischen Gesundheitssystems, allenfalls um ein zaghaftes Reförmchen der Zahlungswege, nach dem altbewährten Muster: Wie ziehen wir 72 Millionen zwangsversicherten Bundesbürgern den letzten Cent aus der Tasche? Die Verschwendungsorgie im Medizinbetrieb steht jedenfalls nicht zur Debatte, wie sich aufgrund der hektischen Betriebsamkeit bei den Arbeitsbeschaffungsplanern der »Gesundheitsindustrie« unschwer nachweisen lässt. Bundesregierung und Opposition befassen sich weder mit der längst überfälligen Abschaffung des unseligen Machtapparates kassenärztliche Vereinigungen noch mit dem verdeckten Abrechnungssystem, das kriminellen Handlungen der Ärzteschaft regelrecht Vorschub leistet. Man stelle sich den Aufschrei in den Medien vor, wenn plötzlich alle Kfz-Reparaturen hinter dem Rücken der Autobesitzer von den Werkstattinhabern über mächtige Werkstattvereinigungen mit den Kfz-Versicherern abgerechnet würden! Übrigens: »Autos werden besser behandelt«, ließ die Bundesärztekammer Anfang 2003 im *Deutschen Ärzteblatt* wissen, als es darum ging, den aktuellen Stellenwert von Klinikpatienten zu ermitteln.

In seinem aktuellen Schwarzbuch prangert der Bund der Steuerzahler mehr als hundert Fälle öffentlicher Verschwendung an und weist darauf hin, dass dies nur die Spitze des Eisbergs ist. Den Selbstbedienungsladen Gesundheitswesen vernachlässigt der Steuerzahlerbund nahezu völlig. Dabei fallen hier allein aufgrund überflüssiger, weil medizinisch unbegründeter, Arzneimitteltherapien jährlich 30 Milliarden Euro Folgekosten an – etwa ebenso viel wie das geschätzte Verschwendungsvolumen der öffentlichen Haushalte, wo es »um nutzlose Brücken, Fehlplanungen, Gedankenlosigkeit im Umgang mit Steuergeldern und Luxus« geht, so Verbandspräsident Karl Heinz Däke. Bei einem wirtschaftlichen Umgang mit Beitragsgeldern der Versicherten könnten auch im Gesundheitswesen enorme Kosten eingespart werden. Die »Es-ist-ja-nicht-mein-Geld«-Mentalität muss endlich aus den Köpfen derjenigen, die über die Verschwendung von Steuergeldern entscheiden, betonte Däke. Erneut forderte der Steuerbund-Chef, dass der Straftatbestand der »Amtstreue« eingeführt wird. Denn selbst wenn die Rechnungshöfe den verschwenderischen Umgang mit Steuergeldern nachwiesen, habe das nur selten Konsequenzen. Ein unabhängiger Amtsankläger müsse außerdem dafür sorgen, dass die Verfahren gegen die Verschwender auch wirklich eingeleitet werden.

Ein vergleichbarer Straftatbestand ist vermutlich auch im Gesundheitswesen unumgänglich. Die Vertuschungsversuche der Verschwender in den öffentlichen Haushalten konnten zum Teil per Gerichtsurteil unterbunden werden – wo aber bleiben die Fahnder im Gesundheitswesen? Weder die abschreckende Wirkung eines Schwarzbuches – wer will sich schon in einem Schwarzbuch wiederfinden? – noch disziplinarische Konsequenzen werden hier in Erwägung gezogen, stattdessen nur organisierte Verantwortungslosigkeit. Der Medizinbetrieb ist zu einer gigantischen Geldvernichtungsmaschine verkommen. Die »Krankheitserfinder« jedenfalls haben landauf, landab Hochkonjunktur. Und die »Vitalitätsvernichtungsmaschine«, wie der Hamburger Psychiater Professor Klaus Dörner die Enteignung von Gesundheit bezeichnet, passt sich dem System an. Gesundheitsreform? Eher eine Reform gegen die Gesundheit!

Nach jüngsten Berechnungen des renommierten Arzneimittelexperten Professor Jürgen C. Frölich, Leiter des Instituts für Klinische Pharmakologie an der Medizinischen Hochschule Hannover, sollen es jährlich fast 60 000 Todesfälle sein, die aufgrund erschreckender Wissenslücken bei der richtigen Dosierung von Medikamenten selbst unter Klinikärzten festgestellt wurden – Tendenz steigend. Gegenmaßnahmen der Bundesregierung? Fehlanzeige! Stattdessen Abschaffung des ärztlichen Praktikums im Klinikbereich nach Abschluss des Medizinstudiums. Der Wegfall der Gesellenzeit für Jungärzte lässt nichts Gutes ahnen. Angesagt ist mit Beginn des Jahres 2004 der Sprung vom studentischen Lehrling zum Meister der Medizin ohne jegliche Probezeit. Den Pharmakologen Frölich befallen bereits Albträume, wenn er daran denkt, dass künftig ein frischgebackener Mediziner die Universität verlässt und unvermittelt mit der alleinigen Verantwortung etwa einer 24-Betten-Station am Wochenende konfrontiert wird.

Um den auf Expansion getrimmten Medizinbetrieb in Gang zu halten, werden darüber hinaus mit dem Segen der Bundesregierung Massenkrankheiten schlicht erfunden und wie mittelalterliche Seuchenzüge schon nach kürzester Zeit in den letzten Winkel der Republik verfrachtet. *»Krankheit als Erfindung«*, eine denkwürdige Publikation von Dieter Lenzen, die bereits Anfang der Neunzigerjahre beim Frankfurter S. Fischer Verlag erschien, hatte erstmals auf diese »medizinischen Eingriffe in die Kultur« hingewiesen. Dem Anthropologen Lenzen geht es in seinem Werk vor allem um die Frage, wie es der Medizin gelingen konnte, Betätigungsfelder zu erobern, die nur ein schmaler Grat von Unredlichkeit und Schlimmerem trennt. Warum lassen wir uns völlig neue Krankheiten aufschwätzen, folgen wie dressierte Zirkuspferde willig und widerspruchslos den Gurus im weißen Kittel? Die Hauptursache dieses Phänomens liegt Lenzen zufolge in der zunehmenden Infantilisierung der Gesellschaft und in der allgemeinen Verdrängung von Sterben und Tod. Dies sei der Nährboden, auf dem ärztliches Handeln als »säkularisiertes Priestertum« gedeiht. Immer mehr Beitragsmilliarden für medizinische Fundamentalisten und wissenschaftliche Scharlatane?

Die derzeitige »Gesundheitsreform« ebenso wie die Reform der Reform, die bereits jetzt heftig diskutiert wird, ist ein Reparaturversuch an einem verrotteten System – und keine grundlegende Neugestaltung. Angesichts gähnend leerer Kassen hat sich in fast allen Bereichen unserer Gesellschaft nichts als dreister Aktionismus breit gemacht. Der Staat wird zunehmend zahlungsunfähiger, tüchtige Arbeitskräfte werden immer knapper, Junge wie Alte immer kränker, soziale Einrichtungen – Schulen und Bibliotheken, Schwimmbäder und Theater – verfallen, Städte und Gemeinden verwahrlosen, ganze Regionen verkommen. Kern dieser Probleme ist die demografische Entwicklung unseres Landes, denn sie allein bestimmt die Zukunft unseres Staates. An der Altersstruktur eines Volkes lässt sich am besten erkennen, ob genügend junge Menschen vorhanden sind, ob in ausreichender Zahl Kinder geboren werden, um den Wohlstand für jene aufrechtzuerhalten, welche heute jung sind, und den Wohlstand für die ältere Generation garantieren.

Das Statistische Bundesamt kommt inzwischen zu alarmierenden Erkenntnissen: Deutschland wird im Jahre 2050 nur noch 68 Millionen Einwohner haben, heute sind es 82 Millionen. Die Lebenserwartung wird bei Männern 83,7 Jahre betragen (derzeit sind es 79,2 Jahre) und bei Frauen 88,2 Jahre (derzeit 83,5 Jahre) – wobei medizinische Fort- oder Rückschritte kaum von Belang sind. Die Zahl der Ärzte wird jährlich um mindestens 4500 zunehmen und im Jahre 2050 bei wenigstens 500 000 liegen (heute sind es 380 000). Was heute noch vehement bestritten wird, dürfte bereits in den nächsten fünf Jahren zu der zwangsläufigen Tatsache führen, dass auch aus den letzten gesunden Menschen kranke gemacht werden, um das Gesundheitssystem in der heutigen Form in Gang zu halten. Damit wird offenbar, dass Deutschland nicht nur vergreist, sondern auch zum Siechen- und Krüppelheim degradiert wird. Schon heute gibt es hierzulande mehr als acht Millionen Behinderte, davon mehr als die Hälfte aufgrund medizinischer Eingriffe. Wenn im Gesundheitswesen keine radikalen Änderungen erfolgen, ist Deutschland schlicht nicht überlebensfähig.

Maßlos übertrieben? Schwarzmalerei? Kassandra lässt grüßen? Auch bei der gemeinnützigen Bertelsmann-Stiftung, dem größten Anteilseigner des weltweit agierenden Medienkonzerns, dem auch RTL, *GEO* und der *Stern* angehören, beschäftigen sich seit einem Jahr Experten intensiv mit den epochalen Veränderungen unserer Gesellschaft, vor allem mit den Konsequenzen, die diese einschneidenden Veränderungen für uns alle haben werden. Das Szenario für das Jahr 2050 könnte beängstigender nicht sein: Der Staat ist bankrott, die Sozialsysteme sind zusammengebrochen, die meisten großen und mittleren Unternehmen ebenso wie die jungen Eliten aller gesellschaftlichen Bereiche ausgewandert, das ganze Land ein im wahrsten Sinne des Wortes hoffnungsloses Alten- und Pflegeheim. Doch nicht erst 2050 stirbt die Heimat der Dichter und Denker, Erfinder und Entdecker. Schon im nächsten Jahrzehnt wird die Attraktivität Deutschlands für die eigenen Bürger wie für dringend benötigte Fachkräfte aus anderen Ländern rapide schrumpfen. Wer gut ausgebildet und jung ist, geht in die Schweiz, sucht sein Glück in Übersee oder Fernost zu machen. Einem vergreisten, chronisch kranken Land kehren immer mehr Menschen fluchtartig den Rücken, was den Niedergang unseres Gemeinwesens erheblich beschleunigen dürfte. Noch ziehen junge Menschen aus den neuen Bundesländern in die alten, hinterlassen in ihrer ostdeutschen Heimat sterbende statt blühende Landschaften, wie es ihnen einst vollmundig verheißen wurde. Aber schon in wenigen Jahren wird das Ziel dieser zutiefst enttäuschten Generation nicht mehr Deutschland heißen.

Die wenigen noch verbleibenden Jungen verweigern immer aggressiver die ständig steigenden Sozialbeiträge, werden eines gar nicht allzu fernen Tages regelrecht Krieg gegen die Alten führen, die dann in den Parlamenten über eine erdrückende Mehrheit verfügen dürften. Immer mehr Altenghettos entstehen, attraktive Läden und Einkaufszentren verschwinden, Büro- und Wohnkomplexe verfallen oder werden abgerissen, Schulen und Kindergärten geschlossen, Bibliotheken und Theater dicht gemacht. Satelliten- und Trabantenstädte leiden mehr und mehr an Auszehrung, versinken im Elend. Lediglich Krankenhausareale werden zu gigantischen Klinikstädten aufgebläht wie Krebsgeschwüre, der Moloch Medizinbetrieb zwingt alles Gesunde unter seine Knute. »Das ist ein Szenario, das zeigt, was passieren kann, wenn wir nicht rechtzeitig etwas tun und immer nur auf die dringendsten Probleme reagieren«, so Andreas Esche, Projektleiter bei der Bertelsmann-Stiftung. Esche weiter: »Wir können diese Entwicklung noch abwenden, müssen aber schnell das Ruder herumreißen, um den Supertanker Deutschland vom

Kollisionskurs abzubringen. Das wird umso schwerer und schmerzhafter, je später wir damit beginnen.«

Nicht nur unter weit blickenden Gesundheits- und Sozialpolitikern sind die Fakten von heute und ernüchternden Zukunftsszenarien bekannt. Auch Mediziner, Bevölkerungsexperten und Ökonomen warnen allenthalben vor dieser heraufziehenden Katastrophe, doch bislang verhallen diese Mahnungen weitgehend ungehört oder gehen im Gezeter und angesichts überschäumender Drohgebärden ärztlicher und pharmazeutischer Interessenverbände unter. Dabei ist vieles von dem, was als Menetekel an die Wand gemalt wird, heute schon Realität. Dem Flächenbrand rasant steigender Sozialabgaben und ständig wachsender Zuzahlungen stehen sinkende Leistungen und eine erschreckend miese Qualität der medizinischen Leistungserbringer gegenüber.

Alles, was über ein Minimum lebenserhaltender Maßnahmen hinausgeht, werden Rentner, Kranke und Behinderte künftig aus eigener Tasche finanzieren müssen – doch ihre Taschen sind bereits heute leer! Wir werden daher nicht nur bis 70 Jahre und länger arbeiten müssen, sondern auch schon in jungen Jahren als chronisch Kranke am Tropf einer bedrohlich wuchernden Krankheitsindustrie hängen; und der Tod wird uns vermutlich immer häufiger am Arbeitsplatz ereilen. Wenn wir noch länger an allen möglichen Stellschrauben herumdrehen, wird uns das Monstrum Medizinbetrieb – heute noch immer als das beste Gesundheitswesen der Welt verniedlicht – mehr und mehr persönliche Freiheit rauben, Armeen multimorbider Kranke produzieren und schließlich das »sozial verträgliche Frühableben« beschleunigen, das ein früherer Präsident der Bundesärztekammer schon vor Jahren zur Diskussion gestellt hat. Wer heute wie die amtierende Bundessozial- und Gesundheitsministerin Ulla Schmidt unter eilfertiger Mithilfe ihres parteipolitischen Gegners Horst Seehofer ausschließlich nach neuen Geldquellen für ein Fass ohne Boden Ausschau hält, statt durch einschneidende Strukturmaßnahmen den Medizinbetrieb zukunftssicher zu gestalten, gefährdet nicht nur den sozialen Frieden in unserem Land, sondern übernimmt auch zwangsläufig die Rolle eines Sozialschädlings.

Ist es nicht gespenstisch? Die Wirtschaft lahmt, die Vollbeschäftigung ist ins Land der Träume verbannt, galoppierende Massenarbeitslosigkeit an der Tagesordnung, die Bevölkerung verharrt in ohnmächtiger Schreckstarre, die Pleitenzahlen überschlagen sich, und immer mehr Unternehmen geraten in einen ruinösen Teufelskreis. Inzwischen ist das einstige Vorbild für Wachstum und Wohlstand europaweit Schlusslicht auf nahezu allen Gebieten: bei der Arbeitslosigkeit und bei der Gesundheit, beim technisch-wissenschaftlichen Fortschritt und bei der schulischen Bildung. Nur Ärzte und Arzneimittelkonzerne tanzen gleich Derwischen auf einem brodelnden Vulkan. Der von Bundesregierung und Opposition mühsam ausgehandelte Gesundheitskompromiss gebietet der systematischen Plünderung der Krankenkassen durch die medizinische Über- und Fehlversorgung kaum Einhalt. Ausländische Pharma-Multis erfinden völlig neue Massenkrankheiten, um ihre Märkte für risikoreiche Arzneimittelinnovationen unablässig zu vergrößern. Die Schulmedizin verkommt durch ihr hinterwäldlerisches Ausbildungssystem zur Quacksalberei. Die beängstigende Zunahme ihrer Misserfolge verwandelt das Gesundheitswesen in ein lebensgefährliches Experimentierfeld auf Kosten ahnungsloser Patientenheere, und am Ende werden politische Scharlatane den Moloch Medizin zu Tode kurieren.

Die Diagnose ist unstrittig, und sie gibt kaum Anlass zu einem Hoffnungsschimmer: Das deutsche Gesundheitswesen, einst das Mekka der Medizin und von Experten aus aller Welt als vorbildlich gepriesen, ist im weltweiten Vergleich enorm überteuert und gleichzeitig unglaublich ineffizient. Im Ergebnis produziert es inzwischen mehr Kranke als Gesunde. Die Versicherten zahlen für die Luxusklasse, doch der gebotene Service ist – von rühmlichen Ausnahmen abgesehen – drittklassig. Dieses Fazit legen nicht nur internationale Studien mit zum Teil vernichtender

Urteilsbegründung nahe, wenn sie beispielsweise der deutschen Herzmedizin – für viele das Filetstück unseres Medizinbetriebs – weitgehende Inkompetenz bescheinigen. Beschämender noch ist der Qualitätsstandard der deutschen Krebsmedizin, die sich seit Jahren im internationalen Ranking als Träger der roten Laterne einen unrühmlichen Namen gemacht hat. Mittlerweile ist auch die wenig verwöhnte »Kundschaft« unzufrieden: Mehr als die Hälfte aller Deutschen bewertet nach jüngsten Umfragen die Qualität der medizinischen »Leistungserbringer« als mangelhaft, in vielen Bereichen sogar als völlig ungenügend. Hauptkritikpunkte: falsche und überflüssige Diagnosen sowie unsinnige und riskante Behandlungsmethoden.

Deutschland nimmt im internationalen Vergleich mit rund 70 Betten je 10 000 Einwohner einen Spitzenplatz ein. Gleichzeitig dauert die Krankenhausbehandlung hierzulande mit durchschnittlich 12 Tagen je Patient am längsten. Grund: Die Betten müssen belegt sein, um den aufgeblähten Klinikbetrieb am Leben zu erhalten. Regierungsberater Professor Karl W. Lauterbach hat vorgerechnet, dass etwa 230 000 Klinikbetten (von insgesamt 550 000) abgebaut werden müssten, um den internationalen Durchschnittswert zu erreichen. Das Sparpotenzial beläuft sich allein in diesem Bereich auf rund 20 Milliarden Euro! Bei der Krebsdiagnostik könnten nach Professor Henning König von der Universität Erlangen bis zu 25 Prozent der Kosten eingespart werden. Die finanziellen Abstriche seien möglich, ohne dass die Qualität der Diagnosen und der nachfolgenden Behandlung leide. Es sei lediglich erforderlich, auf die gegenwärtige »unnötige Überdiagnostik« zu verzichten – damit könnte gleichzeitig Zehntausenden von Patienten viel Leid und vorzeitiges Sterben erspart werden. Was allerdings dagegen spricht, ist einem Leitartikel des *Deutschen Ärzteblattes* zu entnehmen: »Das im Gesundheitssystem erbrachte Leistungsspektrum orientiert sich primär – völlig zu Recht – an den wirtschaftlichen Überlebenschancen der Leistungserbringer und nicht an den Bedürfnissen der Leistungsnehmer.« Hier werden die Patienten unverblümt als Doofe abgestempelt.

Derzeit werden auf Grund von jährlich vier Millionen »grauen Mammografien«, also medizinisch unbegründeten, wirtschaftlich jedoch im Budget der Leistungserbringer eingeplanten Diagnosen, 100 000 Frauen operiert, bei denen ein solcher Eingriff nicht erforderlich wäre, wenn stattdessen mit der fachärztlichen Qualität europäischer Nachbarländer, wie beispielsweise der Niederlande, gescreent würde, heißt es in einem Gutachten des Sachverständigenrates für die konzertierte Aktion im deutschen Gesundheitswesen. Von den jährlich 100 000 überflüssigerweise operierten Frauen sterben darüber hinaus 4000 gutgläubige Patientinnen. Überflüssige, das heißt medizinisch unbegründete Operationen werden in Deutschland fast allen ärztlichen Fachgebieten vorgeworfen. Insgesamt sollen sich von den jährlich acht Millionen Eingriffen in Krankenhäusern etwa die Hälfte als nicht notwendig erweisen. Solche und ähnlich alarmierende Zahlen haben den Münchner Medizin-Informatiker Wilhelm von Eimeren auf den Plan gerufen. Seit Jahren warnt er vor allzu unspezifischen Massentests und – auf einem Gesundheitsforum der *Süddeutschen Zeitung* – vor einem »Volk von Vorsorgegeschädigten«.

Falls das Verhalten der Ärzte selbst und ihrer Familienangehörigen zum Maßstab genommen würde, könnten nach Schätzungen von Experten allein 30 Millionen Krankenhaustage oder rund 22 Milliarden Euro eingespart werden – aber auch Zehntausende von Toten sowie hunderttausende Medizingeschädigte pro Jahr verhindert werden. Bei Operationen der Gallenblase liegt die Eingriffshäufigkeit 84 Prozent höher, bei Hämorrhoiden-Operationen 83 Prozent, bei Gebärmutteroperationen 53 Prozent und bei Mandeloperationen immer noch 46 Prozent höher als bei Ärzten und ihren Familienangehörigen. Lediglich bei Blinddarmoperationen, die hierzulande viermal häufiger durchgeführt werden als im europäischen Durchschnitt, liegen die Vergleichszahlen bei der übrigen Bevölkerung mit acht Prozent nur unwesentlich höher als bei Ärzten. Dafür lehnen mehr als 90 Prozent aller Ärzte für sich und ihre Familienangehörigen eine Chemotherapie bei Krebs ab!

X

Das Wissenschaftliche Institut der Allgemeinen Ortskrankenkassen hat errechnet, dass die Lebenserwartung der Bevölkerung im gleichen Maße sinkt, wie die Arztdichte in Ballungsräumen zunimmt. Der renommierte Medizinpublizist Dr. med. Hans Halter ist auf Grund eigener Nachforschungen zu ähnlich alarmierenden Ergebnissen gelangt: »Bürger, die in einem Gebiet mit vielen Ärzten und reichlich Krankenhäusern wohnen, verwandeln sich rascher in Patienten, werden häufiger operiert, nehmen mehr nebenwirkungsreiche Medikamente und sterben, gemessen am statistischen Durchschnitt, früher.«

Zudem gilt Deutschland seit langem im internationalen Vergleich als das Arzneimittel-Tollhaus Europas. Schon heute zählt hierzulande ein sintflutartiger Strom von Zäpfchen und Pillen, Salben und Tropfen – insgesamt soll es zwischen 50 000 und 60 000 verschiedene medikamentöse Darreichungsformen geben – zu den wichtigsten Todesursachen. Vor allem die skandalösen Qualitätsmängel in der Arzneimitteltherapie verursachen nach Meinung des angesehenen Arzneimittelexperten Professor Frölich jedes Jahr eine schier unerträglich hohe Zahl von Toten. Der Hauptgrund für diese nationale Tragödie: Mehr als die Hälfte der deutschen Ärzte könne nicht fachgerecht mit Arzneimitteln umgehen. Wie Mediziner nach ihrem Studium auf Patienten losgelassen würden, sei in etwa vergleichbar mit einem Führerscheinaspiranten, der kurz nach bestandener Prüfung nicht ans Lenkrad eines Autos, sondern an den Steuerknüppel einer Boeing 747 gesetzt werde. Das jüngste Untersuchungsergebnis bei Internisten im Krankenhaus fasst der Hannoveraner Pharmakologe so zusammen: »54 Prozent von 168 getesteten Klinikärzten wissen nicht, wie viel Wirkstoff sie einem Patienten verschreiben dürfen und wie viel ihn womöglich umbringen wird.« Die Folgekosten der durch Medikamente geschädigten Patienten ohne direkte Todesfolge sind einem Horrorszenario nicht unähnlich: Professor Frölich schätzt die Schadenssumme auf über 30 Milliarden Euro, das ist mehr als das Jahresbudget der gesetzlichen Krankenkassen für alle verschreibungspflichtigen

Arzneimittel. Dies wird untermauert durch Erhebungen des renommierten Pharmakologen Professor Dr. Manfred Wehling von der Universität Mannheim, wonach jährlich zwei Millionen ältere Menschen über 60 Jahre nur deshalb in Kliniken eingewiesen werden, weil sie von niedergelassenen Ärzten unsachgemäß mit Medikamenten behandelt wurden. Die daraus resultierenden Arzneimitteltoten schätzt Professor Wehling auf rund 100 000! In der *Deutschen Medizinischen Wochenschrift* wies der bekannte Mediziner darauf hin, dass diese jährlich zu beklagenden Pharmaopfer einen makabren Sargkonvoi von Frankfurt/Main bis Düsseldorf ergeben würden.

Ulla Schmidt und Horst Seehofer haben mit ihrem Gesundheitsreförmchen so gut wie nichts gegen diese katastrophalen Zustände und die damit verbundene Verschwendungsorgie im Gesundheitswesen getan, vor allem die vordemokratischen Systemstrukturen unangetastet gelassen. Nicht der medizinische Fortschritt lässt das marode System aus dem Ruder laufen, sondern die völlig unzureichende Qualität der ärztlichen Aus- und Weiterbildung. Und die Patienten stehen im undurchdringlichen Dschungel des Gesundheitssystems auf total verlorenem Posten. Insbesondere als Kontrollinstanz, als reformerischer Machtfaktor, der gewissermaßen vom Feldherrnhügel die Richtung vorgeben könnte, ist der einzelne Bürger maßlos überfordert. Die Bundesregierung sollte daher Ärztekammern und kassenärztliche Vereinigungen vor allen anderen notwendigen Maßnahmen dazu zwingen, die eklatantesten Versäumnisse und Mängel bei der medizinischen Versorgung zu beseitigen, die labyrinthischen Strukturen durchsichtig zu machen, und damit zumindest ansatzweise Kundensouveränität im chaotischen Gesundheitsmarkt sicherstellen. Ein Patienten-Ombudsmann, wie er seit einiger Zeit diskutiert wird, ist vermutlich keine gute Lösung. Eher schon die Gründung von Gesundheitsparlamenten, die auf Kommunal- und Länderebene die berechtigten Interessen der 80 Millionen potenziellen Patienten eigenständig vertreten könnten.

Allzu behutsam brauchen wir mit den nach wie vor im Wohlstand lebenden Leistungserbringern des Medizinbetriebs nicht umzugehen, denn die Notwehrsituation ist offensichtlich, eine weitere Rücksichtnahme auf partikulare Gruppeninteressen nicht länger hinnehmbar. Die von den Nazis gegründeten Ärztegewerkschaften – auch kassenärztliche Vereinigungen genannt – haben seit mehr als einem halben Jahrhundert Honorar- und Preisdiktate gegenüber Krankenkassen und allen bisherigen Bundesregierungen durchgesetzt. Sie haben die Arzthonorare, Klinik- und Pharmakosten ohne Rücksicht auf die wirtschaftliche Situation im Lande stets über ein vertretbares Maß hinaus vorangetrieben, sodass die Lohnnebenkosten für viele Unternehmen untragbar wurden und Arbeitslosigkeit sich zum Massenphänomen entwickelte. Arbeitslosigkeit ist geradezu zum Erfolgsindikator für die undemokratische Kartellpolitik von Ärzteschaft und Pharmaindustrie avanciert, weil sie es verstand, gegen den Trend volkswirtschaftlicher Kriterien stets höhere Abschlüsse zu erzwingen, als sie in einem regulären Wettbewerbsmarkt jemals erzielbar gewesen wären.

Angesichts der rasch wachsenden Arbeitslosenzahlen sind akute Notmaßnahmen zur Abwendung größeren Unglücks dringend geboten. Nicht die Suche nach immer neuen Geldadern kann Entlastung für Deutschland bringen, sondern dies vermögen nur strenge Honorar- und Preiskontrollen durch die gesetzlichen Krankenkassen, ergänzt durch eine strikte Qualitätssicherung in allen Bereichen des Gesundheitssystems. Wir dürfen nicht länger Leistungen und Forderungen akzeptieren, für die Qualitätskontrollen ein Fremdwort ist. Sobald der Existenzerhalt eines Interessenkonglomerats – hier der aus allen Fugen geratene Medizinbetrieb – wichtiger zu werden droht als das zu erbringende Leistungsvolumen, kann nur noch eine politische Zäsur erfolgen, um den solidarische Konsens unserer Gesellschaft nicht zu gefährden. Vermutlich können die Krankenkassen als Treuhänder der Versicherten des unkontrollierten Wildwuchses im Gesundheitswesen nur dadurch Herr werden, indem sie mit den qualitativ besten Leistungserbringern des Medizinbetriebs befristete Verträge abschließen, um damit gleichzeitig schulmedizinischer Scharlatanerie und Quacksalberei einen Riegel vorzuschieben. Denn wir brauchen nicht nur medizinische Reparateure und Schadensbeheber, sondern vor allem Bataillone von Schadensverhütern. Wie der Rattenfänger von Hameln führen Ärzte und Arzneimittelhersteller immer mehr Menschen in lebenslange Krankheit, statt sie davor zu bewahren. Daher benötigen wir dringend gut ausgebildete Gesundheitsspezialisten statt trickreicher Krankheitserfinder.

Die ständige Arzneimittelkommission der deutschen Ärzteschaft und andere Kontrollorgane insbesondere im Pharmabereich laufen inzwischen Gefahr, zu Komplizen eines Wirtschafts- und Industriezweiges zu werden, der unentwegt Produkte entwickelt, die kaum jemand braucht und die nur deswegen in den völlig übersättigten Arzneimittelmarkt gepumpt werden, um das Kapital der Eigner zu mehren, nicht aber die Gesundheit der Bevölkerung. Wer benötigt schon einen Wirrwarr von 250 Blutdruck senkenden Mitteln, wenn jedes der zehn besten Medikamente besser ist als die restlichen 240? Welche Frau hat noch Lust auf ein Füllhorn von Hormonen, das zwar ewige Jugend verheißt, aber eher Krebs, Alzheimer und Herzinfarkt bewirkt?

»Das oberste Handlungsprinzip im deutschen Gesundheitswesen ist Betrug«, erklärte der prominente Medizinprofessor Dr. Peter Schönhöfer, Mitherausgeber des unabhängigen *arznei-telegramms* in Berlin und Mitglied der deutschen Sektion der weltweit tätigen Antikorruptionsgesellschaft Transparency International. Politik und Medien täten womöglich gut daran, die Öffentlichkeit vor Kriminaltätern im Medizinbetrieb zu warnen. Getreu der Brechtschen Devise: Wer die Wahrheit nicht kennt, ist nur ein Dummkopf – wer sie aber kennt und gleichwohl leugnet, ist ein Verbrecher.

Einführung

Die deutsche Ärzte-AG liefert den Stoff, aus dem Thriller und Horrorfilme entstehen. Die gesundheitspolitischen Dauerbrenner weisen dabei alle Ingredienzen auf, die klassischen Hollywoodstreifen, Marke Al Capone, eigen sind: Betrug und Korruption, Geldgier und Streik, Tote und Verletzte, Allmachtsträumereien und politische Verflechtungen. Das riesige Labyrinth des Gesundheitswesens mit mehr als 4,2 Millionen Beschäftigten und damit größter Arbeitgeber in der Bundesrepublik befindet sich derzeit auf gefährlichem Kollisionskurs. Geschieht in allerletzter Minute nicht noch ein Wunder, so steuert der außer Kontrolle geratene Supertanker der zweitgrößten Katastrophe seiner wechselvollen Geschichte entgegen.

Die Geburtsstunde dieser medizinischen Krimiserie schlug vor genau 120 Jahren, als gegen den erbitterten Widerstand der Ärzteschaft der preußische Reichstag unter Führung seines Kanzlers Otto von Bismarck das erste Gesetz zur gesetzlichen Krankenversicherung verabschiedete. Da die Mediziner am Ende machtlos waren – das letzte Mal, wie sich herausstellen sollte –, hatten sie seither nur ein einziges Ziel: die Zerschlagung dieses sozialen Regelwerks, das damals allein zugunsten Not leidender Bevölkerungsschichten geschaffen worden war. Damit verbunden war gleichzeitig eine ständige Konfrontation mit den »roten Krankenkassen«, deren Aufgabe darin bestand, dem Gesetz Geltung zu verschaffen.

Nachdem die Ärzteschaft in der Weimarer Republik ihre Attacken gegen Sozialisierungstendenzen im deutschen Gesundheitswesen mithilfe der Nationalsozialisten forcierte und ihre von langer Hand vorbereiteten Pläne zum rassehygienischen Umbau des deutschen Volkes abgeschlossen hatte, erklärte Hitler 1933 die Gesundheit zur Chefsache. Damit sollte gleichzeitig der Grundstein für eine »tausendjährige« Blütezeit der in ihrer erdrückenden Mehrheit rechts orientierten Ärzteverbände gelegt werden (in Kapitel 2 werden wir uns ausführlich mit den Machenschaften eines kollektiv agierenden Ärztestandes befassen). Dem medizinischen Machtrausch im »Dritten Reich« folgte Katerstimmung. Doch die Depression war nur von kurzer Dauer. Nachdem die alliierten Siegermächte 1946 sich damit begnügt hatten, lediglich einer Hand voll Ärzten in Nürnberg den Prozess zu machen, war für die bis auf den heutigen Tag vermeintlich schuldfreie Masse der übrigen Mediziner das Terrain geebnet für einen Sturmlauf gegen die verhassten Krankenkassen und ihre immer größer werdenden Goldgruben, die Beitragsmilliarden der Versicherten.

Gaben sie sich 1950 noch mit einem bescheidenen Betrag von zwei Milliarden D-Mark zufrieden, so sind sie heute bei der Wahnsinnssumme von mehr als 300 Milliarden Euro angelangt. Keine andere Branche hatte im letzten halben Jahrhundert auch nur annähernd solche Einkommenssteigerungen zu verzeichnen. Und keine andere gesellschaftliche Gruppierung hat einen vergleichbar hohen Wohlstand angehäuft. Dennoch sind Ärzte die Einzigen, die vom Sparen, gar von Nullrunden, nichts wissen wollen – im Gegenteil: Der oberste Funktionär der 380 000 deutschen Mediziner hat zu Beginn des Jahres 2003 mehrfach damit gedroht, das gesamte Gesundheitswesen der Bundesrepublik lahmzulegen, falls der Rubel nicht rollt wie gewünscht.[1]

Eine sachlich geführte Diskussion dieser vom Arzt und vom gesamten Medizinbetrieb verursachten Epidemie wird das Gemeinwohl sicher nicht gefährden. Gefahr droht eher durch die seit Jahrzehnten passive Öffentlichkeit, die immer wieder dazu bereit ist, sich mit oberflächlichen ökonomischen oder gesundheitspolitischen Retuschen zufrieden zu geben. Eine Entmystifizierung des Medizinbetriebs würde es uns allen ermöglichen, selbst wieder die Kontrolle über die medizinischen Erkenntnisse, Theorien und Entscheidungsprozesse zu erlangen. »Ich behaupte«, so die lebenslange Überzeugung des unlängst verstorbenen Medizinkritikers Ivan Illich, »dass der Laie und nicht der Arzt potenziell den Überblick und tatsächlich die Macht besitzt, der heutigen iatrogenen [vom Arzt verursachten – der Verfasser] Epidemie ein Ende zu setzen. ... Der medizinische Laie wird sich selbst die Kompetenz aneignen müssen, um die Auswirkungen der Medizin auf die allgemeine Gesundheit zu beurteilen. Unter allen Spezialisten unserer von Spezialisten beherrschten Zeit sind die Ärzte diejenigen, die für dieses dringend fällige Unternehmen das höchste Maß an spezialisierter Inkompetenz mitbringen.«[2]

Es stellt sich gegenwärtig wieder einmal ganz deutlich heraus, dass der zunehmend schriller tönende Anspruch der Ärzte, sie allein seien qualifiziert, das Gesundheitswesen selbst zu kurieren, auf einer Illusion beruht. Auch Illich hatte erkannt, dass »die Heilung des – die ganze Gesellschaft erfassenden – iatrogenen Leidens nicht die Aufgabe des Arztes ist, sondern der Politik«. Sie muss ausgehen von einem auf breitester Basis hergestellten Konsensus über das Gleichgewicht zwischen dem Bürgerrecht zu gesunden, und dem Bürgerrecht auf gerechte Gesundheitsversorgung. Während der letzten Generationen hat sich das ärztliche Monopol über das Gesundheitswesen unkontrolliert ausgedehnt und unser Recht am eigenen Körper beschnitten. Den Ärzten wurde von der Gesellschaft das ausschließliche Recht übertragen »zu bestimmen, was Krankheit ist, wer krank ist oder sein darf und was für ihn getan werden soll. Abweichung ist heute nur dann ›legitim‹, wenn sie eine medizinische Interpretation und Intervention verdient und letztlich rechtfertigt. Die Verpflichtung der Gesellschaft, allen Bürgern die Produkte der Medizin in nahezu unbegrenztem Maß zur Verfügung zu stellen, droht die Umwelt und die kulturellen Bedingungen zu zerstören, die der Mensch braucht, um ein Leben dauernder autonomer Gesundheit zu führen. Diese Tendenz müssen wir erkennen und schließlich revidieren.«[3]

Die Macht und die Strukturen des ärztlichen Berufsstandes sind ein bemerkenswertes Überbleibsel des Nazi-Regimes. Sie resultieren aus der Tatsache, dass mit Billigung bestimmter akademischer Kreise – insbesondere der Justiz – eine politische Delegierung autonomer Machtbefugnisse an die ärztlichen Standesorganisationen stattgefunden hat. Wir können nicht ernsthaft erwarten, dass diese erstmals im »Dritten Reich« zu voller Blüte entwickelte und seither nie mehr wirklich infrage gestellte Autorität der Ärzteschaft freiwillig wieder aufgegeben wird; immerhin hat sie damit einen seit der Antike nie gekannten Wohlstand und ein damit verbundenes hohes Ansehen in der Gesellschaft erreicht. Die Gefahr, die mit einem derart ungewöhnlichen Machtpotenzial in den Händen einer einzigen Berufsgruppe verbunden ist (im Kapitel 2 werden wir uns ausführlich damit zu befassen haben), kann nur durch einen allgemeinen Konsens innerhalb der Gesellschaft ihrer inzwischen völlig unangemessenen Legitimität enthoben werden. Vermeintliche Selbstheilungsversuche des ärztlich majorisierten Gesundheitssystems sind aus nahe liegenden Gründen zum Scheitern verurteilt. Eine grundlegende Reformierung des Medizinbetriebs muss daher das Ziel politischen Handelns sein. Ökonomische Korrekturen, wie sie zurzeit auf politischer Ebene diskutiert werden, zeigen zunächst kaum Wirkung; sie sind bestenfalls eine Konsequenz daraus.

Das Unbehagen von Millionen Opfern ärztlicher Fürsorge bedarf allerdings klarer Konzepte, bevor es zu einer gewichtigen politischen Kraft werden kann. Kosmetische Retuschen allein werden – das haben die Maßnahmen aller Regierungen nach dem Zweiten Weltkrieg erwiesen – keine grundsätzliche Trendwende herbeiführen. Wenn andererseits die Öffentlichkeit den krank machenden Charakter der Medizin in ihren wahren Dimensionen erkennt, könnte dies zu ohnmächtiger Wut in der Bevölkerung führen und damit das Arzt-Patient-Verhältnis dauerhaft beschädigen. Die Öffentlichkeit wird aufgrund der bereits angerichteten Schäden vermutlich den Eindruck gewinnen, dass sie durch unbegründeten Optimismus seitens der ärztlichen Standesvertreter fälschlicherweise in Sicherheit gewiegt wurde. Das Wissen um die katastrophalen Zustände in fast allen Bereichen des Gesundheitssystems muss deshalb in klaren, begründeten und einfach formulierten Kategorien artikuliert werden, um es für die politische Auseinandersetzung kompatibel zu machen. Diese Informationen aus dem Innern des weitgehend im Verborgenen wirkenden Systems könnte auch der Bevölkerung neuen Mut einflößen, ihr grundgesetzlich verbrieftes Recht auf Selbstbestimmung und die Fähigkeit zur Selbstbehandlung wiedergewinnen lassen.

Die erdrückenden Beweise, auf die sich eine Anklage unseres gegenwärtigen Gesundheitssystems auch in diesem Buch stützt, sind kein Geheimnis. Sie lassen sich aus renommierten medizinischen Fachpublikationen und Forschungsberichten zusammentragen. Sie waren bislang von ärztlichen Zirkeln weitgehend unter Verschluss gehalten worden und deshalb kaum geeignet, in der politischen Auseinandersetzung Wirkung zu zeigen. Die Hauptaufgabe besteht jetzt vor allem darin, in allgemein verständlichen, nicht-medizinischen Begriffen darzustellen, welche Schäden durch welche zum Teil unsinnigen Maßnahmen im Medizinbetrieb verursacht worden sind und – das ist eigentlich die erschreckendere Botschaft – mit zunehmender Tendenz immer noch verursacht werden. Wie speziell im Kapitel 4 anhand zahlreicher Beispiele nachgewiesen wird, hat sich das Überborden des medizinisch-pharmazeutischen Industriekomplexes zu höchst bedrohlichen Formen entwickelt. Im gleichen Maße, wie die ärztlichen Allmachtsfantasien ins Kraut geschossen sind, hat die öffentliche Gutgläubigkeit – kombiniert mit zum Teil grenzenloser Bewunderung – wahrlich Furcht erregende gesundheitsschädigende Dimensionen angenommen.

Mit einer im medizinischen Fachschrifttum bisher unbekannten Couragiertheit hat sich unmittelbar nach der Jahrtausendwende die altehrwürdige *Münchner Medizinische Wochenschrift* in die gesundheitspolitische Diskussion eingemischt. Unter der Überschrift »Weiße Kittel und schmutzige Hände« nahm das renommierte Ärzteblatt den deutschen Medizinbetrieb unverblümt als »Unrechtssystem« ins Visier. Gleichzeitig zitierte die Zeitschrift den Leiter der Sonderkommission »Abrechnungsbetrug« beim Bundeskriminalamt (BKA), Raimund Schmidt, mit einer Aussage, die an Deutlichkeit nichts zu wünschen übrig lässt: »Die kriminellen Strukturen im Gesundheitswesen sind nur noch vergleichbar mit der ›organisierten Kriminalität‹.«[4] Die angesehene Medizinerzeitschrift veröffentlichte eine Studie der weltweit tätigen Antikorruptionsorganisation »Transparency International (TI)«, die sich erstmals in dieser Gründlichkeit mit den Hauptursachen hinsichtlich Verschwendung, Missbrauch und Betrug im deutschen Gesundheitswesen befasste. Insbesondere die fehlende Transparenz in diesem weitgehend geschlossenen System, so die Autorin und TI-Vorstandsmitglied der Sektion Deutschland, die ehemalige SPD-Bundestagsabgeordnete Dr. Anke Martiny, sei zugleich auch hauptverantwortlich als »Einfallstor für Korruption«. Anlass für die Studie war die explodierende Zahl von Medienberichten über Honorarbetrügereien wie beispielsweise im bundesweit bekannt gewordenen Herzklappenskandal, über Bestechungen wie etwa im Blutspendedienst des Bayerischen Roten Kreuzes und über verdeckte Zahlungen wie zum Beispiel für medizinische Fortbildungskongresse und geschönte Arzneimittelstudien.

Martiny hatte Experten aus der Ärzteschaft, den Krankenkassen, der Apothekerschaft und der Pharmaindustrie befragt. Alle konnten konkrete Missstände in ihrem Bereich nennen und bekundeten ihren Willen, solche Übel aus der Welt zu räumen. Beim guten Vorsatz ist es jedoch geblieben. Die Abrechnungsbetrügereien von Ärzten und Kliniken zu Lasten der Krankenkassen – und damit zu unser aller Lasten – greifen weiter um sich. In seinem Jahresbericht von 2001 weist das Bundeskriminalamt mehr als 20 000 Fälle aus, bei denen ein Schaden von mehr als 220 Millionen Euro entstanden sei. Die Kriminalbeamten bemerken dabei ausdrücklich, dass die Dunkelziffer weit höher liege. Die Schadenentwicklung gebe »nur eine Tendenz, jedoch kein Spiegelbild der Realität wieder«.[5] Abrechnungsbetrug sei »wesentlich weiter verbreitet, als dies in den polizeilichen Statistiken zum Ausdruck kommt«. Allerdings ist dem Jahresbericht zufolge die Sensibilität bei den Strafverfolgungsbehörden gestiegen, »einen zunehmenden Teil des großen Dunkelfeldes aufzuhellen«.

Richter und Staatsanwälte, die sich derzeit anschicken, diesen bundesweiten Sumpf auszutrocknen, werden vermutlich ihre blauen Wunder erleben. Die trickreichen Schwindeleien bei den 130000 niedergelassenen Ärzten und in den 2200 Krankenhäusern ist eines der heikelsten Themen im Dauerstreit über die Reform des Gesundheitswesens. Während die Ärzteorganisationen – wie seinerzeit anlässlich der Aburteilung von Nazi-Medizinern im Nürnberger Ärzteprozess – von »wenigen schwarzen Schafen« sprechen, machen Kritiker des völlig aus dem Ruder gelaufenen Systems eine »Mentalität des Abkassierens«[6] aus. Als Grund für die ihrer Vermutung nach außergewöhnlich hohe Dunkelziffer nennen auch die Beamten des Bundeskriminalamts das »unkontrollierte Abrechnungssystem«. Patienten könnten die Posten auf den Rechnungen der Ärzte nicht mit der tatsächlich erbrachten Leistung vergleichen. Die Krankenkassen scheuten oft aus Kostengründen und der Vielzahl der Fälle eine Nachforschung und zahlten das Honorar häufig ungeprüft aus. »Entsprechend gering ausgeprägt ist deshalb auch das Anzeigeverhalten in diesem Deliktfeld«, bemängeln die BKA-Experten auf ihrer Internetseite.[7] Das »bereits in der Vergangenheit festgestellte mangelnde Unrechtsbewusstsein bei den wegen Abrechnungsbetrugs angezeigten Ärzten« habe sich jedoch ständig weiterentwickelt. Bei dem Straftatbestand, den das Bundeskriminalamt als »betrügerische Erlangung von Geldleistungen von Krankenkassen, Krankenversicherungen und Beihilfestellen durch Angehörige medizinischer oder pharmazeutischer Berufe« deklariert, handelt es sich um eine

»besonders sozialschädliche Form der Wirtschaftskriminalität mit hohen Schadensummen und sehr negativen Auswirkungen auf die Integrität des Gesundheitswesens«.

Statistisch erfasst wird Abrechnungsbetrug erst seit 1999. Damals verzeichneten die Ermittler 13 400 Fälle mit einem Schaden von 90 Millionen Euro, im Jahre 2000 dann 17 000 Fälle mit einem Schaden von 210 Millionen Euro. Für das Jahr 2002 wird vom BKA von sage und schreibe mehr als 24 000 Abrechnungsbetrügereien gesprochen! Die Gauner-Bilanz dürfte aber erneut nur die oberste Spitze eines Eisbergs darstellen, an dem der Supertanker Gesundheitswesen zu zerschellen droht. Juristen, die sich mit einschlägigen Bestimmungen und Richtlinien auseinander setzen, die von den ärztlichen Selbstverwaltungsorganen in eigener Machtvollkommenheit selbst erlassen werden, kommen heute zu der erstaunlichen Erkenntnis, dass diese Regelwerke grundsätzlich gegen geltendes Recht verstoßen.[8] Die *Münchner Medizinische Wochenschrift* zitiert in diesem Zusammenhang einen Fall, der vor nicht allzu langer Zeit auch in den Massenmedien seinen Widerhall fand: »Niemand bezweifelt beispielsweise, dass der Augsburger Laborarzt Dr. Bernd Schottdorf die Leistungen, die er bei der Kassenärztlichen Vereinigung abgerechnet hat, auch erbracht hat. Trotzdem steht er wegen Betrugs vor Gericht. Er hätte nicht so viel leisten dürfen, wie er geleistet hat. Was in anderen Branchen als unternehmerische Großtat gefeiert würde – nämlich die Errichtung einer florierenden Laborfabrik –, ist nach Kassenärzterecht Betrug. Ob das alles rechtens ist oder ob sich Vertragsärzte nicht generell in einem Unrechtssystem bewegen müssen, müsste auch Gegenstand des Verfahrens gegen Schottdorf in Augsburg sein. Die Staatsanwaltschaft hat allerdings bisher wenig Lust erkennen lassen, hier Wesentliches zur Klärung beizutragen.«[9]

Angesichts der Tatsache, dass mit solchen Betrugsstrategien riesige Geldströme zum Nachteil der Versichertengemeinschaft fehlgeleitet werden, erscheint eine grundlegende Neukonstruktion des Gesundheitssystems als besonders dringlich. Hier noch von schwarzen Schafen zu reden, ist eine Verhohnepiepelung der deutschen Öffentlichkeit und ihrer staatlichen Aufsichtsorgane. Sollte die rot-grüne Bundesregierung mit ihren diversen Reformplänen wirklich Ernst machen, so kommt sie keinesfalls an den tatsächlichen Gegebenheiten der nicht unmaßgeblich auf Betrug und Fälschung aufgebauten Medizinerkaste vorbei. Die dabei zu erwartenden Überraschungen, von denen einige Kostproben im Kapitel 5 dargestellt werden, dürften die schlimmsten Befürchtungen weit übertreffen.

Wenn Politik und Justiz bei der Zerschlagung dieses kriminellen Ärztesyndikats und dem Neuaufbau eines redlichen Ärztestandes erfolgreich sein wollen, müssen vor allem die üppig wuchernden Seilschaften unberücksichtigt bleiben und drastische Gegenwehr der Betroffenen von vornherein einkalkuliert werden. Die Mühe könnte sich in der Tat lohnen: Einsparpotenziale in der Größenordnung von mindestens 30 bis 50 Milliarden Euro sind nach Meinung von Fachleuten realistisch. Die ökonomischen Folgen ärztlicher Fehlleistungen belaufen sich Expertenschätzungen zufolge auf ungefähr 250 Milliarden Euro pro Jahr; darin enthalten ist die wirtschaftliche Bewertung von etwa einer halben Million Menschen, die jedes Jahr allein deshalb zu Schaden kommen, weil profitgierige Mediziner persönlichen Wohlstand und berufliches Ansehen über das Wohl ihrer Patienten stellen.

Die Medizin ist heute zur Hauptbedrohung unserer Existenz geworden. Vom Arzt als dem wichtigsten Repräsentanten dieser Hochrisikotechnologie werden Menschenopfer billigend in Kauf genommen. Gleichwohl wimmelt es von selbsternannten Beschwichtigungsexperten, medizinische Volksverdummung ist seit Jahrzehnten an der Tagesordnung. Wer sich kritisch äußert, gar medizinfeindliche Parolen verbreitet und insbesondere vor den ständig wachsenden Risiken im Bereich der chemisch-pharmazeutischen Industrie zu warnen versucht, schadet dem Standort Deutschland; er macht sich – wie es Ernst Ulrich von Weizsäcker einmal formulierte – der »modernen Form der Majestätsbeleidigung schuldig«. Doch wer sich scheut, die Übeltäter beim Namen zu nennen, um damit der Pestilenz des heutigen Medizinbetriebs auf die Spur zu kommen und gleichzeitig die Industrialisierung von Krankheit und Tod anzuprangern, nährt den Verdacht, dem fein gesponnenen Netzwerk einer kriminellen Vereinigung Vorschub zu leisten.

Die medizinische Kultur ist wie jede Kultur eine Verschwörung. Eine Vielzahl von kleinen Gottheiten, deren Macht sich lediglich aus unserem stillschweigenden Einverständnis ableitet, sie nicht infrage zu stellen, lenkt unaufhörlich unseren Blick von den Selbstheilungskräften unserer Gesundheit ab. Die Verschwörung veranlasst uns, freiwillig auf die Einsicht zu verzichten, dass es außerhalb der Schulmedizin auch noch alternative Heilungsmöglichkeiten gibt. Aus diesem Pakt müssen wir ausbrechen, den Kreis der Verschwörer verlassen. Albert Einstein hat seinen Wissenschaftskollegen einmal nachdrücklich empfohlen, wenigstens eine halbe Stunde am Tag das Gegenteil von dem zu denken, was in der Wissenschaft als gesichert gilt. Er hielt die »Autoritätsduselei« für den größten Feind der Erkenntnissuche. Und Konrad Lorenz hat der Forschergemeinde geraten, ihren Tag am besten damit zu beginnen, zum Frühstück eine Lieblingshypothese zu verspeisen. Mediziner verhalten sich natürlich völlig anders. Sie klammern sich lieber an die Eckpfeiler ihres medizinischen Lehrgebäudes, und sobald einer ihrer Päpste ein solide erscheinendes Dogma formuliert, kann dieser ohne weiteres mit einer großen Gemeinde fanatischer Gefolgsleute rechnen, die sich eilfertig unter seinem Gedankendach versammelt.

Im Medizinbetrieb haben es Außenseiter besonders schwer, zu neuen Ufern aufzubrechen und gegen Trägheit sowie eingefahrene Denkgewohnheiten vorzugehen – und dies, obwohl jeder, der auch nur einen kurzen Blick in die Medizingeschichte wirft, sofort erkennen kann, dass wesentliche Fortschritte in der ärztlichen Kunst oft gerade gegen die vorherrschende Meinung gemacht werden mussten. Im Grunde ist die Medizin ständig gefordert, mit ihren überkommenen Regelwerken zu brechen.

Wie sonst sollen die zahlreichen »Durchbrüche«, »Revolutionen« und »Paradigmenwechsel« zu rechtfertigen sein? Nur: Wie unterscheidet man echte Koryphäen, die eine neue Heilmethode mit relativ wenigen unerwünschten Nebenwirkungen entwickelt haben, von medizinischen Geisterfahrern, die in der völlig falschen Richtung unterwegs sind? Wie soll der Patient wissen, ob er es in der ärztlichen Praxis oder in der Klinik mit einem Könner oder mit einem Spinner, mit einem Experten oder einer Niete zu tun hat? Zu jeder Zeit gibt es in der Medizin Problemfälle, die nicht mit althergebrachten Denkschablonen gelöst werden können; wirklich gute Ärzte wissen in solchen Augenblicken, »dass ihre eigene immer nur die vorletzte Version der Wahrheit ist«, wie es der argentinische Schriftsteller Jorge Luis Borges vermutlich ausdrücken würde.

Die Bilanz der medizinischen Misserfolge hätte an der Börse längst einen Jahrhundert-Crash, einen »schwarzen Freitag« hervorgerufen. Viele Menschen teilen heute das Misstrauen und den lauter werdenden Unmut gegen die rechthaberische, wenig kompromissbereite Schulmedizin. Den meisten fehlen jedoch Tatsachen, handfeste Beweise, um Befürchtungen und Vermutungen zu erhärten. In diesem Buch wird in fast allen Kapiteln der zu einem monströsen Täuschungsmanöver entartete Medizinbetrieb einer kritischen Analyse unterzogen. Die Zuchtmeister der ärztlichen Standesorganisationen rufen zwar derzeit immer wieder zu flächendeckenden Arbeitsniederlegungen auf, die Pharmakonzerne drohen mit dem Abzug von Arbeitsplätzen, aber das sind vermutlich letzte Scheingefechte einer aussterbenden Art. Ihre Wurzeln reichen zurück bis in die dunkelsten Tage unserer jüngsten Vergangenheit. Die Verstrickungen der kapitalkräftigen chemisch-pharmazeutischen Industrie mit dem Nazi-Regime und seinen nach Zehntausenden zählenden kleinen Hitler-Profiteuren im weißen Kittel haben bis auf den heutigen Tag nachhaltige Spuren in unserem Gesundheitswesen hinterlassen.

Die als sozial deklarierte Enteignung unserer Gesundheit hat ihre Ursachen in einer Pervertierung traditioneller Heilkunde zugunsten eines sprunghaft anwachsenden Heeres kleiner und großer Krankheitsgewinnler, die nur ein einziges Ziel verfolgen: aus allen Gesunden chronisch Kranke, ewige Patienten zu machen (siehe auch Seite 299). Von Tag zu Tag erhöht sich die Gefahr, dass wir von bürokratischen Dummköpfen und eng spezialisierten Fachidioten in immer riskantere Gesundheitsabenteuer gelockt werden. Die vermeintlichen Segnungen moderner Gesundheitspflege, die uns im Wesentlichen auch mit ausdrücklicher Zustimmung regierender Spitzenpolitiker beglücken sollen, sind mit medizinischen Tellerminen und ökonomischen Sprengsätzen verbunden.

Es gibt in der modernen Medizin keinerlei Kontrollinstanz, die sicherstellen würde, dass Moral vor Geschäft, also Ärzteschaft und Pharmaindustrie sich gezielt mit den wahren Bedürfnissen der Bevölkerung befassen. Vielmehr bestehen ihre jeweiligen Verbandsführer auf der grundgesetzlich verbrieften Freiheit, jedwedes Medikament zu entwickeln und jegliche therapeutische Maßnahme durchführen zu können, ungeachtet der Konsequenzen, die sich daraus für die Gesellschaft ergeben. Dieses höchst fragwürdige Recht, wie wir es vor allem auch im Kapitel 4 kennen lernen werden, bildet die Basis für den gesamten medizinisch-industriellen Komplex. Auch der einzelne Arzt ist mit einer völlig unzeitgemäßen und ebenfalls gesetzlich verankerten Therapiefreiheit ausgestattet, sodass wir gleich einer Hammelherde durch das mit vielfältigen Gefahren behaftete Labyrinth eines dilettierenden Medizinbetriebs geschleust werden.

Zugegeben, mit diesem Buch mute ich der deutschen Ärzteschaft allerhand Infragestellungen zu. Doch dies geschieht nicht aus grundsätzlicher Gegnerschaft. Denn auch ich habe einen Hausarzt, auf den ich nichts kommen lasse, eine Zahnärztin, die mich exzellent behandelt, eine Apothekerin, deren Beratung für mich wichtig ist. Meine Kritik gilt dem gestrandeten, von den Zunftmeistern der ärztlichen Standesorganisationen fehlgesteuerten Gesundheitssystem, seinen aus Inkompetenz geborenen Korruptions- und Betrugsstrategien. Solch kritische Betrachtungsweise muss verallgemeinern und gegenüber einzelnen guten, begnadeten Ärzten ungerecht sein. Ich will deshalb an dieser Stelle ausdrücklich betonen, dass ich vor allen anderen das große Heer der Assistenzärzte und praktizierenden Jungmediziner in unseren Kliniken und Krankenhäusern aufrichtig bewundere. Wenn sie trotz einer an Sklavenhalterzeiten gemahnenden Umwelt, in der bürokratische Verwaltungen und menschlich unzulängliche Vorgesetzte nicht selten den Ton angeben, gleichwohl das eigentliche Rückgrat des Klinikalltags bilden, verdient dies gerade in einer Publikation wie dieser Hochachtung und Anerkennung. Auch der Präsident des Bundesarbeitsgerichts, Hellmut Wissmann, hat – obgleich aus formaljuristischen Gründen das geltende Arbeitsrecht zu bestätigen war – in seiner Urteilsverkündung vom 18. Februar 2003 die Ausbeutung der Klinikärzte angeprangert und Bundestag und Bundesregierung auf die Anklagebank gesetzt.

Es geht in diesem Zusammenhang aber um weit mehr als die Ausbeutung von Ärzten und Krankenschwestern, es geht um die Missachtung ärztlicher Tätigkeit in einem Umfeld, in dem viele Mediziner – auch angehende Ärzte im Praktikum – unter großem persönlichem Einsatz bis zur Erschöpfung für ihre Patienten arbeiten. Wie perfekt das Ausbeutungssystem in Kliniken und Krankenhäusern funktioniert, hat der Präsident der Deutschen Krankenhausgesellschaft, Dr. Burghard Rocke, selbst bestätigt, als er das Bundesarbeitsgerichtsurteil kommentierte: »Wir werden mehr als 41 000 neue Stellen besetzen müssen.«[10] Daraus ergibt sich ja wohl folgerichtig, dass die heutigen Klinikärzte die Arbeit von 41 000 fehlenden Ärzten und Pflegekräften ohne Bezahlung mit erledigen.

Mit Respekt und Mitgefühl beobachte ich außerdem seit Jahrzehnten, wie bestimmte Ärzte trotz ungezählter standesrechtlicher Widerwärtigkeiten und ohne Rücksicht auf ihre eigene Karriere nicht müde werden, Korruption und zahlreiche andere Auswüchse im Medizinbetrieb aufzudecken. Nichts als Abscheu verdienen hingegen jene »Patienten«, die als Hypochonder, Schwindler und Nassauer getarnt die medizinischen Institutionen hemmungslos ausbeuten und auf diese Weise der Gemeinschaft der Versicherten wie dem gesamten Medizinbetrieb zusätzlichen Schaden in Milliardenhöhe zufügen. Mein besonderes Augenmerk in diesem Buch gilt jedoch den Systemfehlern im Gesundheitswesen, deren Wurzeln und Ursachen. Ohne die Dickfelligkeit der ärztlichen Standesvertreter und ohne die ökonomischen Brutalitäten pharmazeutischer Verbands-Lobbyisten hätte längst eine allseits zufriedenstellende Runderneuerung in Gesundheits- und Sozialpolitik stattfinden können. Vor diesen Quertreibern und unersättlichen Profiteuren haben nicht nur Regierungen, Behörden und Krankenkassen, sondern im Grunde auch wir alle schon viel zu lange den Kopf in den Sand gesteckt. Dies sollte, letztendlich in unser aller Interesse, nun bald ein Ende haben.

Das gesundheitspolitisch verfügte wie regierungsamtlich genehmigte »Risiko Medizin« ist der rote Faden dieses Buches. Mit vorwurfsvollem Unterton machen Ärzteschaft und Pharmaindustrie immer wieder deutlich: Wer auf seine Gesundheit Wert legt, soll klaglos auch die damit verbundenen Risiken in Kauf nehmen. Wir werden in den meisten Kapiteln erfahren, was mit solchen Botschaften gemeint ist: Risiken für Leben und Gesundheit widerspruchslos hinzunehmen, um Risiken für den Wohlstand einiger zu vermeiden. Obwohl wir in den letzten Jahrzehnten kaum jemals aufgemuckt haben, sind sämtliche Aufmunterungen offenbar ungehört verhallt. Denn inzwischen sind wir dabei, beides zu verlieren – Wohlstand und Gesundheit. Mir kommt da jenes Märchen in den Sinn, in dem ein böser Drache unentwegt mit Jungfrauen gefüttert werden muss, um ihn bei Stimmung zu halten. Auch der Moloch Medizinbetrieb scheint unersättlich, und wir verkörpern, anders als im Märchen, selbst einen wesentlichen Teil dieses Monstrums – jedenfalls solange wir an jenem imaginären Gesellschaftsvertrag festhalten, der Gesundheit und langes Leben als Gegenleistung für einzugehende Risiken und wachsende ökonomische Belastungen beinhaltet. Wir sind aber auch stets Opfer. Die Frage ist lediglich, bis zu welchem Grad wir diese fiktive Abmachung noch akzeptieren wollen.

Experten einer Tagung der Evangelischen Akademie Mülheim, die vor einigen Jahren zum Thema »Der statistische Tod – Menschenopfer auf dem Altar des Fortschritts?« diskutierten, unterstellten den 80 Millionen Bundesbürgern folgende Risikobereitschaft: Würde eine Innovation (die Experten in Mülheim dachten dabei an »technische Innovationen« ganz allgemein) mehr als 1 Toten auf 10 000 Menschen pro Jahr fordern, so wäre dies nicht mehr akzeptabel. Nun gibt es aber medizinische Behandlungsmethoden und bestimmte Medikamente – wir kommen in Kapitel 4 darauf zurück –, die fordern bereits einen Toten auf 500 Menschen jährlich! Gleichwohl bleiben wir allesamt mucksmäuschenstill; keiner geht auf die Straße, nirgendwo Rebellion oder Aufruhr, bestenfalls mal ein so genannter Kunstfehlerprozess, dessen Ergebnis in 95 Prozent aller Fälle jedoch von vornherein feststeht – im Kapitel 3 wird speziell dieser Sachverhalt ausführlich behandelt.

Hans-Jürgen Fischbeck war in seinem zusammen mit Antje Bultmann herausgegebenen Buch *»Gewissenlose Geschäfte«* vermutlich etwas voreilig, wenn er schreibt: »Wir würden es nicht mehr akzeptieren, wenn der riskierte Tod nicht mehr statistisch, sondern zurechenbar wie eine unverschuldete Todesstrafe wäre, wie ein Justizirrtum also.«[11] Es ist den Autoren allerdings zuzustimmen, dass es – im Hinblick auf den deutschen Medizinbetrieb in ganz besonderem Maße – höchste Zeit sei, jenen imaginären Gesellschaftsvertrag, den wir hier »Gesundheit gegen Risiko« taufen wollen, zur Diskussion und Disposition zu stellen. Fischbeck schreibt: »Wir verkennen ja nicht, dass der technische Fortschritt wirklich ein Fortschritt war, weil er eine Fülle von Risiken, die von Krankheiten und Naturkatastrophen drohten, erheblich gemindert hat, sodass sich unsere Lebenserwartung verdoppelte. Nun aber ist nicht nur der Grenznutzen erreicht. Auch die Haftung und Rückzahlung der zuvor externalisierten Kosten werden von uns verlangt. Wir können diese unsere Sünden nicht mehr statistischen Opfern aufbürden und sie wie ›Sündenböcke‹ in die Wüste der Geschichte schicken. Eine neue, befriedete Zivilisation muss gefunden werden.«[12]

In einer Grauzone zwischen Profitgier, Fahrlässigkeit und billigendem Inkaufnehmen werden die Bundesbürger im Gesundheitswesen immer neuen, immer größeren Risiken ausgesetzt. Erhebt jemand Einwände, so wird er mit dem Totschlag-Argument niedergemacht: »Der Wirtschaftsstandort Deutschland und Arbeitsplätze sind in Gefahr!« Die Neigung der Gesellschaft, gesundheitliche Risiken zu vermeiden, bedrohe den medizinisch-wissenschaftlichen Fortschritt, heißt es. Medizin als Gefahrenherd erster Ordnung – sind denn Ärzte und Arzneimittelproduzenten von allen guten Geistern verlassen?! Der Wirtschaftsstandort Deutschland, in erster Linie die Sparten Chemie, Tabakindustrie und Pharma, wird heute insbesondere von der rot-grünen Bundesregierung als heilige Kuh glorifiziert. Wer auch nur im Ansatz versucht, die Wachstumsgläubigkeit im schulmedizinischen Bereich durch eine mehr naturorientierte Medizin zumindest ergänzen zu wollen, wird immer noch als fortschrittsfeindlicher Schwärmer ausgegrenzt und in die Schmuddelecke der Außenseiter verwiesen.

Bundeskanzler Gerhard Schröder, im Namen seines Amtes wie kein anderer deutscher Politiker verpflichtet, in seine Entscheidungen nicht nur das Wohl von 80 Millionen Bundesbürgern, die heute in Deutschland leben, sondern vorausschauend auch künftiger Generationen mit einzubeziehen, will unser Land zum Biotechnologiestandort Nummer eins machen. Deutschland sei darüber hinaus ein idealer Standort für Hightechmedizin und Pharma, für gentechnisch optimierte Nahrungsmittel wie für Zigaretten – im Kapitel 7 werden wir Bedenkliches wie Unglaubliches über des Kanzlers heimliche Prioritäten erfahren. Erschreckend und alarmierend zugleich ist vor allem seine pauschale Begründung, wonach hierzulande – im Gegensatz etwa zu den USA – eine Höchstgrenze im Haftungsrecht bestehe. Mit anderen Worten: Für Schäden, die über bestimmte Haftungsgrenzen hinausgehen, kommt der Steuerzahler auf![13] Bedeutet das im Klartext, dass Unternehmen, deren Produkte – wie beispielsweise Arzneimittel oder Zigaretten – ein besonders hohes Risikopotenzial in sich tragen, in Deutschland ihr Eldorado finden?

Ist das nun die Kehrseite des Friedenskanzlers? Könnte es sein, dass Schröder zwar insgeheim mit dem Nobelpreis für seine Bemühungen gegen den Irakkrieg rechnet, gleichzeitig aber eine Hand voll Sargnägel in Form von Glimmstängeln in der Tasche trägt? Solche doppelbödigen Tricks sollten ihm nicht gelingen! Für eine derart zerstörerische Politik ist unser Deutschland zu schade! Es geht mir, wie Millionen anderen Mitbürgern auch, um den Frieden in dieser Welt. Es geht mir aber ebenso um den sozialen Frieden in unserem eigenen Land. Und um Gerechtigkeit für alle. Nicht nur für Wirtschaftsbosse. Und wenn mal wieder ein paar von ihnen drohen sollten, dass sie bei Nichtbefriedigung ihrer Sonderwünsche den Laden dichtmachen oder gar mit Sack und Pack auswandern wollen, dann kann ich nur sagen: Lasst sie Pleite gehen! Und lasst sie hinziehen, wo der Pfeffer wächst! Aber Standort gegen Sicherheit für Leben und Gesundheit – diesen Kuhhandel machen wir nicht länger mit! Eine Gesellschaft, die sich auf diese Weise immer wieder aufs Neue erpressen lässt, setzt letztlich ihre Existenz aufs Spiel.

Die gesetzlichen Bestimmungen, um mit derartigen Gefährdungen fertig zu werden, stammen zum Teil noch aus der Zeit, als Gesundheitspflege und ihre Avantgarde einem entsetzlichen rassehygienischen Ideal anhingen. Dass unsere Gesundheit in Wirklichkeit höchst labil und störanfällig ist, dass sie irreparabel zerstört werden kann und dass – im Hinblick auf die Gesamtbevölkerung – diese Zerstörung tatsächlich schon erschreckend weit fortgeschritten ist, damit werden wir uns vor allem in Kapitel 1 befassen. Der Gesetzgeber hat die Konsequenzen noch nicht gezogen. Wir alle haben es noch nicht getan. Das Resultat ist eine schizophrene Gemütsverfassung. Eine Risikoabschätzung von eins zu einer Million, dass ein deutscher Soldat in den Irak einmarschiert, hielt die derzeitige Bundesregierung für zu hoch; mit der Tatsache allerdings, dass jeden Tag etwa 200 Menschen an Lungenkrebs infolge Zigarettenrauchen sterben, sollen wir uns widerstandslos abfinden. Wäre für dieses tägliche Massaker eine fremde Nation verantwortlich, so würde man nicht eine Sekunde zögern, ihr den Krieg zu erklären – selbst der friedliebende Gerhard Schröder hätte dann vermutlich keine Skrupel. Seine Regierung jedoch hat inzwischen ihren eigenen, vermutlich nicht ganz so bedrohlichen Kriegsschauplatz entdeckt: Sie feilschte verbissen um neue Ablass-Millionen bei der pharmazeutischen Großindustrie, wie ausführlich in Kapitel 7 dargelegt wird. Nebenbei: Die Verantwortlichen im »Dritten Reich« haben in punkto Zigarettenrauchen und Krebsgefährdung – wie erstaunlicherweise auch in einigen anderen Bereichen des Gesundheitswesens – deutlich mehr Sorge für die Bevölkerung an den Tag gelegt, als es die heutige Regierung tut; in Kapitel 2 wird dieses Thema näher beleuchtet.

Wenn die Gewichtung der potenziellen Gefährdungsmöglichkeiten künftig nicht noch mehr aus dem Ruder laufen soll und wenn wir die hier auf uns zukommende Bedrohung durch weitgehend unkontrollierte Wettbewerbsmechanismen in den Griff bekommen wollen, brauchen wir so bald wie möglich einen neuen Straftatbestand: das »Verbrechen gegen die Gesundheit«. Wir sollten endlich anfangen, uns zu wehren. Wer aus Gewinnsucht oder Machtstreben zur Zerstörung von Gesundheit und Leben der 80 Millionen Bundesbürger beiträgt, muss vom Gesetzgeber – oder dieser von den 80 Millionen – darüber belehrt werden, dass er sich in krimineller Weise gegen die Allgemeinheit vergeht. Noch dürfen wir Menschen, die das tun, was beispielsweise Gerhard Madaus oder der Ehrenpräsident der deutschen Ärzteschaft, Hans-Joachim Sewering, getan hat (mehr darüber im Kapitel 2, »Hitlers lange Schatten«) und zahlreiche andere angesehene Bürger unseres Landes auch heute tun, nicht Rechtsbrecher nennen, ohne eine Beleidigungsklage zu riskieren. Wir müssten Herrn Madaus, einen der Mitbegründer des Pharmaunternehmens Madaus AG, und Herrn Sewering gegen diese Bezeichnung sogar in Schutz nehmen. Noch gibt es kein Gesetz, das unsere Gesellschaft vor solchen Tätern bewahrt: ein Gesetz zum Schutz vor Gesundheitsverbrechern. Wir sollten nicht länger zögern, es zu schaffen!

1. Begrabene Illusionen

Vom Mekka der Medizin zum Schlusslicht

Sie lebten in Maßlosigkeit und Übertreibung – bis zur Selbstvernichtung: die Kwakiutl-Indianer im wilden Nordwesten Amerikas. Ihr höchstes Gesellschaftsideal bestand darin, mehr zu gelten, mehr zu besitzen und mehr zu verschleudern als andere. Um dieses Ziel zu erreichen, war ihnen nahezu jedes Mittel recht. Sie praktizierten einen hemmungslosen Konkurrenzkampf mit ihren Stammesgenossen. Als Krönung ihres Handelns galt der Erfolg. Um die eigene Stellung zu festigen, diffamierten sie bedenkenlos ihre Mitmenschen. Weniger ambitionierte Stammesangehörige wurden von ihnen als verrückt angesehen. Sie ließen sie zwar ungeschoren, wiesen ihnen jedoch eine besondere soziale Rolle zu – die der Dorftrottel. Widersacher indessen, die sich ebenfalls um einen begehrten Rang in der Stammeshierarchie bemühten, wurden, wo immer möglich, für alle Zeiten aus dem Weg geräumt. Erlitten die Karrieristen bei der Umsetzung ihrer Pläne selbst eine Niederlage, verloren sie gar ihr Gesicht und waren dem Gespött ihres Clans preisgegeben, so machten sie auch mit sich selbst kurzen Prozess und überantworteten sich eigenhändig den ewigen Jagdgründen Manitus.

Die Heilkunde der Kwakiutl-Indianer war ein geschickt ausgetüftelter, vorsätzlicher Betrug. Sie glaubten nicht wie andere Naturvölker an mystische, geheimnisvolle Mächte, sondern bezogen ihre Kraft vielmehr aus raffinierten Zaubertricks, genialen Finten und Manipulationen der besonderen Art. Die Kwakiutl-Schamanen beschwindelten ihre Patienten bewusst und in voller Absicht. Die Ausübung ihrer hinterhältigen Kunst nahm sie derart in Anspruch, dass sie darüber den Kontakt mit dem Übersinnlichen vernachlässigten, dem sie aber gleichwohl ihren enormen Einfluss verdankten. Sie bildeten Spione heran, welche die Kranken aushorchen mussten, um sich dank dieser erschlichenen Informationen mit dem Nimbus halbgöttlicher Allwissenheit schmücken zu können.[1] Sie manipulierten mit Taschenspielertricks und beschworen böse Geister, an die sie selber nicht glaubten.

Wenn ein Schamane als Betrüger und Scharlatan entlarvt wurde, erging es ihm übel. Er wurde seiner Stellung enthoben und in Schimpf und Schande davongejagt. War er jedoch gerissen genug und vermochte sein Kurpfuschertum geschickt zu verbergen, so hatte er gute Aussichten, einen hohen sozialen Status und ein beträchtliches Vermögen zu erlangen. Schamanismus ist etwas, so erzählen Kwakiutl-Indianer noch heute in der Erinnerung an längst vergangene Zeiten mit einer gewissen Wehmut, »was den Erwerb von Besitztümern leicht macht«.[2]

Es bedarf keiner besonderen Erwähnung, dass die Situation der Kranken von einer solchen Medizin nicht angemessen berücksichtigt werden konnte. Die Genesung war zwar durchaus erwünscht – im Gegensatz zu den Gepflogenheiten der Dobu auf Neuguinea, bei denen das Krankmachen mehr zählt als das Heilen. Aber auch in der Kwakiutl-Medizin war eine Gesundung des Patienten keineswegs Hauptanliegen, sondern insbesondere Triumph des Schamanen, und der Kranke offensichtlich nichts anderes als das armselige Opfer ehrgeiziger Medizinmänner und ihrer betrügerischen Machenschaften. Nur wenn der Patient Glück hatte, stimmten die Interessen des Schamanen mit seinen eigenen überein. Doch meistens hatte er das Nachsehen; denn das Erfolgsgeheimnis des Kwakiutl-Medizinmanns bestand nicht darin, eine Heilung zu versuchen, sondern sie lediglich überzeugend vorzutäuschen. Damit war der »ewige Patient« geboren.

Zugegeben, dieser kurze Abstecher in die Indianerzeit des 19. Jahrhunderts klingt reichlich überzogen, wenn nicht völlig absurd. Er soll jedoch lediglich als kleine Kostprobe dessen dienen, was heute, 150 Jahre nach der Ära des Wilden Westens, im Zeitalter der »Krankheitserfinder«, normaler Alltag ist; was sich derzeit in durchaus ähnlicher, allerdings viel unglaublicherer Weise tausendfach in unseren Kliniken und ärztlichen Praxen abspielt – und Thema dieses Buches ist.

Medizin zur Wahrnehmung des »sozialen Sonnenscheins«[3] wie bei den nordamerikanischen Zuni-Indianern, Krankmachen als Mittel zur Macht wie bei den Dobu auf Neuguinea, oder Pseudoheilung zur Erlangung von Reichtum und Ansehen wie bei den Kwakiutl – die deutschen Ärzte haben von allem reichlich in ihr eigenes Repertoire übernommen und fahren offensichtlich gut damit. Da Medizin keine exakte Wissenschaft ist, eher eine Herumtesterei auf Kosten des Patienten, erachtet es der Berufsstand als oberstes Gebot, sich zumindest den Anschein einer seriösen Wissenschaft zu geben. Bei diesem vergeblichen Bemühen kommt es im besten Fall zu tragikomischen, im schlimmsten Fall zu dramatischen Auswüchsen und Woche für Woche zu tausenden völlig überflüssigen Todesfällen.

Erfolgreich ausgeübte Heilkunde ist vermutlich eine Kunst. Die Schulmedizin allerdings beherrscht noch nicht einmal die Kunst, Menschen gesund zu erhalten; sie kann, wenn der Arzt ein begnadeter Heilkünstler ist, bestenfalls Krankheiten heilen. Da die erdrückende Mehrheit der Ärzte von diesem Status meilenweit entfernt zu sein scheint, reicht es häufig genug auch dazu nicht. Tatsächlich sind die meisten Ärzte wissenschaftlich nicht gebildeter als ihre Schneider oder, wenn man es lieber umgekehrt ausdrücken will, ihre Schneider sind nicht weniger wissenschaftlich als sie. George Bernard Shaw, der den Ärzten in seiner weltberühmten Tragödie *»Der Arzt am Scheideweg«*[4] jegliches Recht auf objektive Wissenschaftlichkeit verweigert und sich über die Leichtgläubigkeit der Patienten mokiert, behauptet: »Jeder Laie, der genügend Interesse an der Wissenschaft hat, um eine wissenschaftliche Zeitung zu lesen und die Literatur der wissenschaftlichen Bewegungen zu verfolgen, weiß davon mehr als jene Ärzte (wahrscheinlich die große Mehrzahl), die sich nicht dafür interessieren und nur praktizieren, um ihr tägliches Brot zu verdienen.«[5] Oft genug, so der irische Nobelpreisträger, ziehe der Arzt aus seiner klinischen Erfahrung entsetzliche Schlüsse, da er von der wissenschaftlichen Methode nur wenig Ahnung hat. Und Shaw fährt fort: »Ich habe niemals irgendeinen Unterschied zwischen der Wissenschaft des Kräutlers [des Naturheilkundigen – der Verfasser] und der des geprüften registrierten Arztes zu entdecken vermocht.«[6]

Lässt die vermeintlich wissenschaftliche Medizin, wie viele Kritiker befürchten, die Menschlichkeit in den vielfältigen Beziehungen zwischen Arzt und Patient zur billigen Lachnummer verkommen? Oder ist sie, wie die wenigen Befürworter erhoffen, eher ein Hoffnungsschimmer, indem sie die als »Kunst« verbrämte Ohnmacht des Unwissens in die Macht des Wissens von Prophylaxe, Diagnostik und Therapie aller Krankheiten verwandelt? Wahr ist, dass kranke Menschen besonderer menschlicher Zuwendung und Fürsorge bedürfen und dass es Menschen, nicht medizinische Hightechspezialisten sind, die in der unüberschaubaren Mannigfaltigkeit menschlicher Mühsal Muster von therapeutischem Wert erkennen können, die kein wissenschaftliches Experiment und kein chromblitzender Roboter zu liefern vermag.

Wahr ist aber auch, dass kranke Menschen von medizinisch-wissenschaftlichen Erkenntnisprozessen profitieren *könnten,* wenn die entsprechende Kompetenz vorhanden wäre. Ich habe im Herbst vergangenen Jahres bei 17 Münchener Ärzten eine Probe aufs Exempel gemacht. Das Krankheitsbild war immer dasselbe: Rückenschmerzen. Seit Jahrzehnten plagen mich von Zeit zu Zeit meine ziemlich ausgeleierten Bandscheiben, also eine Bagatelle. Das Ergebnis nach 14 Tagen war allerdings einigermaßen verblüffend: Ich hatte eine stolze Sammlung von 17 Rezepten mit 17 verschiedenen Medikamenten – litt ich auch, ohne es zu wissen, an 17 verschiedenen Krankheiten? Weitere

Details meiner zugegeben höchst laienhaften, wenn auch recht kostspieligen Qualitätsstudie will ich mir an dieser Stelle ersparen; aber die Erlebnisse mit 17 wackeren Medizinern aus Bayerns schöner Metropole haben mich doch ins Grübeln gebracht.

Bei der Suche nach der Ursache von Krankheiten, aber eben auch bei der Suche nach der wirksamsten Therapie – selbst wenn, wie in meinem geschilderten Fall, die Diagnose gewissermaßen vorgegeben war – stoßen vermutlich nicht nur normale Großstadtärzte, sondern auch preisgekrönte Medizinpäpste und andere ausgewiesene Koryphäen an die Grenze heutiger Erkenntnismöglichkeiten. Was mich mal interessieren würde: Zehn frisch approbierte Jungärzte und ebenso viele frisch examinierte Heilpraktiker werden – schön der Reihe nach, versteht sich – mit zehn Patienten konfrontiert, deren Diagnosen vorher einwandfrei festgestellt wurden. Wie in etwa könnten die Resultate dieses harmlosen Wettbewerbs Ärzte kontra Heilpraktiker aussehen?

Wie wenig die Ärzte von ihrer eigenen Kunst halten, wird immer dann deutlich, wenn sie selbst krank werden. *Das Deutsche Ärzteblatt*, Pflichtlektüre für die 380 000 deutschen Ärzte, hat erst vor kurzem eine breite Diskussion über die Problematik des »kranken Arztes«[7] angestoßen, indem es konstatierte, dass der kranke Arzt als Patient »ein ebenso armer Teufel ist wie jedermann«. Da er auch »von den Kollegen nur en passant aufgeklärt wird, er aber ebensolche – wenn auch spezifisch anders gewichtete – Ängste hat wie jeder andere, befindet sich der kranke Arzt oft in einem emotionalen Vakuum, das ihn zu ersticken droht«.[8]

Vor diesem Hintergrund verwundert es kaum noch, dass Mediziner, die vor etwa 150 Jahren aus dem mittelalterlichen Schatten des Naturheilers und Handwerkers heraustraten, um smarte Schmalspur-Techniker zu werden, jeglichen Verdacht auf unredliches Handeln entrüstet von sich weisen und unter der selbstgeschneiderten Toga des Experten auch leiseste Zweifel hinsichtlich ihrer fachlichen Qualitäten immer wieder vehement in Abrede stellen. Der eigentliche Niedergang speziell der deutschen Medizin begann in der zweiten Hälfte des 20. Jahrhunderts. Bis zum Ausbruch des Zweiten Weltkriegs war Deutschland ein weltweit einzigartiges Mekka der Medizin. Ärztliche Koryphäen aus allen Teilen der Erde gaben sich in Berlin, Göttingen und anderen Klinik-Hochburgen ein regelmäßiges Stelldichein, um die seinerzeit rasanten Fortschritte in der Heilkunst gegenseitig auszutauschen und zu diskutieren.

Nach 1945 hatten sich Renommee und Ansehen der deutschen Medizin in ihr Gegenteil verkehrt. Von dem katastrophalen Aderlass, der sich vor allem auf dem Gebiet der medizinischen Spitzenforschung innerhalb eines einzigen Jahrzehnts vollzogen hatte, konnte sich das deutsche Gesundheitswesen bis heute nicht erholen. Die medizinische Elite der Weimarer Republik – rund 9500 Ärzte und Wissenschaftler – hatte zum Zeitpunkt der Machtübernahme der Nationalsozialisten entweder das falsche Parteibuch oder gehörte unglücklicherweise einer in jener Zeit abgrundtief verhassten Religionsgemeinschaft an. Jetzt war die Zeit einer zweiten, qualitativ nachgeordneten Ärztegarnitur gekommen. Mit dem Segen der politischen Nomenklatura, die sich dankbar jener von rechts orientierten Ärztegruppen seit langem ausgeheckten rassehygienischen Säuberungskonzepte bediente, gelang es den damaligen Ärzteführern, sich auf ebenso heimtückische wie verbrecherische Art und Weise der unliebsamen Konkurrenz jüdischer und sozialdemokratischer Ärzte-Eliten zu entledigen.

Jetzt allerdings, beim Wiederaufbau nach dem Ende der Nazi-Diktatur, hatten Ärzteschaft und chemisch-pharmazeutische Industrie ein Problem: Die Besten waren beseitigt, was übrig geblieben war, konnte – von den berühmten Ausnahmen abgesehen – selbst bei wohlwollender Einstufung nur als zweite oder dritte Wahl gelten. Da der Ruf der deutschen Medizin zumindest für lange Zeit dahingegangen schien, sann die neue Führungsclique – in der Regel Mitglieder bewährter Seilschaften aus dem »Dritten Reich« – auf rasche Abhilfe. Es gelang vor allem den ärztlichen Standesorganisationen, innerhalb weniger

Jahre ein Imperium zu errichten, das nachweislich, wie wir noch sehen werden, für die desolaten Verhältnisse im heutigen Gesundheitswesen verantwortlich ist. Durch Erpressung der politischen Führung Nachkriegsdeutschlands, durch Betrug und Korruption in ärztlichen Körperschaften des öffentlichen Rechts, durch verlogene und dilettantische Konzepte in der ärztlichen Ausbildung, durch überregionale Fälschungskartelle im wissenschaftlich-industriellen Komplex sowie mittels erschwindelter Honorarsysteme zum Nachteil der Versichertengemeinschaft – um zunächst nur die wichtigsten Verfehlungen dieser profitgierigen, nach mittelalterlichen Zunftregeln organisierten Medizinerclique zu benennen, gelang es den zu Zeiten Hitlers eingesetzten Ärztekammern und kassenärztlichen Vereinigungen, ein offensichtliches Bollwerk – gewissermaßen einen Staat im Staate – zu errichten. Nicht unähnlich der Cosa Nostra und vergleichbarer krimineller Organisationen werden in diesen Einrichtungen die Weichen für Geldströme gestellt, die ein Mehrfaches jenes 320-Milliarden-Euro-Budgets ausmachen, das unter der Regie des Bundesgesundheits- und Sozialministeriums im derzeitigen Haushaltsjahr zur Verfügung steht.

Der Mangel an dringend benötigten Spitzenforschern aus dem Ausland, das beschämende Ausbildungsniveau junger Ärzte, permanente Fälschungs- und Abrechnungsskandale, die zunehmende Gefährdung von Patienten durch pfuschende Nieten im weißen Kittel, die erbärmliche Bilanz der klinischen Forschung, der miserable Gesundheitszustand der deutschen Bevölkerung im Vergleich zu anderen EU-Mitgliedsstaaten sowie die offenbar kaum zu stoppende Kostenexplosion im völlig maroden Gesundheitswesen – alle diese seit Jahrzehnten zu beobachtenden Katastrophen im deutschen Medizinbetrieb haben ihre Ursachen in einem vordemokratischen »Unrechtssystem«, wie es unlängst zutreffend von der renommierten Fachpublikation *Münchner Medizinische Wochenschrift* beschrieben wurde, das im Zentrum unserer Gesellschaft wie ein Riesentumor alle lebenswichtigen Funktionen des Staates zu überwuchern droht.

Vermeintliche »Durchbrüche« deutscher Ärzte und Wissenschaftler, wie sie allenthalben in Massenmedien gefeiert werden, erweisen sich bei näherem Hinsehen häufig als peinliches Schmierentheater, mit dem die staunende Öffentlichkeit zumeist aus Gründen der Akquirierung neuer Forschungsgelder beeindruckt werden soll. In der übrigen Welt der Wissenschaft lässt sich mittlerweile kaum noch jemand von neuen Forschungsergebnissen made in Germany beeindrucken – im Gegenteil: Führende internationale Fachzeitschriften, wie etwa *Nature* aus Großbritannien und *Science* aus den Vereinigten Staaten, tragen sich neuerdings mit dem für uns höchst beschämenden Gedanken, deutschen Wissenschaftlern aus medizinischen Forschungsbereichen künftig nicht mehr als Forum ihrer nicht selten gefälschten Interpretationen und Schlussfolgerungen zu dienen.

So ist seitens der etablierten Schulmedizin und ihrer Sponsoren aus dem chemisch-pharmazeutischen Industriebereich Aktionismus in heimatlichen Gefilden angesagt. Auf Intensivstationen wird unnütz Leben verlängert, in der klinischen Forschung werden nicht einwilligungsfähige Menschen als Versuchskaninchen missbraucht, in den ärztlichen Praxen geht Monetik vor Ethik, Chirurgen führen auf Kosten der Gesundheit von jährlich 100 000 Frauen einen Präventivkrieg gegen Brustkrebs, Pharmakonzerne erklären die Bundesrepublik zur Testzone für risikoreiche Medikamenteninnovationen, Massenfrüherkennungs-Programme mit 3,5 Millionen deutschen Kindern verursachen wirkungslose Behandlungen gegen Nervenkrebs (Neuroblastom) – die medizinischen Arbeitsbeschaffungsmaßnahmen mehren sich und gefährden die letzten noch gesunden Bevölkerungsgruppen.

Erkennt die Bundesregierung noch rechtzeitig, was infolge ungerechtfertigter Aktivitäten – zum Beispiel die gezielte Suche nach neuen Krankheiten – einer scheinbar völlig durchgeknallten Branche für die 80 Millionen Bürger dieses Landes auf dem Spiel steht? Sind Gesundheitspolitiker, Krankenkassen und

Behörden der Länder noch in der Lage, unsinnigen Dauerveranstaltungen einer profitorientierten Medizinerkaste endlich Einhalt zu gebieten? Die rote Karte für die Kurpfuscher forderte das Edelmagazin *Geo Wissen* bereits Ende 2002. Der Autor Dr. Michael de Ridder, leitender Oberarzt für innere Medizin der Rettungsstelle und Aufnahmestation im Krankenhaus am Urban in Berlin-Kreuzberg, schlug Alarm und mahnte radikale Konsequenzen an. Seit Jahren verschleppt eine konzertierte Aktion aus Politikern, Ärzten, Pharmaherstellern und Krankenkassen die längst überfällige Strukturreform in Sachen Gesundheitswesen; überforderte Gesundheitsminister suchen ihr Heil in Expertenkommissionen; der Bundeskanzler persönlich stimmt auf Druck einer übermächtigen Pharmalobby faulen Kompromissen zu und lässt sich für 200 Millionen Euro den erforderlichen Schneid abkaufen (siehe Seite 335), und selbst der Bundestag streckt vor der wirtschaftlichen Übermacht der Zigarettenkonzerne die (Gesetzes-)Waffen.

Die Weltwirtschaft geht seit Jahren an Krücken, die deutschen Unternehmen stehen mit dem Rücken zur Wand, Bankenkonsortien brechen zusammen, die Börsen signalisieren Hiobsbotschaften – nur das Medizinkartell verzeichnet seit Jahrzehnten Zuwachsraten wie im Schlaraffenland. Ein unablässig anschwellendes Heer von Arbeitslosen, Millionen Familien ringen um ihre Existenz, und über eine Million Kinder vegetieren mit ihren Eltern an der Armutsgrenze – aber die oberste Heeresleitung der deutschen Ärzteschaft droht mit der Lahmlegung des gesamten Gesundheitswesens, wenn der Rubel seitens der Krankenkassen nicht rollen sollte wie befohlen. Die Reichsärztekammer hatte sich – in Kapitel 2, »Hitlers lange Schatten«, werden wir dazu erschütternde Einzelheiten erfahren – selbst das Nazi-Regime für ihre profitorientierten Machenschaften gefügig gemacht, die Adenauer-Regierung wurde von ehemaligen NS-Ärzten auf Kosten der nichtsahnenden Bevölkerung erfolgreich erpresst – wie wird sich die Schröder-Regierung entscheiden? Es ist gut, für den Frieden auf die Straße zu gehen – wollen wir kuschen und klein beigeben, wenn unsere Gesundheit auf dem Spiel steht? Eine rund 500-köpfige Führungsclique der deutschen Ärzteschaft hat sich vorgenommen, uns abermals das Fell über die Ohren zu ziehen – werden wir auch diesmal wie das Kaninchen angesichts der Schlange vor Furcht erstarren? Zerschlagt endlich dieses mittelalterliche Syndikat, zerbrecht die Macht der weißen Magier!

Die größte Gefahr droht durch eine weitgehend passive Öffentlichkeit, die bereit ist, sich immer wieder mit oberflächlichen Retuschen und spektakulären Scheinerfolgen zu begnügen. »Die etablierte Medizin«, so formulierte es schon vor Jahren der Sozialkritiker Ivan Illich, »hat sich zu einer ernsten Gefahr für die Gesundheit entwickelt. Die lähmenden Folgen einer von professionellen Standesorganisationen ausgeübten Kontrolle über das Gesundheitswesen erreichen mittlerweile die Ausmaße einer Epidemie.«[9] Während alle Welt den medizinischen Fortschritt preist, weiß gleichwohl niemand so recht, worin dieser Fortschritt besteht. Was eigentlich ist »Fortschritt«? In der allgemeinen Vernebelung stellt er sich heute eher als eine systemlose und hektische, jede denkbare Profitmöglichkeit ausschöpfende Betriebsamkeit dar und nicht als Nutzanwendung allmählich gewachsener und bewährter Einsichten. Hat sich nicht gerade das Gesundheitswesen als potenzieller Fortschrittsabnehmer schon allzu sehr einfangen lassen von den Marketingnetzen wirtschaftlicher Interessengruppen, werden nicht die Stoßrichtungen wissenschaftlicher Forschung längst stärker bestimmt von merkantilem Zweckdenken als von Vorhaben, die dem Menschen das Dasein wirklich lebenswerter machen könnten?

Und wie sind wir alle schon verstrickt in dieses Geflecht cleverer Gesundheitsstrategen? Kaum, dass es uns noch gelingt, die ausgeklügelten Praktiken der Arzneimittelspezialisten als raffinierte Dressurakte zu entlarven, mit denen uns bisher unbekannte Gesundheitsbedürfnisse suggeriert werden und ein ausuferndes Konsumverhalten medizinischer Dienstleistungen erzeugt wird, das sich in allem anderem befindet als in Übereinstimmung mit Glück und Zufriedenheit. Und trotzdem – Medizin als Bedrohung? Es scheint ein Widerspruch in sich zu sein, denn wie sollte die Heilkunst, also eine dem Wohl des Menschen dienende Wissenschaft, zugleich eine Gefahr bedeuten? Unglücklicherweise spricht eine erdrückende Indizienlast dafür, dass die Medizin sich als höchst zweischneidige Einrichtung entpuppt. Ärzte treiben gewissermaßen den Teufel mit dem Beelzebub aus, indem sie denselben Missständen beziehungsweise Krankheiten den Weg bereiten, die abschaffen zu wollen sie immer wieder beteuern. Was dabei herauskommt, sind oft genug die Schattenseiten des vermeintlichen Fortschritts, sind die inhumanen Folgen humanitärer Maßnahmen.

Aber wenden wir uns näher liegenden Dingen zu. Da gibt es eine kleine Geschichte von einem amerikanischen Arzt, die bezeichnend ist für das heutige Dilemma in der Medizin. Der Autor der folgenden Schilderung hat sie seinem Buch über den Klinikalltag vorangestellt. In der Tat beginnt die Geschichte ganz profan: Es war einmal ein Patient, der sich erkältet hatte. Der Kranke litt also an einem banalen Infekt, wie die Ärzte das nennen – und damit an einer Krankheit, deren möglichen Komplikationen sie gern durch Antibiotika-Behandlung vorzubeugen suchen. Der Patient erhielt daher von seinem Arzt sicherheitshalber eine Penizillinspritze. Unglücklicherweise hat der Kranke das Medikament nicht vertragen. Er war, wie so mancher von uns, gegen das Penizillin allergisch. Er reagierte mit Hautausschlag, Gelenkschwellungen und einer Nervenentzündung. Man musste ihn mit einem Gegenmittel behandeln, in diesem Fall mit einem Hormon der Nebennierenrinde, dem Kortison. Doch auch die Kortisontherapie blieb nicht ohne Folgen – ein Magengeschwür entstand. Das Geschwür wiederum verursachte eine schwere Magenblutung, und schließlich musste sogar ein Teil des Magens entfernt (Resektion) werden. Noch immer wollte jedoch die Verkettung unglücklicher Umstände nicht abreißen. Als im Anschluss an die Magenresektion einige Blutübertragungen durchgeführt werden mussten, gelangten mit dem Spenderblut auch die Erreger einer ansteckenden Leberkrankheit in den Körper des Patienten. Bald darauf litt er an den Symptomen des so genannten Dumping-Syndroms: Schwere Kreislaufstörungen plagten ihn. Doch das Schlimmste stand noch bevor. In den Jahren nach der Blutübertragung hatte sich eine Leberzirrhose entwickelt, die kurzfristig die Zufuhr großer Eiweißmengen erforderlich machte. Und bei dieser Therapie nun geriet der Patient in ein Leberkoma, einen Zustand tiefer Bewusstlosigkeit, in dem er verstarb – fünf Jahre nach der im Grunde überflüssigen, rein prophylaktischen Penizillinspritze.

Die Schilderung dieser Krankengeschichte stammt vom Verfasser eines bemerkenswerten wissenschaftlichen Werkes, das vor Jahren in deutscher Übersetzung erschienen ist, von dem Arzt Dr. David M. Spain aus Brooklyn im Staat New York, und trägt den Titel *»Iatrogene Krankheiten«* (iatrogen = vom Arzt erzeugt).[10] Spain hat darin eine Fülle von Krankheiten zusammengestellt, die vom Arzt als Folge durchaus regelgerechter und begründeter therapeutischer Maßnahmen ausgelöst werden.

Die Geschichte mag sich so oder so ähnlich abgespielt haben, doch hat sie der reinen Spekulation voraus, dass alles auch tatsächlich so hätte ablaufen können. Der Arztkollege, dem Doktor Spain diesen Fall einmal erzählte, schlug ihm die Veröffentlichung vor. Aber Spain tat mehr. Er sammelte weiteres Material und schrieb eine umfangreiche wissenschaftliche Arbeit – eben dieses Buch. Er schuf damit, wie er selbst in seinem Vorwort sagt, »eine bestürzende Übersicht über das breite Spektrum von Komplikationen, welche aus der Anwendung anerkannter diagnostischer und therapeutischer Maßnahmen entstehen«.[11]

Zu diesen Komplikationen gehören zahlreiche Krankheiten, die manchem von uns geläufig sind, aber auch solche, die seltener vorkommen. Neben vielen anderen sind es vor allem unerwünschte Arzneimittel-Nebenwirkungen, Spätschäden nach Röntgenbestrahlungen diagnostischer oder therapeutischer Art, Krankheiten, die bei Bluttransfusionen übertragen werden, und Schäden, die dem Patienten durch Biopsieverfahren wie Punktionen oder Probeentnahmen von Geweben (in Deutschland werden jährlich mehr als 100 000 Frauen überflüssigerweise an der Brust operiert, da inkompetente Ärzte nach einer Mammografie-Untersuchung einem Irrtum verfielen und Brustkrebs diagnostizierten) zugefügt werden können.

Wo überall solche folgenschweren Fehler unterlaufen können und in welchem Ausmaß das geschieht, hat der oben genannte US-Mediziner unter anderem bei der Durchsicht einer bekannten medizinischen Wochenschrift festgestellt. Die Überprüfung ergab, dass die Berichte über iatrogene Schäden sich in einem Zeitraum von zehn Jahren verdoppelt haben. Das ist sicher ein bedenklicher Tatbestand. Schon er allein rechtfertigt Spains Auffassung, dass wir es mit einer »furchterregenden neuen Dimension menschlicher Leiden«[12] zu tun haben. Man sei heute gezwungen, sagt der amerikanische Arzt, die iatrogenen Krankheiten fast ebenbürtig neben die bakteriellen Infektionen zu stellen. Er weist in diesem Zusammenhang darauf hin, dass »von den etwa 1000 Betten eines großen Krankenhauses zu jeder beliebigen Zeit etwa 50 Betten von Patienten belegt sind, welche an Komplikationen chemotherapeutischer Mittel leiden. Nicht inbegriffen sind die Betten, die als Folge der Komplikationen bei diagnostischen und therapeutischen instrumentellen Maßnahmen belegt werden mussten«.[13]

Die wissenschaftlichen Untersuchungen Dr. Spains, die erstmals die Weltöffentlichkeit auf jene von inkompetenten, unaufmerksamen und schlampigen Ärzten verursachten Krankheits- und Todesfälle hingewiesen haben, fanden vor fast vier Jahrzehnten in den USA statt. Entsprechende Studien hat es in der Bundesrepublik nie gegeben. Sie wurden bis auf den heutigen Tag sowohl von renommierten Klinikern als auch von den ärztlichen Standesorganisationen erfolgreich abgeblockt, die damit verhindern, dass die vermutlich ungleich schlimmeren Verhältnisse in deutschen Krankenhäusern und ärztlichen Praxen nicht an die Öffentlichkeit gelangen können. Wenn dies eines Tages trotz heftigster, bislang auch durch Gerichtsbeschlüsse untermauerter Gegenwehr seitens der ärztlichen Standesgremien geschehen sollte – und mit der vorliegenden Publikation wird genau dieser Versuch unternommen –, sind heftige Reaktionen seitens der Bevölkerung sicher nicht auszuschließen.

Bevor wir uns aber mit dieser alarmierenden Problematik weiter beschäftigen, muss die Frage erlaubt sein, ob das Thema Arztfehler, also so genannte iatrogene Krankheiten, überhaupt öffentlich diskutiert werden sollte. Es gibt da anscheinend erhebliche und offensichtlich auch berechtigte Ängste, die gerade von der Ärzteschaft selbst – wenn auch auf indirektem Wege – zum Ausdruck gebracht werden. Das ist menschlich verständlich; ist diese Abwehrhaltung aber auch objektiv richtig? Wenn jemand von den nicht selten lebensbedrohlichen Fehlern hört, die den Ärzten in einem erschreckenden Ausmaß unterlaufen – wobei die eigentlichen Gründe hier zunächst noch keine Rolle spielen –, wenn er erfährt, was alles in unserem vermeintlich perfekten Medizinbetrieb passiert und schief läuft, wenn offen und ohne Scheu vor Sanktionen und staatsanwaltschaftlichen Ermittlungen ausgesprochen wird, dass zehntausende, ja hunderttausende Patienten in ärztlicher Obhut statt gesund auf völlig unerwartete Weise krank werden und sterben können – mit welchen Gefühlen wird er da künftig das ärztliche Sprechzimmer betreten oder eine Klinik aufsuchen? Wird er nicht vor lauter Angst und Misstrauen sich einer medizinischen Behandlung so lange zu entziehen versuchen, bis womöglich jede Hilfe zu spät kommt? Wird durch derart beunruhigende Offenbarungen aus dem Inneren des Medizinbetriebs nicht gerade schon im Vorfeld zerstört, was zweifellos eine entscheidende Voraussetzung für die Heilung eines kranken Menschen ist – Vertrauen zum Arzt und seinem Tun?

Nehmen wir nur einmal an, ein halbwegs intelligenter Mensch hört von den Komplikationen, wie sie etwa bei einer bestehenden Allergie gegen antibiotische Arzneimittel auftreten können. Dieser Patient wird sich daraufhin vielleicht aus durchaus nachvollziehbarer Sorge nicht an die ärztlich verordnete

Antibiotika-Dosis halten, und wenn er gar auf die Horrorbotschaften des Beipackzettels stößt, wird er – wenn überhaupt – vielleicht nur sehr wenig einnehmen in der Meinung, das Risiko dadurch zu verringern. Tatsächlich würde er aber gerade mit diesem Verhalten Komplikationen heraufbeschwören, wie etwa eine Resistenzentwicklung bei den nicht sofort massiv getroffenen und vollständig vernichteten Erregern, ein Verschleppen, ein Wiederaufflammen der Krankheit und dergleichen.

Das sind in der Tat schwer wiegende Einwände. Im Hinblick auf das Thema Arzneimittelsicherheit stellte ein früherer Hauptgeschäftsführer der Bundesärztekammer, Professor Dr. Josef Stockhausen, in einem Referat Folgendes fest:

»Kritik und kritische Wachsamkeit in allen Bereichen des Lebens sind sicher richtig und notwendig. Werden sie aber zum Selbstzweck, und das dazu auf dem Gebiet der Heilkunde, zum Selbstzweck, der nur Vertrauen zerstört, wo es eine unabdingbare Grundlage ärztlichen Handelns ist, dann wird aus Kritik eine reine Destruktion. Soll das Medikament dem Patienten nützen, muss dieser ihm in gleicher Weise wie seinem Arzt Vertrauen entgegenbringen können. Er muss einmal überzeugt sein, dass der Arzt die richtige Verordnung getroffen hat, wie er ebenso sicher sein muss, dass der Arzt bei einer Therapie Wirkung und Nebenwirkung in sein therapeutisches Kalkül sorgsam einbezogen hat. Damit ergeben sich zwei wesentliche Grundsätze, an denen – wie ich glaube – sich die Arzneitherapie ebenso wie die öffentliche Diskussion über Arzneimittelsicherheit orientieren sollte:

1. Sicherheit für den Arzt, Sicherheit, die Arzneimittel anzuwenden, deren Wirkungen und Nebenwirkungen sorgsam ermittelt, zuverlässig und für ihn beurteilbar deklariert sind.

2. Vertrauen des Patienten in die Therapie seines Arztes, Vertrauen auch in die von diesem angewandten Mittel also.

Ich fürchte, dass bei angemessener Beachtung dieser Grundsätze das Thema Arzneimittelsicherheit nur in begrenztem Umfange für eine öffentliche Diskussion ohne Schaden für die Allgemeinheit geeignet ist, und ich glaube weiter, dass es für sensationelle Berichterstattung nicht das geeignete Medium ist, sofern nicht der publizistische ›Knüllereffekt‹ rücksichtslos über die Sorge für den Mitmenschen gestellt wird. Wer gerade auf diesem Gebiet lediglich Unruhe, Furcht und Vertrauensschwund in die Öffentlichkeit bringt, ohne sachlich zur Lösung der ganz sicher nach wie vor nicht wenigen noch offenen Fragen beizutragen, fügt unseren Kranken mehr Schaden zu, als er jemals gutmachen kann. Wer ohne zwingenden Grund das Vertrauen in unseren Arzneimittelschatz gefährdet, beeinträchtigt gleichzeitig das Vertrauen zum Arzt und damit die Behandlungschancen ungezählter kranker Menschen.«[14]

An anderer Stelle beklagte sich der Spitzenfunktionär der Ärzteschaft darüber, dass manch einer so laut von den Arzneimittel*neben*wirkungen spreche, dass darüber von der eigentlichen Arzneimittel*wirkung* nicht mehr viel übrig bleibe.

Es erscheint sinnvoll, bei diesen Äußerungen Stockhausens noch etwas zu verweilen, da sie in verschiedener Hinsicht des Nachdenkens und der Kritik bedürfen. So hat der renommierte Medizinjournalist Dr. Georg Schreiber mit Recht darauf hingewiesen, dass etwa eine Zeitung im Allgemeinen wohl über den Verkehrsunfall, nicht aber über den normalen Straßenverkehr berichte. Überdies ziele ihre Berichterstattung darauf ab, die Wachsamkeit der Öffentlichkeit zu schärfen. Gewiss ist es kein Geheimnis, dass die Massenmedien bei der medizinischen Berichterstattung manches Unerfreuliche anrichten. Aber in der Medizin liegt ja viel mehr im Argen. In jedem Fall hat die Öffentlichkeit das Recht zu erfahren, was in Medizin und Gesundheitswesen geschieht, denn sie finanziert mit ihren Steuergeldern den Großteil der medizinischen Forschung und universitären Nachwuchsbildung sowie mit den ständig steigenden Krankenversicherungsbeiträgen letztlich den gesamten Medizinbetrieb.

Die Erwartung seitens der Ärzteschaft und auch der pharmazeutischen Industrie, dass gewisse medizinische Themen der Öffentlichkeit vorenthalten bleiben, kann daher keine Zustimmung finden – es sei denn, es gäbe ein noch nachzuweisendes berechtigtes Interesse, den einen oder anderen Bereich des Gesundheitswesens im Allgemeinen und der ärztlichen Kunst im Besonderen für die 80 Millionen Bundesbürger, die das alles finanzieren, bewusst unzugänglich zu halten. Aber die Medizin ist keine alchimistische Geheimwissenschaft, auch wenn so manches genau diesen Eindruck erweckt. Ihre Mittel und Methoden müssen schon deshalb auch für den Laien transparent bleiben, weil dieser sich gegenüber dem Arzt immer wieder persönlich, und zwar in einer unter Umständen auch folgenschweren Weise, entscheiden muss, ob er dem ärztlichen Tun zustimmen kann und soll – schließlich geht es in aller Regel um *seine* Gesundheit, nicht um die des Arztes. Auch wenn der Arzt etwa vor einem operativen Eingriff oder zur Vorbereitung eines medikativen Menschenversuchs in der Klinik aus rechtlichen Gründen eine schriftliche Einverständniserklärung einholt, so setzt diese beim Patienten voraus, dass er die mit dem Eingriff oder dem Medikamententest verbundenen Risiken gegen die Folgen einer möglichen Unterlassung genau abwägen kann.

Das Recht auf allgemein verständliche und ausreichende Information im Zusammenhang mit Krankheit und Gesundheit kann man der Bevölkerung auch nicht dadurch schmälern, dass man behauptet, mit der Berichterstattung etwa über Nebenwirkungen bestimmter Medikamente – die deshalb vom Hersteller wieder aus dem Handel gezogen wurden – werde allgemein das Vertrauen der Bürger in die Arzneimittel untergraben. Wo Vertrauen herrschen soll, da muss es gerechtfertigt sein, und da dürfen vor allem jene, die es erwarten, auch die Kritik nicht scheuen. Ein Pharmakonzern ist, wie wir alle in den letzten Jahrzehnten – zum Teil mit leidvollen persönlichen Erfahrungen verbunden – erleben mussten, kein Zauberkünstler, dem wie im Märchen mit Harry Potter alles gelingt und nichts daneben gerät; und es ist eine Binsenweisheit, dass jeder Fortschritt mit einem Risiko erkauft werden muss. Um dieses Risiko aber möglichst gering zu halten, bedarf es gerade dort, wo neben der Verantwortung auch erhebliche ökonomische Interessen im Spiel sind, weder gelernter Berufsbeschwichtiger noch irgendwelcher Geheimbundmätzchen, sondern wirksamer Gegengewichte, zu denen eine ebenso redliche wie unerschrockene Berichterstattung gehört. Der Öffentlichkeit und ihrem grundgesetzlich verbrieften Recht auf Informations- und Meinungsfreiheit würde ein schlechter Dienst erwiesen, wenn ihre Unterrichtung behindert würde in der Annahme, dass der blind vertrauende, der unwissende – sagen wir's deutlich: der doofe – Patient besser sei als der aufgeklärte, der kritische und vorinformierte, der weiß, dass auch Fachleute und Experten nur Menschen sind, deren Arbeit er in seinem wohlverstandenen Eigeninteresse unterstützen kann, indem er beispielsweise sagt, dass er eine Penizillinallergie hat, die zur Vorsicht mahnt, oder dass er seine Zustimmung zu einem der heute alltäglich gewordenen Menschenversuche verweigert.

Wie sagte der Ärzteführer Stockhausen? »Soll das Medikament dem Patienten nützen, muss dieser ihm in gleicher Weise wie seinem Arzt Vertrauen entgegenbringen können ...« Es muss hier sicher nicht auf die Psychologie des Verhältnisses Arzt – Patient eingegangen werden; aber man wird wohl daran erinnern dürfen, dass es immerhin das »Contergan«-Inferno und den Fall »Menocil« mit zehntausenden Toten und entsetzlich verkrüppelten weiteren Opfern gegeben hat. Zahlreiche unter Verschluss gehaltene Desaster sind auf den massiven Druck seitens internationaler Pharmakonzerne bis heute unveröffentlicht, und niemand weiß, ob sich angesichts der beängstigenden Flut von an den Börsen leichtfertig hochgejubelten Medikamenten-Innovationen nicht gegenwärtig eine neue zerstörerische Katastrophe anbahnt – Ereignisse und Befürchtungen, die das Vertrauen der Öffentlichkeit in das Arzneimittelarsenal nicht gerade überschäumen lassen.

Es ergeben sich also folgende Fragen: Soll der Patient seinem Arzt wie ein unmündiges Kind gegenübertreten, soll er kritiklos alles hinnehmen und erdulden, was der Arzt ihm verschreibt oder mit ihm unternimmt? Oder sollte er mit einer gewissen Zurückhaltung in die Sprechstunde oder Klinik gehen, die nicht einen Mangel an Vertrauen bekunden muss – dieses stellt er ja dadurch unter Beweis, dass er kommt. Ist es so, dass der Arzt eine durch Vorinformiertheit unbelastete, gläubig-naive Hinwendung als Therapiehilfe benötigt, oder ist er sich seiner Sache dermaßen sicher, dass er Vorinformiertheit nicht zu scheuen braucht, sondern diese vielmehr in seinen Behandlungsplan mit einbeziehen kann?

Wenn der Patient dem Arzt oder dem Medikament, das ihm verordnet wird, voll vertrauen soll, so setzt dies voraus, dass der Arzt selbst sich jeweils sicher ist, was seine Diagnose und was das diesbezügliche Medikament betrifft. Ist er dies, so braucht er kritische Fragen seines Patienten nicht zu fürchten. Ist er es nicht – und solche Fälle dürften heute auf einen Großteil insbesondere der niedergelassenen Mediziner zutreffen –, so kann, ja, dann sollte er im eigenen, durchaus haftungsrechtlichen Interesse seinen blind vertrauenden Patienten der vorinformierten Klientel nicht den Vorzug geben. Wir müssen also die Frage untersuchen, welche Probleme namentlich für den niedergelassenen Arzt heute bestehen, um zu jener Sicherheit seiner Entschlüsse zu gelangen, welche die Voraussetzung für das Patientenvertrauen – und vermutlich für den Existenzerhalt künftiger Ärztegenerationen sein dürften. Ohne den vom Gesundheitsministerium und einigen seiner weiter blickenden Berater ins Gespräch gebrachten Ärzte-TÜV, insbesondere aber ohne eine grundlegende medizinische Ausbildungsreform, die kompetente Ärzte anstelle ihrer Sache nicht sicherer Kantonisten erwarten lässt, ist hier die längst überfällige Trendwende kaum vorstellbar. Wer sich mit dem durchaus sinnvollen Gedanken trägt, Hausärzte zu Lotsen im Gesundheitswesen zu befördern, muss dafür Sorge tragen, dass statt profitgieriger und karrieresüchtiger Einserkandidaten heilkundlich engagierte Ärzte mit Intuition und medizinischem Qualitätsbewusstsein unser Gesundheitswesen optimieren.

Die Realisierung ihrer tollkühnen Visionen und wundersamen Verheißungen ist uns die Weißkittel-Gilde bis auf den heutigen

Tag weitgehend schuldig geblieben. Gleichwohl werden ihre Herolde nicht müde, in Jahrmarktsmanier unentwegt Siege über Krebs und Herzinfarkt, Aids und Alzheimer zu verkünden. Halbgötter wollen sie sein, den Menschen mit genetischen Tricks ein zweites Mal erschaffen – und enden doch in einer ernüchternden Regelmäßigkeit als Lehrlinge von Harry Potter, unser Geld und ihr Bankkonto dabei fest im Visier. Sie züchten Armeen weißer Mäuse mit eingebauten Krebsgeschwüren und hoffen verbissen, in den Engeweiden malträtierter Nagerkörper das Gold mittelalterlicher Alchimisten zu finden. Doch selbst die einfachsten Wehwehchen ihrer menschlichen Patienten bleiben für diese weißen Magier ein Buch mit sieben Siegeln. Kaum zu fassen, was uns von ordentlichen Universitätsprofessoren und vermeintlichen Medizinpäpsten vorhergesagt wurde: Alle ansteckenden Krankheiten sollten schon in den Achtzigerjahren des vorigen Jahrhunderts ausgerottet sein – einschließlich Schnupfen. Transplantationen und Organprothesen für jedermann. Keine Missbildungen mehr bei Neugeborenen, keine Altersbeschwerden bei Hochbetagten. Wirksame Arzneimittel gegen fast alle Krebsarten. Blinde sollten wieder sehen, Lahme wieder gehen, Taubstumme wieder hören und sprechen können. Das waren die Heilsbotschaften der *seriösen* Wissenschaftler.

»Die unseriösen«, so schrieb vor Jahren der angesehene Medizinautor und Publizist Hans Halter und zog sie aus den Tiefen des *Spiegel*-Archivs wieder ans Licht, »legen sich wie Jehovas Zeugen mit den Jahreszahlen nicht gern fest. Dafür sind ihre Prognosen noch fantasievoller. Nach der Ausrottung aller Krankheiten – schon passiert – geht die ärztliche Kunst daran, den Menschen dauerhaft zu verbessern: Ihm wachsen, wie dem Molch, verlorene Gliedmaßen von alleine nach; bei Bedarf hält er Winterschlaf wie der Igel; mit seinem vergrößerten Blinddarm verdaut er Holz und Zellulose; vielleicht lernt er gar von den Pflanzen die Photosynthese – dann hätte der Mensch zwar eine grüne Haut, zugleich jedoch das Rassenproblem gelöst.«[15] Diesem hoffnungsvollen Irrsinn mag im Detail mancher Zeitgenosse damals schon misstraut haben. Dass aber mit immer mehr Ärzten immer mehr Gesundheit produziert werden könne, dass Vorsorgeuntersuchungen, Dauermedikation und Großkliniken zwar teuer, aber allemal nützlich seien, dass also mit viel Geld viel Gutes bewirkt werden könne – fast alle haben es geglaubt. Wie anders wäre sonst zu erklären, dass sich in der Bundesrepublik die Ausgaben für das Gesundheitswesen seit 1950 mehr als verhundertfacht haben?

Ohne den allgemeinen Glauben an die Segnungen der Heilkunst hätte sich in den letzten fünf Jahrzehnten kein medizinisch-industrieller Komplex herausbilden können, fänden nicht fünfmal so viele Ärzte, viermal so viele Apotheken, achtmal so viele Psychologen Arbeit und ein glänzendes Auskommen. In der Krankheitsindustrie wurden im Jahr 2002 alles in allem rund 320 Milliarden Euro (über 600 Milliarden D-Mark) umgesetzt – 12,5 Prozent des bundesdeutschen Bruttosozialprodukts. Vor 35 Jahren kamen wir mit gut der Hälfte aus, mit 6,7 Prozent. Ein Ende der Expansion ist nicht in Sicht. Der ganze Laden hat sich selbstständig gemacht.

Dabei glauben die Chefs, die Ärzte, heute selbst nicht mehr an ihre vollmundigen Prognosen. Sie wissen, dass die Hoffnungen getrogen haben. Es kann keine Rede davon sein, dass die Bevölkerung gesünder wird oder länger lebt. Die großen Krankheiten unserer Zeit hat die Medizin nicht im Griff. Seit 25 Jahren gibt es keinen Behandlungsfortschritt bei Krebs, nimmt die Zahl der Bronchitiker, Rheumatiker und anderer chronisch Kranker ständig zu, sterben immer mehr Menschen vor der Zeit am Herzinfarkt. Heutzutage ist die Lebenserwartung für einen Erwachsenen nicht nennenswert größer als die seines Großvaters oder Urgroßvaters. Trotz so viel Medizin – oder etwa wegen?

Offiziell, von den Vertretern des ärztlichen Standes, gibt es darauf keine Antwort. Denn schon die Frage gilt als unzulässig. Weil »ärztliche Kunst von allen Künsten die hervorragendste« ist, wie der alte Grieche Hippokrates herausgefunden haben soll, können logischerweise nur die Künstler selbst ihr Tun und Lassen richtig bewerten. Dem medizinischen Laien fehlt es, so argumentieren die Heilkundigen seit 2500 Jahren, an Sachverstand und Kenntnissen. Der Laie soll sich deshalb auf den Fachmann verlassen und dessen Expertenurteil ungeprüft als richtig akzeptieren. Kurz und knapp tönt die Bundesärztekammer seit Jahrzehnten: »Das deutsche Gesundheitswesen ist das beste der Welt. Es ist allen anderen Systemen überlegen.« Da wundert sich so mancher Laie, denn das hätte er nicht gedacht.

Es stellt sich nämlich heraus, dass anderswo die Patienten besser dran sind: im viel geschmähten Schweden etwa, in Holland, ebenso in Dänemark. Dort sterben weniger Babys, die Bevölkerung geht seltener zum Arzt, und sie lebt beträchtlich länger. Es macht den Doktoren, voran ihren »Standespolitikern«, viel Mühe, diese Fakten einzunebeln. Bisher ist das immer wieder gelungen. Irgendwelche Konsequenzen für den bundesdeutschen Alltag der Medizin haben die Kosten-Nutzen-Analysen nicht gehabt. So soll das wohl auch bleiben. Wer will schon, wenn es um die Gesundheit geht, immer vom Geld reden?

Fest steht aber: Die große, von ärztlichen Standespolitikern wie Mantras ständig wiederholte Gleichung »Mehr Geld = mehr Gesundheit« ist falsch. Das Gegenteil ist richtig. Je mehr Geld wir in unser Gesundheitswesen pumpen, desto kränker werden wir, nicht zwangsläufig als Individuen, aber im Durchschnitt der Bevölkerung. Wir leben länger, aber nicht gesünder. Für eine wachsende Anzahl Menschen ist der Gang zum Arzt nicht wie früher das Ende, gefolgt vom Tod, sondern der Anfang einer langen Patientenkarriere. Immer mehr Menschen, die früher längst gestorben wären, erreichen, wenn auch krank, ein hohes Alter. Immer mehr Unfallopfern, Frühgeborenen oder Körperbehinderten bleibt heute nur »dank« der zweischneidigen Kunst der Medizin ein früher Tod erspart, worüber sich die meisten vermutlich freuen werden, denn auch ein Leben in Siechtum und Krankheit ist vielen Menschen lieber als der Tod, was aber nicht zur Verbesserung der allgemeinen Gesundheit beiträgt. Von einer weiteren Steigerung der Ausgaben für unser Gesundheitswesen eine Erhöhung der Volksgesundheit zu erhoffen, ist eine absolute Illusion.

Die moderne Medizin, so sieht es der renommierte Gesundheitsökonom und Wirtschaftswissenschaftler Professor Walter Krämer von der Universität Dortmund, »sitzt in einer Fortschrittsfalle fest. Sie hilft uns zwar, aber heilt uns nicht, und schafft sich außerdem noch ihre Arbeit wie auch ihre Feinde selbst. Mit fast jedem Fortschritt dehnt sie den Kreis der Behandlungsbedürftigen noch weiter aus, lockt sie nur neue Hoffnungssuchende in ihre Warteschlangen an. Je mehr Ressourcen sie verschlingt, desto größer wird ihr Appetit, desto unerreichbarer rückt die ›optimale Medizin für alle‹ ins Reich der Utopien, desto tragischer werden die Entscheidungen, zu denen sie uns zwingt, nicht als Konsequenz von Korruption und Misswirtschaft – die machen nur das Leben in der Fortschrittsfalle noch unangenehmer, als es ohnehin schon ist –, sondern als Folge des Erfolgs. Das Hauptproblem der modernen Medizin, die Ursache der Kostenexplosion wie auch der letztendliche Grund der ganzen modernen Medizinkritik, ist, dass sie *zu viel*, nicht, dass sie zu wenig kann.«[16]

2. Hitlers lange Schatten

Die Koalition der Nazi-Nieten

Fast eine Million Personen standen auf den Fahndungslisten der alliierten Siegermächte, 23 von ihnen saßen schließlich als hauptbeschuldigte Ärzte vor dem internationalen Gerichtshof auf der Anklagebank. Einige weitere Angeklagte hatten sich durch Selbsthinrichtung – wie etwa Reichsärzteführer Leonardo Conti, der sich im Nürnberger Gefängnis kurz vor Prozessbeginn mit seinem Hemd erhängte – oder auf andere Weise ihrer Betrafung entzogen. Die dämonische und perverse Absonderlichkeit des von deutschen Ärzten ganz wesentlich mitgeprägten »Dritten Reiches« wird in der Aufbereitung der Nürnberger Gerichtsakten deutlich. An diesem politischen und ethisch-moralischen Lehrstück wird erkennbar, was sonst unglaublich erscheinen müsste – wie Eugen Kogon in einer kurzen Vorbemerkung zum Buch *»Der Nürnberger Prozeß«*[1] sagt –, wohin wir geraten können, wenn wir auf die Anfänge nicht achten.

Der zweite US-Chefankläger, General Telford Taylor, hat im Verlaufe des weltgeschichtlich bedeutsamsten Hauptkriegsverbrecherprozesses – es schlossen sich zwölf Nachfolgeverfahren, darunter das gegen die Ärzte, an – ausgeführt: »So traurig und entmutigend die heutigen Zustände auch sein mögen, so beweisen sie doch nicht die Schwäche des Rechts, sondern die Mängel seiner Durchführung. Das ist nichts Neues in der Rechtsgeschichte. Der Landfriede war niemals leicht herzustellen. Durch Jahrhunderte hindurch haben die Raubritter in ihren Schlössern den reisenden Kaufleuten aufgelauert, um sie zu berauben und zu ermorden, spielten mit dem Leben und dem Glück ihrer

Sklaven auf dem Schloss und starben ungestraft in ihren Betten.«

Die Nürnberger Prozesse sollten seinerzeit auch dazu beitragen, die Idee der internationalen Strafverfolgung durch die Schaffung eines Internationalen Straftribunals zu fördern – nach entsprechenden Vorarbeiten von mehr als einem halben Jahrhundert hat Anfang 2003 der Internationale Strafgerichtshof, nun allerdings gegen heftigsten Widerstand seitens der USA, in Den Haag seine Tätigkeit aufgenommen. Die Verletzung der Menschenrechte, wie sie in Deutschlands Krankenhäusern und Altenheimen beispielsweise an Hunderttausenden nichteinwilligungsfähiger Demenzkranker täglich praktiziert wird, muss ebenfalls stärker als bisher nicht nur auf nationaler, sondern auch auf internationaler Ebene bekämpft werden. Die beiden Autoren Joe Heydecker und Johannes Leeb stellen in ihrem oben genannten Buch Folgendes fest: »In der Zeit der Satelliten, der internationalen Vernetzung vielfältigster Kommunikationssysteme, des internationalen Handels ist das Verbot der Einmischung in innere Angelegenheiten fremder Staaten längst veraltet. Die Schaffung einer energischen internationalen Exekutive zum Schutz der Menschenrechte und zur Abwehr von Verbrechen gegen die Menschlichkeit ist dringend geboten.«[2]

Es scheint an der Zeit – besonders auch im Interesse der fast 100 000 Medizinstudenten, die keine Kenntnis mehr mit den damaligen Vorgängen verbindet, aber auch an keiner deutschen Universität etwas über die wahren historischen Gegebenheiten in Erfahrung bringen können –, den Leserinnen und Lesern die Umstände und Zusammenhänge des »Dritten Reiches« zumindest in groben Zügen lebendig zu machen, die im Hinblick auf das Gesundheitswesen bis heute einer angemessenen und systematischen Aufbereitung harren. Statt endlich eine befreiende Aufklärung zu unternehmen, liegt über der Medizin der NS-Zeit noch immer eine unklare, nebelhafte, auf jeden Fall aber unbehagliche Vorstellung. Nach der Lektüre dieses Buches dürfte das Unbehagen nicht geringer, sondern eher noch gestiegen sein.

Insbesondere der Nürnberger Ärzteprozess, der vom 9. Dezember 1946 bis zum 19. Juli 1947 dauerte (das Urteil wurde am 20. August 1947 verkündet), ist bis zum heutigen Tag als schmachvolle Vergangenheit der ärztlichen Standesorganisationen weitgehend verdrängt worden. Es geht hier nicht um tote Geschichte – einige Repräsentanten jener unglückseligen Hitler-Epoche wirken noch heute in exponierten Ehrenämtern. Was damals geschah, ist »von so ungezügelter und zugleich bürokratisch-sachlich organisierter Lieblosigkeit, Bosheit und Mordgier, dass niemand ohne tiefste Scham darüber zu lesen vermag, dass Menschen zu solchem fähig sind«.[3] Es ist keineswegs die Absicht, nur Erschrecken zu bekunden über das, was geschehen konnte, sondern zugleich »die Wahrheit in sich einzulassen, dass es von Menschen getan wurde, die nicht als Monstren zur Welt kamen, die vielmehr oft in ziemlich unauffälliger Weise mit geläufiger Begabung es zu Fachkenntnissen und begehrten Stellungen in unserer Gesellschaft brachten, ehe sie die erworbenen Fähigkeiten der Menschlichkeit narkotisch lähmten und in eine weltzerstörerische Trieblust zurücksanken«.[4] Was von einigen Ärzten unter dem wissenschaftlichen Deckmantel oder den Erfordernissen alltäglicher Praxis ermöglicht wurde, reicht von schwerster Abartigkeit bis zur Duldung jener Form von Inhumanität, die durch zweierlei charakterisiert ist: einmal durch einen furchtsamen Egoismus der Selbsterhaltung und ängstliche Überschätzung des Gewalthabers, zum anderen durch eine ans Artistische grenzende Fähigkeit der Selbstbeschwichtigung.

Beängstigend unklar ist die Funktion zahlreicher junger Ärzte. Ohne ihre entgegenkommende, ja freudige Bereitwilligkeit und Gefühllosigkeit hätten verbrecherische Planung und verbrecherische Exekutive nie so reibungslos zusammenspielen können. Warum geschah das bei uns in so beispielloser Konsequenz? Die Lage der jüngeren Ärztegeneration ist den beiden unerschrockenen Autoren Alexander Mitscherlich und Fred Mielke, deren Publikation *»Medizin ohne Menschlichkeit«* wir hier in weiten Teilen folgen, an einer Anekdote klar geworden, an der ihnen ein englischer Arztkollege im Verlauf des Nürnberger Ärzteprozesses einen Unterschied nationaler Verhaltensprägungen deutlich machen wollte. »Nehmen Sie an«, sagte dieser, »ein deutscher Oberst lässt sich einen seiner Feldwebel kommen und erteilt ihm den Befehl: ›Nehmen Sie den Gefreiten Schmidt, gehen Sie mit Ihrem Zug in den Steinbruch und erschießen Sie den Schmidt.‹ Die Antwort des deutschen Feldwebels wird sein: ›Zu Befehl, Herr Oberst!‹ – Bei einem englischen Sergeanten hätte sie wahrscheinlich gelautet: ›May I see your orders, Sir?‹« – Was aber wäre geschehen, so fragte Mitscherlich damals, wenn jener Arzt dem Mörder Dr. Rascher in den Arm gefallen wäre und die Legitimation für die »terminalen Versuche« im KZ Dachau zu sehen verlangt hätte? Der Luftwaffenarzt Rascher hätte sie ihm zeigen können. Der oberste Beamte der Exekutive hatte die Versuche sanktioniert, das »Menschenmaterial« – heute sprechen unsere Ärzte lieber vom »Patientenmaterial!« – für sie bereitgestellt.

Von ungefähr 80 000 bei Kriegsende in Deutschland tätigen Ärzten haben nach einer überschlägigen Berechnung durch Mitscherlich und Mielke etwa 350 Medizinverbrechen begangen. Das bleibt immer noch eine stattliche Zahl, vor allem, wenn man an das Ausmaß der Verbrechen denkt. Aber es schien im Vergleich zur gesamten Ärzteschaft doch nur ein Bruchteil, etwa ein Dreihundertstel, wie die Bundesärztekammer und ihre Auguren immer wieder betonen und erleichtert festgestellt haben. Immerhin – jeder 300. Arzt damals ein Verbrecher? »Das war eine Relation, die man nie zuvor in der deutschen Ärzteschaft hätte finden können. Warum jetzt?« Doch auch diese Feststellung trifft nach Meinung der beiden – von der Arbeitsgemeinschaft der westdeutschen Ärztekammern eigens beauftragten – Prozessbeobachter Mitscherlich und Mielke nicht den Kern. 350 waren unmittelbare Verbrecher – »aber es war ein Apparat da, der sie in die Lage oder in die Chance brachte, sich zu verwandeln. Sie haben ja nicht die Patienten ihrer Praxis getötet.« An dieser Stelle wollen wir einhaken, um zu untersuchen, was es mit dieser Ehrenerklärung für die gesamte deutsche Ärzteschaft auf sich hat. Und um es mit einem einzigen Satz vorwegzunehmen: Hier beginnt der eigentliche Skandal, der im Hinblick auf die Dimensionen vermutlich ungleich größer ausfallen dürfte als alle bisher bekannt gewordenen Verfehlungen dieses immer noch hoch angesehenen Berufsstandes zusammen genommen.

Ein SS-Arzt als Ehrenpräsident

Der Horror des Holocaust war keine Naturkatastrophe, die plötzlich und völlig unvorhergesehen innerhalb weniger Jahre über die Welt hereinbrach. Die geistigen Vorbereitungen und praktischen Planungsstrategien für dieses Höllenmassaker im »Dritten Reich« haben ihre Wurzeln in der zweiten Hälfte des 19. Jahrhunderts. Und sie haben ihre Wurzeln in der deutschen Ärzteschaft, die gleich nach der Revolution 1848 wie wild darauf versessen war, keine Juden zum Medizinstudium zuzulassen. In den *»Preußischen Jahrbüchern«* wurde ein paar Jahre vor Einführung der sozialen Krankenversicherung 1883 »ein Wort über das Judentum« veröffentlicht, das den »Berliner Antisemitismusstreit« ausgelöst hat. Es war die Zeit, da sich der Sozialdemokrat Rudolf Virchow und der konservative Eiserne Kanzler heftige Rededuelle im Berliner Reichstag lieferten, Adolf Hitler noch lange nicht geboren war. Einer der engsten Mitarbeiter Bismarcks, der fast völlig gehörlose Historiker Heinrich von Treitschke (1834–1896), wurde zum »Herold der Reichsregierung«. Selbst Mitglied des Reichstags, schrieb Treitschke: »Bis in die Kreise der höchsten Bildung hinauf ... ertönt es heute wie aus einem Munde: die Juden sind unser Unglück!« Der »Praeceptor Germaniae« Treitschke hatte damit besonders innerhalb der akademisch gebildeten Klasse »Ahnungen« geweckt. Vor allem Ärzte griffen die Stimmung im Kaiserreich begierig auf, entpuppten sich als engagierte Vordenker der »Entjudung«. Einer ihrer bekanntesten Pioniere war der praktische Arzt und spätere Eugeniker Alfred Ploetz (1860–1940), der erstmals auch die Bezeichnung »Rassenhygiene« formulierte.

Werner Maser schrieb in seiner Hitler-Biographie, dass Hitlers »bestialische Auffassung über die ›Behandlung‹ Schwacher und Kranker« aus den Lehren des Mediziners Ploetz stammten, dessen Machwerk *»Die Tüchtigkeit unserer Rasse und der Schutz der Schwachen«* er als junger Mann vor dem Ersten Weltkrieg gelesen habe. Der folgende Auszug aus Ploetz' Buch macht deutlich, wie sich das Denken aus dem 19. Jahrhundert fortsetzte: »Gegen die Kriege wird der Rassenhygieniker weniger etwas haben, da sie eines der Mittel zum Kampf ums Dasein der Völker bilden ... Während des Feldzugs wäre es dann gut, die besonders zusammengereihten, schlechten Varianten an die Stellen zu bringen, wo man hauptsächlich Kanonenfutter braucht und wo es auf die individuelle Tüchtigkeit nicht so ankommt.« Als Hitler 1924 im Landsberger Gefängnis – Kafka war gerade der Tuberkulose erlegen – an seinem zweibändigen Werk *»Mein Kampf«* arbeitete, bezog er sich auf »den Juden« bereits wie selbstverständlich als »Parasit«, »Bazillus«, »Bazillenträger« oder »Spaltpilz der Menschheit«. Spätestens von jetzt an besaßen die Juden aus nationalsozialistischer Sicht keine menschlichen Eigenschaften mehr.

Die letzten drei Jahrzehnte deutschen Kaisertums, in denen sich die preußisch-deutsche Machtelite wie die gesamte, in hohem Maße militarisierte Gesellschaft geradezu begierig einem imperialistischen Nationalismus und theatralischen Regierungsstil unterworfen hatte, waren durchseucht von der Ablehnung alles Jüdischen. Hilfreich in den Augen Hitlers waren nach Ende des Ersten Weltkriegs aber auch die ungeheuerlichen Vertragsbestimmungen von Versailles: Frankreich und England forderten Reparationskosten in Höhe der unvorstellbaren Summe von 132 Milliarden Goldmark, die Deutschland vermutlich auch nach Jahrzehnten nicht hätte zahlen können. Die Besetzung des Ruhrgebiets und eine neue Wirtschaftsblockade wurden am 4. Juni 1921 mit dem »Londoner Ultimatum« angedroht; dass der seinerzeitige Reichskanzler J. Wirth zur Empörung der rechten Parteien das Ultimatum annahm, wurde insbesondere seitens der Deutschnationalen, die dem Kaiserreich nachtrauerten, als »Erfüllungspolitik« gebrandmarkt. Hitler machte die »Frechheit« der Deutschland-Bedrücker zum Kernpunkt seiner eigenen Propaganda. 1923 erreichte die wirtschaftliche Not der Weimarer Republik einen vorläufigen Höhepunkt. Hitler trat einer obskuren kleinen Deutschen-Arbeiterpartei (DAP) in München bei, die er als »glänzender Lokalredner« rasch zur Nationalsozialistischen Deutschen Arbeiter-Partei (NSDAP) umwandelte und gewissermaßen über Nacht zu seiner eigenen Propagandaplattform umfunktionierte.

Hitler hatte sich am 24. Mai 1913 im Wiener Männerwohnheim im XX. Bezirk, Meldemannstraße 27, mit unbekanntem Ziel abgemeldet. Obwohl es ihm unter Handwerkern, Ex-Offizieren und verarmten Adligen keineswegs schlecht ging – als 20-Jähriger hatte er einen gut gehenden Handel mit Zeichnungen und Aquarellen von Wiener Bauten, Kirchen und Plätzen aufgezogen, die er von Postkarten kopierte –, gab es jetzt einen triftigen Grund, Österreich Hals über Kopf zu verlassen: Es konnte seiner Meinung nach nur noch Tage dauern, bis man ihn zum Militär einzog. Für den mittlerweile 24-jährigen Adolf, der sich gerade als Quasi-Künstler den Lebensstil eines Kaffeehaus-Bohemiens angewöhnt hatte, war der Militärdienst eine Horrorvorstellung. Und so wurde er zum »Militärflüchtigen«, wie es in Österreich heißt. Sein Ziel war München. In der Schleißheimer Straße Nr. 34 mietete er beim Schneidermeister Popp im dritten Stock ein möbliertes Zimmer mit separatem Eingang. Vor Hitlers Haustür – Schwabing, »in jenen Tagen ein Magnet für Künstler, Literaten, Weltverbesserer, Apostel des Friedens und Anarchisten, die hier beim Bier friedlich koexistieren«, wie Fritz Janda schrieb.[5] Und Maler-»Kollegen« wie Wassily Kandinsky, Paul Klee oder Franz Marc, die in enger Nachbarschaft wohnen? Sie sagen ihm nichts. Auch nicht der Name eines anderen Untermieters nur ein paar Straßenzüge entfernt, in der Siegfriedstraße. Von dem wird der junge Hitler aber später noch Kenntnis nehmen müssen. Es ist ein gewisser Wladimir Uljanow, genannt Lenin. Die Schwabinger Zeit war am 16. August

1914 im Rekrutierungsbüro des bayerischen Infanterieregiments Nummer 16 in der Elisabethschule, wo sich Hitler plötzlich als Kriegsfreiwilliger meldete, zu Ende gegangen. Er wurde noch im Herbst desselben Jahres zur Westfront versetzt, als Meldegänger. Diese Erfahrung hat ihn möglicherweise entscheidend geprägt und den Glauben in ihm geweckt, ein »Auserwählter« zu sein – die tragende Botschaft in seinem zweibändigen Elaborat *»Mein Kampf«*, das er ein paar Jahre später seinem Freund und Mitgefangenen Rudolf Heß im Landsberger Gefängnis diktierte. Nach einem Gasangriff im Herbst 1918 kam Hitler, vorübergehend erblindet, in ein Lazarett im pommerschen Pasewalk. Hier fasste, so Fritz Janda, »der Gefreite Adolf Hitler, zwar ausgezeichnet mit dem Eisernen Kreuz, aber wegen ›mangelnder Führungsqualitäten‹ nicht zur Beförderung vorgeschlagen, am 11. 11. den unheilvollen Beschluss, ›Politiker zu werden‹«.[6]

Am 1. April 1920 quittiert er nach seiner Genesung den Militärdienst und mietet sich diesmal im Lehel, in der Thierschstraße Nr. 41, bei einer Frau Reichert in einem bescheidenen Zimmerchen ein – Hauptsache er war wieder in seinem geliebten München. Auf der Kegelbahn des Münchener Wirtshauses »Torbräu« begann Hitlers zweites Leben. Es war im Mai 1923, als dort die Geburtsstunde des »Stoßtrupps Hitler« schlug – 22 verschworene Freunde des mittlerweile 35-jährigen Österreichers bildeten die Keimzelle des »Schwarzen Ordens«, der es sich zur Aufgabe machte, in Saalschlachten das Leben ihres »Trommlers«, der jetzt vom Postkartenmaler zum Parteiführer aufgestiegen war, zu schützen. Die SS, die »Schutzstaffel« Hitlers, dieser »Inbegriff des Terrors« – wie es in Guido Knopps *»Die SS – Warnung der Geschichte«* nachzulesen ist –, ist aus diesem Schlägertrupp von der Kegelbahn entstanden. Der Bestsellerautor und vielfach preisgekrönte Fernsehmacher schreibt: »Sie vollzog den Massenmord. Sie verkörperte wie keine andere Organisation in Hitlers Reich den tödlichen Wahn vom Herrenmenschen. SS – die beiden Buchstaben in altgermanischer Runenschrift stehen für das wohl effektivste und gefährlichste

Machtinstrument der NS-Diktatur. In nur wenigen Jahren wurde die ›Schutzstaffel‹ von einer unbedeutenden Leibwache zu einem Staat im Staate Hitlers, einem Sklavenstaat.«[7] An ihren schwarzen Mützen prangte ein silberner Totenkopf, den sie dem Ehrenzeichen des 1. Garde-Reserve-Pionierregiments im Ersten Weltkrieg, das vor den deutschen Frontlinien mit Flammenwerfern operierte, entlehnt hatten. Mit »todesverachtender Kampfesfreude«, so Professor Knopp, und »Prätorianergesinnung« waren sie angetreten, die verhasste, gerade mal fünf Jahre junge Republik in die Knie zu zwingen. Aus diesem schwarzen »Elite«häuflein erwuchs bis zu Hitlers Machtübernahme eine respektable Armee fanatischer Freiwilliger.

Nach der Machtergreifung wurde die SS zur Wahrung der Ordnung benutzt und zur Aufrechterhaltung der »inneren Sicherheit«. Zur Belohnung für ihre Röhm-Säuberungsaktion 1934 bekam sie den Status einer selbstständigen Einheit der Partei. Der ursprüngliche Verband der SS war die Allgemeine SS, die zwei andere Verbände in sich schloss: die SS-Verfügungstruppe, bestehend aus SS-Mitgliedern, die sich anstelle eines zwangsweisen Heeresdienstes freiwillig für einen vierjährigen Militärdienst gemeldet hatten, und den SS-Totenkopfverbänden, die mit der Bewachung von Konzentrationslagern beauftragt waren. Die Verfügungstruppe bildete den Kern für die Waffen-SS, die bei Kriegsende ungefähr 580 000 Mann umfasste, dem taktischen Befehl des Heeres unterstand, aber der SS-Disziplinargewalt unterlag.

Die SS war in zwölf Hauptämtern organisiert und verfügte über ein eigenes Rechtswesen. Von 1933 an wurden Polizei und SS stufenweise zusammengeschlossen und gleichgeschaltet. Bis 1940 war die SS eine völlig freiwillige Organisation; nach der Errichtung der Waffen-SS fanden Zwangsrekrutierungen statt. Etwa ein Drittel derjenigen, die in die Waffen-SS eintraten, sind wahrscheinlich zwangsweise eingezogen worden. Die SS nahm an den Schritten zur Einleitung von Angriffskriegen teil und beging in noch größerem Umfang Kriegsverbrechen und Verbrechen gegen die Menschlichkeit. Die Erschießung von unbewaffneten Kriegsgefangenen war in einigen Waffen-SS-Einheiten Brauch. Unter dem Vorwand der Partisanenbekämpfung rotteten SS-Kommandos Juden und politisch unerwünschte Leute aus. Viele Massaker und Grausamkeiten gehen auf das Konto der Waffen-SS, so die Blutbäder im französischen Oradour und im tschechischen Lidice. Seit 1934 bewachte und verwaltete die SS die Konzentrationslager. Die brutalen Drangsalierungen und Repressalien gegen die Insassen durch das KZ-Personal folgte der allgemeinen SS-Politik, dass die Häftlinge minderwertig seien und keine andere Behandlung verdient hätten. Nach 1942 wurden die Konzentrationslager als Quelle für Sklavenarbeiter benutzt. Es wurde dafür gesorgt, dass die Quelle nicht versiegte. In den Konzentrationslagern wurden grausame Experimente mit Menschen durchgeführt.

Bei der Judenverfolgung spielte die SS eine besonders bedeutende Rolle, ihre Sonderkommandos trieben die Juden in den besetzten Gebieten zusammen und rotteten sie aus. Es war dem Nürnberger Tribunal 1946 unmöglich, auch nur einen Teil der SS auszunehmen, der nicht an diesen verbrecherischen Handlungen teilnahm. Obwohl einige Gebiete dieser Tätigkeit geheim gehalten wurden, musste sie im Ganzen gesehen bekannt sein. Die SS verfügte über ein eigenes Mitglieder-Journal; das *Schwarze Korps* war Pflichtlektüre jedes SS-Mannes. Hier wurden auch relativ unverblümt die unzähligen Verbrechen in jeder Ausgabe aufgelistet und gefeiert. Die SS war darauf gedrillt, das Nazi-Regime in der Beherrschung von Europa und der Ausmerzung aller minderwertigen Rassen zu unterstützen. Wie Heß zutreffend schrieb, war die Waffen-SS wegen ihrer ideologischen Ausbildung am geeignetsten für die Lösung der besonderen Aufgaben in den besetzten Gebieten. Die SS wurde zu Zwecken verwendet, die nach ihren eigenen Regeln verbrecherisch waren.

Die Nummer 143 000 im »Schwarzen Korps« wurde wenige Monate nach der Machtergreifung durch Adolf Hitler an den

17-jährigen Freiwilligen Hans-Joachim Sewering aus Dachau vergeben. Professor Dr. med. Hans-Joachim Sewering, der ehemalige Präsident der Bundesärztekammer, trat am 1. November 1933 der SS bei und schwor in schwarzer Uniform »Dir, Adolf Hitler, als Führer und Kanzler des Deutschen Reiches Treue und Tapferkeit und Gehorsam bis in den Tod«. 1934 bat er um Aufnahme in die NSDAP und gelobte Adolf Hitler »... und den Führern, die er mir bestimmt, jederzeit Achtung und Gehorsam entgegenzubringen«; 1941, nach abgeschlossenem Medizinstudium, legte er den hippokratischen Eid ab und schwor, »Schädigungen und Unrecht« von den Kranken fernzuhalten. Sewering praktizierte in der Nähe von Dachau, wo er noch heute lebt.

»Wenn jemand 12 Jahre in der SS gedient hat«, kommentierte der Berliner Publizist Dr. med. Hans Halter, »in der NSDAP die niedrige Parteinummer 1 858 805 erwarb, in der NSV und dem NS-Altherrenbund aktiv war – was hat er dann? Erfahrungen, genau, und solche Erfahrungen und Eindrücke legen nun einmal die Grundlage für den ›späteren Einsatz und die langjährige Verpflichtung für das Allgemeinwohl‹.« Auch Sewerings freiwilliger Einsatz bei der »großdeutschen Wehrmacht« (letzter Rang Feldwebel) sollte nicht verschwiegen werden. Immerhin währte er nur wenige Monate, im Sommer 1942 wurde der Jungmediziner Dr. Sewering »dienstuntauglich« und arbeitete anschließend »... als helfender Arzt für die unter Kriegseinwirkungen leidende Bevölkerung«. Ferner »hat er«, schreibt Dr. Halter weiter über seinen höchsten Kammerherrn, »... dem Zweiten Weltkrieg Tribut gezollt, fernab von Bomben, im oberbayerischen Schönbrunn, einer Lungenheilstätte. Das sind begehrte Posten gewesen, in ›städtischen Diensten‹, die nicht jeder Jungarzt bekam. ›Politische Zuverlässigkeit‹ war Bedingung. Die prüfte damals die Gauleitung München der NSDAP. Am treu ergebenen Mitglied Sewering fand man nichts auszusetzen.«

Das Berliner Ärzteblatt *Puls* dokumentierte einen »streng vertraulichen« Bericht über Sewering, der von der NSDAP, Gauleitung München/Oberbayern, am 26. Juli 1942 angefordert worden war. Ein »ausführliches Gesamturteil« stellte unter anderem fest: »Nachteiliges nicht bekannt. In politischer wie in sozialer Hinsicht einwandfrei.« Die Liste der »Nebenämter« und Auszeichnungen des so für die Führungsposition eines der mächtigsten Interessenverbände unseres demokratischen Staates »qualifizierten« Professor Dr. Sewering ist atemberaubend:

1. Präsident der Bundesärztekammer
2. Honorarprofessor für ärztliches Berufsrecht an der Medizinischen Fakultät der Technischen Universität München
3. Delegierter der Bundesärztekammer für den Weltärztebund
4. Erster Vorsitzender des ärztlichen Kreisverbandes Dachau
5. Erster Vorsitzender der Bezirksstelle Oberbayern der Kassenärztlichen Vereinigung Bayern
6. Erster Vorstandsvorsitzender der Kassenärztlichen Vereinigung Bayern
7. Mitglied des Länderausschusses der Kassenärztlichen Bundesvereinigung
8. Präsident der Bayerischen Landesärztekammer
9. Erster Vorsitzender des Hochschulausschusses der Bayerischen Landesärztekammer
10. Präsident des Bundesärztetages
11. Erster Vorsitzender des Weiterbildungsausschusses der Bundesärztekammer
12. Zweiter Vorsitzender der Hand-Neusser-Stiftung der Bundesärztekammer
13. Mitglied des Deutschen Senats für ärztliche Fortbildung
14. Leiter des Fortbildungskongresses der Bundesärztekammer in Gradow
15. Vorstandsmitglied und Schatzmeister des Weltärztebundes
16. Vorsitzender des Verwaltungsausschusses der Bayerischen Ärzteversorgung
17. Mitglied des Bayerischen Senats (als Vertreter der freien Berufe)
18. Mitglied des Bayerischen Landesgesundheitsrates
19. Vorstandsmitglied des »Gesundheitsforums e. V. der *Süddeutschen Zeitung*, München
20. Beiratsmitglied der »Ullstein A. V.« (Kassettenfernsehen)

21. Mitglied des Fachärztlichen Arbeitsausschusses beim TÜV Bayern
22. Vorstandsmitglied der »Aktionsgemeinschaft Deutscher Ärzte e.V.«
23. Vorsitzender der »Kampfgemeinschaft Bayerischer Ärzte«
24. Vorsitzender der Akademie für Arbeitsmedizin in München
25. Vorstandsmitglied des Verbandes der freien Berufe in Bayern
26. Beiratsmitglied des Gesundheitspolitischen Arbeitskreises der CSU
27. Träger des Bayerischen Verdienstordens
28. Träger der Bayerischen Staatsmedaille für Soziale Verdienste
29. Cavaliere des Verdienstordens der Italienischen Republik
30. Commandatore des Verdienstordens der Italienischen Republik
31. Träger des Verdienstkreuzes Erster Klasse der BRD
32. Träger des Großen Verdienstkreuzes der BRD

Jetzt versteht man, weshalb das *Deutsche Ärzteblatt* schon am 29. Juni 1968 über Hans-Joachim Sewering verkündete: »Auf diesen Mann können die deutschen Ärzte stolz sein.« Professor Sewering, über Jahre der Erste Arzt im Staat – und einer der gefürchtetsten –, dürfte im Hinblick auf seine Vollmachten dem unter Hitler amtierenden Reichsärzteführer Dr. Wagner in nichts nachgestanden haben. Aber er ist keineswegs der einzige ärztliche Würdenträger der Bundesrepublik, der seine »Erfahrungen« im »tausendjährigen Reich« gesammelt hat.

Am 1. August 1994 meldete die Deutsche Presse-Agentur, dass Dr. med. Hans-Joachim Sewering, einstmals ranghöchster deutscher Ärztefunktionär, auf der »Watch-List« des US-Justizministeriums stehe. Dies bedeutete ein Einreiseverbot in die USA und betraf Personen, die andere Menschen »wegen ihrer Rasse, Religion, nationaler Abstammung oder politischer Meinung« verfolgt haben. Den heute 87-jährigen Sewering hat mithin das gleiche Schicksal ereilt wie den ehemaligen UNO-Generalsekretär und österreichischen Bundespräsidenten Kurt Waldheim. Es lohnt sich durchaus, den Fall – der schon 1993 Schlagzeilen machte, weil Sewering zum Präsidenten der »World Medical Association« gewählt werden sollte, nach heftigen Protesten aber auf dieses Amt verzichtete – als ein vermutlich nicht ganz untypisches Stück deutscher Vergangenheit genauer zu betrachten. Denn wir erfahren dabei vielleicht auch einiges über den Mutterboden, auf dem die vielfach beklagte Ideologie der Neonazis so üppig gedeihen kann.

Dr. Sewering arbeitete seit Sommer 1942 als Assistenzarzt in der Pflegeanstalt Schönbrunn bei Dachau. In diesem Behindertenheim hatten die NS-Behörden ein »Tuberkulose-Hilfskrankenhaus« untergebracht. Von dort überwies Sewering die am 7. Juli 1929 geborene, am 13. September 1934 im Alter von fünf Jahren in Schönbrunn aufgenommene Patientin Babette Fröwis in die Heil- und Pflegeanstalt Eglfing-Haar. In dem von Sewering am 26. Oktober 1943 unterzeichneten »Verlegungszeugnis« heißt es lapidar: »Da Fröwis sehr unruhig ist, ist sie für Schönbrunn nicht mehr geeignet.« Eine genauere Begründung erfolgt nicht. Das Krankenblatt, das in Eglfing-Haar für die 14-Jährige angelegt wird, vermeldet unter dem Datum 16. November 1943: »Seit 5 Tagen mangelhafte Nahrungsaufnahme, verschluckt sich häufig beim Essen. Seit einigen Tagen tracheobronchitische Syndrome. Heute Exitus.«

Widerfuhr aber der Patientin Babette Fröwis – wie anderen von Schönbrunn nach Eglfing »verlegten« behinderten Menschen – nicht in Wahrheit ein ganz anderes Schicksal? Direktor der Anstalt Eglfing-Haar, in die Sewering die Patientin Fröwis überstellte, war damals der fanatische Nationalsozialist Herrman Pfannmüller (geboren 1904). Pfannmüller, der seine Anstalt am 20. September 1940 als »judenfrei« meldete, hatte bereits 1939 in einem internen Bericht zur Wirtschaftlichkeitsprüfung geschrieben, dass es aus ökonomischen Gründen nicht möglich sein dürfe, »vermehrt die Anstalt mit lebenden Leichen für einen trotzdem noch immer unverhältnismäßig hohen Pflegesatz zu belegen«.

Pfannmüllers Anstalt war ein Ort, in dem die »wilde Euthanasie« exzessiv zur Ausübung kam. Und ausgerechnet einem in der Behindertenfürsorge tätigen Arzt soll all dies verborgen geblieben sein? Als praktizierender SS-Angehöriger und Pflichtleser des *Schwarzen Korps* war Sewering über die Situation im »Großdeutschen Reich« weit besser informiert als der größte Teil der Bevölkerung. Im strengen juristischen Sinn lässt sich seine Behauptung, dass er davon nichts gewusst habe, nicht widerlegen. Allerdings hat der derzeitige Direktor der Schönbrunner Anstalt, Nikolaus Oster, gemeinsam mit Oberschwester Benigna Sirl im Januar 1993 eine Dokumentation veröffentlicht, derzufolge allein 1943 über 200 Behinderte zur Tötung nach Eglfing-Haar verlegt worden sind – »die Schwestern wussten«, so die Dokumentation wörtlich, »dass diese schwer körperlich und geistig behinderten Menschen als so genanntes ›unwertes Leben‹ vernichtet werden sollten.« Die Schwestern wussten – Dr. Sewering wusste nichts ... »Die Annahme, straflos durch die Geschichte lavieren und die eigene Biografie umschreiben zu können, gehört zu den traditionellen mitteleuropäischen Wahnideen« – so der Dichterpräsident Vaclav Havel bei den Salzburger Festspielen 1990, im Beisein von Kurt Waldheim und sicher auch auf ihn gemünzt. Dieser Satz trifft freilich ebenso das Selbstverständnis ganzer Kollektive, auch das der deutschen Ärzte nach 1945 und insbesondere ihrer Standesorganisationen.

Nichts deutet bei Medizinern wie Sewering, dem heutigen Ehrenpräsidenten der mehr als 380 000 deutschen Ärzte, auf irgendeinen Widerstand gegen das spezielle Kriegsziel, andere Völker nicht nur zu besiegen, sondern ihnen auch das Recht abzuerkennen, sich Menschen nennen zu dürfen. Niemand hätte sie wirklich dazu zwingen können, an wehrlosen Opfern eines Terrorregimes zu experimentieren oder – wie im Falle Sewerings – behinderte Kinder aus der eigenen Patientenklientel äußerst dubiosen Pflegeanstalten auszuliefern.

Ich habe das Beispiel Sewering auch deshalb ausgewählt,

weil es nicht von einem Menschen handelt, den man als Abenteurer, als Psychopathen, als »geborenen Verbrecher« abtun könnte. Dr. Sewering war ein respektierter Facharzt, und doch war er nicht gesichert vor dem Abstieg von der bescheidenen, fehlbaren, schwachen Menschlichkeit, welche die meisten von uns auszeichnet, in die unbescheidene, machtgierige, dummdreiste und lügnerische Welt der Unmenschlichkeit, die doch immer dadurch ausgezeichnet ist, dass der Mitmensch – und in diesem Fall der hilflose Patient – deutlich weniger wert ist als man selbst. Und keiner, der dem Apparat Hitlers mitgedient hatte, auch nicht der höchste Repräsentant der deutschen Ärzteschaft, hat jemals in seine Verteidigung den einfachen Satz eingeschoben: »Es tut mir Leid.«

Medizin ohne Menschlichkeit

Bevor wir allerdings in die Katakomben jenes teuflischen Systems hinuntersteigen, sind wegen des besseren Verständnisses einige Vorbemerkungen über die bislang bekannt gewordenen Ereignisse, insbesondere die Begleiterscheinungen um den Nürnberger Ärzteprozess, erforderlich. Zuweilen, so Alexander Mitscherlich und Fred Mielke, sei schon der Ekel vor so viel akademisch aufgezäumter Eloquenz zur Verharmlosung ärztlichen Tuns kaum erträglich gewesen. Und in der Tat: Man musste als außenstehender Beobachter den Eindruck gewinnen, dass nicht Hitlers willfährige Medizinprofiteure, sondern die beiden im Auftrag der Ärztekammern entsandten Chronisten die eigentlichen Verbrecher waren. Alexander Mitscherlich äußert sich im Vorwort zu *»Medizin ohne Menschlichkeit«* dazu wie folgt:

»Ich habe als Leiter der ›Deutschen Ärztekommission‹ beim 1. Amerikanischen Militärgerichtshof in Nürnberg im Auftrag der Arbeitsgemeinschaft und entsprechend dem Beschluss des 51. Deutschen Ärztetages gemeinsam mit meinem Mitarbeiter, Dr. Fred Mielke, die Unterlagen zu dieser Dokumentation und zu der früheren gesammelt. Diese enthielt nur einen Auszug aus dem Material der Anklage; sie erschien noch während des Prozesses und war als Informationsquelle vor allem für den ärztlichen Leser gedacht, um ihm den Zugang zum Prozessgeschehen zu erleichtern. Es war schon seltsam, dass keiner der damals prominenten Ärzte Deutschlands sich bereitfand, seine Zeit für diese qualvolle Unterrichtung über das zu opfern, was gerade noch unter dem Deckmantel der Eugenik oder anderer ärztlicher Forschung unmenschliche Wirklichkeit war, sodass der unvergessene Präsident der damaligen Arbeitsgemeinschaft der Westdeutschen Ärztekammern, Dr. Oehlemann, schließlich an mich, der ich eben erst Privatdozent geworden war, gelangen musste. So habe ich dann gemeinsam mit Fred Mielke, damals noch Student der Medizin, versucht, unter den denkbar schwierigsten Verhältnissen zu berichten. Das Echo, das uns erreichte, enthielt Proteste einiger Forscher, deren Namen sich in den Dokumenten fanden ... Die Anschuldigungen gegen uns nahmen schließlich ein groteskes Ausmaß an, und man konnte in der Folge manchmal glauben, wir hätten das alles, was hier verzeichnet ist, erfunden, um unseren ehrwürdigen ärztlichen Stand zu erniedrigen.« Die Autoren fahren fort: »Es ist nicht leicht, im Brennpunkt der Anfeindungen seiner Kollegen zu stehen, auch wenn man glaubt, die Motive zu verstehen. Die Entblößung all des Grauens vor den Augen der Weltöffentlichkeit, die darin gerade keinen ›großen Kriminalfall‹, sondern die belastendsten Zeugnisse gegen einen Stand, ein ganzes Volk erblicken musste, war zu schwer. Neue Schuldige mussten zur Entlastung von der eigenen, so unbegreifbaren und doch so fühlbaren Mitschuld gefunden werden, und das waren Mielke und ich. Ziemlich hoffnungslos, mit unserer Publikation noch einen Beitrag zur Wendung des Geschicks ins Bessere leisten zu können, legten wir sie schließlich auftragsgemäß vor. 10 000 Exemplare gingen an die Arbeitsgemeinschaft der Westdeutschen Ärztekammern zur Verteilung an die Ärzteschaft. Im Gegensatz zum *›Diktat der Menschenverachtung‹* blieb jetzt die Wirkung völlig aus. Nahezu nirgends wurde das Buch bekannt, keine Rezensionen, keine Zuschriften aus dem Leserkreis; unter den Menschen, mit denen wir in den nächsten zehn Jahren zusammentrafen, keiner, der das Buch kannte. Es war und blieb ein Rätsel – als ob das Buch nie erschienen wäre.«[8]

Lediglich von einer einzigen Stelle haben die beiden Prozessbeobachter später erfahren, dass es ihr vorlag: dem Weltärztebund, der, wesentlich auf diese Dokumentation des Nürnberger Ärzteprozesses gestützt, in dieser Publikation einen Beweis dafür erblickte, dass die deutsche Ärzteschaft von den Ereignissen der verbrecherischen Diktatur abgerückt sei, und sie infolgedessen wieder als Mitglied in den Bund aller Ärzte dieser Welt aufnahm. Das Vorwort der Arbeitsgemeinschaft der Westdeutschen Ärztekammern zur ersten Ausgabe schloss mit den Sätzen: »Den Mitgliedern der Kommission, insbesondere den Herren Privatdozent Dr. Alexander Mitscherlich und Fred Mielke, Heidelberg, gebührt der Dank der Ärzteschaft für die objektive, gewissenhafte und verdienstvolle Erfüllung ihrer Aufgabe. Möge das Ergebnis ihrer Arbeit dazu beitragen, die Gesinnung reiner Menschlichkeit und wahren Arzttums zu befestigen, die Befolgung der Gebote des geschriebenen und ungeschriebenen ärztlichen Sittengesetzes zu verbürgen und durch ein soziales und sittlich unantastbares berufliches und außerberufliches Verfahren aller deutschen Ärzte die schwere Schuld einzelner entarteter Glieder ihres Standes zu tilgen.«

Einzelne Mitglieder dieses Berufsstandes, wie etwa der zweite Präsident der Bundesärztekammer (Nachfolgerin der Reichsärztekammer), der Hamburger Labormediziner Dr. Ernst Fromm, sowie der Dachauer Lungenfacharzt Hans-Joachim Sewering – von seiner zwielichtigen Rolle während und nach der Hitler-Ära war bereits die Rede – sollten beim Weltärztebund, wie wir später noch sehen werden, für einige Aufregung sorgen. Aber zunächst schien alles vergessen. Es begann der erstaunliche Wiederaufstieg der Bundesrepublik, der psychologisch betrachtet sich unter dem Begriff des »Ungeschehenmachens«, einer – wie es Alexander Mitscherlich auch bezeichnete – gigantischen Beseitigung der Spuren, einordnen lässt. Man hat Berge von

Schutt beseitigt und ein neues, wohlhabenderes Deutschland erstehen lassen, als einige es noch aus ihren Lebzeiten kannten. Wer heute durch Deutschland fährt, kann sich nicht vorstellen, dass vor 60 Jahren hier die Gasöfen rauchten, in denen Geisteskranke und Juden verbrannt wurden. Wieder einmal, so mag es oberflächlich scheinen, hatten »Tüchtigkeit und Ordnungsgabe das Grauen gebannt«.[9] Aber diese Tüchtigkeit, die Berge von Schutt und Asche versetzen konnte – den Berg der Schuld konnte sie nicht abtragen. »So erfolgte«, wie Alexander Mitscherlich es sieht, »die Schuldentlastung auf psychischem Wege durch den Fluchtversuch der Verdrängung ... Aber es scheint, dass mit dem Grad der Sättigung, der Vollendung des äußeren Ungeschehenmachens, das Verdrängte wiederkehrt. Das Verdrängte kehrt *unerledigt* wieder. Der Trieb, der sich so, das Bewusstsein korrumpierend, entlud, ist immer noch da – erschreckend wie je. Ewige Wiederkehr des Gleichen? Wird er sich in der neuen Auseinandersetzung von der Vernunft formen, und das heißt, in einer mitmenschlich erträglichen Form befriedigen lassen? Oder wird er wieder zu wahnhafter Verkennung der Welt verführen, die Vernunft hinter sich herschleppend, wie es die Dokumente dieses Buches bezeugen?«[10]

Ob sich Ähnliches wiederholen wird, wiederholen kann – niemand weiß es. Was wir allerdings wissen, ist die erstaunliche Tatsache, dass die deutsche Ärzteschaft und das Gesundheitswesen unseres Landes im Jahre 2003 in ihren Grundstrukturen noch immer vom Geist jener unseligen Vergangenheit geprägt sind. Der Prozess der Schuldbewältigung war ganz offensichtlich nie wirklich abgeschlossen, wenn er überhaupt jemals richtig begonnen hatte. Damals unter ihrem »Führer« Adolf Hitler schuldig gewordene Ärzte sind noch immer unter uns, gelten noch immer als schillernde Zierde des gesamten deutschen Ärztestandes. In prophetischer Voraussicht resümierten Mitscherlich und Mielke in ihrem schon mehrfach zitierten Standardwerk: »Deutschland, dieses klassische Land der nicht stattfindenden Revolutionen, wird nun doch nach langer Abwehr jene kritische Auseinandersetzung zu leisten haben, die andernorts einen revolutionären Vorgang auszeichnen würde: die heftige und befreiende Reaktion gegen die unerträgliche Last von ›Führern‹, die sich und das Land tief in ihre Schuld verstrickt haben. Wir haben nach 1945 keine Revolution durchlebt. In jenen wichtigen Momenten, in denen eine revolutionäre Phase eine kathartische Entlastung hätte bringen können, gängelten uns die Alliierten. Die Prozesse in Nürnberg, die Entnazifizierung kamen nicht aus deutscher Initiative. Hatte man damals erlebt, hat man heute die Einsicht im vollen Umfang sich eingestanden, dass das Scheitern selbstverschuldet war? Ich wage es zu bezweifeln. Aber jetzt, in diesem Augenblick des Wohlstandes, scheinbarer Befriedigung, jetzt, wo es dem Sisyphus gelungen ist – wenn man den Mythos modifizieren darf –, für einen Augenblick seinen Stein auf der Höhe abzustellen, jetzt meldet sich die verdrängte tödliche Triebregung gemeinsam mit der verdrängten Schuld wieder, und somnambul tauchen die alten Phrasen wieder auf.«

Die Kollektivschuld der Ärzte

Das dunkle Kapitel der deutschen Medizin während des Zweiten Weltkriegs wurde vom Nürnberger Tribunal der alliierten Siegermächte nur zur Hälfte aufgearbeitet. Die im Nürnberger Ärzteprozess verhandelten Verbrechen gegen die Menschlichkeit bezogen sich ausschließlich und ausdrücklich auf die knapp sechs Kriegsjahre ab 1. September 1939. Hitlers »tausendjähriges Reich« dauerte aber immerhin zwölf Jahre. Was geschah in der ersten Hälfte des Nazi-Regimes, ab Hitlers Machtübernahme am 30. Januar 1933? Und was geschah in den Jahren davor? Wie konnte es einem zartbesaiteten Jüngling aus der österreichischen Provinz gelingen, ohne Freunde und nahezu mittellos – seinen Lebensunterhalt bestritt er durch den Verkauf selbstgemalter Postkarten –, wie konnte es diesem Adolf Hitler gelingen, innerhalb weniger Jahre zum »Führer« eines 60-Millionen-Volkes aufzusteigen? Wer hat ihm dabei geholfen? Von wem hatte er seine krankhaften Ideen? Welches übergeordnete Interesse war ausschlaggebend, dass die deutschen Ärzte sich mit fliegenden Fahnen dem zunächst armseligen Häuflein der Hitler-Anhänger anschlossen und entscheidend dafür sorgten, dass die spätere Säuberungsmaschinerie der SS-Brigaden so rasch auf Touren kam und der anschließende Vernichtungsfeldzug im Innern des Reiches in einer so atemberaubenden Geschwindigkeit durchgesetzt werden konnte? Die ärztlichen Standesorganisationen haben es jedenfalls mit einem brillanten Täuschungsmanöver und einer nicht weniger professionellen Verdunkelungsstrategie bis auf den heutigen Tag vermocht, ihre zentrale Rolle bei der Planung wie bei der Durchführung der braunen Völkermord-Orgie bis zur Unsichtbarkeit herunterzuspielen.

Vermutlich gibt es verschiedene Gründe, weshalb sich Historiker bislang kaum mit der Geschichte der deutschen Ärzteschaft in den zwei Jahrzehnten zwischen den beiden Weltkriegen beschäftigt haben. Der sicher wichtigste Grund war, dass offenbar niemand ein Interesse daran hatte, womöglich weitere Ungeheuerlichkeiten ans Licht zu zerren – am wenigsten die Ärzteschaft selbst. Es fällt allerdings auf, dass selbst zaghafteste Versuche einzelner Ärzte vom Bannstrahl der mächtigen Berufsvertretungen getroffen wurden, sobald sich derartige Aktivitäten auch nur in Umrissen abzeichneten. Für harte Wahrheiten aus der ersten Hälfte des 20. Jahrhunderts fehlte insbesondere seitens der ärztlichen Führungsclique jegliches Interesse. Als 1986 der junge Arzt Dr. Hartmut Hanauske-Abel in der international renommierten Fachzeitschrift *Lancet*[11] und ein Jahr später in der *Zeit*[12] die Vergangenheit der deutschen Ärzte thematisierte, wurde er vom damals höchsten bundesdeutschen Ärztefunktionär, Dr. Karsten Vilmar, in unflätiger Weise persönlich angegriffen und verunglimpft.[13] In einem Interview unter der Überschrift »Die Vergangenheitsbewältigung darf nicht kollektiv die Ärzte diffamieren« wandte sich der Bundesärztekammer-Präsident Vilmar verbissen gegen kollektive Schuldzuweisungen. Lediglich eine relativ kleine Zahl von etwa

350 bis 400 Ärzten habe sich verbrecherischer Handlungen schuldig gemacht, wobei der Ärzteführer auf jene Zahl anspielte, die im Zusammenhang mit dem Nürnberger Ärzteprozess von den ärztlichen Standesorganisationen in Umlauf gebracht worden war.

Hanauske-Abels Bericht im *Lancet* basierte auf einem Referat des Autors vor dem 6. Weltkongress der IPPNW (International Physicians for the Prevention of Nuclear War), der im Mai 1986 in Köln stattgefunden hatte. Die IPPNW hatten bei diesem Kongress ihr ursprüngliches Themenspektrum um die »Vergangenheitsbewältigung« erweitert. Die Veranstalter sahen Parallelen zwischen einer Politik der atomaren Vernichtung und der Vernichtungspolitik der Nazis. Der heute in den USA lehrende Medizinprofessor Hanauske-Abel hatte seinen Finger auf die unverheilte Wunde des moralischen Versagens vieler Ärzte in der NS-Zeit gelegt, als er dazu aufrief, die von der deutschen Bundesregierung anberaumten Spezialausbildungen in »Katastrophenmedizin« und »nuklearen Notfällen« zu boykottieren: Diesmal sollten die deutschen Ärzte ihre Fähigkeit zum Widerstand gegen offiziellen Druck unter Beweis stellen. Mit beißender Ironie bediente sich der Präsident der Bundesärztekammer des Namens von Alexander Mitscherlich, um zu »beweisen«, dass die deutsche Medizin ihre Vergangenheit längst bewältigt habe. Schließlich sei Mitscherlich als offizieller Gesandter der deutschen Ärzte bei den Nürnberger Prozessen zu den medizinischen Kriegsverbrechen der Nazis ausgewählt worden. Er ließ dabei freilich den vehementen Widerstand unerwähnt, der sich – wie wir bereits geschildert haben – gegen Mitscherlichs und Mielkes Berichte über die weit verbreitete und oft groteske Verstrickung der deutschen Ärzte in verbrecherische Experimente und Tötungsvorgänge erhob. Auch Professor Mitscherlich – sein Koautor Dr. Fred Mielke starb bereits Ende der Fünfzigerjahre – wurde ungeachtet seiner außergewöhnlichen Fähigkeiten zu einem der bestgehassten Vertreter der deutschen Medizin und auch der seiner Kapazität angemessene medizinische Lehrstuhl blieb ihm zeitlebens verwehrt.

Ein Studienfreund des in Ungnade gefallenen Professor Hanauske-Abels, der bekannte Medizinautor und ausgewiesene Kenner der Geschichte des »Dritten Reiches«, Dr. med. Till Bastian, stellte unlängst den panisch reagierenden Ärzteführern die Frage: Woher diese Angst? Diese Besessenheit? Es sei zu hoffen, sagt Bastian, »dass heute günstigere Bedingungen existieren für eine kritische und selbst-kritische Auseinandersetzung mit dem, was war – damit das, was werden könnte, auch eine Chance hat. Und damit wir uns nicht mehr ›durch die Geschichte lavieren‹ müssen. Das wäre das Beste, was wir noch tun können für die, die damals litten und sterben mussten.«[14]

In seinem Schlusswort zum 90. Deutschen Ärztetag 1987 in Karlsruhe schlug Vilmar erstmals – das oben erwähnte Interview im *Deutschen Ärzteblatt* war kurz vor diesem Kongress erschienen – versöhnlichere Töne an und beharrte nicht länger auf der alleinigen Schuldzuweisung an wenige Ärzte, sondern räumte ein, dass die ärztlichen Verbände und ihre Mitglieder »mit fliegenden Fahnen zum Nationalsozialismus übergegangen sind«.[15] Als Grund nannte er, »dass sofort nach der Machtübernahme die Ärzte aus dem nationalsozialistischen Ärztebund von den Machthabern des Staates in die Spitze der Organisationen hineingebracht und die gewählten Mandatsträger herausgedrängt wurden«. Vilmar fuhr fort: »Es hat viel Schuld auch dieser ärztlichen Organisationen gegeben. Es ist heute kaum noch begreiflich, wie Ärzte aus ihrem Beruf gedrängt wurden.« Der Ärztepräsident schloss seine damalige Rede vor den Delegierten des Deutschen Ärztetages zwar mit bewegenden Worten, mochte aber im Hinblick auf das Eingeständnis einer Kollektivschuld des Ärztestands noch immer nicht klein beigeben. Vilmar sagte: »Es beschämt uns zutiefst, wenn wir das feststellen, was geschehen ist von einer in der Relation zur Gesamtzahl der Ärzteschaft kleinen, aber immer noch zu großen Zahl verbrecherischer Ärzte. Es beschämt uns. Das können wir auch nicht bewältigen oder damit fertig werden. Das ist unmöglich. Damit werden wir nie fertig ... Es bleibt uns vielleicht die Gnade des Verzeihens, aber niemals das Vergessen.«[16]

Eine grundsätzliche Trendwende des bis dahin unredlichen Maßnahmenkatalogs zur Disziplinierung aufmüpfiger Jungmediziner zeichnete sich 1997 zum 100. Deutschen Ärztetag in Eisenach ab. Die Standesführung unter ihrem damaligen Präsidenten Vilmar gab dem innerärztlich immer massiver werdenden Druck nach und publizierte statt einer Jubelfestschrift ein Buch mit dem Titel *»Die Geschichte der deutschen Ärzteschaft«*. Was der von der Bundesärztekammer beauftragte Herausgeber, Professor Dr. phil. Robert Jütte, Leiter des Instituts für Geschichte der Medizin der Robert-Bosch-Stiftung in Stuttgart, und seine sechs Koautoren – darunter auch der Chefredakteur des *Deutschen Ärzteblattes*, Norbert Jachertz – auf etwas mehr als 300 Seiten über die »organisierte Berufs- und Gesundheitspolitik im 19. und 20. Jahrhundert« veröffentlicht haben, ist das erste offizielle Eingeständnis dafür, dass die deutsche Ärzteschaft in ihrer Gesamtheit wesentlichen Anteil an der Machtübernahme der Nationalsozialisten hatte. Dass der historische Abriss in der Öffentlichkeit kaum bekannt wurde, erinnert an die dubiosen Vorgänge um das Buch *»Medizin ohne Menschlichkeit«* von Mitscherlich und Mielke. Selbst in den medizinischen Fakultäten ist der brisante Inhalt des Geschichtswerks weitgehend unbekannt geblieben. Dies mag unter anderem auch daran liegen, dass der Rezension im *Deutschen Ärzteblatt* nur eine einzige Seite gewidmet wurde.[17] Unter der Überschrift »Triumphe und Krisen« wird zwar erstmals eingestanden, dass die Ärzteschaft nicht vom NS-Regime gleichgeschaltet wurde, sondern sich selbst »schnell und bereitwillig« gleichgeschaltet hat; es wird jedoch erneut der Eindruck erweckt, dass die deutschen Mediziner nur durch »erzwungene Knechtschaft«, »Versagen und Selbsterniedrigung« unter der Nazi-Diktatur überleben konnten. Die »rücksichtslose und eigennützige Ausschaltung, Verfolgung und Vertreibung jüdischer Ärztinnen und Ärzte, immerhin rund 9000 bis 10 000 zwischen 1933 und 1945« findet gerade mal mit einem einzigen Satz Erwähnung. Kein Wort vor allem über jene größte menschliche Niedertracht ihrer ehemaligen Nazi-Kollegen: Etwa 10 000 weitere Ärzte kommunistischer oder sozialistischer Gesinnung sowie solche Mediziner, deren Ehepartner jüdischer Herkunft waren beziehungsweise aus einem nicht nationalsozialistisch orientierten Elternhaus stammten, wurden von »arischen« Weißkitteln allein deshalb verjagt und in Einzelfällen eigenhändig erschlagen, weil die Honorartöpfe der Krankenkassen angeblich nicht für alle reichten. Raffgier und Besitzstandsdenken waren die vordergründigen Motivationen, doch ein abgrundtiefer Hass der zumeist stockkonservativen Ärzteschaft auf jüdische und andersdenkende Mitbürger zündete den emotional-ideologischen Treibsatz, der letztlich für das Wüten der »weißen Garden« ab 1933 verantwortlich war.

Der Sonderbeauftragte des Reichsärzteführers, SA-Sanitätsbrigadeführer Dr. Dr. Streck, erklärte unmittelbar nach der Machtübernahme durch Hitler: »Und wenn ein Beruf den Nationalsozialismus zum lebendigen Inhalt hat, dann ist es das Arzttum.« Nach diesem Motto wurde strikt gehandelt.

Bereits Anfang der Zwanzigerjahre hatte der Psychiater Erich Alfred Hoche in seiner zusammen mit dem bekannten Strafrechtslehrer Karl Binding verfassten Schrift »Die Freigabe der Vernichtung lebensunwerten Lebens – ihr Maß und ihre Form« den Weg gewiesen und folgerichtig von »Ballastexistenzen« gesprochen. In den Zeiten des Wohlstands sei der Aufwand für sie nicht entscheidend gewesen; jetzt, nach einem verlorenen Weltkrieg, befinde man sich in der Lage einer schwierigen Expedition, welche die Leistungsfähigkeit aller voraussetze, sodass kein Platz sei »für halbe, Viertels- oder Achtelskräfte«. Hoche verglich den Staat mit dem menschlichen Organismus, der ebenfalls im Interesse der Wohlfahrt des Ganzen einzelne wertlos gewordene oder schädliche Teile freigebe oder abstoße.

Der Mediziner Dr. Thomas Regau merkt dazu an: »Bei einer nuancenreichen Natur wie Hoche [er erforschte nicht nur den Bau der Gehirnzellen, sondern schrieb als Gegner der Freudschen Psychoanalyse auch zahlreiche allgemein verständliche

Bücher über das Sterben, das Träumen und über die Wechseljahre des Mannes – der Verfasser] ist der Einbruch des technischen Denkens kaum zu begreifen, wenn er, der Arzt, die Geisteskranken ›leere Menschenhülsen‹, ihre Pflege eine ›gänzlich unfruchtbare Aufgabe‹ nennt und abwägt, wie viel tausend Pfleger durch sie ›fördernder Arbeit entzogen‹ werden.«[18] Aus dem Arzt als Helfer des Kranken sei nicht der Richter über die personale Wertigkeit des Menschen geworden, es sei auch nicht der Beginn einer neuen, heroischen Phase der Menschheit, für die sich Hoches Entwurf begeistert; eher sei es, um mit Ernst Jünger zu sprechen, der Eintritt in die Insektensphäre der technischen Welt, wo der Mensch zu einer Laus wird, die man zertritt. Dabei sprach Hoche nur aus, was viele Ärzte damals dachten. Dass aber gerade eine solche Autorität von der Lehrkanzel herab sich zu einem Wortführer technischen Nützlichkeitsdenkens machte, sollte sich schon bald als sehr verhängnisvoll erweisen. Mit seinem akademischen Gewicht lieferte er die wissenschaftliche Rechtfertigung für die medizinischen Untermenschen der Zukunft.

Kein Wunder, dass sich alsbald auch Roman und Film dieses Themas bemächtigten. Und wieder war es ein Arzt, Helmuth Unger, der die Euthanasie romanhaft glorifizierte und in einem verschwommenen Heroismus die Rollen zwischen Mord und Erlösung vertauschte. Sein Held bleibt noch in der Praxis der »Sterbegehilfe«, der »gewissenhafte Arzt« und der »Erlöser«. Unger geht sogar noch einen Schritt weiter als Hoche. Ihm sind die Unheilbaren nicht für den Staat, sondern für die eigene Familie Ballast. Die Kinder sind froh, sie loszuwerden. Es zeugt für die damalige Verbreitung dieser Auffassungen, dass Ungers Buch *»Sendung und Gewissen«* kaum angegriffen wurde.

Nach dieser geistigen Vorbereitung konnte Hitler den Reichsleiter Bouhler und den persönlichen Referenten Himmlers, Dr. Brandt, ermächtigen, Ärzte namentlich zu bestimmen, die den unheilbar Kranken den »Gnadentod gewähren« sollten. Dieser Auftrag, der außerhalb jedes Rechtsweges erteilt und selbst dem Reichsjustizminister Dr. Gürtner erst im Sommer 1940 bekannt wurde, trägt das Datum des 1. September 1939. Der »Führer« einer großen Nation beginnt also in den Stunden des Kriegsausbruchs mit dem heimlichen Mord an Kranken des eigenen Volkes, gedeckt und bestärkt von Spitzenfunktionären der Reichsärztekammer, der Vorgängerin der heutigen Bundesärztekammer. Natürlich konnte er hoffen, dass in diesem Augenblick, in dem die Aufmerksamkeit aller auf die außenpolitischen Ereignisse gerichtet war, die Mordpraxis im eigenen Land verborgen bleiben würde. Man weiß aber, dass die Diskussion über die »Euthanasie« seit Jahren im Gang war und dass man nur die Ausführung auf einen günstigen Zeitpunkt verschoben hatte. Schon aus der Denkschrift des preußischen Justizministers Hanns Kerrl über »Nationalsozialistisches Strafrecht« (1933) geht hervor, dass eine »Sterbehilfe« entgegen den geltenden Gesetzen erwogen wurde. So sollte »Tötung auf Verlangen« straflos sein, wenn der Täter ein staatlich zugelassener Arzt und der Kranke unheilbar sei. Dieser Entwurf nahm die spätere Entwicklung vorweg: »Sollte der Staat etwa bei unheilbar geistig Kranken ihre Ausschaltung aus dem Leben durch amtliche Organe gesetzmäßig anordnen, so liegt in der Ausführung solcher Maßnahmen nur die Durchführung einer staatlichen Anordnung.« Auch existiert zu dieser Zeit bereits das Schlagwort von der »Vernichtung unwerten Lebens«. Kein Zweifel also, dass der Mordbefehl Hitlers von langer Hand vorbereitet war. Bis dahin hatte man nicht nur deshalb davon abgesehen, weil der Kriegsausbruch diesen unmenschlichen Machenschaften günstig war, sondern weil der Nichtarbeitsfähige im Krieg in aufreizender Weise nutzlos wurde. Wer jetzt nichts leistete, war ein »nutzloser Esser«.

»Niemand kann einwenden«, schreibt Thomas Regau, »dass dieser Radikalismus durch die politischen Machthaber allein verschuldet wurde, die deutschen Ärzte nur missbrauchte Befehlsempfänger oder unschuldige Handlanger gewesen sind.«[19] Es bestehe leider kein Zweifel darüber, dass sich Ärzte ohne Zwang in den Dienst dieses Massenmordes stellten und tausende Mediziner spontan und beflissen daran arbeiteten, ihn auch auf andere Kranke innerhalb ihres jeweiligen Einflussbereichs auszudehnen. Noch wichtiger aber sei der ideologische Anteil, den Ärzte und Juristen an dieser dämonischen Entwicklung hatten, und zwar schon lange vor Hitler.

Das Euthanasieprogramm fiel also auf einen viel versprechenden ärztlichen Humus, der wohlfeile Ernte versprach. Tatsächlich war das »Gesetz zur Verhütung erbkranken Nachwuchses«, das die Zwangssterilisierung eingeleitet hatte, auf keinen nennenswerten Widerstand der Psychiatrieexperten Deutschlands gestoßen, obgleich das widerwärtige Regelwerk weit über das hinausging, was wissenschaftlich bewiesen und verantwortet werden konnte. Es ließen sich im Gegenteil einzelne Nervenheilanstalten auf einen Konkurrenzkampf ein und überboten sich in ihren Sterilisierungsziffern. Und »es gab zahlreiche ehrenwerte und angesehene Ärzte, die jeden Auslese- und Züchtungsgedanken bis hinab zur Euthanasie als ›konsequent und gesund‹ bezeichneten, ohne in Konflikt mit den humanen und karitativen Verpflichtungen ihres Berufes zu geraten«.[20] Freilich waren es oft auch solche Weißkittel, deren Tätigkeit sich mehr zwischen Schreibtischen, Laboratorien und Apparaturen abspielte. Aber zu ihnen gehörten auch zahlreiche Hochschullehrer, die – damals wie heute – ihre Titel mehr (berufs-)politischem Eifer als der wissenschaftlichen Leistung verdankten.

In den Dokumenten zu den Morden an Geisteskranken trifft man Ideologie und Nomenklatur der technischen Welt, den Rausch der großen Zahl, die lückenlose Organisation, die Perfektion medizinischer Geräte, die Berechnung des Nutzens, die Freistellung von überflüssig gewordenem Pflegepersonal für neue mörderische Aufgaben. Noch deutlicher wird das technisch-perfektionistische Denken in den Sterilisierungsvorschlägen, die man gleichzeitig mit dem Mord an Kranken entwickelte. Zunächst, unter Friedensbedingungen, waren die Kranken durch chirurgische Eingriffe unfruchtbar gemacht worden. Doch das erwies sich schon als viel zu zeitraubend und kostspielig. Also musste der bis dahin individuelle Eingriff konfektioniert werden, um billig, schnell und an praktisch unbegrenztem »Menschenmaterial« durchführbar zu sein.

Sterilisation war nur in Hitler-Deutschland ein Vorläufer des Massenmords. Dagegen hat es Programme zur Zwangssterilisation nicht nur hierzulande gegeben, sondern ebenfalls in einem großen Teil der westlichen Welt – auch in den USA, wo Zwangssterilisationen, zumeist in unterprivilegierten Bevölkerungsschichten, bisweilen auch illegal vorgenommen worden waren. Anfang des 20. Jahrhunderts wurde in den USA Sterilisation durch operative Unterbrechung des Samenleiters an männlichen Strafgefangenen praktiziert. »Dieses Verfahren«, schreibt Robert Jay Lifton in seinem Buch *»Ärzte im Dritten Reich«*, »führte zusammen mit einem starken Interesse an Eugenik bis zum Jahre 1920 zur Verabschiedung von Gesetzen in 25 Bundesstaaten. Diese ordneten die zwangsweise Sterilisation von kriminellen Geisteskranken und anderen Menschen an, die man für genetisch minderwertig hielt.«[21] So nimmt es nicht wunder, dass der deutsche Arzt und glühende Sterilisationbefürworter Fritz Lenz, dessen Sohn Widukind Lenz 1958 als erster Mediziner die deutsche Öffentlichkeit vor der sich abzeichnenden »Contergan«-Katastrophe alarmierte, im Jahre 1923 – Hitler war gerade wegen Hochverrats zu einer fünfjährigen Haftstrafe verurteilt und ins Landsberger Gefängnis eingeliefert worden – lauthals beklagte, dass seine Landsleute auf dem Gebiet der Unfruchtbarmachung im Vergleich zu den USA zurückgeblieben seien. Der spätere Chefideologe im nationalsozialistischen Rassenhygiene-Programm beschwerte sich darüber, dass der Artikel der Weimarer Verfassung – Verbot von Zwangseingriffen beim Menschen – die Weiterverbreitung von medizinischen Techniken zur Unterbindung der Samenstränge bei Männern und der Eileiter bei Frauen behindere. Es sei untragbar, dass das Deutsche Reich im Gegensatz zu England und Amerika weder über ein Eugenikinstitut noch über entsprechende Gesetze verfüge, die es ermöglichen würden, Eheverbote für Personen auszusprechen, die an Epilepsie, Geistesschwäche oder ähnlichen Krankheiten litten beziehungsweise anderen

Rassen angehörten. Lenz kritisierte in diesem Zusammenhang, dass sich Amerika zu generell auf die Erhaltung der »weißen Rasse« und nicht spezifischer auf die der »nordischen Rasse« konzentrierte.[22]

Für Deutsche wie Lenz, sagt der US-Autor Lifton in seinem oben erwähnten Buch, in dem er die Rolle der Täter, Mitläufer und der »wenigen, die Widerstand leisteten« eindringlich schildert, sei die Errichtung eines umfassenden Systems der Zwangssterilisation in den Zwanzigerjahren zu einer »heiligen Mission« geworden – einer Mission, die sie dazu veranlasste, sich dem Nationalsozialismus mit seinen ähnlichen Zielen zuzuwenden. Lifton weiter: »In Nazi-Deutschland verband sich dann die genetische Romantik einer extremen biomedizinischen Vision mit einer totalitären politischen Struktur, wodurch es möglich wurde, ein Programm der Zwangssterilisation, umfassender, als es je zuvor versucht worden war, unbarmherzig und ohne gesetzliche Hindernisse durchzuführen. Das gesamte Nazi-Regime war in der Tat auf einer biomedizinischen Vision errichtet worden, die eine Art rassischer Reinigung *erforderte,* die sich von der Sterilisation zum Massenmord hin entwickelte.«[23]

Schon in *»Mein Kampf«* habe Hitler die heilige rassische Mission des deutschen Volkes darin gesehen, »die wertvollsten Bestände an rassischen Urelementen ... langsam und sicher zur beherrschenden Stellung emporzuführen«. Er sprach ausdrücklich vom Erfordernis der Sterilisation (»... die modernsten ärztlichen Hilfsmittel in den Dienst dieser Erkenntnis ... stellen«) zum Zwecke der unsterblich machenden Vision einer vom Staat vermittelten Rasse (»... als Wahrer einer tausendjährigen Zukunft«). Und für ihn gab es dabei keine Kompromisse: »Wenn die Kraft zum Kampfe um die eigene Gesundheit nicht mehr vorhanden ist, endet das Recht zum Leben in dieser Welt des Kampfes.[24] Kurz nach Hitlers Machtergreifung am 30. Januar 1933 verwirklichte das Nazi-Regime durch die Verabschiedung des Erbgesundheitsgesetzes erstmals auf dem Gebiet der Sterilisation seine biomedizinischen Vorstellungen. Zur Abwendung der drohenden Gefahr des »Volkstodes« war vorgesehen, dass rund 410 000 »Erbkranke«, die etwa an Schizophrenie oder Epilepsie litten, unfruchtbar gemacht werden sollten. Das Erbgesundheitsgesetz vom 14. Juli 1933 ordnete die Errichtung besonderer »Erbgesundheitsgerichte« an, in denen jeweils ein Arzt, ein Gesundheitsbeamter und ein Berufsrichter über Anträge auf Sterilisierung zu entscheiden hatten.[25]

Dem passionierten Eugeniker Fritz Lenz war in hohem Maße daran gelegen, alle Personen, die auch nur geringfügige Anzeichen von geistigen Erbschäden aufwiesen, zu sterilisieren, obwohl ihm klar sein musste, dass eine radikale Anwendung des Prinzips zur Sterilisation von 20 Prozent der gesamten deutschen Bevölkerung, also immerhin über zwölf Millionen Menschen, führen würde.[26]

Auch wenn Lenz sich mit seinem teuflischen Sterilisationskonzept am Ende nicht durchsetzen konnte – kein Mensch in Deutschland, schon gar kein kranker Mensch, konnte sicher sein, wegen einer gesundheitlichen Lappalie seiner Zeugungsfähigkeit beraubt zu werden. Anträge auf Sterilisation, weiß Lifton zu berichten, wurden von Erbgesundheitsgerichten im Allgemeinen positiv entschieden. Lediglich zehn Prozent aller zumeist von niedergelassenen Ärzten befürworteten Anträge seien abgelehnt worden, weniger als fünf Prozent aller Beschwerden gegen Sterilisationsbeschlüsse waren in der zweiten Instanz, bei den Erbgesundheits-Obergerichten, die in die Oberlandesgerichte integriert waren, erfolgreich.[27] Die peniblen Recherchen Robert Jay Liftons, selbst Mediziner und Professor für Psychiatrie und Psychologie an der City University, New York, ergaben, dass »dieser Grundsatz der Legalität außerordentlich wichtig [war], und die äußerste Geheimhaltung, die die Beratung des Gerichts umgab, verlieh dieser Form der medikalisierten Autorität eine Aura der Macht«.[28]

Wenn die Häscher mit dem Doktortitel schließlich auch an den Millionen vorbeigerast sind, die ihrer menschlichen Würde beraubt werden sollten – zuverlässige Schätzungen gehen immerhin von 400 000 bis 500 000 Menschen aus, die dieser von Ärzten erdachten Hexenjagd zum Opfer fielen. Und hätte es nur diese Sterilisationsfurien im weißen Schafspelz gegeben – es sollte, wie weiter unten ersichtlich wird, noch schlimmer kommen! –, für diese Unmenschlichkeiten allein sollte der ärztliche Berufsstand ein einziges Mal Farbe bekennen und sich vor aller Welt in einer großen Geste ehrlich und wahrhaftig entschuldigen. Stattdessen hat sich die rund 500-köpfige Führungsclique, jene offiziellen Repräsentanten der deutschen Ärzteschaft, angeführt von ihrem derzeitigen Präsidenten Professor Dr. med. Jörg-Dietrich Hoppe, seit mehr als fünfzig Jahren in Krankenhäusern und Einzelpraxen verkrochen und so getan, als ginge sie jenes Gebirge unmenschlicher Scheußlichkeiten, verübt von Tausenden ihrer ehemaligen Berufskollegen, nicht das Geringste an. Dabei waren es die Väter und Großväter von mindestens 80 000 bis 100 000 heute in eigener Praxis oder als Klinikärzte tätigen Medizinern, die damals unser Land systematisch und ohne jeglichen Druck durch Hitler und seine Gefolgschaft in die tiefste Schande aller Zeiten stürzten. Wir alle, die deutsche Bevölkerung, die mehr als 80 Millionen potenziellen, heute lebenden Patienten, wir alle möchten unseren Ärzten verzeihen und dann vergessen können. Um aber verzeihen und vergessen zu können, ist eine solche Geste der Versöhnung unerlässlich. Haben die 380 000 heute in diesem Lande wohnenden und arbeitenden Ärzte die moralische Stärke, ein Zeichen des Vertrauens zu setzen?

Die rechtlichen Strukturen des Nazi-Regimes konnten nicht darüber hinwegtäuschen, dass die panische Angst vor dem medizinischen Staatsterror, praktiziert von Tausenden willfähriger, in eigener Praxis tätigen Ärzten, wie eine unsichtbare tödliche Wolke über dem 60-Millionen-Volk hing. Denn Chaos und Willkür bei der Bestimmung von Sterilisationskriterien, die völlige Unberechenbarkeit politischer Erwägungen bei der ärztlichen Diagnose- und Entscheidungsfindung beeinflussten die Beziehungen zwischen Ärzten und Patienten auf unerträgliche

Weise. Jeder Arzt konnte seines Patienten Henker sein. Aus einer Anweisung von Martin Bormann, Hitlers Privatsekretär und engstem Mitarbeiter, welche die Einbeziehung des moralischen und politischen Verhaltens einer Person in die Diagnose des Schwachsinns vorsah, ergab sich, dass man einen den Nazis ablehnend gegenüberstehenden Menschen unbesorgt als »schwachsinnig« bezeichnen konnte. Einer besseren Ordnung und Übersicht halber wurden im Zusammenhang mit der Sterilisationsgesetzgebung und als weiterer Ausdruck der Rassenpolitik schließlich Maßnahmen ergriffen, um eine Reichskartei erblich belasteter Personen aufzustellen. Besondere Forschungsinstitute für Rassenbiologie und Rassenhygiene wurden an Universitäten gegründet – zum Beispiel das von Otmar von Verschuer, einem Medizinprofessor der Universität Frankfurt. Diese Institute sammelten genetische Informationen von Individuen über mehrere Generationen und griffen dabei auf Krankenhäuser und Gerichte, regionale Gesundheitseinrichtungen und örtliche Arztpraxen zurück. Der Arzt konnte als genetischer Berater und selbsternannter Fachmann für Erbangelegenheiten gleichzeitig Beschützer, Spitzel und Polizist der ihm anvertrauten Menschen sein. Das Damoklesschwert Sterilisation war »Dreh- und Angelpunkt der Nazi-Biokratie«.[29]

Widerstand gegen die Sterilisationen hat es in offiziellen Kreisen wenig, innerhalb der Ärzteschaft so gut wie gar nicht gegeben. Lediglich die katholische Kirche legte stillen Protest ein, vermied jedoch jegliche Konfrontation mit dem politischen Establishment; selbst die Anträge katholischer Richter, einige katholische Ärzte von der Durchführungsverpflichtung des Sterilisationsgesetzes zu entbinden, wurden äußerst behutsam gestellt, da die Stimmung vor allem innerhalb der Ärzteschaft fast durchweg positiv ausfiel. Professor Lifton schildert in seinem mehrfach erwähnten Buch einen Richter an einem Erbgesundheitsobergericht, der über ein delikates Problem referierte: über die »Last einer ungewöhnlichen Verantwortung«, die von den Ärzten verlangte, Operationen durchzuführen, die »keinem therapeutischen Zweck dienten«. Aber Gerhard Wagner, von

1933 bis 1939 Reichsärzteführer und bereits in der Weimarer Republik vehementer Befürworter der Sterilisation – leugnete die Existenz eines derartigen moralischen Konflikts bei Ärzten; und eine Parteizeitung veröffentlichte einen Kommentar mit der Überschrift »Leben oder Tod«, in dem lapidar darauf hingewiesen wurde, dass das Leben der Nation Vorrang vor »Dogmen und Gewissenskonflikten« habe und dass Widerstand gegen das Regierungsprogramm mit rücksichtsloser Vergeltung rechnen müsse.[30]

Es überrascht nicht, dass, wie Professor Lifton in diesem Zusammenhang darlegt, die weitaus meisten der von ihm interviewten Ärzte erzählt haben, dass sie damals die Sterilisationsgesetzgebung befürwortet hätten: »Sie glaubten, dass sich die Gesetzgebung seinerzeit mit den medizinischen und genetischen Kenntnissen über die Vermeidung angeborener Defekte im Einklang befand, obwohl ein paar dieser Ärzte gewisse Bedenken hinsichtlich der zwangsweisen Durchführung hatten.«

Entscheidungen über Sterilisationen seien von bürokratischen Kämpfen zwischen Ärzten und Juristen einerseits und extremen und weniger extremen Befürwortern dieser Verfahren andererseits bestimmt gewesen. Lifton: »Ein von mir interviewter Arzt, Johann S., der ein führender Organisator und hochrangiger Teilnehmer an den nationalsozialistischen medizinischen Programmen einschließlich der Sterilisation gewesen war, meinte, dass ›das Gesetz von den Juristen total versaut worden‹ war. Er und seine medizinischen Kollegen glaubten absolut, dass ›es viel angemessener gewesen wäre, diese Entscheidung [wer und wann sterilisiert werden sollte] einer Gruppe von Ärzten zu überlassen‹. Während Psychiater später ihre Zurückhaltung hervorhoben, berichtete Dr. S. von Fällen, in denen die Psychiater daran gehindert werden mussten, Leute mit relativ gutartigen psychischen Schwierigkeiten wie zum Beispiel behandelbaren Depressionen zu sterilisieren. Er erzählte mir, dass Gerhard Wagner (dem er eher einen Heiligenschein verlieh) einmal sogar einen ärztlichen Gesundheitsbeamten mit der Ermahnung zurückhalten musste: ›Das ist keine Hasenjagd.‹ Dr. S. bestätigte, dass ein zu großer Diensteifer vorherrschte, neigte aber dazu, ihn als Ergebnis des damaligen Idealismus zu entschuldigen: ›Die gewaltige Begeisterung, die ja die Entwicklung in den Jahren von '33 bis '39 trug, die gar nicht bestritten werden kann ... Da wollte *jeder* [kursive Hervorhebung durch den Verfasser] mitarbeiten ... Und jeder wollte den anderen übertreffen ... Und nun war natürlich dieses Gesetz als ein erstes nationalsozialistisches Gesundheitsgesetz herausgekommen. Und so hatten die Gesundheitsämter den Ehrgeiz, möglichst viele Leute sterilisieren zu lassen.‹«[31]

Ein Pharmaunternehmer trifft den Nerv der Zeit

In dieser über viele Jahre aufgeheizten Sterilisationsatmosphäre des Nazi-Regimes gewannen die zur Durchführung von Massensterilisationen dominanten Gesichtspunkte »billig«, »in kürzester Zeit«, »bei vielen Tausenden« zunehmend an Bedeutung. Insbesondere die wissenschaftlich geschulten Ärzte der SS-Führung horchten vermutlich mit höchstem Interesse auf, als in einer deutschen Fachzeitschrift[32] die Ergebnisse »tierexperimenteller Studien zur Frage der medikamentösen Sterilisation« veröffentlicht wurden. Gleich von zwei Seiten wurde SS-Führer Heinrich Himmler auf diese den Nerv der Zeit treffenden Publikation aufmerksam gemacht. Darin hieß es unter anderem: »Die künstliche Erzeugung einer Sterilität ... ist *aus nahe liegenden Gründen* [kursive Hervorhebung durch den Verfasser] eine häufig diskutierte Frage, die zwar zu umfangreichen tierexperimentellen Untersuchungen geführt hat; die dabei erhaltenen, wissenschaftlich sehr aufschlussreichen Versuchsergebnisse sind jedoch praktisch noch nicht zu einer Umwertung auf den Menschen gebracht worden ... Wenn wir nun im Folgenden über eine Möglichkeit der künstlichen, das heißt der medikamentösen Sterilisierung berichten, so soll damit nicht leichtfertig ein entsprechendes Verfahren für den Menschen in Aussicht gestellt werden. Anlass für unsere Untersuchungen war vielmehr die uns im Allgemeinen bewegende Frage, inwieweit die in der volksmedizinischen Erfahrung verankerten Heilgebräuche (auch ›Unheil‹-Gebräuche) mit den Erkenntnissen und Gesetzen der Pharmakologie, Physiologie und experimentellen Therapie in Einklang gebracht werden können. Hieraus erhellt auch ohne weiteres der Zweck unseres Arbeitsplanes. Darüber hinaus kann in zweiter Linie die Frage geprüft werden, ob die erarbeiteten Ergebnisse für die Humanmedizin oder als Test für experimentell-therapeutische Zwecke nutzbar gemacht werden können. Speziell zur Frage der medikamentösen Sterilisierung haben wir bereits auf das im tropischen Südamerika beheimatete Caladium seguinum (Schweigrohr) hingewiesen. Der Einfluss von Caladium auf die Sexualorgane ist den dortigen Eingeborenen seit langem bekannt, die diese Pflanze ihren Feinden in größeren Mengen beibringen, um ein Erlöschen der Potenz zu erzielen …«

Verfasser dieses 19 Seiten langen Artikels waren Dr. med. Gerhard Madaus und Dr. phil. Dr. med. Fr. E. Koch aus dem biologischen Institut der Firma Dr. Madaus & Co. in Radebeul bei Dresden, die heute ihren Sitz in Köln-Merheim hat. Der später im Nürnberger Ärzteprozess angeklagte Facharzt für Haut- und Geschlechtskrankheiten, Dr. med. Adolf Pokorny, wandte sich aufgrund dieser viel versprechenden Fachpublikation in einem Brief an den Reichsführer SS, Heinrich Himmler: » … Getragen von dem Gedanken, dass der Feind nicht nur besiegt, sondern vernichtet werden muss, fühle ich mich verpflichtet, Ihnen, als dem Reichsbeauftragten zur Festigung des deutschen Volkstums, Folgendes zu unterbreiten:

Dr. Madaus veröffentlichte das Ergebnis seiner Forschungen über eine medikamentöse Sterilisierung (beide Arbeiten lege ich bei). Bei der Lektüre dieses Artikels ist mir die ungeheure Wichtigkeit dieses Medikamentes für den jetzigen Kampf unseres Volkes eingefallen. Wenn es gelänge, aufgrund dieser Forschungen sobald als möglich ein Medikament herzustellen, das nach relativ kurzer Zeit eine unbemerkte Sterilisation bei Menschen erzeugt, so stände uns eine neue wirkungsvolle Waffe zur Verfügung. Allein der Gedanke, dass die drei Millionen momentan in deutscher Gefangenschaft befindlichen Bolschewisten sterilisiert werden könnten, sodass sie als Arbeiter zur Verfügung stünden, aber von der Fortpflanzung ausgeschlossen wären, eröffnet weitgehendste Perspektiven.

Madaus fand, dass der Saft des Schweigrohrs (Caladium seguinum), durch den Mund eingenommen oder als Injektion verabreicht, besonders bei männlichen, aber auch bei weiblichen Tieren nach einer gewissen Zeit eine dauernde Sterilität erzeugt. Die Abbildungen, die der wissenschaftlichen Arbeit beigefügt sind, sind überzeugend. Wofern der von mir ausgesprochene Gedanke Ihre Zustimmung findet, wäre folgender Weg einzuschlagen:

I. Dr. Madaus dürfte keine Publikation dieser Art mehr veröffentlichen (Feind hört mit!)
II. Vermehrung der Pflanze (in Glashäusern leicht züchtbar)
III. Sofortige Versuche an Menschen (Verbrecher!), um die Dosis und die Dauer der Behandlung festzustellen
IV. Rascheste Ergründung der Konstitutionsformel des wirksamen chemischen Körpers, um
V. diesen womöglich synthetisch herzustellen.«[33]

Pokorny wurde in Nürnberg trotzdem freigesprochen, ein Prozess gegen Madaus und seinen Forschungsleiter Dr. Koch gar nicht erst in die Wege geleitet. Im Gerichtsurteil werden die Verteidigungsargumente des Angeklagten Pokorny und die Stellungnahme des internationalen Gerichtshofs wie folgt zusammengefasst:

»Der Angeklagte hat seine Beweggründe für die Absendung dieses Briefes dahingehend zu erklären versucht, dass er behauptete, schon einige Zeit vor Unterbreitung dieses Briefes von Himmlers Absichten, alle Juden und Einwohner der Ostgebiete zu sterilisieren, gewusst und gehofft zu haben, ein Mittel zu finden, um die Durchführung dieses schrecklichen Programmes zu verhindern. Aufgrund seiner besonderen Erfahrung als Spezialist für Haut- und Geschlechtskrankheiten wusste er, dass eine

Sterilisation von Menschen nicht durch die Anwendung von Caladium seguinum bewirkt werden konnte. Er glaubte jedoch, dass, wenn die Aufmerksamkeit Himmlers auf die von Madaus geschriebenen Aufsätze gelenkt werden könnte, Himmler seine Aufmerksamkeit der unauffälligen Sterilisationsmethode, welche in diesen Artikeln vorgeschlagen worden war, zuwenden würde und er ihn in dieser Art wenigstens vorübergehend von der Fortsetzung seines Kastrierungs- und Sterilisations-Programmes durch bekannte, erprobte und geprüfte Methoden abbringen könnte. Darum sei dieser Brief geschrieben worden – so erklärte der Angeklagte –, nicht um das Programm zu fördern, sondern um es zu sabotieren.

Wir sind von der Verteidigung, welche der Angeklagte vorgebracht hat, nicht beeindruckt, und es fällt uns sehr schwer zu glauben, dass er von den edlen Beweggründen, die er angibt, geleitet war, als er den Brief schrieb. Wir neigen vielmehr der Ansicht zu, dass Pokorny den Brief aus ganz anderen und persönlichen Gründen geschrieben hat.

Jedoch wie dem auch sei, jeder Angeklagte wird für unschuldig erachtet, bis seine Schuld erwiesen worden ist. Im Fall von Pokorny ist es der Anklagevertretung nicht gelungen, den Beweis seiner Schuld zu erbringen. So ungeheuerlich und niedrig die Vorschläge in diesem Brief sind, liegt doch nicht der geringste Beweis dafür vor, dass jemals irgendwelche Schritte unternommen worden sind, um sie durch Versuche an Menschen zur Ausführung zu bringen. Wir erklären daher, dass der Angeklagte freigesprochen werden muss, nicht wegen, sondern trotz der Verteidigung, die er vorgebracht hat.«[34]

Die Entdeckung der unfruchtbar machenden Wirkung des Caladium seguinum schien auch noch einer anderen Stelle eine günstige Chance der Verwirklichung von Massensterilisationen zu bieten. Am 24. August 1941 schrieb der stellvertretende Gauleiter des Gaus Niederdonau ebenfalls an Himmler:

»... Da zu den dringlichen Aufgaben unserer nationalsozialistischen Rassen- und Bevölkerungspolitik die Verhinderung der Fortpflanzung Erbuntüchtiger und rassisch Minderwertiger gehört, hat sich der derzeitige Leiter des Gauamtes für Rassenpolitik, Gauhauptstellenleiter Dr. Fehringer, mit Fragen der Unfruchtbarmachung befasst und festgestellt, dass die bisherigen Möglichkeiten Kastration und Sterilisation nicht allein den gewünschten oder beabsichtigten Erfolg zeitigen. Infolgedessen hat er den nahe liegenden Gedanken aufgegriffen, ob nicht durch rein medikamentöse oder Injektionsbehandlung ebenfalls Zeugungsunfähigkeit und Unfruchtbarkeit bei Mann und Frau erzielt werden könne. So stieß er auf die tierexperimentellen Studien zur Frage der medikamentösen Sterilisation durch Caladium seguinum (Schweigrohrextrakt) aus dem biologischen Institut Dr. Madaus, Radebeul-Dresden, die ihm durch den Madaus-Jahresbericht, IV. Jahrgang 1940, zugänglich geworden und von höchstem bevölkerungspolitischen Interesse sind. Madaus und Koch haben festgestellt, daß Caladium seguinum bei Anwendung in homöopathischen Dosen, also bei Verfütterung von kleinsten Mengen, die Zeugungskraft, Sterilität und Frigidität (sexuelle Kälte) günstig beeinflusst, sodass an dieser Tatsache die klinisch-medizinische Forschung nicht ohne weiteres vorübergehen sollte. In großen Forschungsreihen an Ratten, Kaninchen und Hunden wurde festgestellt, wann bei Verfütterung oder Indizierung des Caladiumextraktes männliche Tiere zeugungsunfähig und weibliche Tiere empfängnisunfähig, darüber hinaus, welche Wirkungsunterschiede bei den verschiedenen Methoden eingetreten sind. Nach den Tierversuchen scheint beim männlichen Tier eine dauernde Unfruchtbarkeit, bei den weiblichen Tieren eher eine zeitlich beschränkte entstehen zu können.

Es ist einleuchtend, von welch ungeheurer Wichtigkeit diese Beobachtungen dann sein können, wenn es gelingt, auch beim Menschen durch Verfütterung von Schweigrohrextrakt Veränderungen in der Zeugungskraft oder Fruchtbarkeit hervorzubringen. Dazu wären allerdings Untersuchungen am Menschen selbst notwendig. Der Leiter meines Rassenpolitischen Amtes macht daher darauf aufmerksam, dass die notwendigen Untersuchungen und Menschenexperimente durch einen entsprechend ausgewählten Ärztestab, auf den Madausschen Tieruntersuchungsergebnissen aufbauend, in Zusammenarbeit mit dem Pharmakologischen Institut der Wiener Medizinischen Fakultät an Insassen des Zigeunerlagers Lackenbach in Niederdonau vorgenommen werden könnten.

Wir sind uns vollkommen im Klaren darüber, dass solche Untersuchungen als staatswichtige Geheimsache von äußerster Gefährlichkeit behandelt werden müssen, weil u. U. die Feindpropaganda aus der Kenntnis von derartigen Forschungen ungeheuren Schaden in der Welt anrichten könnte.

Da es sich bei diesen Überlegungen zunächst nur um einen Gedanken handelt, dessen grundsätzliche Richtigkeit in Tierexperimenten bereits festgelegt wurde und dessen Anwendungsmöglichkeit auf den Menschen von höchster Wahrscheinlichkeit ist, können die Perspektiven nur angedeutet werden, welche Möglichkeit der Unfruchtbarmachung von praktisch unbegrenzten Menschenzahlen in denkbar kürzester Zeit auf denkbar einfachstem Wege ermöglichen würden...«[35]

Himmler war jedoch bereits durch die erste Anregung alarmiert. Er hatte sofort durch SS-Obergruppenführer Pohl den Apparat des SS-Wirtschaftsverwaltungshauptamts und durch SS-Obergruppenführer Dr. Grawitz den des Reichsarztes der SS und Polizei in Bewegung gesetzt. Beide SS-Leute hatten zudem Anweisung, in Himmlers Auftrag mit Dr. Madaus Fühlung zu nehmen und ihm »den Wunsch zu übermitteln, über diese Fragen der medikamentösen Sterilisierung keine Veröffentlichungen mehr stattfinden zu lassen, ihm aber anzubieten, dass er bei uns – in Zusammenarbeit mit dem Reichsarzt SS – die Möglichkeit zu Versuchen an verbrecherischen Personen, die an und für sich sterilisiert werden müssten, bekommt«.[36]

Ein Treibhaus zur Züchtung des Schweigrohrs wurde errichtet, da Freilandanpflanzungen des in Südamerika beheimateten Gewächses sich als schwierig erwiesen hatten. Himmler drängte darauf, dass »anhand der etwa vorhandenen Bestandteile dieser Pflanze allenfalls schon Sterilisierungsversuche in den Konzentrationslagern durchgeführt werden«. Nach Aussage des SS-Standartenführers Dr. Rudolf Brandt, persönlicher Referent des Reichsführers SS und Leiter des Ministerbüros im Reichsinnenministerium, kam es auch zu entsprechenden Experimenten, wobei jedoch bisher nicht bekannt wurde, in welchem Konzentrationslager die Menschenversuche stattfanden.[37] Weder Madaus selbst noch sein Institutsleiter Koch waren jedoch, wie bereits erwähnt, im Nürnberger Ärzteprozess angeklagt. Dr. Koch trat lediglich als Zeuge auf und erklärte unter anderem, dass sämtliche Experimente ergebnislos verlaufen seien.

Vernichten statt heilen – gegen Geld

Die Verbrechen, die im Namen von »Volksgemeinschaft« und »gesundem Volksempfinden« von deutschen Ärzten in den zwölf Jahren NS-Herrschaft verübt wurden, »sind weder in Schrecken noch Ausmaß auch nur annähernd angemessen darstellbar«, wie Martin Rüther 1997 in dem von der Bundesärztekammer zum 100. Jubiläum der medizinischen Standesorganisationen herausgegebenen Buch *»Geschichte der deutschen Ärzteschaft«*[38] schreibt. »Mindestens 400 000 Menschen wurden nach den Bestimmungen des ›Gesetzes zur Verhütung erbkranken Nachwuchses‹ zwangssterilisiert, etwa 5000, vorwiegend Frauen, starben an den Folgen der Operation. Den Patientenmorden, die – nun ohne den Versuch, verbrecherisches Tun durch ein Gesetz zu legitimieren – spätestens seit Mitte 1940 unter dem Euphemismus ›Euthanasie‹ verübt wurden, fielen mit der Totalisierung des Krieges immer neue Gruppen zum Opfer. Von der so genannten ›Kinder-Euthanasie‹ mit 5000 bis 8000 umgebrachten Patienten zieht sich eine grausame Spur über die erwachsene Psychiatriepatienten betreffende ›Aktion T4‹ (mehr als 71 000 Opfer) und die an kranken KZ-Häftlingen verübte ›Sonderbehandlung 14f13‹ (etwa 20 000 Opfer) hin zu den dezentralisierten Krankenmorden. Durch diese wurden seit 1943 Heil- und Pflegeanstalten sowie Alten- und Siechenheime für

Kriegszwecke geräumt bzw. Lebensmittel und Medikamente eingespart. Unter den Ermordeten befanden sich neben Psychiatriepatienten zunehmend auch gesellschaftlich ›Unbrauchbare‹ wie Kriminelle, ›Asoziale‹, Homosexuelle, ›Kriegshysteriker‹, erschöpfte Zwangsarbeiter oder bettlägrige alte Menschen. Allerdings wurde nicht mehr wie noch bei der ›Aktion T4‹ in Gaskammern, sondern in regulären Heil- und Pflegeanstalten medikamentös oder durch ›Hungerkost‹ gemordet. Insgesamt fielen diesem ›therapeutischen Töten‹ [diese Morde wurden vom Nürnberger Tribunal 1946 nicht erfasst! – der Verfasser] schätzungsweise 150000 Menschen zum Opfer. Hinzu kamen all jene, die in die Hände von ›Ärzten‹ wie Josef Mengele (1911 bis 1979[?]) oder Sigmund Rascher (1909–1945) fielen und im Rahmen von menschenverachtenden und wissenschaftlich zumeist unsinnigen ›Experimenten‹ in den Konzentrationslagern gequält und getötet wurden.«[39]

Mit Hitlers Machtübernahme im Januar 1933 war der Weg frei für die Realisierung aller von langer Hand vorbereiteten Ausmerzungskonzepte. Die Ärzte wurden von ihren Verbandsbossen zur aktiven Mitarbeit bei der praktischen Umsetzung der Rassenpolitik aufgefordert, sodass insbesondere die Massensterilisationen auf breiter Front anlaufen konnten. Ganz zu Anfang war jedoch die Mitwirkung vor allem der niedergelassenen Ärzte auffallend gering. Während sich Anstalts-, Krankenhaus, Kommunal- und Stadtärzte durch Einreichung von Anzeigen rege beteiligten, wie es in einem Bericht des Düsseldorfer Regierungspräsidenten vom März 1934 hieß, würde sich »die übrige Ärzteschaft fast vollkommen passiv verhalten«. Zur Begründung wurde angegeben, es sei sehr schwer, »die Ärzte zu einer Mitarbeit bei freiwilliger Antragsstellung heranzuziehen, solange die Entschädigungsfrage« ungeklärt sei. Aus Ärztekreisen sei mitgeteilt worden, »es könne ihnen nicht zugemutet werden, solche umfassenden Arbeiten ... auszuführen, wenn sie nicht dafür bezahlt würden«. Die Düsseldorfer Beobachtungen waren, wie Martin Rüther im offiziellen Geschichtswerk der deutschen Ärzteschaft weiter schreibt, offenbar kein Einzelfall, denn schon im April 1934 sah sich das preußische Innenministerium gezwungen, seinen Unmut darüber zu bekunden, dass die Ärzteschaft dem Gesetz bisher »noch nicht immer und überall das erforderliche Interesse und Verständnis entgegenbringe und für ihre Mitwirkung geldliche Entschädigung fordere«. Der Oberpräsident der Rheinprovinz wies die ihm untergebenen Dienststellen an, entsprechend propagandistisch tätig zu werden. Es sei »ureigenste Ehrenpflicht gerade der deutschen Ärzteschaft«, an einer »qualitativen Verbesserung unseres Volkes ... auch ohne besondere Entschädigung für kleine Mühewaltungen mitzuarbeiten«.[40]

Solange irgendwo die Honorarfrage ungeklärt blieb, war vielen Ärzten das »Gesetz zur Verhütung erbkranken Nachwuchses« ziemlich egal. Der ohnehin ahnungslose Patient durfte sich also bei seinem Hausarzt oder auch im Krankenhaus einigermaßen sicher fühlen, wenn es den Behörden an Barem mangelte. Die Interesselosigkeit der Ärzte war jedoch wie verflogen, wenn der Judaslohn garantiert war. Mitte 1936 stellte der thüringische Innenminister fest, im Bezirk Saalfeld ließe »die Mitarbeit der frei praktizierenden Ärzte« bei der Durchführung des Gesetzes, insbesondere bei der Abgabe von Gutachten, »viel zu wünschen übrig«. Die Reaktion der ärztlichen Bezirksvereinigung Gotha war, wie Rüther betont, »vielsagend«. Der dortige Amtsarzt hatte beim Landrat nämlich erreicht, »dass für die außerordentlich zeitraubende Begutachtung den frei praktizierenden Ärzten ein Betrag von RM 5,– zur Verfügung gestellt wurde«. Als ein entsprechendes Gesuch an den Gothaer Oberbürgermeister »schlankweg abgelehnt« wurde, waren plötzlich »die in der Stadt Gotha ansässigen Ärzte ... derart mit ihrer Praxis und ihrer nebenamtlichen Tätigkeit für die Gliederungen der Partei belastet«, dass zur Begutachtung »nur in den äußersten Fällen« Zeit blieb.[41] Deren honorierte Kollegen im Landkreis klagten dagegen nicht über Zeitmangel. Rüther weiter: »Um die Gemüter zu beruhigen, versicherte der Leiter der Thüringischen Ärztekammer umgehend, er ›denke gar nicht daran, den Ärzten ehrenamtliche Mehrarbeit zu machen‹, sondern er sei im Gegenteil bemüht, ›die wirtschaftliche Lage der Ärzteschaft zu bessern‹.«

Wenn schon Ideologie, dann muss auch was dabei rumkommen, war, wie es den Anschein hat, die auch heutzutage nicht völlig abwegige Denkweise vieler geschäftstüchtiger Mediziner. Zu Zeiten Hitlers gab es jedoch, wie Dr. Rüther vom NS-Dokumentationszentrum der Stadt Köln anmerkt, »für niedergelassene Ärzte noch einen weiteren Grund, hinsichtlich einer Mitarbeit bei der Zwangssterilisation aus Eigeninteresse Vorsicht walten zu lassen. Es stellte sich bald heraus, dass Ärzte, die hier aktiv wurden, oft das Vertrauen ihrer Patienten einbüßten und regelrecht boykottiert wurden. Da aber mindestens bis 1941 ein halbwegs freier Markt für ärztliche Dienstleistungen bestand, waren niedergelassene Ärzte schon aus ökonomischen Erwägungen auf die Wiederkehr und damit das Vertrauen der Patienten angewiesen. So führte 1935 ein Artikel in der *Psychiatrisch-Neurologischen Wochenschrift* die offensichtliche Zurückhaltung von Ärzten bei der Zwangssterilisation nicht etwa auf moralische Bedenken oder Angst vor einer möglichen Bestrafung zurück, sondern auf die ›nur zu berechtigte Furcht, ihre wirtschaftliche Existenzmöglichkeit‹ durch Ausbleiben von Patienten zu verlieren.«

Um gerade an dieser Stelle keine Missverständnisse aufkommen zu lassen: Hier ist nicht etwa ein mit allen Wassern gewaschener Reporter am Werk, der für seine Zeitung auf Biegen und Brechen Sensationsgeschichten auftreiben soll, sondern ein ehrbarer Historiker, der im Auftrag der höchsten ärztlichen Standesorganisation gemeinsam mit anderen Historikern erstmals etwas Licht in dieses dämonische Dunkel der jüngsten Medizingeschichte bringt. Das Verdienst dieser sechsköpfigen Autorenriege unter der Regie des renommierten Geschichtswissenschaftlers Professor Robert Jütte kann nicht hoch genug bewertet werden. Man kann sich kaum vorstellen, dass die derzeitige Führung der Bundesärztekammer eine vergleichbare Publikation in Auftrag geben würde. Der Herausgeber des in jeder Beziehung als Lektüre empfehlenswerten Geschichtsbuches der deutschen Ärzteschaft, Professor Dr. Robert Jütte, hat gewissermaßen vorgesorgt und für weitere Recherchen interessierter Leser einen wichtigen Hinweis in das Vorwort aufgenommen: »Gleichwohl hat nicht nur die fachwissenschaftliche Öffentlichkeit ein Recht darauf, dass die Autoren die Quellen ihres Wissens und ihrer Erkenntnisse offen legen. Diesem Bedürfnis der Leserschaft dient sowohl das Verzeichnis einschlägiger Archivbestände als auch die umfangreiche Auswahlbibliografie am Ende des Bandes. Wer darüber hinaus unbedingt auf Einzelbelege Wert legt, der sei darauf aufmerksam gemacht, dass es auch ein umfangreiches annotiertes Typoskript dieses Buches gibt, das aus der Bibliothek des Instituts für Geschichte der Medizin der Robert-Bosch-Stiftung in Stuttgart über Fernleihe zur Einsichtnahme bestellt werden kann.«[42]

Wir ziehen es vor, angesichts der ungeheuerlichen Vorwürfe und abgesicherten Belege in dem Buch *»Die Geschichte der deutschen Ärzteschaft«* auch in den folgenden Abschnitten den Ausführungen Dr. Rüthers weiter zu folgen. Der Kölner NS-Experte stellt in seinem Kapitel »Ärztliches Standeswesen im Nationalsozialismus« ferner fest: »Wenn es sicher auch Ärzte gab, die den ›Weg in die Verrohung‹, wie Dirk Blasius ihn nennt, nicht mitgingen, setzte der ›Untertanengeist der Psychiatrie‹ im Allgemeinen aber einen Sterilisations- und später ›Euthanasie‹-Eifer frei, der den renommierten Psychiater Kurt Schneider (1887–1967) zutiefst erschreckte. ›Und dann‹, schrieb er 1942 an seinen Kollegen Karl Jaspers (1883-1969), ›ist eben die Zeit der Humanität vorüber, und mit ihr ist unser Beruf und Stand entzwei gegangen.‹«

Die Ärzte – Hitlers kleine Profiteure

Es ist immer wieder die Frage aufgeworfen worden, inwieweit die niedergelassenen Hausärzte am Sterilisations- und Tötungsfeldzug gegen die eigenen Patienten wirklich beteiligt waren.

Wenn man heute mit einem Arzt spricht, dessen Vater oder Großvater in der NS-Zeit als Mediziner praktizierte, weist er in aller Regel den Verdacht weit von sich, dass eine solche direkte Mitwirkung seitens der »einfachen Ärzte« an den teuflischen Säuberungsaktionen des Nazi-Regimes und der Ausrottung »überflüssiger Esser«, »asozialer Elemente« oder schlicht nur vorübergehend depressiv gestimmter Alten jemals möglich gewesen sein sollte. Wenn frei praktizierende Ärzte, also Hausärzte, auch nicht unmittelbar an »rassenhygienischen« Maßnahmen beteiligt gewesen waren, »so belegt schon die Zahl der 10 000 nebenamtlich für Gesundheitsämter tätigen Mediziner, dass von völliger Abstinenz ebenso wenig die Rede sein kann. Vor allem wussten alle um die Verbrechen, die im Namen der NS-Rassenideologie [besonders in Friedenszeiten! – der Verfasser] tagtäglich geschahen, denn die Zwangssterilisationen wurden per Gesetz verfügt [und von niedergelassenen Ärzten mit ausgespäht! – der Verfasser], die Patientenmorde nur notdürftig und eher wirkungslos verheimlicht«.[43]

Die unmittelbaren Vorfahren der heutigen Arztgeneration – zum Teil deren Väter und Großväter, ein Aspekt, der gar nicht häufig genug in Erinnerung gebracht werden kann – waren, das steht insbesondere nach Veröffentlichung der von der Bundesärztekammer in Auftrag gegebenen Geschichtsanalyse zweifelsfrei fest, weder Saubermänner noch Unschuldsengel; sie waren Mitglieder einer Armee von Rechtsbrechern, die sowohl ihre eigenen Patienten als auch ihre eigenen Kollegen einer wilden Horde von Geisteskranken ans Messer lieferten und häufig genug selbst dabei Hand anlegten. Wären vor dem Nürnberger Kriegsverbrechertribunal auch die Friedensverbrecher zur Rechenschaft gezogen worden, so hätte es vermutlich nicht nur 23 Angeklagte gegeben, sondern mit an Sicherheit grenzender Wahrscheinlichkeit mindestens 23 000! In der offiziellen »Festschrift« zum 100. Deutschen Ärztetag wird – wenngleich stets in der einem Wissenschaftler angemessenen Zurückhaltung – neben zahlreichen anderen Ungeheuerlichkeiten auch die folgende präsentiert: »Die ›Aktion T4‹ wurde im August 1941 durch öffentliche Proteste der Kirchen gestoppt, nicht etwa durch ein Aufbegehren der Ärzteschaft.« Über deren Verhalten, so berichtet Dr. Rüther in dem einzigen diesbezüglichen Standardwerk, der *»Geschichte der deutschen Ärzteschaft«*, lege ein Schreiben Zeugnis ab, das die Ärztin Trude Förstner nach Bekanntwerden der Patientenmorde im Oktober 1940 an den württembergischen Landesbischof Wurm gerichtet habe, der sich seinerseits kritisch zur »Euthanasie« geäußert hatte. Sie, so Trude Förstner, habe anfangs geglaubt, »nicht weiterleben zu können, wenn ich nicht etwas dagegen unternehmen würde«. Sie habe die Absicht gehabt, Ärzte zusammenzurufen, »die gleichen Sinnes waren«. »Ich dachte, wenn 50 Prozent der Kollegen sich einsetzen, das müsste etwas ausrichten.« Das Resultat war desillusionierend: »50 Prozent war naiv. Aber auch 30, 10 und 1 Prozent war zu hoch gegriffen.« Auf sich allein gestellt, so Trude Förstner ungeschminkt, »war auch ich zu feige«.

Dr. Rüthers Kommentar: »Dieses Verhalten mag in einem ständig geschürten Klima der Angst nachvollziehbar sein, doch es gibt zahlreiche Quellen, die belegen, dass Ärzten, wenn sie ihre Mitarbeit bei der Umsetzung der NS-Rassenideologie verweigerten, in aller Regel nichts Gravierendes zustieß. Wenn sie ihrer Meldepflicht nicht nachkamen oder gar Gutachten bewusst zugunsten ihrer Patienten manipulierten, drohten ihnen geringe Geldstrafen von 50 oder 150 RM beziehungsweise eine Warnung oder ein Verweis im Rahmen berufsgerichtlicher Verfahren. Obwohl der Deutsche Ärztegerichtshof in München als höchste berufsgerichtliche Instanz klarstellte, bei der den Ärzten auferlegten Anzeigepflicht handle es sich ›um eine ganz besonders wichtige Berufspflicht‹, konnten keine Urteile nachgewiesen werden, die über dieses Strafmaß hinausgingen.«[44]

Bekannt wurden indes gegenteilige Berichte von Ärzten, die sich beherzt vor ihre Patienten und Kollegen stellten. Einer von ihnen, denen noch heute besondere Ehre gebührt, war der Dortmunder Arzt Karl Brons. Als Mitglied des Provinzialausschusses des Hartmannbundes bezog Dr. Brons Ende März 1933 in einer Sitzung der Ärztekammer Westfalen im Gegensatz zu seinen anwesenden Berufskollegen eindeutig Stellung gegen die Sterilisation, »weil die wissenschaftliche Erkenntnis bisher noch keine genügende Sicherheit dafür« böte. Obwohl diese Aussage im *Deutschen Ärzteblatt* abgedruckt wurde, geschah Brons nichts; er wurde sogar zum Amtsleiter der Kassenärztlichen Vereinigung, Bezirksstelle Dortmund, bestellt![45] Dr. Rüther erinnert des weiteren auch an den Kölner Mediziner Franz Vonessen (1892–1970), der seit 1929 als leitender Stadtarzt amtierte. Dr. Vonessen sei 1933 aufgrund seiner Zugehörigkeit zur katholischen Zentrumspartei, der Vorläuferin der bundesrepublikanischen CDU, in den Rang eines einfachen Stadtarztes zurückgestuft worden. Erwägungen, aus dem öffentlichen Dienst auszuscheiden, habe Vonessen fallen gelassen, da ihm die Ärztekammer auf Anfrage mitteilte, dass ihm aus politischen Gründen die Kassenzulassung verweigert werde. So habe er sich 1934 mit den Bestimmungen des »Gesetzes zur Verhütung erbkranken Nachwuchses« konfrontiert gesehen. Obwohl ihn der Kölner Gesundheitsdezernent Carl Coerper (1886–1960) bedrängte, die Durchführung des Gesetzes in einem Stadtbezirk zu übernehmen, blieb Dr. Vonessen standhaft und lehnte aus religiösen Gründen ab. Während daraufhin innerhalb der Verwaltung seine Entlassung diskutiert wurde, erkrankte Vonessen im Herbst 1935 schwer, war lange dienstunfähig und wurde nach der Genesung Ende 1936 unter dem Vorwand seiner Erkrankung in den Ruhestand versetzt. Danach, so Dr. Rüther weiter, ließ sich Dr. Vonessen in Köln als Arzt nieder, »wobei seine gut besuchte Praxis zum Sammelpunkt für jene wurde, ›die nicht zur Partei gehörten oder Gegner der Partei waren‹. Außerdem unterstützte er jüdische Mitbürger: ›Trotz Verbots habe ich alle Juden immer behandelt und mich nie an den einschränkenden Anordnungen der Gestapo und der Ärztekammer gestört.‹ Sein Engagement ging weit über die ärztliche Tätigkeit hinaus; er versorgte Verfolgte nicht nur mit Lebensmittelmarken, sondern versteckte sie auch und besorgte falsche Papiere. Trotz all dieser gefährlichen Unternehmungen überstand Franz Vonessen, der zugleich eine achtköpfige Familie zu versorgen hatte, das

›Dritte Reich‹ unbeschadet. Der Verlust der Stellung wurde nicht nur durch eine Pension, sondern auch durch eine gut besuchte Praxis kompensiert, wobei es bemerkenswert ist, dass er sich bei seiner behördlich bekannten Einstellung überhaupt als Arzt niederlassen durfte.« Dr. Rüther schließt diesen bemerkenswerten Fall mit einem lapidaren Kommentar, der gleichwohl Tausenden von Selbstgerechten zur Mahnung gereichen sollte: »Wenn man dieses Beispiel auch nicht vorschnell verallgemeinern sollte, so dürfte doch deutlich geworden sein, dass in der Zeit von 1933 bis 1945 ein erheblicher Spielraum für verantwortungsvolles ärztliches Handeln durchaus vorhanden war.«

Ähnlich lautende Beispiele sind von den Autoren der offiziellen Jubiläumspublikation der Bundesärztekammer auch für das Verhalten bei bevorstehenden Patientenmorden zusammengetragen worden. Hier der Fall von Geisteskranken in einer rheinischen Klinik, wie ihn Dr. Rüther in diesem Buch schildert: »Als im Sommer 1940 die Meldebögen zur systematischen Erfassung der Psychiatriepatienten im Rheinland eintrafen, wurden sie von den Anstaltsärzten ausgefüllt, ohne dass diese angeblich durchschauten, dass die Bögen der ›Aussonderung‹ von ›Euthanasie‹-Opfern dienten. Wie fadenscheinig solche (Nachkriegs-)Aussagen jedoch sind [im Fortgang dieses Kapitels wird noch von einem ähnlichen, besonders prominenten und bis auf den heutigen Tag ungesühnten Fall himmelschreienden Unrechts die Rede sein – der Verfasser], geht allein schon daraus hervor, dass die Leitungen zweier Anstalten offenbar sehr wohl um die Intention wussten; denn sie verweigerten das Ausfüllen der Bögen mit dem ausdrücklichen Hinweis, dass diese zur Ermordnung von Patienten gedacht seien. Aus diesem zivilen Ungehorsam entstanden ihnen übrigens keinerlei berufliche Nachteile.« Der Kölner NS-Experte Rüther kommt zu dem Schluss: »Auch wenn in Rechnung gestellt wird, dass viele Ärzte die Bedrohung, der sie sich ausgesetzt wähnten, überschätzten und sich ihr dadurch nicht entziehen konnten, hat bis zum Beweis des Gegenteils die Aussage Karl Brandts [eines engen Vertrauten Hitlers – der Verfasser] während des Nürnberger Ärzteprozesses Bestand: Jeder einzelne Arzt, so gab Hitlers Reichskommissar für das Sanitäts- und Gesundheitswesen zu Protokoll, sei absolut selbstverantwortlich gewesen für das, ›was er innerhalb dieser Maßnahme, die bis zur Euthanasie, zum Ende, führte, zu tun hatte‹.«[46]

Richter und Henker in einer Person

Bei aller noch zu leistenden Aufklärungsarbeit der zwielichtigen Historie dieses Berufsstands kann eine Tatsache nicht länger geleugnet werden: Mutige und unerschrockene Ärzte, die sich den Aufforderungen widersetzten, Patienten Gewalt anzutun, gab es nur verschwindend wenige. Die »übergroße Mehrheit«, so das Fazit des Medizinhistorikers Fridolf Kudlien, »schwieg oder war einverstanden«. Oder sie hat sich selbst zum Richter und Henker in einer Person aufgeschwungen. Schon am 1. April 1933, Hitler war gerade mal zwei Monate als Reichskanzler im Amt, wurden jüdische Ärzte von ihren deutschen Kollegen – vor allem auch von niedergelassenen Ärzten, von denen es heute fast 130 000 gibt – bedroht, entführt, durch die Straßen gejagt und zusammengeschlagen.[47] Selbst auf ärztlichen Kongressen machten die wie befreit auftrumpfenden nationalsozialistischen Mediziner ihrer Gesinnung am Rednerpult Luft. Sie sprachen von einer »ausländischen Invasion ... aus dem Osten, die eine Gefahr für die deutsche Rasse darstellt«, und von der »zwingenden Notwendigkeit, diese Bedrohung zu unterdrücken und zu beseitigen«.[48] Bereits einen Tag später, am 2. April 1933, begann auch die offizielle Verfolgung jüdischer Ärzte. An diesem Tag verkündete der Ärztebundvorsitzende und spätere Reichsärzteführer Gerhard Wagner »die Entfernung von Juden und Marxisten aus den Vorständen und Ausschüssen«. Am 5. April empfing Hitler die ärztlichen Spitzenfunktionäre, am 7. April wurden mit dem Gesetz zur Wiederherstellung des Beamtentums Juden und andere politische Gegner aus dem öffentlichen Dienst ausgeschlossen. In zahlreichen Universitäten kam es zu bösartigen Zwischenfällen und Razzien, jüdische Mediziner und Professoren wurden verhaftet und misshandelt.

In Krankenhäusern und Arztpraxen, in denen der Nachweis arischer Abstammung nicht einwandfrei erbracht werden konnte, ging die Angst um. Im Herbst 1933 unterzeichneten 960 prominente deutsche Professoren ein öffentliches Gelöbnis, Adolf Hitler und das Nazi-Regime zu unterstützen. Unter ihnen befanden sich der Philosoph Martin Heidegger und der weltberühmte Chirurg Ferdinand Sauerbruch, der an der Berliner Universitätsklinik Charité tätig war. Zugleich wurden Juden und Nazi-Gegner aus der Professorenschaft entfernt.[49] Militante Nazis unter den Studenten störten Vorlesungen und behinderten alle Unterrichtsformen, die sie für nicht genügend nationalsozialistisch hielten.[50] Medizinstudenten wurden wie alle übrigen Studenten dazu aufgefordert, sich an paramilitärischen Übungen und dem Kampf gegen alle Feinde Deutschlands und des Nationalsozialismus zu beteiligen. Ein »biologischer Soldat« zu werden bedeutete also, seinen Körper und Geist in den Dienst der militarisierten und ideologisierten Autorität des Staates zu stellen.[51] Robert Jay Lifton, Professor für Psychiatrie und Psychologie an der City University in New York, berichtet in seinem Buch *»Ärzte im Dritten Reich«*, dass Medizinprofessoren während ihrer Vorlesungen gelegentlich intellektuelle und ethische Positionen bezogen haben, die von den Praktiken des NS-Regimes abwichen. Ein von Lifton interviewter Arzt und Gegner der Nazis erzählte, wie einer seiner Lehrer, Professor Karl Kleist, sich geweigert hatte, Mitglied eines »Euthanasie«-Ausschusses zu werden, und seinen Studenten gesagt hatte: »Stellen Sie sich vor, sie wollen mich, einen alten Arzt, mit meinen eigenen Händen ein Verbrechen begehen lassen.« Der Professor soll dann angeblich von studentischen Aktivisten auf der Stelle angegriffen worden sein, wurde jedoch später nicht zur Rechenschaft gezogen.

Anfang April 1933 wurde in Berlin der prominente sozialdemokratische Arzt Julius Moses, Reichstagsabgeordneter und einer der engagiertesten Gesundheitspolitiker der Weimarer Republik, seiner Ämter enthoben, später im Lager Theresienstadt umgebracht. Karl Haedenkamp, für den »der rote Moses« als zeitweiliger Reichstagskollege (von 1924 bis 1928) die Inkarnation eines Feindbildes bedeutete, war als Beauftragter zur »Ausschaltung jüdischer und sozialistischer Ärzte« die treibende Kraft. Das bedeutete jedoch kein Hindernis für ihn, nach 1945 wieder zum Spitzenfunktionär berufen zu werden und von 1949 bis zu seinem Tod 1955 als geschäftsführender Vorsitzender des Präsidiums des Deutschen Ärztetags maßgeblich am Aufbau des heutigen Gesundheitswesens und seiner Ärzteschaft mitzuwirken. Kein Wunder, dass auch alle anderen medizinischen Spitzenfunktionäre der NS-Zeit, soweit sie es verstanden hatten, die Kriegswirren zu überstehen, sich unter der Adenauer-Regierung geschlossen wiederfanden, um sich hier erneut Ämter und Pfründen zu sichern. Im Schutz alter Hitler-Seilschaften vermochten sich auch solche Nazi-Nieten einzunisten, die nicht unter die eng gefasste Kategorie Kriegsverbrecher gefallen waren. Sie hatten sich ihren Verbrecherstatus schon in »Friedenszeiten« verdient. Werner Catel beispielsweise, Obergutachter für die Kindereuthanasie, oder Otmar Freiherr von Verschuer, der für die arische Reinrassigkeit deutschen Nachwuchses zu sorgen hatte: Beide gelangten im Nachkriegsdeutschland wieder zu einträglichen und ehrenwerten Posten. Catel wurde bereits 1946 Chefarzt, 1954 Ordinarius für Kinderheilkunde in Kiel, 1960 schließlich in den unverdienten Ruhestand entlassen. Auch das war ihm jedoch noch nicht genug: 1962 forderte er, der ausgewiesene Experte für besonders subtile medizinische Verbrechen, eine begrenzte Euthanasie bei »völlig idiotischen Kindern«. In diesem Frühjahr 2003 jährt sich der Beginn zahlreicher Verbrecherlaufbahnen zum 70. Mal – vielleicht ein Grund, der ungezählten Opfer zu gedenken?

»Wer sich nicht an die Vergangenheit erinnert, ist dazu verurteilt, sie zu wiederholen« – dieses Wort des US-Geschichtsphilosophen George Santayana (1863–1952) fordert eine bewusste

Auseinandersetzung mit der eigenen Geschichte. Der »Konkurrenzkampf der Rassen«, wie er bereits Ende des 19. Jahrhunderts in den Köpfen vieler Mediziner herumspukte, bekam unerwartete ideologische Rückendeckung von dem Schweizer Arzt August Forel, der im August 1879 Direktor der Züricher Irrenanstalt Burghölzli wurde. Als begeisterter Rassenhygieniker hatte Forel noch die persönliche Bekanntschaft mit Charles Darwin gemacht, der sich bei seinen grundlegenden Studien über die Abstammung des Menschen noch von Stiefmütterchen und Purzeltauben inspirieren ließ. Darwins Nachfolger, die so genannten Sozialdarwinisten, übertrugen den Kampf ums Dasein aber schon bald auf die menschliche Gesellschaft: Minderwertige Menschen vermehrten sich auf Kosten der hochwertigen, die natürliche Auslese werde durch Sozialleistungen – wie sie zum Beispiel mit dem Bismarckschen Krankenversicherungsgesetz von 1883 eingeführt wurden – gehemmt. Forel 1904: »Wenn dann die schlechteste Menschenware Dutzende von Dummköpfen, Verbrechern, Krüppeln, Tuberkulosen und sonstigen Missgestalten erzeugt hat, bauen wir überall Irrenanstalten, Epileptikeranstalten, Altersasyle und Zuchthäuser, um die schlimmsten Früchte ihrer Entartung auf unsere Kosten zu versorgen. Und wir merken nicht, dass diese Art Humanität die Kulturmenschheit allmählich zugrunde richtet.«[52] Neben Forel wetteiferten aber auch andere um die Hebung des Erbguts der weißen Rasse. So feierte 1893 der Landwirt Alexander Tille, zu dieser Zeit Deutschlehrer in Glasgow, Londons Eastend als »Nationalheilanstalt«, weil dort die Armen in ihrem Elend krepierten. Der englische Physiologe John B. Haykraft pries 1895 den Tbc-Bazillus als »Freund unserer Rasse«, weil er die Unterschicht ausmerzte. Nicht anders äußerte sich der sozialdemokratische Sozialhygieniker Alfred Grotjahn über die Lungentuberkulose als »Krankheit der körperlich Minderwertigen«. Sogar der Selbstmord Verzweifelter wird von ideologisch fanatisierten Rassenhygienikern als Darwinsche »Auslese« begrüßt.

Wenige Jahre nach Ende des Ersten Weltkriegs erschien der *»Grundriß der menschlichen Erblichkeitslehre und Rassenhy-*

giene«, publiziert von den Professoren Eugen Fischer, Erwin Bauer und Fritz Lenz. Ein Exemplar der zweiten Auflage geriet 1924 auch Adolf Hitler in die Finger, der zu diesem Zeitpunkt im Landsberger Gefängnis eine mehrjährige Haftstrafe absaß. Der Eugeniker Lenz erkennt als größte Bedrohung der weißen Rasse die »Zunahme der Kurzsichtigkeit, der Zahnkaries und der Stillschwäche«. Einer rigorosen Ausmerzung der Träger solcher »Krankheiten« kann Lenz zu dieser Zeit jedoch noch keinen Nutzen abgewinnen.[53] In Teilen der deutschen Ärzteschaft reift derweil ein ganz anderer Plan: Wenn schon über die Eliminierung von allem Kranken und Fremden nachgedacht wird, warum sich nicht auch gleich die verhasste Konkurrenz jüdischer Ärzte vom Leibe schaffen? In diesem Punkt ihrer hirnverbrannten Visionen waren Nationalsozialisten und ein Großteil der Ärzteschaft von allem Anfang an deckungsgleich. In einem antisemitischen Pamphlet aus dem Jahre 1904 – ein Knabe namens Adolf aus dem oberösterreichischen Braunau war gerade 15 Jahre alt geworden – schob man den Juden erstmals unverblümt die Schuld an der »Überfüllung« des ärztlichen Berufsstands in die Schuhe. Jüdische Ärzte waren schon seit einem Jahrhundert überdurchschnittlich stark im Medizinerberuf vertreten und insbesondere im wissenschaftlich-technischen Bereich der Heilkunde tonangebend.[54]

Nebenbei: Die Furcht vor Statusverlust und Mindereinnahmen war es auch, welche die Diskussion um die Zulassung von Frauen zum Medizinstudium prägte. Die überwiegende Mehrheit der seit 1873 organisierten Ärzteschaft nahm zu diesem Thema eine schroff ablehnende Haltung ein, wie überhaupt Deutschland im internationalen Vergleich zu den letzten zivilisierten Staaten gehörte, die schließlich auch Frauen als Ärztinnen akzeptierten. Der Widerstand gegen das Frauenstudium trieb noch im Kaiserreich unter seinem Kanzler Otto von Bismarck reichlich seltsame Blüten. Vor allem der Münchener Professor für Physiologie und Anatomie, Theodor von Bischoff (1807–1882), lieferte den Zulassungsgegnern deftige Munition: Seinen ablehnenden Standpunkt begründete er im Jahre 1872 mit einem angeblich »weniger fortgeschrittenen Evolutionsstatus und einem niedrigeren Gehirngewicht des weiblichen Geschlechts«.[55] Auf ähnliche Gründe verweist die Koautorin von »*Geschichte der deutschen Ärzteschaft*«, Hedwig Herold-Schmidt, die 20 Jahre später von dem Ethnologen und Arzt Georg Hermann Buschan im *Ärztlichen Vereinsblatt* ins Feld geführt wurden. Anatomische Gegebenheiten belegten seiner Meinung nach eindeutig »die theoretische Deduktion, dass die Intelligenz beim Weibe eine geringere« sei. Mit weiteren schwergewichtigen Argumenten, Frauen die Medizinerlaufbahn zu verwehren, wartete schließlich auch der Berliner Nervenarzt Siegfried Plascek auf. Eigenarten des weiblichen Wesens, so die oben genannte Autorin, wie »Suggestibilität« und die Neigung zu »List und Täuschung« sowie der Zustand eines »beständigen Krankseins« durch die Blutverluste der Menstruation machten in seinen Augen die Frau für den Arztberuf absolut ungeeignet.[56] Als dies alles nichts fruchten wollte und Anfang der 1890er-Jahre mehr als 40000 Frauen gar eine Petition unterzeichneten, um das Tor zur Aufnahme von Medizinstudentinnen mit staatlicher Hilfe aufzustoßen, machte man seitens der etablierten Ärzteschaft auch hier »Überfüllung« geltend – doch gottlob waren die Damen wenigstens in rassischer Hinsicht mindestens ebenbürtig ... Im Jahre 1915 standen schließlich den 33000 männlichen Kollegen immerhin schon 233 Ärztinnen gegenüber.[57]

Zusätzliches Ungemach für das ohnehin labile Selbstwertgefühl und Standesbewusstsein vieler Ärzte drohte inzwischen auch immer mehr von den Krankenkassen, die fest in sozialdemokratischer Arbeiterhand waren. Da es zu den erklärten Zielen des wilhelminischen Regierungsapparats gehörte, die SPD über die Mitarbeit in den Selbstverwaltungsgremien der Ortskrankenkassen in das System des Kaiserreichs einzubinden oder – wie es Bismarck einmal ausgedrückt hat – die »Versicherung [müsse] mit einem Tropfen demokratischen Öls geschmiert werden, um ordentlich zu gehen«, waren die Vorgesetzten der

Kassenärzte nun auch noch Arbeiter, jene Patientenklientel, die vor Einführung der sozialen Krankenversicherung 1883 weitgehend kostenlos behandelt werden musste. »Die Sozialdemokratie« – so ein Beitrag im *Ärztlichen Vereinsblatt* aus dem Jahre 1900 – hatte nach Meinung vieler Ärzte »fast das gesamte Krankenkassenwesen unter ihre Despotie gebracht; rücksichtslos hat sie ihre Knute getreu dem Grundsatz ›Wer nicht mitmacht, fliegt raus‹ über uns Ärzte geschwungen.« Man wolle »los aus der Knechtschaft des Proletariats!«[58]

Etwas Luft im wahrsten Sinne des Wortes verschaffte der geplagten Weißkittelgarde ein Ereignis, das die tieferen Gesinnungsschichten vieler Ärzte freilegte. Denn mit »Ausbruch des Ersten Weltkriegs ließen ... große Teile der deutschen Ärzteschaft die zuvor so oft beschworene unpolitische Haltung zugunsten einer rückhaltlosen Begeisterung für den Krieg fallen«, schreibt Dr. Eberhard Wolff vom Institut für Geschichte der Medizin der Robert-Bosch-Stiftung in der bereits mehrfach zitierten *»Geschichte der deutschen Ärzteschaft«*. Eine regelrechte Kriegseuphorie erfasste selbst jene, von denen man eine solche Einstellung am allerwenigsten erwartet hatte. So berichtete der streng protestantisch geprägte spätere Ärztekammerpräsident Hans Neuffer (1892–1968) in seinen Erinnerungen von der »großen Enttäuschung«, dass er wie auch seine Kommilitonen nach zwei klinischen Semestern als Feldunterärzte »nur auf die Heimatlazarette« verteilt wurden und eben nicht an die Front kamen. »Angesichts dieser Begeisterung nimmt es nicht wunder, dass auch die Ärztevertreter und die Standespresse diesen Krieg und seine Ziele, nämlich den deutschen ›Lebensraum‹ zu erweitern und Deutschland ›Weltgeltung‹ zu verschaffen, bejahten und dass sie seine Notwendigkeit bis zum Schluss rechtfertigten«, stellt Eberhard Wolff im selben Beitrag fest. Schon unmittelbar nach Ausbruch des Krieges schrieb das *Ärztliche Vereinsblatt*: »Kollegen in Stadt und Land! Krieg! Nach allen Seiten Krieg! Beneidenswert, wer von uns mit hinaus kann ins Feld, unseren Truppen zur Seite zu stehen und die Erste Hilfe leisten, aber auch, wer zu Hause bleibt und dort die zahlreichen wichtigen Aufgaben, die seiner harren, tatkräftig in die Hand nimmt. Lasst uns der Welt zeigen, was Deutschland an seinen Ärzten hat. Auf zur Tat, selbstlos und treu![59]

Allem Militärischen fühlten sich Ärzte über die Jahrhunderte durchaus seelenverwandt. Selbst ihre Ausbildung war – und ist es heute noch immer – eine Schule der Disziplin mit zum Teil masochistischen Zügen der Knechtschaft am Beginn ihrer Laufbahn, der Arroganz und eines gewissen Sklaventreibertums, wenn sie sich schließlich bis zum Posten des Chefarztes hochgebuckelt haben. So kam auch schon im Ersten Weltkrieg ihre Kriegsbegeisterung nicht von ungefähr. Der Medizinhistoriker Wolff merkt dazu an: »Sie konnte auf einer relativ geschlossenen Ideologie der deutschen Ärzteschaft im ausgehenden Kaiserreich wachsen. Diese basierte auf einer starken Identifikation mit dem Reich, der Monarchie und seinem Militär. Die deutsche Ärzteschaft zeigte einen Nationalismus, der teils auf eine aggressiv-überhebliche Weise die expansiven und imperialen Ziele des Kaiserreichs aktiv unterstützte. Hinzu kam, dass viele Ärzte glaubten, der Krieg würde ihrer eigenen beruflichen Karriere, dem medizinischen Fortschritt und der erwünschten wissenschaftlichen Anerkennung der Medizin dienen. Das Ihrige trug eine Gedankenwelt dazu bei, die, aufbauend auf den verbreiteten sozialdarwinistischen und biologistischen Ideen, im Krieg ein natürliches, ja naturnotwendiges Phänomen, nämlich einen Kampf ums Dasein, sah.«[60] Prominente Mediziner wie beispielsweise der Münchener Hygieniker Max von Gruber (1853–1927) oder auch der Pathologe Ludwig Aschoff (1866–1942) haben den Krieg mit einer Krankheit verglichen, mit einem Entzündungsprozess, bei dem es gelte, einen drohenden Eindringling unschädlich zu machen. In solchen Vorstellungen, die das Wohl des Einzelnen zunehmend aus dem Auge verloren und »den Nutzen des Gesamtkörpers, das Wohl des Volksganzen zum Maßstab allen Handelns« (Heinz-Peter Schmiedebach) erhoben, bahnte sich – laut dem Historiker Eberhard Wolff – »eine Ideologie an, deren fatale Wirkung sich erst Jahrzehnte später in vollem Ausmaß erweisen sollte«.[61]

Der verlorene Krieg und der Zusammenbruch der Monarchie versetzten den meisten Ärzten einen Schock, von dem sie sich in der Weimarer Republik nur ganz allmählich wieder erholten. Denn für viele war mit dem Kaiserreich eine Welt zusammengebrochen, die ihre Ideale zu realisieren versprochen hatte. Manche von ihnen suchten Zuflucht in illegalen, paramilitärischen Freikorpsbanden und kämpften dort gegen die sozialistischen Ziele der Revolution – zum Beitritt in diese gewalttätigen Horden hatte die renommierte Fachzeitschrift *Deutsche Medizinische Wochenschrift* im Jahre 1919 die Ärzte ausdrücklich aufgerufen. Aus dieser Perspektive fühlten sich viele Ärzte in der Krise und dem beruflichen Abstieg nahe. In einem Komplex aus realen Einkommensverlusten infolge des wirtschaftlichen Niedergangs und einer zunehmenden Verelendung der Gesamtbevölkerung, schwindendem Ansehen und zumindest subjektiv empfundener Bedeutungslosigkeit sieht eine ganze Reihe von Historikern einen der wesentlichen Gründe, warum sich die ohnehin mehrheitlich konservative Ärzteschaft ab etwa Mitte der Zwanzigerjahre politisch immer mehr nach rechts radikalisierte und schließlich für den emotional aufbrandenden Nationalsozialismus so überaus empfänglich war. Der bereits mehrfach zitierte Autor Eberhard Wolff fasst diese Situation in der von der Bundesärztekammer in Auftrag gegebenen Analyse zur *»Geschichte der deutschen Ärzteschaft«* folgendermaßen zusammen: »Die Furcht, ihren Status zu verlieren, bestärkte viele etablierte Ärzte darin, immer offener Ideologien der gesellschaftlichen Ungleichheit und der politischen wie sozialen Ausgrenzung zu vertreten, die dem Nationalsozialismus lediglich nahe standen und ihm sozusagen den Steigbügel hielten. Diese Vorstellungen richteten sich nicht nur gegen missliebige Konkurrenten wie weibliche Ärzte, die man lieber in einer Mutterrolle denn als Mitbewerber um die Patientenschaft gesehen hätte, gegen linke Ärzte, die vorgeblich die Standesinteressen verraten hätten, oder gegen jüdische Ärzte, die ihnen angeblich ihre

›arische‹ Klientel wegnahmen. Auch argumentierte man gegen die sozial Schwachen, die den Staat vermeintlich in die Krise getrieben hatten.«

Der eugenische Gedanke besaß eine solche Popularität, dass er auch vor sozialistisch eingestellten Ärzten nicht Halt machte, wie Dr. Martin Rüther vom Kölner NS-Dokumentationszentrum betont; er spiegelte sich darüber hinaus in einer Vielfalt hochbrisanter Felder der Sozial- und Gesundheitspolitik der Weimarer Republik wider. Diese wiederum wurden von den ärztlichen Standesorganisationen wie auch von ihren Publikationsorganen aufgegriffen und diskutiert. So warfen NS-Ärzte als verlängerter Arm der neuen Machthaber dem Krankenversicherungswesen vor, es betreibe im Grunde eine (Darwinsche) Gegenauslese, welche die Schwachen fördere und die Starken belaste, was ein Volk letzten Endes in den Untergang führen müsse. Das Interesse erstreckte sich auch auf Fragen der Bevölkerungspolitik, um die eugenisch orientierte Kreise eine öffentliche Debatte entfachten. Angesichts dieser enormen Popularität von Vorstellungen über die Erblichkeit von Krankheiten wurden im Verlauf der Zwanzigerjahre Stimmen immer lauter, die dafür plädierten, Behinderte oder »Minderwertige«, wie es im Jargon nationalsozialistischer Ärzte hieß, zu denen zunehmend auch so genannte »Asoziale« wie Kriminelle, Trunksüchtige und »Arbeitsscheue« gezählt wurden, durch Sterilisation an ihrer weiteren Fortpflanzung zu hindern und mithin der »Verpöbelung« des deutschen Volkes entgegenzutreten.[62] Auch die ärztliche Standespresse war ein Ort, an dem diese Vorstellungen emphatisch debattiert wurden. Vor allem 1932 kam die Frage im *Deutschen Ärzteblatt*, wie der neue Name des offiziellen *Ärztlichen Vereinsblattes* seit 1930 lautete, breit zur Sprache. Es wurden Berechnungen angestellt, wie viele hundert Millionen Reichsmark diese »Minderwertigen« den Staat jährlich kosteten. Die Schriftleitung der Zeitschrift verhehlte nicht ihre Sympathie für die Befürworter der eugenischen Sterilisierungsmaßnahmen.

Auch die Freigabe der so genannten »Tötung lebensunwerten Lebens«, die gemeinhin unter dem beschönigenden Begriff

»Euthanasie« behandelt wird, war in der Weimarer Republik, insbesondere in der ärztlichen Standespresse, ab 1921 Gesprächsthema, woraus ersichtlich wird, dass solchen Maßnahmen schon lange vor dem »Dritten Reich« zumindest ein Teil der Ärzteschaft positiv gegenüberstand.[63] Dass die deutschen Ärzte vor 1933 schon alle überzeugte Nazis waren, trifft sicherlich nur für einen zunächst kleineren Teil politisch aktiver Mediziner zu. Organisatorischer Kern dieses Lagers war der 1929 gegründete Nationalsozialistische Deutsche Ärztebund (NSDÄB), der 1935 bereits rund 46 000 Mitglieder – von insgesamt etwa 52 500 – zählte. Die deutsche Ärzteschaft dachte in dieser Zeit zumindest in ihrer großen Mehrheit nationalkonservativ und vertrat – nicht zuletzt aufgrund der Erfahrungen im Kaiserreich und des Ersten Weltkriegs – »deutlich autoritäre Wert- und Staatsvorstellungen«, die allem, was den Beigeschmack des Sozialismus hatte, äußerst ablehnend gegenüberstanden. Damit betrieben die mitgliederstarken Ärzteverbände unter ihren Häuptlingen Karl Haedenkamp und Alfons Maria Stauder eine Verbandspolitik, die häufig jener Partei der Deutschnationalen entsprach, die 1933 der NSDAP zur parlamentarischen Mehrheit und Macht verhalf. Das bedeutete gleichzeitig, dass sich die großen ärztlichen Standesorganisationen immer weniger von den Nationalsozialisten abgrenzten.[64]

Schon Jahre, bevor Hitler Reichskanzler wurde, heizten NS-Ärzte auf Versammlungen und auch in ihrer beruflichen Standespresse die Stimmung dahingehend an, unmittelbar nach der erhofften Machtübernahme durch die NSDAP gegen ihre jüdischen Arztkollegen vorzugehen. NS-Leute ihrerseits, allen voran Göbbels und Göring, verstanden es ebenfalls, der Ärzteschaft eine zentrale Rolle als »Gesundheitsführer« in einem Gesundheitssystem zu garantieren, das ihnen künftig die zum Teil demütigenden Auseinandersetzungen mit den Krankenkassen und ihren Arbeitervorständen ersparen würde. Offensichtlich, so das Resümee des Historikers Peter Thomsen, erschienen großen Teilen der Ärzteschaft die Nationalsozialisten – und mit ihnen eben auch die Deutschnationalen – als die geeignetsten

Sachwalter ihrer eigenen Vorstellungen von »Standeswürde«, die in einer weitgehend selbstständigen, mit eigener Gerichtsbarkeit und mit hohem Prestige ausgestatteten Berufsausübung bestand.[65]

Nach dem 30. Januar 1933 verzeichneten die neuen Machthaber »massenhafte Beitritte zur NSDAP«. Die von den ärztlichen Führungsgremien und ihren Spitzenfunktionären – allen voran Gerhard Wagner, der von Hitler persönlich, nur wenige Wochen nach seiner Amtseinführung als Reichskanzler, zum ersten Reichsärzteführer Deutschlands ernannt wurde – angeordneten und von den Nationalsozialisten schon seit 1930 propagierten Maßnahmen wurden ohne nachweisbare Widerstände auf allen Ebenen im Frühjahr 1933 durchgeführt. Die Parole war klar: »... In Zukunft [sollten] keine jüdischen Ärzte mehr zur kassenärztlichen Tätigkeit zugelassen werden.« Ferner galt »der Grundsatz, dass Deutsche nur von deutschen Ärzten behandelt werden«.

Die Jagd auf jüdische Ärzte nahm nur wenige Wochen nach der Machtübernahme durch die Nationalsozialisten derart krasse Formen an, »dass die Beamten der Ministerialbürokratie für die bedrohten Ärzte eintraten« – nicht aber die eigenen Kollegen.[66] Besonders taten sich dabei Berliner Mediziner hervor; so heißt es in einer Aktennotiz Haedenkamps, dass seine Berufskollegen »mit einer nicht zu überbietenden Leichtfertigkeit« Ausschlüsse von missliebigen Ärzten – nicht alle waren Juden – vornahmen. In Berlin wurden fast 50 Prozent der gesamten Ärzteschaft aus ihren Praxen und Ämtern verjagt. Der im Reichsarbeitsministerium zuständige Ministerialrat Oskar Karstedt berichtete, Mitte 1933 habe er die Beobachtung machen müssen, »dass in zahlreichen Fällen beleidigende Äußerungen über Persönlichkeiten des öffentlichen Lebens, angebliche Verstöße gegen die ärztliche Standesehre, Betätigung im Sinne der Geburtenregelung, häufiger vorgenommene Schwangerschaftsunterbrechungen und Ähnliches als Ausdruck kommunistischer Gesinnung angesehen worden sind«.[67] Anfang 1933 gab es in

Deutschland rund 52 500 Ärzte insgesamt, der Anteil »nichtarischer« Ärzte belief sich auf schätzungsweise 8000 bis 9000. Innerhalb von sechs Jahren waren in Deutschland mehr als 95 Prozent der jüdischen Ärzte »ausgeschaltet«, die wenigen, die dank des »Wohlwollens« der neuen Herren ausharren durften, wurden zu »Krankenbehandlern« degradiert.

Hier noch ein paar weitere aufschlussreiche Zahlen: 1942 gab es insgesamt 75 960 Ärzte im »Großdeutschen Reich«, die Bevölkerung war auf 89,9 Millionen angewachsen. Das Medizinstudium erfreute sich während des »Dritten Reiches« zunehmender Beliebtheit. Hatte der Anteil der Medizinstudierenden 1932 noch 25,1 Prozent an der Gesamtstudentenschaft betragen, so stieg dieser aufgrund relativ guter Berufs- und Einkommensaussichten auf 52,7 Prozent im Sommersemester 1939 und schließlich auf 58,7 Prozent im Sommersemester 1943. Unmittelbar nach Kriegsbeginn waren sogar 73,3 Prozent aller deutschen Universitätsstudenten angehende Mediziner.

Von vornherein stand fest, dass Ärzte auch ein wichtiges Element nationalsozialistischer Kriegspolitik sein würden. So beeilte sich das *Deutsche Ärzteblatt* bereits Anfang Juni 1933, in einem »›Arzt, Gaskampf, Luftschutz‹ überschriebenen Artikel darauf hinzuweisen, jeder Arzt müsse eine Vorstellung von der Wirkungsweise der Kampfgase haben, da er im Ernstfall das Hilfssanitätspersonal auszubilden und die Behandlung der ›Kampfgaskranken‹ zu übernehmen habe. Entsprechend wurden nach 1933 auch Lehrinhalte des Medizinstudiums verändert, indem insbesondere Kurse über Luftfahrtmedizin und Gasschutz zu Pflichtveranstaltungen wurden.«[68]

Hierdurch wurde der Keim gleich für zwei teuflische Neuerungen gelegt.

Manches wird bekanntlich schon dadurch anrüchig, dass man ein Geheimnis daraus macht. Das gilt auch für das Anschieben bestimmter Pläne, die zumindest vor einer breiten Öffentlichkeit verborgen gehalten wurden. Zunächst zu den angesprochenen »Kampfgaskranken«: Hitler selbst hatte im Ersten Weltkrieg als Freiwilliger leidvolle Erfahrungen mit Kampfgas gemacht, er lag aufgrund eines durch die Franzosen vorgetragenen Gasangriffs vorübergehend völlig erblindet in einem ostpreußischen Lazarett. Vermutlich war seine ausgeprägte Aversion gegen einen Gaskrieg im Zweiten Weltkrieg ausschließlich auf seinen persönlichen Schicksalsschlag zurückzuführen – obwohl die deutsche Wehrmacht schon 1939 über einen C-Waffen-Vorrat (Lost, Tabun, Sarin) von mehr als 20 000 Tonnen verfügte. Der »Vater des Gaskriegs« war ein deutscher Nobelpreisträger, der konvertierte Jude Fritz Haber, einer der berühmtesten Chemiker jener Zeit, der seit 1915 als deutscher Nationalheld verehrt wurde. Es war ihm unter hohem persönlichen Einsatz – er leitete selbst in vorderster Front den Einsatz des von ihm entwickelten Senfgases Lost – und aufgrund seines großen organisatorischen Talents gelungen, chemische Kampfstoffe in einem Krieg erstmals zum Einsatz zu bringen. Unmittelbar nach Ende des Ersten Weltkriegs wurde Haber – mit seinem Namen ist auch die Entwicklung des Haber-Bosch-Verfahrens zur Herstellung von Düngemitteln und Schießpulver verbunden – vom schwedischen Nobelpreis-Komitee ausgezeichnet.

Da es für den hochdekorierten Wissenschaftler Haber als ausgemacht galt, dass die Friedensverträge von Versailles kaum für längere Zeit Frieden schaffen würden, widmete er sich in den folgenden Jahren ganz der Gasforschung. Als Direktor des 1927 gegründeten Kaiser-Wilhelm-Instituts für physikalische Chemie in Berlin-Dahlem und Ordinarius der Berliner Universität tat Haber dann das, was ihm von sarkastisch veranlagten Menschen den Vorwurf eingetragen hat, die Fähigkeiten zu besitzen, einen Krieg gleich doppelt verlängern zu können: einmal, indem er den Menschen die Herstellung von Giftgasmunition ermöglichte, und ein zweites Mal, indem er ihnen durch Herstellung wachstumsfördernder Düngemittel auch genug Brot auf den Tisch brachte und so ihre Kampfkraft stärkte. Unter dem Vorwand, Schädlingsbekämpfungsmittel zu entwickeln – der Giftgasforschung standen sowohl der Versailler Friedensvertrag als auch ein internationales Abkommen von 1925 entgegen –, befasste sich Professor Haber im Geheimen jedoch weiterhin mit der Entwicklung noch teuflischerer Giftgase. So wurde die chemisch-pharmazeutische Industrie Deutschlands auch zum Pionier der Kampfstoffforschung – denn die so genannten Insektenvertilgungsmittel konnte die Welt immer gebrauchen; dass sich ohne wesentlichen Mehraufwand parallel zur Insektizid- und Pestizidherstellung tödliche Mittel zur Vertilgung auch höherstehenden Lebens produzieren lassen, schert bis heute kaum jemanden. Die besondere Tragik bei Fritz Haber steckte in ebensolchen »Nebenprodukten«. Unversehens war er auf Blausäure gestoßen, von deren seltsam »positiver« Seite sein viel zitierter Satz »Angenehmer kann man nicht sterben« ein makabres Zeugnis ablegt. »Tatsächlich starben die von Blausäure vergifteten Menschen weniger qualvoll als die bedauernswerten Opfer, die elendig an den frühen Giftgasen erstickten«, schreibt der Wissenschaftshistoriker Professor Ernst Peter Fischer.[69] »Aber ihre tragische Dimension bekommt die Geschichte um die Blausäure, weil Habers Forschungen und Aktivitäten nicht unwesentlich zu der Entwicklung der handlichen Büchsen beigetragen haben, mit denen Nazi-Schergen das Gift unter der Bezeichnung Zyklon B zur Vernichtung jüdischer Menschen in den Konzentrationslagern einsetzen konnten.« Aber mit Dankbarkeit konnte Haber weder vonseiten Hitlers noch von dessen Freunden, den Ärzten, rechnen. Der jüdische Mohr hatte seine Schuldigkeit getan, der Mohr konnte gehen. Im Zuge der insbesondere von führenden Medizinern vorangetriebenen »Säuberungsaktionen« musste auch Professor Haber das Feld räumen. Habers Schicksal war besiegelt, nachdem ihm die Nazis klargemacht hatten, dass sie seine Leistungen für Deutschland nicht anerkennen und ihn – trotz seiner frühen Taufe – als minderwertigen Juden behandeln würden. Ein Jahr später war Haber tot. Was bleibt, ist das: Ein Jude hat durch seine Forscherneugier als Wissenschaftler jenen Stoff entwickelt, mit dem Millionen Juden umgebracht wurden. Es ist nicht bekannt, ob Hitler Zyklon B deshalb in den Gaskammern einsetzen ließ, weil es nach Aussagen seines Entwicklers Professor Haber den schönsten Tod auf Erden beschert ...

Geheimniskrämerei ist in der Medizin Alltäglichkeit. Der wenig offene Umgang auch mit den Forschungen am Berliner Kaiser-Wilhelm-Institut hatte bereits in der Vergangenheit genug Vertrauen zerstört. Zu viele hochrangige Forscher und Wissenschaftler verstanden sich als Patriarchen, die im stillen Kämmerlein vorbereiten und beschließen, was für das Volk das Beste ist. Überzeugend war ein solches Vorgehen schon damals nicht, aber seinerzeit spielte es in den Köpfen der nationalsozialistischen Ärzte und ihrer politischen Führung kaum eine Rolle. Die Nazi-Machthaber dachten jedoch über weitere Anreize für kleine und große Profiteure nach und boten Ärzten wie Wissenschaftlern etwas noch nie Dagewesenes und deshalb überaus Verlockendes: Unbehelligt von ethischen Erwägungen konnten sie Menschen zu Versuchszwecken unbegrenzt miss- und verbrauchen. Die Insassen der Konzentrationslager, zum Teil durch sie selbst dorthin verfrachteten Berufskollegen, galten – anstelle von Tieren – als Versuchskaninchen, die geistig abnormen Experimentatoren nach Belieben zur Verfügung standen. Die »Forschung«, wie sie im *Deutschen Ärzteblatt* angeregt wurde, trug auch im Bereich von »wissenschaftlichen« Arbeiten bei Luftwaffenärzten ihre Früchte und war – wie etwa im Lager Dachau – bewusst auf den Tod der Opfer ausgerichtet. Fantasien reichen an die Wirklichkeit nicht im Entferntesten heran, und rhetorischer Steigerungen bedarf dieses Thema ohnehin nicht.

Beängstigend ist heute etwas ganz anderes: Im »Dritten Reich«, das wissen wir jetzt, stand ein nicht geringer Teil der Ärzte auf der Seite der Täter, viele gehörten selbst dazu. Zehntausende Ärzte waren keineswegs zur ohnmächtigen Duldung Verurteilte, wie die Bundesärztekammer und ihre Satellitenorganisationen bis heute der Öffentlichkeit weismachen wollen. Die große Mehrheit der niedergelassenen wie der Krankenhausärzte befiel nicht ein großes Heulen und Zähneklappern, die Majorität der Mediziner hat der Menschenjagd nicht wie in Schockstarre zugeschaut – sie waren Anstifter und Ausführende zugleich. Die tausendfältigen Ausreden der damals Beteiligten, nichts gewusst, nichts gehört, nichts gesehen, ja noch nicht einmal etwas geahnt zu haben, gilt nicht länger. Fehler endlich einzugestehen ist keine Schande, sie immer noch feige zu verheimlichen und zu verschweigen, ist eine Niedertracht!

Doch bezüglich der Aufarbeitung der NS-Medizin wurde bislang erstaunlich wenig unternommen. Wer etwa bestimmte Universitätsarchive durchforsten möchte und Aufklärung über die Nazi-Vergangenheit prominenter Ärzte oder einst mit Nazi-Institutionen zusammenarbeitenden Arzneimittelhersteller fordert, den trifft die Wucht des Rechtsstaats in Form von einstweiligen Verfügungen oder Unterlassungsklagen, mit denen sich ehemalige Täter ganz legal zur Wehr setzen. Manche dürfen ungestraft Dissertationen fälschen, um Nachforschungen in die Irre zu leiten. Der Umgang mit der NS-Medizin ist also nach wie vor ein Politikum. Hinter den Kulissen tobt, von der Öffentlichkeit weitgehend unbemerkt, der Kampf der Politologen und Medizinhistoriker. Wie sehr die Parteipolitik auch in die historische Aufarbeitung der deutschen Ärzteschaft hineinspielt, zeigt der Fall Sewering. Der in den Augen vieler jüngerer Ärzte bekannteste SS-Arzt ist heute immer noch Ehrenpräsident aller deutschen Ärzte, was verheerende Folgen für den Umgang mit diesem Thema hat, da eine Aufklärung zumindest vonseiten der bayerischen Staatsregierung, aber auch von Teilen der bayerischen Justiz zu Lebzeiten dieses Un-Arztes vermutlich nicht erwünscht ist. Unerwünscht ist auch Kritik an Geschmacklosigkeiten, wie sie Teile der bayerischen Ärzteschaft offenbar für selbstverständlich halten. Anfang 2003 wurde in der Öffentlichkeit bekannt, dass auf der Titelseite der *Münchner Ärztlichen Anzeigen*, des Mitteilungsblatts der Münchener Ärzteschaft, kommentarlos ein bekannter Nazi-Mediziner abgebildet war. Es handelte sich um Dr. med. Alfred Schittenhelm (1874–1954), der, wie es im Innern des Blattes hieß, die »nationalsozialistische Ausrichtung der Medizin gefördert« habe. Das ist zweifellos richtig, denn Schittenhelm war laut Bundesarchiv zur Aufklärung von NS-Verbrechen in Ludwigsburg NSDAP-Mitglied seit Mai 1933, ab 1935 SS-Ehrenstandartenführer.

Darüber hinaus arbeitete er für die berüchtigte SS-Institution »Ahnenerbe«, die auch Versuche an jüdischen Häftlingen durchführte. Der prominente Nazi-Arzt verlor bei Kriegsende 1945 sein Ordinariat an der II. Medizinischen Klinik und war zwei Jahre interniert. Sein Prozess 1947 vor der Spruchkammer endete wie die meisten dieser Verfahren – mit einem Freispruch. Für den Chefredakteur des Medizinjournals, Dr. Hartmut Stöckle, war deshalb die Empörung aufseiten einiger Münchener Ärzte auch völlig unverständlich. Einer in in der bayerischen Landeshauptstadt erscheinenden Boulevardzeitung sagte er: »Wir haben bereits 70 Titelbilder gebracht, darunter Professor Sauerbruch und andere berühmte Mediziner. Alles Leute, die in der Medizin viel geleistet haben …«[70] Professor Wolfgang G. Locher, der die Titelbildserie zusammenstellte, spricht gar von »japsender Empörung«, für die er kein Verständnis habe. Er wolle ein breites Spektrum bringen, so der stellvertretende Leiter des Universitätsinstituts für Medizingeschichte. Und schließlich: »Man kann Dr. Schittenhelm nicht mit Verbrechen in Verbindung bringen.«

Wer wie die Ärzteschaft mit dem Staat verschmolzen ist, taugt schlecht zum Widerstand gegen den Staat. Dies trifft insbesondere auf die ärztlichen Körperschaften öffentlichen Rechts zu. Der vorauseilende Gehorsam, den man bei den vom Gesetzgeber angeblich vorgeschriebenen Menschenversuchen – zur Erprobung etwa neuer Arzneimittel und medizinisch-technischer Gerätschaften – in Kliniken, Krankenhäusern und bisweilen sogar in Alteneinrichtungen auf allen ärztlichen Ebenen heute antrifft, hat mit dieser Tatsache viel zu tun. Eins steht fest: Wenn Deutschland heute einen Krieg verlieren würde, spricht manches dafür, dass sich Divisionen von medizinischen Wissenschaftlern und Klinikärzten vor dem Internationalen Gerichtshof in Den Haag als Angeklagte wiederfinden würden. Der Diplompolitiker und Facharzt für Allgemeinmedizin, Ekkehard Ruebsam-Simon, hat im *Deutschen Ärzteblatt* dazu festgestellt: »Es sieht so aus, als ob das Haus ›Gesundheitswesen‹ nicht mehr renoviert werden kann, sondern völlig neu gebaut werden muss.«[71] Wer fängt wann damit an? Immerhin: Es gibt inzwischen auch Stimmen prominenter Ärzteführer, die aktiv daran mitwirken wollen, die Rolle der ärztlichen Standesorganisationen im Nationalsozialismus näher zu beleuchten. Die eigene Vergangenheitsbewältigung sei notwendig und dürfe auch nicht an den Bedenken einzelner Ärzte scheitern, sagte der Vorsitzende der Kassenärztlichen Bundesvereinigung, Manfred Richter-Reichhelm. »Ich bin bereit, Widerstände auszuhalten«, erklärte er im Sommer vorigen Jahres bei der Vorstellung eines Forschungsprojekts, das sich mit der NS-Vergangenheit der Berliner Kassenärztlichen Vereinigung beschäftigen soll. Wie mittlerweile bekannt geworden ist, hat der konservative, 100 Jahre alte Hartmannbund, einer der großen freien Arztverbände, vorsorglich schon mal den Zugang zu seinen Archiven verweigert.

Beginnen müsste ein völliger Neuanfang bereits bei der Ausbildung zum Arzt. Die Medizinstudenten von heute werden von Lehrern erzogen, deren Ausbilder wiederum nach Einschätzung von renommierten Medizinhistorikern größtenteils zumindest fachliche Nieten waren. Der Grund dafür ist relativ einleuchtend und für jeden in dem mehrfach genannten Buch über die *»Geschichte der deutschen Ärzteschaft«* nachzulesen. Dort heißt es zur Medizinerausbildung während des Zweiten Weltkriegs unter anderem: »Die medizinischen Fakultäten, deren Aufgabe nun vorrangig darin gesehen wurde, Jungmediziner ›fließbandmäßig auszustoßen‹, wurden mehr und mehr zu reinen ›Durchlauferhitzern‹ für die Front. Der ›Output‹ waren unzureichend ausgebildete Mediziner, ›Ärzte zweiter Ordnung‹, wie sie ein Jenaer Professor schon 1942 nannte. Der bereits mehrfach zitierte Paul Sperling kam Ende 1943 in einer Denkschrift über ›Ärztliche Studienreform und berufliches Versagen‹ zu dem Ergebnis, ›dass die Ursachen für folgenschwere Fehlbehandlungen offensichtlich auf einen Hauptnenner‹ gebracht werden konnten: ›die ungenügende Ausbildung und die sich daraus ergebenden Folgen für unrichtige Diagnose und Therapie‹.« Doch »solche Skrupel«, schreibt Dr. Martin Rüther vom NS-Dokumentationszentrum der Stadt Köln weiter, »fochten die Verantwortlichen nicht weiter an. Noch im Januar 1945 ordnete die Sanitätsinspektion der Wehrmacht die sofortige Prüfung nicht fertig ausgebildeter Sanitätsoffiziere an, wodurch in kürzester Zeit 350 Fähnriche bestallt wurden. Dies, so Hendrik van den Bussche, sei nur das letzte symptomatische Ereignis einer Medizinerausbildung gewesen, der seit 1933 Zug um Zug die Qualitätsstandards verloren gegangen seien. Aus massenhafter Ausbildung bei Aufgabe selbst minimaler Voraussetzungen mussten sich fatale Konsequenzen ergeben. Die ›Ärzteschwemme‹ jedenfalls, gegen die NS-Regime wie Standesvertreter laut vollmundigen Bekundungen zu Felde ziehen wollten, war tatsächlich erst richtig losgetreten worden. Die Folge war, dass es 1945 eine große Zahl oft unzureichend ausgebildeter Jungärzte in einem zerstörten Land gab.«[72]

Mehrere Bundesärztekammerpräsidenten, zahlreiche regionale Ärztekammerpräsidenten und Vorsitzende der kassenärztlichen Vereinigungen, vor allem Bataillone von medizinischen Hochschullehrern haben als »Ärzte zweiter Ordnung«, als »Durchlauferhitzer«, das Gesundheitswesen, vor dessen Ruinen wir heute allesamt stehen, aufgebaut. Kein Wunder, dass unsere heutigen Jungärzte – von den etablierten Medizinern mal ganz abgesehen – im Vergleich zu Medizinern aller anderen Industriestaaten an letzter oder vorletzter Stelle rangieren. Vermutlich kann von solchen Lehrern auch eine Vermittlung von Demokratie, gar von humaner Medizin im ursprünglichen Wortsinn nicht erwartet werden. Doch eines sollte zur Ehrenrettung heutiger wie damaliger Medizinstudenten nicht vergessen werden: »Nicht die Studenten waren für Prüfungen und Lehrinhalte verantwortlich, sondern Universitäten und Dozenten«, wie Dr. Rüther als Mitautor in dem von der Bundesärztekammer herausgegebenen Buch *»Die Geschichte der deutschen Ärzteschaft«* ausdrücklich betont. »So berichtete die medizinische Fakultät Erlangen bereits im Januar 1941, es komme häufig vor, dass Medizinstudenten ›mangelhaft oder ganz unvorbereitet in die Prüfungen‹ gingen, jeder Prüfer es aber ›mit Rücksicht auf die besonderen Verhältnisse und die Schwere der Zeit‹ vermeiden würde, solche Kandidaten durchfallen zu lassen – ohne Rücksicht auf deren zukünftige Patienten.« Sollte sich diese Denkweise bis heute erhalten haben, so ist im Grunde genommen jedes weitere Wort überflüssig. Vieles spricht allerdings dafür, dass die medizinische Qualität deutscher Jungärzte nicht nur ausgesprochen schlecht ist, sondern noch weitaus schlechter als alles, was wir uns vorstellen können. In aller Ernsthaftigkeit sei bei dieser Gelegenheit auf eine Besonderheit hingewiesen, wie sie heute in Großbritannien offenbar zum marktwirtschaftlichen Alltag gehört. Dort gibt es eine Regierungsstelle mit dem viel versprechenden Namen »Qualifications and Curriculum Authority«[73] mit dem Auftrag, über den Standard der englischen Schulen zu wachen. Als ihre Inspektoren mal wieder zu Kontrollgängen ausschwärmten, stießen sie auf ein bemerkenswertes Phänomen: In über 20 Fällen hatten Lehrer ihren Schülern aktiv dabei geholfen, bei Prüfungen zu mogeln. Mal waren Aufsatzthemen im Voraus bekannt gegeben, mal falsche Antworten nachträglich vom Lehrer »richtiggestellt« worden. In einem Fall soll ein Lehrer während eines Multiple-choice-Tests – wie er an unseren medizinischen Fakultäten seit 30 Jahren üblich ist – zwischen den Reihen herumgewandert sein und stumm auf das richtige Kästchen zum Ankreuzen gedeutet haben. Der Grund für dieses bizarre – hierzulande hoffentlich undenkbare – Verhalten: Leistungssteigerung. »Education, education«, hatte der britische Premierminister Tony Blair in Aussicht gestellt und den Wettbewerb zwischen den Schulen eingeführt, um den Bildungsstand zu heben. Dabei sollten die Schulen über die Leistungen ihrer Schüler zu weiteren Schülern und damit zu mehr Geld kommen. Und schon verhalfen Lehrer ihren Schülern zu besseren Leistungen – ein Verfahren, wie es ähnlich in Deutschland zwischen Kliniken, Bundesregierung und Pharmakonzernen zum guten Brauch geworden ist.

Nur in einem einzigen Punkt sollten wir heute gelassener sein dürfen – im immer wieder genannten Geschichtswerk der

Bundesärztekammer wird eine weitere Besonderheit der Nazi-Medizin folgendermaßen dargestellt: »Dozenten luden auf anderem Gebiet wohl noch größere Schuld auf sich. Auch die NS-Rassenideologie fand Eingang in Lehrpläne, was dazu führte, dass sich künftige Ärzte einer permanenten Indoktrination ausgesetzt sahen, die sich in ihrem Menschenbild niederschlug und dazu führen konnte, im ärztlichen Handeln Hemmschwellen herabzusetzen. Die Verantwortlichen waren letztlich die Lehrenden, die Dissertationen akzeptierten, die ›die Notwendigkeit‹ betonten, bestimmte Menschengruppen ›auszumerzen und das deutsche Volk vor diesen Schädlingen zu bewahren‹; sie zeigten einen unentschuldbaren Mangel an ärztlichem Verantwortungsbewusstsein und wissenschaftlicher Kritikfähigkeit.«[74]

Als die erbarmungswürdigen Weißkittelreste das »tausendjährige Reich« am Tor aus der medizinischen Unterwelt hinter sich lassen mussten, schlug die Stunde der ärztlichen Zauberlehrlinge. Sie wollten das Material der Nazi-Geschichte noch einmal zum Sprechen bringen – auf ihre Art, in unserem Land. Ihre historischen Überbleibsel gebaren wahre Ungeheuer: gesundheitspolitische Planwirtschaft auf niedrigstem Niveau, verbrämt mit abstrusesten Nazi-Strategien von einst, randvoll bis in das neue Jahrhundert verschleppten Widersprüchen und infantiler Wissenschaftsgläubigkeit. Wer auf diese Weise glaubt, sich der Geschichte zwecks Stärkung des eigenen Ichs unentwegt bedienen zu müssen, ist vielleicht selbst nur ihr nützlicher Idiot. Wären die Resultate ihres dilettantischen Wirkens aber nur düstere Humoresken einer vergangenen Epoche, man könnte womöglich den Mantel des Schweigens darüber breiten. Es geht jedoch um einiges mehr: Wir ringen gegenwärtig um den Bestand unserer sozialen Sicherungssysteme, um ein vernünftiges, für alle tragbares, demokratisches Gesundheitswesen – aus billiger Geschichtsklitterung können wir jedoch nichts lernen, noch weniger aus einem modrigen Gespinst von Allmachtsträumereien, Wahnideen und blanker Unwissenheit. Erinnern wir uns: Innerhalb von sechs Jahren – von 1933 bis 1939 – waren mehr als 95 Prozent der jüdischen Ärzte, Hochschullehrer und Wissenschaftler »ausgeschaltet«, das heißt verjagt, verhaftet und umgebracht worden. Allein das Berliner Universitätskrankenhaus entfernte 138 Dozenten. »Welcher Schaden und Niveauverlust der medizinischen Forschung in Deutschland durch Verfolgung, Vertreibung und Mord für Jahrzehnte zugefügt worden ist, lässt sich kaum ermessen.« Die Vereinigten Staaten jedenfalls verdanken diesen Vertriebenen und Emigranten den heutigen Vorsprung vor der weltweit einst unangefochten führenden deutschen Medizin. Es ist jedoch ein begrüßenswertes Novum der medizinischen Standesorganisationen, in ihrem eigenen Standardwerk zur *»Geschichte der deutschen Ärzteschaft«* ein solch vernichtendes Urteil wenigstens zuzulassen. Welche Konsequenzen daraus gezogen werden, bleibt indes abzuwarten.

Das Copyright liegt bei Hitler

Das geschlossene System der deutschen Ärzteschaft demonstriert seit Jahrzehnten wirtschafts- und gesundheitspolitische Überlegenheit. Von Konrad Adenauer bis Gerhard Schröder hat es bislang noch kein Bundeskanzler vermocht, diesem Unrechtssystem, wie es die angesehene *Münchner Medizinische Wochenschrift* einmal bezeichnete, Zügel anzulegen. Die gegenwärtig 380 000 Mann starke Ärztearmee schmort seit jenen erschütternden Auftritten beim Nürnberger Ärzteprozess 1946/47 im eigenen Saft, unfähig, ihre Organisationen mit demokratischen Strukturen zu versehen.

Nach dem Vorbild der von Hitler abgesegneten Reichsärztekammer und der bereits 1931 von den Nationalsozialisten durchgesetzten kassenärztlichen Vereinigungen – als Kampfinstrument gegen die »roten Krankenkassen« – ist sowohl die heutige Bundesärztekammer als auch die Kassenärztliche Bundesvereinigung konstruiert; beide Spitzenorganisationen wurden nach dem Zweiten Weltkrieg zu weiten Teilen von SA- und

SS-Ärzten des Nazi-Regimes übergangslos weitergeführt. Allerdings geschah dies ohne jene philosophischen Grundlagen, wie es uns aus den großen visionären Konzepten des Abendlandes vertraut ist; denn die geistigen Eliten waren eben von jenem Medizinerproletariat vertrieben und zum Teil mit seiner unmittelbaren Beteiligung vernichtet worden. Der medizinische Wissens-Pool ist seither zu einem katechismusartigen Abfragewissen degeneriert und konnte sich bis auf den heutigen Tag auch nicht wieder von diesem epochalen Aderlass erholen.

Es ist bezeichnend, dass die nach außen hermetisch abgeschlossenen Zirkel der Ärzteschaft in den letzten Jahren zwar immer wieder Versuche unternommen hat, Ausnahmen ihrer sonst so rigorosen Abgrenzungspolitik zu dulden und sich auf dem Wege des Austauschverkehrs am wissenschaftlichen Fortschritt anderer Staaten, insbesondere der USA, zu orientieren; offenbar hatten die weitgehend erstarrten ärztlichen Standesorganisationen selbst bemerkt, dass in den systemkonformen Zwängen ihrer Mitglieder die Grundlagenforschung nicht das nötige Maß an positiven Ergebnissen erbringen kann. Da jedoch eine verordnete Teilfreiheit eine strangulierte Freiheit ist, waren – und sind bis heute – die Resultate deutscher Medizinforschung frustrierend und niederschmetternd.

Wenn nicht alle Zeichen trügen, wird es im deutschen Medizinbetrieb auch für die nächsten Jahre bei der Herrschaft der Inkompetenten bleiben. Was auch immer das Parlament in Berlin beschließen mag und die Bundesregierung beziehungsweise das Bundesgesundheitsministerium anordnen – aufgrund des von Hitlers Gnaden offensichtlich auf wenigstens 1000 Jahre angelegten Selbstbestimmungsrechts der ärztlichen Körperschaften ist zu befürchten, dass entsprechende Bemühungen, selbst wenn sie über Parteigrenzen hinweg möglich erscheinen, vergeblich sein könnten. Der partikulare Kollektivwille des weißen Syndikats wird vermutlich am Ende über den Staatswillen triumphieren, wie es im Verlaufe des letzten halben Jahrhunderts stets und ohne Ausnahme der Fall gewesen ist.

Konrad Adenauer hatte vor mehr als 40 Jahren die historische Chance verpasst, Begehrlichkeit und Machtfülle der straff organisierten Ärztezunft an die Leine zu legen. Aber der »Alte von Rhöndorf« wollte die nächsten Wahlen gewinnen – kommt uns das nicht irgendwie bekannt vor? –, und so gab er den erpresserischen Forderungen des damaligen Präsidenten der Bundesärztekammer, des ehemaligen SA-Mannes Professor Dr. med. Ernst Fromm, nach.[75] Es ist vermutlich müßig, darüber zu spekulieren, welch blühendes Gesundheitswesen wir heute in Deutschland haben könnten; wir werden allerdings später noch auf deutliche Anzeichen dafür stoßen, dass diesbezügliche Überlegungen keineswegs nur aus der Luft gegriffen sind.

Die Aggressivität des berufsständischen Abwehrkampfs der ärztlichen Verbände gegen Reformbemühungen der Adenauer-Regierung erregte zu einer Zeit, da in Deutschland gerade das Wirtschaftswunder Erhardscher Prägung begonnen hatte, öffentliches Aufsehen und energischen Widerspruch; es stand auch konträr zu den politischen Erwartungen der Sozialpolitiker. Die sozialen Rollenerwartungen, die an die Ärzteschaft als akademischem Stand gestellt wurden, widersprachen den ärztlichen Verhaltensweisen, die auch besonnene Kassenärzte als überzogen und weit militanter bezeichneten, als es selbst die IG-Metall in ihren besten Tagen war.[76]

Ärztliche Standespolitiker hatten auf Betreiben von Funktionären der Kassenärztlichen Bundesvereinigung schon im Januar 1960 so genannte »Aktionsgemeinschaften« gegründet, deren Mitglieder zum Teil aus alten Nazi-Kadern beziehungsweise Vertretern der freien Verbände als auch Angehörigen der ärztlichen Selbstverwaltungsorgane bestanden. Diese privatrechtlich organisierten Vereinigungen sollten den Reformentwurf zur Neuregelung der Krankenversicherung durch öffentliche Kundgebungen der Mediziner und durch Flugblattaktionen bekämpfen.[77]

Darüber hinaus gelang es den Vertretern der Kassenärztlichen Bundesvereinigung und der Bundesärztekammer unter der Leitung ihres seinerzeitigen Vorsitzenden Professor Dr. Ernst Fromm, Bundeskanzler Adenauer in drei zunächst geheim gehaltenen Gesprächen – am 4. Februar, 17. August und 19. Dezember 1960 – auf die Beibehaltung des im »Dritten Reich« auf Linie gebrachten und bis heute gültigen Kassenarztrechts einzuschwören und ihn mit Nachdruck zu mehrmaligen Eingriffen in den Gesetzgebungsprozess zu bewegen.[78] Adenauer war jeweils im Vorfeld der vertraulichen Gespräche darauf aufmerksam gemacht worden, dass die Ärzteschaft im Regierungsentwurf eine ernsthafte Bedrohung ihres freiheitlichen Arzttums sehe und mit allen Mitteln für die Erhaltung ihres Status kämpfen werde, was bei der nächsten Bundestagswahl eine entscheidende Rolle spielen könnte.

Die bis dahin nur recht spärlichen Erfolge der Kassenärztlichen Bundesvereinigung in den zähen Verhandlungen mit dem Bundesministerium für Arbeit und Sozialordnung und die geringen Chancen, die sich diese Organisation unter Leitung ihres Vorsitzenden Friedrich Voges vom parlamentarischen Aushandlungsprozess zwischen den bereits weitgehend festgelegten Fraktionen und den freien Ärzteverbänden versprach, veranlasste die Führung der Kassenärztlichen Bundesvereinigung in Köln, dieses für sie höchst unsichere Prozedere zu umgehen und sich stattdessen an Öffentlichkeit und Bundeskanzler zu wenden. Es gelang ihr dank ihrer medienwirksamen Druckpolitik – verbunden mit dem Drohpotenzial Bundestagswahl – durch eine effektive Kampfstrategie, die demokratisch-parlamentarischen Regelwerke außer Kraft zu setzen.

Die Auswirkungen auf die Gesamtreform waren fatal, da die geplante Neuordnung des Gesundheitswesens total scheiterte. Adenauer gewann zwar seine nächste Wahl, aber die von Hitler inthronisierten Standesorganisationen der Ärzteschaft konnten nun in Ruhe ihre von langer Hand vorbereitete Nachkriegspolitik umsetzen. Die starken Widerstände gegen den Regierungsentwurf führten dazu, dass die Beratungen im federführenden Sozialpolitischen Ausschuss blockiert und schließlich im Februar 1961 endgültig eingestellt wurden. Damit war nicht nur der Versuch gescheitert, über die Reform der Gesetzlichen Krankenversicherung (GKV) auch eine Reform des aus der Nazi-Zeit stammenden Kassenarztrechts zu erreichen; die von den Ärzten angezettelte Erpressungskampagne führte vor allem zu einer völligen Tabuisierung des gesamten bestehenden Arztsystems.[79] Das Weiterbestehen des Status quo in Form des Kassenarztrechts bedeutete für die Ärzteschaft nicht nur damals einen spektakulären Erfolg, sondern sollte über vier Jahrzehnte bis auf den heutigen Tag das deutsche Gesundheitswesen von einer Krise in die andere treiben. Alle Regierungen und zahlreiche Gesundheitsminister haben seitdem zwar immer wieder mehr oder minder mutige Reformansätze unternommen – und den Ärzten marginale Zugeständnisse abringen können –, am Ende beschlich aber noch jeden Minister jene unterschwellige Angst, die auch den alten Haudegen Konrad Adenauer in der Frühzeit der Bundesrepublik Deutschland paralysierte.

Nicht zuletzt der »großen Koalition« ärztlicher Standespolitiker im Bundestag ist es zu verdanken, »dass der legitime Anspruch der Sozialversicherten auf eine dem modernen Stand der Medizin entsprechende Form der Vorsorgeuntersuchungen auf parlamentarische Weise nicht verwirklicht werden konnte. Durchgesetzt haben sich vielmehr die Verbände der rund 50 000 frei praktizierenden Ärzte [Anfang der Siebzigerjahre – der Verfasser], deren Einfluss im Bundestag gegenwärtig zweifelsfrei größer ist als der Einfluss von mehr als 50 Millionen Sozialversicherten.«[80] Auch an dieser Situation hat sich bis heute so gut wie nichts verändert – im Gegenteil: Deutschland steht wirtschaftlich mit dem Rücken zur Wand, die Gesundheit der 80 Millionen Deutschen ist schlechter als in den meisten anderen Ländern Europas, die rot-grüne Bundesregierung und ihre streitbare Gesundheitsministerin setzen alle Hebel in Bewegung, damit der ausufernde Medizinbetrieb nicht völlig aus dem Ruder läuft – aber die Ärzte gehen notfalls auf die Straße und drohen gesetzwidrig mit Streik, wenn ihnen jemand auch nur ein Haar krümmen sollte.

Allen Forderungen von Krankenhausträgern, Kliniken als »Mittelpunkt der gesundheitsfürsorgerischen Tätigkeiten« und als »Zentrum der Diagnostik, von dem der Kampf gegen die

Krankheit ausgeht« anzuerkennen, hat sich die Bundesärztekammer bisher ebenso strikt widersetzt wie der Beteiligung der Krankenhäuser an der »vorbeugenden Gesundheitspflege der Bevölkerung«, wie sie beispielsweise auch von der Dachorganisation der EU-Krankenhausträger gefordert wurde. In einem Tätigkeitsbericht der Ärzteführung in Köln heißt es unmissverständlich: »Die Bundesärztekammer lehnt ... nach wie vor alle Vorstellungen ab, die ambulante Vor- und Nachbehandlung (auch prästationäre Behandlung oder poststationäre Nachbehandlung genannt) ganz oder teilweise dem Krankenhaus als Institution zu übertragen. Folgte man solchen Vorstellungen, würde in einem wichtigen Bereich unseres Gesundheitswesens eine unnötige und vermeidbare Institutionalisierung im Sinne unpersönlicher Ambulatorien eingeführt.«[81]

Damit offenbarte sich bereits der 74. Deutsche Ärztetag – Ende Mai 2003 fand in Köln der 106. Deutsche Ärztetag statt – als unverantwortliche Bremserinstitution, als eine ökonomische Interessenvertretung insbesondere der frei praktizierenden Ärzteschaft, die sich dem wissenschaftlich-technischen Fortschritt aus niederen, weil puren Konkurrenzgründen widersetzt. In ihrer brillanten Analyse über Struktur und Politik der Ärzteverbände fasste Christa Rauskolb ihre Kritik wie folgt zusammen: »Der Widerstand ärztlicher Standesfunktionäre auch gegen eine nur geringfügige Konkurrenz für die frei praktizierenden Ärzte ist umso gravierender, als die Entwicklung der modernen Medizin einen Wandel geradezu herausfordert: Der Trend – neben der kurativen Medizin auch präventive Medizin zu betreiben – führt eindeutig zu durchrationalisierten, funktionsgerecht ausgerüsteten Diagnose- und Behandlungszentren.«[82]

Die nun seit mehr als fünf Jahrzehnten andauernde Immunität der Ärzte gegen berechtigte Kritik im Hinblick auf eine qualitativ höherwertige, gleichzeitig effektivere und wirtschaftlich sinnvollere Medizin vermittelt dem objektiven Betrachter das Bild einer mittelalterlichen Zwingburg, die sich auch von übergeordnetem Sachverstand kaum beeindrucken lässt. Die Gefahr, dass ärztliches Profitdenken sich gegen die Gesundheitsinteressen der Allgemeinheit durchsetzen und zu Lösungen führen könnte, die politisch nicht länger zu verantworten sind, hat sich mittlerweile für alle sichtbar zur akuten Bedrohung ausgewachsen. Die oberste Heeresleitung der Weißkittel lässt gleichwohl nicht erkennen, dass sie zum Einlenken bereit ist. Stattdessen proben die Ärzte den Aufstand. Bundesärztekammer-Präsident Hoppe fährt dabei schwerstes Geschütz auf, wenn er – wie im Dezember 2002 geschehen – im Deutschen Ärzteblatt markige Parolen verkündet: »Wir werden das Gesundheitswesen lahm legen, wenn keiner auf uns hören will.«

Wieder einmal wird an Runden Tischen und in hochkarätig besetzten Kommissionen verhandelt, werden einschneidende Regierungsmaßnahmen angekündigt, umfangreiche Gesetzesvorlagen auf den Weg gebracht – aber noch immer fehlen Regelwerke für eine zeitgerechte, den modernen medizinischen Möglichkeiten entsprechende Fortbildungsverpflichtung für die inzwischen knapp 130 000 niedergelassenen Ärzte. Neben einer notwendigen Kontrolle der medizinischen Leistungen hat die ärztliche Standesführung anders als in den meisten Ländern Europas darauf verzichtet, Richtlinien oder gar eine Nachweispflicht dafür zu entwickeln, dass Internisten und Allgemeinmediziner, Gynäkologen und Urologen, Augenärzte und Orthopäden ihre medizinischen Fachkenntnisse auf den neuesten Stand der Wissenschaft bringen. Fortbildungsveranstaltungen durch die Ärztekammern dienen bislang vornehmlich der Steuerersparnis und einer Optimierung der Freizeit. Selbst von den Initiatoren ärztlicher Fortbildung wird zunehmend gewarnt, dass die »absolute Unabhängigkeit der Ärzteschaft nur realisierbar bleibt, wenn sich die Einsicht in die zwingende Notwendigkeit einer regelmäßigen Fortbildung allgemein durchsetzt«.

Gleichwohl herrscht der niedergelassene Arzt in seiner Praxis uneingeschränkt und völlig unkontrolliert. Hinzu kommt, dass ihm vom Gesetzgeber absolute Therapiefreiheit zugebilligt wurde – was seinen halbgöttlichen Status perfekt macht. Das

Bundesverfassungsgericht hat das zwar schon vor langer Zeit erkannt und der Meinung der Bundesärztekammer widersprochen, dass die standesrechtlichen Fragen am besten von der Ärzteschaft in eigener Verantwortung unter bloßer Aufsicht des Staates entschieden würden – doch wo kein Kläger, da kein Richter. Und so bleiben die zugegebenermaßen reichlich verquasten, höchstrichterlichen Ermahnungen weitgehend unbeachtet – zur heimlichen Freude der betroffenen Ärzteschaft. An dieser Stelle aber soll der Beschluss des Bundesverfassungsgerichts vom 9. Mai 1972 zumindest noch einmal in Erinnerung gebracht werden. Er konstatiert, dass der Gesetzgeber seine »vornehmste Aufgabe«, die Ordnung von bestimmten Lebensbereichen »nicht anderen Stellen innerhalb und außerhalb der Standesorganisationen zu freier Verfügung überlassen« dürfe – ganz besonders dann nicht, »wenn der Akt der Autonomieverleihung dem autonomen Verband nicht nur allgemein das Recht zu eigenverantwortlicher Wahrnehmung der übertragenen Aufgaben und zum Erlass der erforderlichen Organisationsform einräumt, sondern ihn zugleich zu Eingriffen in den Grundrechtsbereich ermächtigt«.[83]

Die öffentliche Kontrolle eines Berufsstands, der seine Herrschaftsansprüche und vermeintlich legitimen Machtbefugnisse aus dem Unrechtssystem eines terroristischen Regimes herleitet, ist inzwischen mehr als überfällig. Die ärztliche Selbstverwaltung sonnt sich aber nach wie vor in dünkelhafter Arroganz und Überheblichkeit und verteidigt überkommene hierarchische Strukturen, in deren Bereich vor allem Solidarität mit Gleichgesinnten und Beharren auf dem gemeinsamen Gruppeninteresse gelten, während individuelle Initiative und kritisches Bewusstsein suspekt bleiben. Es lässt sich zudem nachweisen, dass durch die ärztliche Berufsgerichtsbarkeit eine grundgesetzwidrige Mehrfachverfolgung möglich ist, die zur Jagd auf Verletzer der Standessolidarität und politisch Andersdenkende missbraucht werden kann.[84]

Wenn, wie aus Regierungskreisen verlautet, strategisch begründete Rücksichtnahmen auf undemokratisch zustande gekommene, halbstaatliche Selbstverwaltungsorgane so weit getrieben werden, dass diese ehrenwerten Gremien künftig auch über die Entstehung und Anwendung von Gesetzen zu befinden haben, dann ist ohne jede prophetische Begabung abzusehen, wann die Bundesregierung in gesundheits- und sozialpolitischen Angelegenheiten erneut gelähmt und neutralisiert werden kann. Es dürfte dann im Belieben der ärztlichen Standesorganisationen liegen, ob sie einem Gesetzesbefehl in den eigenen Reihen Geltung verschaffen wollen oder nicht. Würde schließlich auch diese Grenze überschritten, so könnten sich Instrumente einer freiheitlich-demokratischen Grundordnung in Instrumente des Chaos verwandeln.

Sachzwänge werden dann im günstigsten Fall zerredet. Es wird diskutiert und nochmals diskutiert, es werden Kommissionen bemüht, Entscheidungen verfangen sich in einem unentwirrbaren Gestrüpp von Argumenten und Gegenargumenten. Hierauf haben besonders Helmut Schelsky[85], Wilhelm Hemis[86] und der ermordete Arbeitgeberpräsident Hanns Martin Schleyer[87] eindringlich hingewiesen. »Entscheidungen werden auf diese Weise gefährlich verlangsamt – aber sie werden auch entsachlicht, was noch bei weitem schlimmer ist. Denn gerade die Entstaatlichung durch Bildung von Mitbestimmungs-Autonomien führt zur universalen Politisierung. Die Kampfsituation der Politik wird in jeden Winkel der Gesellschaft [hier vor allem auch in die ärztlichen Sprechzimmer – der Verfasser] hineingetragen. Für unparteiliche Objektivität bleibt dann kein Raum mehr frei, der Zwist ist allgemein.«[88]

Es müsse, schreibt Schleyer weiter, mit äußerster Wachsamkeit darauf geachtet werden, dass die Zuständigkeit des demokratischen Ganzen, des Volkssouveräns als politische Person, »nicht durch autonome Partikulär-Demokratien durchkreuzt wird. Jede Beeinträchtigung der Kompetenz des Gesetzgebers muss abgewehrt werden.« Heute werde, so Schleyer ferner, in bestimmten Bundesländern verfahren, als ob Kritik das oberste Prinzip von Erziehung zur Demokratie sei. Nicht die Fähigkeit zum »Nein«, sondern die Fähigkeit zum »Ja« sei heute gefährdet, sie müsse daher gestärkt werden. »Am Anfang muss die Wertentscheidung stehen, für Freiheit und Menschenrechte, solidarische Ordnung und das Repräsentativ-System. Die Kritik muss dieser Wertentscheidung nachgeordnet bleiben. Es darf nicht versucht werden, auf dem Wege der Kritik indirekt als Wunschbild eine utopische Vorstellung von Demokratie zu erzeugen, an der dann die demokratische Wirklichkeit gemessen wird.«[89]

In nahezu allen staatlichen Bereichen Deutschlands hat die Demokratie gesiegt, im Gesundheitswesen, insbesondere im Bereich der ärztlichen Körperschaften, noch nicht. Hier herrscht seit Bestehen der Bundesrepublik, gewissermaßen als letztes Überbleibsel der Nazi-Diktatur, ein autoritäres, quasi-feudalistisches System, das genau jenem der Monarchie entlehnten Obrigkeitsstaat entspricht, wie es von Hitler in großen Teilen adaptiert wurde. In der Marktwirtschaft ist der Missbrauch ökonomischer Macht fast schon Normalität; von dorther sieht sich die Demokratie im Staat ohnehin einer ständigen Bedrohung ausgesetzt. Planwirtschaftliche und syndikalistische Spielarten – in welchen gesellschaftlichen Gruppierungen auch immer – sollten wir uns als Ergänzung marktwirtschaftlicher Gesetzmäßigkeiten in Zukunft allerdings ersparen. Wer die Demokratie erhalten will, darf die Marktwirtschaft trotz ihrer offensichtlichen Mängel nicht abschaffen. Er sollte viel eher darangehen, kollektivistische Beimengungen, die unsere finanziellen Möglichkeiten durch die Hintertür überfordern könnten, nachhaltig abzuwehren.

Der Markt produziert für einen gewinnbringenden Absatz; was dort umgesetzt wird, bestimmt der Käufer, der Konsument, nicht eine verschworene Clique von Managern. Die Unternehmen sind abhängig vom Markt, und dort ist – zumindest im Regelfall – der Verbraucher immer noch König. Er disponiert darüber, so Hanns Martin Schleyer in seinem bereits erwähnten Standardwerk über *»Das soziale Modell«*, was erzeugt wird. »Dass die Werbung von Industrie und Handel versucht, ihn bei seiner Konsumwahl zu beeinflussen, entspricht im politischen Bereich der Werbung der Parteien um die Stimme des Wahlbürgers – beides ist legitim, und in beiden Fällen gibt es bekanntlich liebsame und unliebsame Überraschungen.«[90] Eines jedoch findet nicht statt: Weder wirtschaftlichen Werbeaktivitäten noch politischem Buhlen um den Wähler könnte es jemals gelingen, den Bürger nach Belieben zu gängeln und ihn von jeglicher Einflussnahme abzukoppeln, wie es seit Jahrzehnten im deutschen Medizinbetrieb geschieht. Im Bereich der gesetzlichen Krankenversicherung hat sich inzwischen ein Ausmaß kollektiver Entmündigung des Bürgers etabliert, das zu den schlimmsten Befürchtungen berechtigt. Parallel dazu haben sich die ökonomische Macht und der politische Einfluss der Ärzteschaft in einem Umfang verfestigt, der kategorisch nach einem raschen und rigorosen Umsteuern verlangt.

Das Gerede vom Konsumterror hat sich im Gesundheitswesen in eine perverse Spielart verwandelt. Die unaufhaltsame Medikamentenflut ist lediglich eine jener medizinischen Finten, die nur einem einzigen Ziel dienen: Befriedigung einer völlig außer Kontrolle geratenen Profitgier des medizinisch-pharmazeutischen Industriekomplexes. Die Übermedikalisierung hat inzwischen den »ewigen Patienten« Wirklichkeit werden lassen, der einzelne Bürger sieht sich einem übermächtigen Krankheitskartell hilflos ausgeliefert, und ein ganzes Land befindet sich geradewegs auf dem Marsch in eine nationale Siechen- und Krüppelarena.

Das Paradox liegt für jeden ersichtlich auf der Hand: Je mehr wir den massenhaft anschwellenden Lockvogelangeboten und risikoreichen Scheininnovationen im »Gesundheits«markt erliegen, je mehr wir also im guten Glauben für unsere Gesundheit tun, desto kränker werden wir. Vor diesem Hintergrund, der uns in einem späteren Kapitel noch ausführlicher beschäftigen wird, kommen wir nicht um die bedrückende Feststellung herum, dass wir im wahren Wortsinn unsere Haut zu Markte tragen – mit katastrophalen Folgen für unsere Gesundheit. Das System, wie es uns von cleveren Medizinalstrategen übergestülpt wurde, kann nur auf diese Weise funktionieren: Die ständig wachsende Ärztearmee, die beängstigend schnell steigende Arzneimittelflut und die sich rasant erhöhende Fortschrittsgeschwindigkeit medizinischer Techniken erfordern unablässig mehr Geld und einen stetig wachsenden Krankenstrom, ansonsten endet dieser gefräßige Moloch – der Zusammenbruch des Neuen Marktes war im Vergleich dazu ein laues Frühlingslüftchen – in einem globalen Desaster.

3. Zerschlagt dieses System!

Innenansicht eines kriminellen Syndikats

Die deutsche Ärzteschaft insgesamt bildet ein Netzwerk mit allen negativen Erscheinungsformen, denen Syndikate ihre Existenz verdanken. In gängigen Lexika finden sich im Wesentlichen zwei Definitionen des Begriffs »Syndikat«:

1. Unternehmensverband, straffste Form des Kartells mit eigener Rechtsform und eigenem Verwaltungsapparat.
2. Bezeichnung für geschäftlich getarnte Verbrecherorganisation in Amerika.

Wir werden sehen, dass beide Arten von Syndikaten in den hauptsächlichen Grundstrukturen übereinstimmen und die Verfassung unserer Ärzteschaft syndikatsähnliche Merkmale aufweist. Syndikate im wirtschaftlichen Sinn sind folgendermaßen gekennzeichnet:

- Sämtliche Waren- oder Dienstleistungen eines bestimmten Typus werden durch sie monopolisiert. Jeder, der Waren oder Dienstleistungen dieser Art haben will, kann sie nur vom Syndikat beziehen. Daraus resultiert die immense Macht von Syndikaten, aufgrund ihrer Monopolstellung werden der Markt und die Gesellschaft für sie erpressbar.
- Die Aufrechterhaltung des Syndikats verlangt äußerste Disziplin nach innen. Jeder hat sich strikt an die im Syndikat geltenden Absprachen und Aufteilungsregeln zu halten, jeder Abweichung muss mit stärkstem Gegendruck begegnet werden, da sie die Grundstruktur des Syndikats – und damit dessen Monopolstellung – gefährdet.
- Auch um den Innendruck auf die einzelnen Syndikatsmitglie-

der stark genug zu halten, treten Syndikate nach außen als kompakte und schlagkräftige Kampfverbände auf, deren Aufgabe darin besteht, eine einheitliche Syndikatsmeinung extern und intern rücksichtslos durchzudrücken.

- Den Löwenanteil der Syndikatseinnahmen teilen sich wenige Bosse, die auch bestimmen, was in der Organisation und außerhalb davon zu geschehen hat. Dem »einfachen« Mitglied wird zwar vom und durch das Syndikat ein gutes – und weit über dem gesellschaftlichen Durchschnitt liegendes Einkommen – garantiert. Doch die »ganz große Kohle« sacken nur wenige Syndikatsführer ein.
- Die Mitglieder eines Syndikats leben in einer gesellschaftlichen Ausnahmesituation. Das Syndikat bietet ihnen Schutz, das Syndikat sichert ihnen gute Einnahmen. Deshalb muss alles, was im Syndikat passiert, geheim bleiben. Syndikate haben von ihrer »Innenstimmung« her immer etwas von einem Geheimbund. Da Syndikate üblicherweise gegen geltende Gesetze gebildet werden, sehen sie sich in der Regel generell als außerhalb oder genauer gesagt über dem Gesetz stehend an. Das Syndikat handelt nach seinen eigenen Gesetzen, denen rigoros Geltung verschafft wird. Die Gesetze einer Gesellschaft, die das Syndikat finanziert, haben für dieses im Allgemeinen keine Gültigkeit.

Kampf sowohl nach innen als auch nach außen kennzeichnet somit die Tätigkeit der Syndikate – Bekämpfung von Abweichlern in den eigenen Reihen und Kampf gegen alles, was in der Gesellschaft den Interessen des Syndikats im Wege steht.

Die Verfassung der deutschen Ärzteschaft lässt sich mit diesem Syndikatsbegriff beschreiben:

- Alle deutschen Ärzte sind kraft Gesetzes Zwangsmitglied der Kammern. Das Kammersystem bündelt daher monopolartig sämtliche ärztlichen Dienstleistungen in diesem Lande.
- Die Kammern gehen kompromisslos gegen alle Abweichler in den eigenen Reihen vor, um die Syndikatsdisziplin durchzusetzen.

- Die Kammern und insbesondere ihre Dachorganisation, die Bundesärztekammer, bekämpfen mit einer Rigorosität wie kaum ein anderer gesellschaftlicher Interessenverband alles, was den Belangen des Medizinsyndikats im Wege steht.
- Das Kammersystem und seine Politik gegenüber der Gesellschaft sichern allen Mitgliedern ein hohes, weit überdurchschnittliches Einkommen. Das »ganz große Geld« machen aber nur wenige Ärzte mit Millioneneinkommen, wobei diese Ärzte nicht selten mit den Repräsentanten des Medizinsyndikats identisch sind.
- Alle Mitglieder des Syndikats praktizieren eine geheimbundähnliche Verschwiegenheit, wenn es um Maßnahmen gegen andere Syndikatsmitglieder geht. Insbesondere in Schadenersatzprozessen wegen begangener Kunstfehler oder den parallel laufenden Strafverfahren zeigt sich, wie das allgemeine »Syndikatsschweigen« juristische Maßnahmen jeder Art gegen Syndikatsmitglieder fast unmöglich macht.

Eine gut gedrillte Armee

Ärzte wurden (und werden) nach militärischen Grundsätzen ausgebildet, die gesamte deutsche Medizin wurde durch die Preußische Militärakademie im 19. Jahrhundert geprägt. »Die Niederlage von Austerlitz durch die Franzosen 1806 erzwang zahlreiche Reformen, um aus Preußen ein modernes Staatswesen zu machen. Dazu gehörte vor allem die Ausbildung guter Militärärzte. Diese wurden an dieser Eliteschule ausgebildet – die meisten deutschen Nobelpreisträger zu Anfang des 20. Jahrhunderts stammten von dort«, bemerkte der Allgemeinmediziner Ekkehard Ruebsam-Simon, Vorstandsmitglied der Bezirksärztekammer Nordbaden und Vorstandssprecher der Nordbadischen Ärzteinitiative, »zur Sozialisation des deutschen Arztes« im *Deutschen Ärzteblatt*, dem offiziellen Standesorgan von Deutschlands Weißkitteln.[1] An der Preußischen Militärakademie sei auch die Medizin nach militärischem Vorbild organisiert worden: Spätestens ab 1852 gab es den Ober- und den Unterarzt. Da die Dozenten der Akademie gleichzeitig Professoren der Charité waren, wurde so das Chefarztsystem an die Berliner Universität gebracht und hat sich von dort im deutschsprachigen Raum verbreitet.

Gehorsam und widerspruchsfreies Verhalten wurden frühzeitig belobigt und positiv sanktioniert, Widerspruch und »abweichendes Verhalten« bestraft. In »einem solchen Umfeld«, schreibt Ruebsam-Simon weiter, »wollen sich Kreativität, soziales Engagement und einfühlsames patientenzentriertes Verhalten nur schwer einstellen. Emotionale Aufmerksamkeit und Sensibilität – das wesentliche Handwerkszeug eines guten Arztes – verkümmern hier.«[2] Es sei ein Wunder, dass das Gesundheitswesen in Deutschland immer noch so gut funktioniert. Die ärztliche Selbstverwaltung sei zum Tummelplatz von Individuen geworden, die sich als Staatsangestellte missverstehen und alles daransetzten, noch so unsinnige Vorgaben der Politik befehlsgetreu auszuführen. Der Autor des ärztlichen Standesblattes fügt hinzu: »Eines Tages wird nur noch ein klares Nein gegen die Vorgaben der hohen Politik und ihren Zumutungen für die Ärzteschaft übrig bleiben – sonst nichts.«

Das deutsche Medizinerkorps stützt sich heute auf zwei mächtige Säulen (Selbstverwaltungsorgane): Während sich die Ärztekammern – an ihrer Spitze die Bundesärztekammer mit Sitz in Köln – in erster Linie für die »Sauberkeit« und die Ehre im Arztberuf zuständig fühlen und allenthalben die Auffassung verbreiten, »dass ärztliche Leistung ihrer ganzen Natur nach unbezahlbar« sei, vertreten die kassenärztlichen Vereinigungen – an ihrer Spitze die Kassenärztliche Bundesvereinigung, ebenfalls in Köln ansässig – die ökonomischen Interessen der Ärzteschaft. Tatkräftig unterstützt von den freiwilligen Zusammenschlüssen der so genannten freien Arztverbände, besteht ihre Aufgabe vor allem darin, mit Krankenkassen und Behörden um Honorare und Gebühren zu feilschen.

Die Bundesärztekammer befehligt eine gut gedrillte Armee von derzeit über 380000 Medizinern, die sich in fast 50 mehr oder weniger spezialisierte Einheiten untergliedert. Von Eliteverbänden bis zu Truppenformationen mit Sammelbecken-Charakter (zum Beispiel Hartmannbund) ist an wehrhaften Kampfeinheiten alles vertreten, was den übergeordneten Kommandostellen (Ärztekammern und kassenärztlichen Vereinigungen) bei der Ausübung ihrer halbstaatlichen Hoheitsgewalt von Nutzen sein kann. Um im Bild zu bleiben: Die ranghöchsten Truppenführer halten unangefochten sämtliche gut dotierten Schlüsselpositionen besetzt, sodass es nur äußerst selten einem Außenseiter gelingt, einen Platz an der berufspolitischen Sonne zu ergattern. Rund fünf Hundertschaften einflussreicher Arztfunktionäre teilen die Macht unter sich auf, und um die meisten Vorstandstische versammeln sich jahrzehntelang die gleichen Strategen. Diejenigen Ärzte, die im »medizinischen Schützengraben« die Knochenarbeit leisten, sind oft genug erschüttert von der kühnen Phrasendrescherei der Kammerfunktionäre. Würden sich die ärztlichen Generalstäbler wirklich Sorgen um diejenigen machen, die sie zu vertreten vorgeben, so hätten sie in den letzten Jahren genügend Zeit gehabt, neue gesundheitspolitische Modelle zu entwerfen, die den Anforderungen an eine optimale ärztliche Versorgung in unserer Zeit entsprechen. Doch die Standesherren zogen mit marktschreierischen Parolen durchs Land, Verständnislosigkeit und Groll hinter sich lassend.

»Alle Reformen im Gesundheitswesen der vergangenen Jahre sind an den Gremien der ärztlichen Selbstverwaltung spurlos vorübergegangen«, so ein Kommentar in der angesehenen *Münchner Medizinischen Wochenschrift.* »Patienten mussten sich von Mal zu Mal auf mehr Eigenverantwortung, sprich auf höhere Selbstbeteiligung, einstellen, die Krankenkassen müssen damit leben, dass ihnen die Versicherten weglaufen, wenn sie die Beiträge erhöhen, und auch die Krankenhäuser sind aus dem durch tagesgleiche Pflegesätze geschützten Paradies vertrieben worden. Nur die Ärzteschaft darf sich weiterhin von einem Feierabendparlament und von ehrenamtlichen Vorständen – manche sagen auch von Hobby-Politikern – vertreten lassen.«[3]

Bis zum heutigen Tag haben sie es nicht einmal geschafft, die aufwendigen Investitionen der Ärzte in medizinisches Gerät auch nur mittels des kleinsten Warentests zu unterstützen, von kritischen Empfehlungen für die Arzneitherapie ganz zu schweigen.

Ausnahme: das Geld. In dieser Frage haben sie der Bundesregierung in den letzten Jahrzehnten einen Vorschlag nach dem anderen unterbreitet, eine Forderung nach der anderen gestellt. Wichtigste Forderung: noch mehr Geld!

Reformvorschläge, so der Medizinpublizist Hans Halter, werden als durchaus überflüssig abgetan; öffentliche Kritik gilt als Aufforderung zum Umsturz. »Das deutsche Gesundheitswesen«, so bekunden die »Standespolitiker« wörtlich, »ist das beste der Welt.« Diese Behauptung wird als Überzeugung aller Ärzte ausgegeben – wie stets, wenn »Standesfunktionäre« sich äußern. Als Legitimation gilt den Wortführern dabei ein idyllisches Harmoniemodell, genannt »die Arztfamilie«.

In deren Namen wird mit Diffamierung und Unterstellungen gegen Dissidenten aus den eigenen Reihen und Kritiker von außen zu Felde gezogen. In einer Art Geschäftsführung ohne Auftrag formen »Standespolitiker« Aktionsgruppen »Für Arzt und Patienten« – ohne Letztere – und ernennen sich zur Vertretung der Gesamtbevölkerung in allen gesundheitlichen Belangen – ohne Wahl. Sie schmücken sich gegenseitig mit Titeln, Orden und Ehrenzeichen – ohne Anlass – und beschwören seit Jahren die »heile Welt« von gestern oder vorgestern – ohne Erfolg: Diese Flucht in die Vergangenheit ist eine Sackgasse. Die Ärztebosse stehen heute mit dem Rücken zur Wand und verteidigen »letzte Werte«.

Wie konnte es dazu kommen? Weshalb rufen Gewerkschaften, Parteien und Krankenversicherungen immer lauter und drängender nach dem Staat, damit dieser die Privilegien der Ärzte beschneide? Weshalb entwickelt sich die gesundheitspolitische

Diskussion an der »Standesführung« vorbei? Warum gelten die Funktionäre nur noch als Sand im Getriebe? Hauptgrund ist ihr unreflektierter Konservativismus, dem stets die Gefahr droht, in eine Medizin ohne Menschlichkeit abzugleiten. Die »Standesführung« weigert sich, lieb gewonnene tradierte Wertsysteme und Zielvorstellungen zu überprüfen. Neue Erkenntnisse auf dem Gebiet der Natur- und Gesellschaftswissenschaften, neue Technologien und technologische Systeme werden beharrlich ignoriert, weil aus ihnen ein durchaus unerwünschter Zwang folgt: die Notwendigkeit nämlich, über gewachsene Organisationsstrukturen und das praktische Handeln kritisch nachzudenken und es infrage zu stellen.

An diesem Widerspruch zwischen den wissenschaftlich-technologischen Möglichkeiten und den überkommenen Strukturen entzündet sich der gesellschaftliche Konflikt. Er ist im Bereich des Gesundheitswesens besonders heftig. Partikuläre Gruppeninteressen, artikuliert von den »Standespolitikern«, widersprechen den Interessen der großen Mehrheit der Bevölkerung. So verschlingen, um nur ein Beispiel zu nennen, die Folgen der Desintegration von ambulanter und stationärer Versorgung einen immer größer werdenden Anteil des Reallohns der Krankenversicherten – immerhin wird gegenwärtig seitens der rot-grünen Bundesregierung an einer entsprechenden Harmonisierung gearbeitet. Ein bedürfnisgerechtes und leistungsfähiges Gesundheitswesen steht den Menschen hierzulande trotz der sprichwörtlichen »Kostenexplosion« seit Jahrzehnten nicht zur Verfügung. Mit Erfolg verhindern bis heute die »Standesfunktionäre« ein rational und zugleich flexibel organisiertes Gesundheitswesen, in dem neue Erkenntnisse der Diagnostik und Therapie unverzüglich umgesetzt werden können. Die Krise ist offenkundig.

Jeder deutsche Arzt ist Zwangsmitglied der regionalen Landesärztekammer – eines zunftartigen Kartells, das über die Berufsausübung, die Standesehre und die Einhaltung ärztlicher Pflichten wacht. Zwangsorganisationen dieser Art sind in nahezu allen anderen Ländern der Welt unbekannt. So schließen sich die amerikanischen, englischen oder französischen Ärzte jeweils nur auf freiwilliger Grundlage zusammen. Die deutsche Regelung, in der Bismarck-Ära gegen den mehrheitlichen Willen der ungefragten Ärztebasis begonnen und während der Nazi-Zeit auf Betreiben Hitlers und der ärztlichen Standesführung vollendet und perfektioniert (»Reichsärztekammer«), wurde nach dem Zweiten Weltkrieg in der gleichen Struktur – über viele Jahre mit denselben Köpfen – wiederhergestellt. Das Gros der deutschen Ärzteschaft, die eigentlich Betroffenen, wurde wiederum nicht gefragt.

Die Kammern treiben von ihren Zwangsmitgliedern jährliche Beiträge zwischen 80 und 350 Euro ein. Aus Beiträgen und sonstigen Einnahmen fließen den Kammern auf diese Weise pro Jahr rund 100 Millionen Euro zu. Mit dieser erklecklichen Summe finanziert man vor allem seinen eigenen Aufwand. Gegen Kammerangehörige, die ihre »Berufspflichten« verletzen, leiten die Kammern berufsgerichtliche Verfahren ein, in denen die Missetäter zu Geldbußen in Höhe mehrerer tausend Euro, der Entziehung bestimmter Rechte und der »Feststellung, dass der Beschuldigte unwürdig ist, seinen Beruf auszuüben« verdonnert werden können.

Die deutschen Landesärztekammern haben sich – ohne jede gesetzliche Grundlage – zu einer »Arbeitsgemeinschaft«, der »Bundesärztekammer« (BÄK) zusammengeschlossen. Diese Kölner Institution und ihr Publikationsorgan, das *Deutsche Ärzteblatt*, nehmen für sich in Anspruch, im Namen sämtlicher deutschen Ärzte zu sprechen und darüber hinaus gesundheitspolitische Vorstellungen zu vertreten, die dem Wohl aller Patienten dienen. Dieser Anspruch wird den Standesfunktionären von ihren eigenen Mitgliedern vereinzelt, öffentlich allerdings immer heftiger, bestritten. Die Ursachen für das gleichwohl zögerliche Vorgehen auch seitens politisch aktiver Gremien sind vermutlich darin zu suchen, dass die Ärztefunktionäre demokratisch legitimiert erscheinen. In der Tat finden im Rahmen der »Delegiertenversammlungen« der Landesärztekammern alle vier Jahre Wahlen statt. Das Gleiche gilt für die kassenärztlichen Vereinigungen. Die Beteiligung der Wahlberechtigten ist allerdings gering: Sie schwankt zwischen weniger als einem und maximal 60 Prozent (Wahlen zur Delegiertenversammlung der Ärztekammern).

Zur Wahl stellen sich seit Restaurierung der Kammern fast ausschließlich solche Ärzte, deren Merkmale der Soziologe Frieder Naschold so beschrieben hat: Sie sind von der »eigentlichen therapeutischen Situation« des Arztes am weitesten entfernt, entstammen zumeist Familien mit niedrigem Sozialstatus und neigen zu starkem Konformismus. Die *Münchner Medizinische Wochenschrift* beschreibt das folgendermaßen: »Oftmals sind weniger die Zugehörigkeit zu einer ärztlichen Gruppierung denn Geschäftigkeit und Umtriebigkeit des Bewerbers ausschlaggebend für die Nominierung ... In den Vorständen der KVen [kassenärztlichen Vereinigungen – der Verfasser] sitzen mehr oder weniger alle Interessen an einem Tisch, so als ob Helmut K., Oskar L., Joschka F. und Guido W. gemeinsam eine Regierung bilden würden.«[4]

In der Praxis der Selbstverwaltung hat das zu folgenden Missständen geführt:

- Die maßgeblichen Vertreter der ärztlichen Standespolitik üben keine oder keine nennenswerte ärztliche Tätigkeit mehr aus. Häufig sind sie seit Jahrzehnten Funktionäre. Falls sie, pro forma, noch eine Praxis betreiben, werden sie dort gegen ein stolzes Entgelt permanent vertreten.
- Alle Ärztefunktionäre nehmen gleichzeitig verschiedene Funktionen wahr. So bekleidete der ehemalige Präsident der Bundesärztekammer – und ihr jetziger Ehrenvorsitzender –, Professor Dr. med. Hans-Joachim Sewering, mehr als 40 ver-

schiedene Ämter innerhalb der Hierarchie der ärztlichen Standesorganisationen. Zehn bis 15 unterschiedliche Funktionen können als Durchschnitt gelten. Diese Ämterhäufung verhindert jede wünschenswerte Trennung von Legislative und Exekutive. Eine Kontrolle der Standesfunktionäre durch die Ärzte findet im Grunde nicht statt.

Infolge der weit verbreiteten berufspolitischen Apathie der deutschen Ärzte können sich die Funktionäre der Standesorganisationen als Interessenwahrer der gesamten Ärzteschaft ausgeben. Der Präsident der Bundesärztekammer, Professor Dr. med. Jörg-Dietrich Hoppe, über seine Grundhaltung: »Ich gelte als konservativ und werde konservativ bleiben, wenn es um den freien Arzt und die freie Berufsausübung geht.« Diese Einstellung teilt die große Mehrzahl der Standesfunktionäre. Ihr Anspruch, die Interessen der Ärzte und der ihnen anvertrauten Patienten zu vertreten, gerät vor dem Hintergrund ihres unreflektierten Konservativismus zur Anmaßung.

Wer auch immer Reformvorschläge zum Ausbau und zur Verbesserung des Gesundheitswesens unterbreitet oder Kritik äußert, wird zum Außenseiter gestempelt, der die »Freiheit« des Arztes untergraben und die Demokratie beseitigen will. Die strenge Trennung des bundesdeutschen Gesundheitswesens in Praxen der niedergelassenen Ärzte, Krankenhäuser und Einrichtungen des öffentlichen Gesundheitsdienstes – ohne nennenswerte Kooperationsmöglichkeit dieser drei Teilsysteme – geben die Standesfunktionäre noch immer als optimal aus.

Die ganz privaten ökonomischen Interessen der Standesfunktionäre am Fortbestand des Status quo sind beträchtlich. Die führenden Funktionäre beziehen – oft seit Jahrzehnten – einen großen Teil ihrer Einnahmen aus einer Multiverbandstätigkeit. Kammer- und führende Verbandsmitglieder genehmigen sich ihre hohen Saläre und Aufwandsentschädigungen aus Beiträgen, immensen Einnahmen aus Publikationsorganen, Anzeigen der Pharmaindustrie (Einnahmen des *Deutschen Ärzteblattes* aus Anzeigen im Jahre 2002: schätzungsweise 35 Millionen Euro), den Verlagen und ärztlichen Wirtschaftsvereinigungen.

Da eine Häufung von »Ehrenämtern« in den Körperschaften weder durch Recht noch durch Satzung unterbunden ist und außerdem die Wiederwahl in die Ehrenämter ohne zeitliche Beschränkung erfolgen kann, können sich erkleckliche Summen ergeben, die für »ehrenamtliche« Tätigkeiten gezahlt werden. Beträge von bis zu 150000 Euro pro Jahr sind möglich. Die gezahlten Entschädigungen werden nicht selten zum tragenden Einkommen. Damit entsteht häufig der Zwang, das »Ehrenamt« um jeden Preis zu halten. Sieht sich so ein Funktionär durch biologisches Alter – oft weit oberhalb der staatlichen Pensionsgrenze – zum Ausscheiden gezwungen, so wird ihm in nicht wenigen Fällen eine Übergangsentschädigung gezahlt oder aber monatlich ein pensionsähnlicher »Ehrensold« zugestanden. Für einen zurückgetretenen Hauptgeschäftsführer der Bundesärztekammer sind das etwa 5000 Euro im Monat.

Dadurch wird es verständlich, dass sich bisweilen höchst undemokratische, fast komische Kuhhändel zwischen den Funktionären abspielen. Nur ein kleines Beispiel: Ein früherer Präsident der Ärztekammer Nordrhein, Dr. med. Friedrich Koch (Düsseldorf), war nach eigenem Bekunden von Dr. med. Kaspar Roos, damals Präsident des Verbandes der niedergelassenen Ärzte Deutschlands (NAV) in Köln, dessen erklärtes Protektionskind: »Die Präsidentschaft von Herrn Dr. Koch habe ich gewünscht, ... weil es mir [!] von allen möglichen Alternativlösungen die beste schien.« Ähnlich »demokratisch« sollen sich zahlreiche »Wahlen« darstellen, sodass die protektionistische Machtverfilzung im ärztlichen Spitzenmanagement inzwischen einen absoluten Höhepunkt erreicht hat. Denn was sich da »Wahl« nennt, ist weitgehend eine Übereinkunft von Multifunktionären, um die zu besetzenden und besonders einträglichen Posten – so genannte »Ehrenämter« – unter sich und ihre Marionetten aufzuteilen. Wenn man aber immer mehr auf den echten Wahlakt verzichtet, ihn nicht selten durch kartellähnliche Abreden ersetzt, braucht man sich über die geringe Effektivität der ärztlichen Standesorganisationen nicht zu wundern. Das Postenverteilungskartell lebt von und für sich selbst.

Die ärztlichen »Inzuchtvereine« verantworten weitgehend auch das Missmanagement auf zahlreichen Sektoren des deutschen Gesundheitswesens, in dem jährlich – bei steigender Tendenz – etwa 500 Milliarden Euro bewegt werden. Die Kostenexplosion und das zerrüttete System der ärztlichen Versorgung auf dem Land und in Stadtrandgebieten sind Ausfluss einer diktatorischen und am Eigeninteresse orientierten Kammerpolitik der Ärzteschaft. Denn wenn ein Unternehmen Pleite geht, dann liegt es fast nie an der Belegschaft, sondern fast immer an der Firmenleitung.

Zur Abwehr – und Abtötung – unbequemer Kritik wurde langfristig Vorsorge getroffen: Die ärztlichen Berufsgerichte, in denen ein auf dem Kollegialitätsprinzip aufgebauter Standeskodex als Richtschnur sämtlicher Entscheidungen gilt, sorgen für »Ruhe« und »Ordnung« im Sinne der Kammerinstanz. Dieser gut funktionierende Cliquen-Selbstschutz arbeitet via ärztlicher Berufsordnung, derzufolge kein Arzt dem anderen einen Fehler vorzuweisen hat. Wenn ein Patient durch Verschulden eines Arztes zum Krüppel wurde, steht er mit seinen berechtigten Schadenersatzforderungen allein. Kaum ein Arzt wird ihm bescheinigen oder per Gutachten bestätigen, dass »einem Kollegen« der Fehler unterlaufen ist. Tut er es doch, so wird er von seinen Kollegen geächtet und riskiert ein Berufsgerichtsverfahren, das Strafen bis zum Berufsverbot vorsieht. Medizinische Sachverständige können sich als Einzige über diese Berufsordnung hinwegsetzen, weil sie durch das anfordernde Gericht gedeckt sind. Sie tun es aber häufig trotzdem nicht.

»Müssen Ärzte Fehler eingestehen?«, fragte vor einiger Zeit eine renommierte Ärztezeitschrift[5] ihre Leser. »Macht der Arzt einen Fehler, muss er entsprechende medizinische Konsequenzen ziehen. Hat er einen Tupfer im Körper vergessen, muss er ihn entfernen – [wer hätte das gedacht? – der Verfasser]; ist eine Nachsorgeuntersuchung wegen einer Infektion notwendig, muss er sie durchführen; hat er die falsche Diagnose gestellt, muss er sie korrigieren. Kümmert sich der Arzt nicht um die medizinischen Folgen seines Fehlers, macht er sich einer Körperverletzung durch Unterlassen schuldig.« Der Arzt müsse aber einen Fehler nur dann zugeben, »wenn der Patient ihn direkt danach fragt. Und wenn er den Fehler dennoch nicht eingesteht? Es gibt kein Gesetz, das ein solches Vergehen ahnden würde.«[6] J. Taupitz, Autor dieser Ausführungen, im Hauptberuf Richter und Hochschullehrer in Mannheim, hat aber eine Möglichkeit herausgearbeitet, »wie auf der Basis des bestehenden Rechts Ärzte doch zur Offenbarung eines Fehlers verpflichtet werden könnten: Dann nämlich, wenn ein Eingriff ansteht und der Arzt vorher einen groben Behandlungsfehler begangen hat.« Taupitz begründet dies folgendermaßen: »Jeder Eingriff erfordert die Zustimmung des Patienten. Damit der Patient zustimmen kann, muss er umfassend aufgeklärt werden. Der Patient ist aber erst dann vollständig aufgeklärt, wenn er auch weiß, dass der Arzt vorher einen schweren Fehler begangen hat. Gibt der Arzt den Fehler nicht zu, ist die Aufklärung unvollständig und der Arzt begeht eine Körperverletzung, die strafrechtlich geahndet werden könnte. Ein Urteil, das diese Theorie stützen würde, gibt es allerdings bislang nicht.«[7]

Damit dies auch so bleiben kann, empfehlen ärztliche Standesorgane ihren Lesern Verhaltensmaßregeln. Unter der Überschrift »Vorwurf: Behandlungsfehler – Was tun?« hat die Zeitschrift *Münchner Ärztliche Anzeigen* in ihrer Ausgabe vom 19. Oktober 2002 von einem Fachanwalt dazu Stellung nehmen lassen. Das Blatt weist in seiner redaktionellen Einleitung darauf hin, dass der Vorwurf eines Behandlungsfehlers in der Regel durch den Patienten, dessen Angehörige, einen Rechtsanwalt oder gar einen Staatsanwalt geäußert werde. Die richtige Reaktion richte sich danach, wer den Verdacht erhoben habe. Da diese juristischen Ausführungen von fundamentaler Bedeutung für jeden Arzt sein können, sind sie – schon im Interesse einer gewissen Gleichheit der Waffen – auch für Zehntausende von geschädigten Patienten wichtig:

»1. Vorwürfe seitens des Patienten oder der Angehörigen
Äußern der Patient oder seine Angehörigen einen Behandlungsfehlervorwurf, so kommt es darauf an, diesem Vorwurf möglichst im Vorfeld die Spitze zu nehmen. Zeit, die in ein verständnisvolles Gespräch mit dem Patienten oder den Angehörigen investiert wird, ist gut angelegte Zeit. Sie kommt nicht nur der eigenen Person, dem Ruf der Abteilung und des Krankenhauses zugute, sondern sie spart auch erheblichen Arbeitsaufwand, der dann anfällt, wenn der Patient oder seine Angehörigen sich nicht ernst genommen fühlen und daraufhin weitere Maßnahmen ergreifen. Dies gilt besonders, wenn sie vor Gericht auf Schadensersatz klagen oder Strafanzeige erstatten. Die zeitlichen und nervlichen Belastungen, die mit solchen Verfahren verbunden sind, belaufen sich auf ein Vielfaches derjenigen Anstrengungen, die im verständnisvollen Gespräch dazu führen können, dass der Patient von weiterführenden Schritten absieht.

Die persönliche Zuwendung des Chefarztes gegenüber dem Patienten oder den Angehörigen im Falle des Behandlungsfehlervorwurfs ist unbedingt nötig. Es wäre kontraproduktiv, das Gespräch von einem Oberarzt oder gar einem Assistenzarzt führen zu lassen, was im klinischen Alltag immer wieder geschieht, weil der leitende Abteilungsarzt sich nicht die nötige Zeit nimmt und die Sache – zugegebenermaßen – lästig und unangenehm ist. Die Abwehr von Behandlungsfehlervorwürfen muss aber Chefsache sein.
Entscheidend ist, das Gespräch auch aus juristischer Sicht korrekt zu führen. Es muss verständnisvoll sein, darf aber keine Schuldanerkenntnis darstellen, weil andernfalls der Haftpflichtversicherungsschutz in Gefahr gerät. Unstreitiger Sachverhalt darf mitgeteilt werden, juristische Wertungen im Sinne von schuldhaftem oder nicht schuldhaftem Verhalten müssen jedoch unterbleiben.
Bei allen Äußerungen ist zu berücksichtigen, dass diese auch der Staatsanwaltschaft oder dem Krankenhausträger bekannt

werden können. Der Krankenhausträger kann je nach Schwere des Behandlungsfehlers das Chefarztdienstverhältnis kündigen, die Staatsanwaltschaft Anklage erheben.
Ob und inwieweit der Krankenhausträger überhaupt zu informieren ist, ergibt sich aus dem Chefarztdienstvertrag. Eine übliche Formulierung, die im Vertragsmuster der Arbeitsgemeinschaft für ArztRecht und im Muster der Deutschen Krankenhausgesellschaft jeweils in § 6 Abs. 9 enthalten ist, lautet:
›*Vorkommnisse von erheblicher oder grundsätzlicher Bedeutung, insbesondere auch Untersuchungen der Polizei oder der Staatsanwaltschaft, auftretende Schwierigkeiten oder Missstände in seiner/ihrer Abteilung hat der Chefarzt/die Chefärztin unverzüglich dem Dienstvorgesetzten – in ärztlichen Angelegenheiten über den Leitenden Arzt des Krankenhauses, im Übrigen auch über die Krankenhausverwaltung – mitzuteilen.*‹
Daraus folgt, dass dem Krankenhausträger staatsanwaltschaftliche Ermittlungen zu melden sind. Zivilrechtlich geltend gemachte Ansprüche aus dem stationären Bereich werden schon deshalb zu melden sein, weil der Krankenhausträger ebenfalls als Haftungsschuldner in Betracht kommt und die Haftpflichtversicherung des Krankenhausträgers unverzüglich, spätestens innerhalb einer Woche, schriftlich zu verständigen ist (§ 5 Nr. 2 AHB).
Die zitierte Bestimmung aus dem Chefarztdienstvertrag steht üblicherweise unter der Überschrift ›Durchführung der Dienstaufgaben‹. Daraus folgt, dass die entsprechenden Mitteilungspflichten nicht gelten, wenn der Behandlungsfehlervorwurf aus dem Bereich der genehmigten Nebentätigkeiten stammt.
Bei der Geltendmachung eines zivilrechtlichen Schadensersatzanspruches kommt der sorgfältigen Dokumentation eine erhebliche Bedeutung zu. Denn nach der Rechtsprechung des Bundesgerichtshofs kehrt sich die Beweislast zu Lasten des Arztes um, wenn der Patient durch mangelnde Dokumenta-

tion in Beweisschwierigkeiten gerät. Es ist deshalb jeweils zu prüfen, ob die Krankenunterlagen vollständig sind. Sie dürfen nicht mehr vervollständigt werden, sobald sie dem Rechtsverkehr zugänglich gemacht worden sind oder der Arzt sonst die Verfügungsgewalt über sie verloren hat (Leseranfrage, ArztR 1994, 133 [134]). Spätestens dann, wenn der Behandlungsfehlervorwurf erhoben wurde, dürfen die Krankenunterlagen nicht mehr ergänzt werden. Dies schließt nicht aus, neuere Erkenntnisse festzuhalten. Es muss dann aber klar gekennzeichnet sein, dass es sich um nachträgliche Eintragungen handelt.

Bei Anhaltspunkten für einen nicht natürlichen Tod kann sich eine Informationspflicht gegenüber der Polizei ergeben. Ob eine solche Pflicht besteht, richtet sich nach dem jeweiligen Landesrecht. § 22 Abs. 3 des baden-württembergischen Bestattungsgesetzes enthält eine derartige Mitteilungspflicht. Was unter einem nicht natürlichen Tod zu verstehen ist, kommentieren Kleinknecht/Meyer-Goßner in Randnr. 2 zu § 159 StPO wie folgt. *Der Tod nach Operation fällt unter den Begriff des nicht natürlichen Todes, wenn wenigstens entfernte konkrete Anhaltspunkte für einen Kunstfehler oder für sonstiges Verschulden des behandelnden Personals vorliegen.*

2. Geltendmachung zivilrechtlicher Schadensersatzansprüche

Zivilrechtliche Schadensersatzansprüche werden im Regelfall durch einen Rechtsanwalt geltend gemacht. Geht ein solches Schreiben ein, ist aus den oben genannten Gründen sofort die Haftpflichtversicherung – sei es die des Krankenhausträgers oder die eigene – zu benachrichtigen. Denn die Haftpflichtversicherung ist die Herrin des Regulierungsverfahrens. Insoweit heißt es in § 5 Nr. 4 der Allgemeinen Versicherungsbedingungen für die Haftpflichtversicherung (AHB): *›Kommt es zum Prozess über den Haftpflichtanspruch, so hat der Versicherungsnehmer die Prozessführung dem Versicherer zu überlassen, dem von dem Versicherer bestellten oder*

bezeichneten Anwalt Vollmacht und alle von diesem oder dem Versicherer für nötig erachteten Aufklärungen zu geben.‹
Die Haftpflichtversicherung übernimmt – unabhängig davon, wie der Rechtsstreit ausgeht – alle Gerichts- und Rechtsanwaltkosten. Sie leistet auch notwendig werdende Vorschüsse für eine Beweisaufnahme. Es ist streitig, ob die Versicherung einen Anwalt gegen den Willen des Versicherungsnehmers bestellen darf. Gegen ein solches Recht der Versicherung spricht sich Schlegelmilch in Geigel, Der Haftpflichtprozess, 22. Auflage 1997, Kapitel 13 Randnr. 6 aus. Dem gegenüber vertritt Voit in Prölss/Martin, Versicherungsvertragsgesetz, 26. Auflage 1998, § 5 AHB Randnr. 14 die Auffassung, der Versicherungsnehmer habe den Anwalt der Haftpflichtversicherung zu akzeptieren, soweit ihm die Erfüllung dieser Obliegenheit zuzumuten sei. Kommt es insoweit zwischen Versicherung und Versicherungsnehmer ausnahmsweise nicht zu einer Einigung, so kann der Versicherungsnehmer zusätzlich zum Versicherer einen Prozessbevollmächtigten auf eigene Kosten bestellen. Dieser eigene Prozessbevollmächtigte darf aber die Prozessführung des Versicherers nicht durchkreuzen (Voit, a.a.O.).
Bezüglich der Auswahl des Rechtsanwaltes ist zu beachten, dass dieser sich im Arzthaftpflichtrecht – möglichst auf Arztseite – auskennen sollte. Nachdem die Zulassungsbeschränkungen vor den Landgerichten entfallen sind, kann jeder Rechtsanwalt in Deutschland vor jedem Amts- und Landgericht in Zivilsachen auftreten.
Im Haftpflichtprozess, aber auch schon vorprozessual, muss der Arzt Einsicht in die Krankenunterlagen gewähren. Die Gerichte fordern in der Regel die Originalkrankenunterlagen an. Vor der Herausgabe empfiehlt es sich, für die eigenen Akten Kopien zu fertigen. Außergerichtlich hat der Patient oder dessen Rechtsvertreter nur Anspruch auf die Fertigung von Kopien der Krankenunterlagen. Die Herausgabe solcher Kopien sollte von der vorherigen Bezahlung der Ablichtungen abhängig gemacht werden.

Ebenso wichtig wie die Auswahl des richtigen Rechtsanwaltes ist die Auswahl des richtigen Gutachters. Im Schadensersatzprozess wird der Sachverständige vom Gericht bestellt. Es kann die Parteien gemäß § 404 Abs. 3 ZPO auffordern, Personen zu bezeichnen, die geeignet sind, als Sachverständige vernommen zu werden. Bei der Auswahl des Sachverständigen sollte auf Folgendes geachtet werden:
Der Sachverständige soll möglichst nicht aus der engeren Umgebung des auf Schadensersatz in Anspruch genommenen Arztes stammen (BGH, ArztR 1992, 233).
Ist ein Arzt bereits außer Dienst und nicht mehr auf dem neuesten Stand der Wissenschaft oder ist er für das zu beurteilende Fachgebiet nicht ausgebildet, soll ein solcher Arzt nicht zum Sachverständigen ernannt werden (BGH, ArztR 1988, 302 [303]).
Ist eine Partei mit der Person des Sachverständigen nicht einverstanden oder bestehen Bedenken gegen das Gutachten, so ist es in der Regel wenig erfolgreich, die Einholung eines so genannten Obergutachtens zu beantragen (Hartmann in Baumbach/Lauterbach, § 412 ZPO, Randnrn. 4,5).
In solchen Fällen empfiehlt es sich vielmehr, ein eigenes Privatgutachten eines anerkannten Fachvertreters vorzulegen. Denn nach der ständigen Rechtsprechung des Bundesgerichtshofs (ArztR 1999, 24) hat das Gericht in Arzthaftungsprozessen die Pflicht, sich mit von einer Partei vorgelegten Privatgutachten auseinander zu setzen und auf die weitere Aufklärung des Sachverhalts hinzuwirken, wenn sich ein Widerspruch zum Gerichtsgutachten ergibt.
Gemäß § 411 Abs. 3 ZPO hat jede Partei das Recht, die mündliche Erläuterung des Gutachtens durch den Sachverständigen vor Gericht zu verlangen.

3. Verhalten im strafrechtlichen Ermittlungsverfahren und im Strafverfahren

Werden die Krankenunterlagen im Ermittlungsverfahren beschlagnahmt, sollten möglichst vorher Kopien für die eigene

Verteidigung angefertigt werden. Veränderungen an den Krankenunterlagen oder die Beeinflussung von Zeugen oder Mitangeklagten können zur Anordnung von Untersuchungshaft wegen Verdunkelungsgefahr führen.
Eine Äußerung sollte nur über einen Rechtsanwalt erfolgen. Allein der Rechtsanwalt – nicht der beschuldigte Arzt – hat die Möglichkeit, vor der Äußerung Akteneinsicht zu nehmen. Die Äußerung sollte ggf. mit der Haftpflichtversicherung abgestimmt werden.
Auch im strafrechtlichen Bereich kommt der Person des Sachverständigen entscheidende Bedeutung zu. Im strafrechtlichen Ermittlungsverfahren sollte die Staatsanwaltschaft auf Nr. 70 Abs. 1 der Richtlinien für das Strafverfahren und das Bußgeldverfahren hingewiesen werden. Dort heißt es, dass der Staatsanwalt dem Verteidiger Gelegenheit gibt, vor der Auswahl eines Sachverständigen Stellung zu nehmen.
Sollte es zur Hauptverhandlung vor dem Strafgericht kommen, so ist nicht nur das Gericht, sondern gemäß § 220 StPO auch der angeklagte Arzt berechtigt, unmittelbar einen Arzt seiner Wahl als Sachverständigen zur Hauptverhandlung zu laden. Sofern bestimmte Formalien eingehalten werden, besteht für den auf diese Weise geladenen Sachverständigen die Pflicht zum Erscheinen wie bei einer Ladung durch das Gericht selbst.
Beschuldigte und angeklagte Ärzte sind geneigt, sich damit zu entlasten, dass sie auf gravierende Fehler anderer an der Behandlung beteiligter Personen – z. B. Kollegen anderer Fachrichtungen oder Pflegepersonal – hinweisen. Eine solche Verteidigungsstrategie ist gefährlich. Waren nämlich dem Arzt die Qualitätsmängel der anderen Beteiligten bekannt oder rechnete er mit deren Fehlverhalten, hat er die Behandlung aber trotzdem durchgeführt, so kann nun der strafrechtliche Vorwurf auf vorsätzliche versuchte Körperverletzung oder Tötung des Patienten lauten. Erfolgversprechender ist es, die besondere Qualifikation der anderen Beteiligten he-

rauszustellen und deren Versäumnisse mit Hinweis auf den Vertrauensgrundsatz bei arbeitsteiliger Behandlung im Krankenhaus von sich selbst abzuwehren.

4. Wichtigste Verhaltensregeln aus juristischer Sicht
Werden zivilrechtliche Schadensersatzansprüche geltend gemacht, muss unverzüglich die Haftpflichtversicherung benachrichtigt und deren Weisung abgewartet werden. Der Anspruchsteller erhält lediglich eine Eingangsbestätigung mit dem Vermerk, die Sache sei an die Haftpflichtversicherung weitergeleitet worden.
Werden strafrechtliche Beschuldigungen erhoben, sollten die Krankenakten vor der Herausgabe kopiert und Äußerungen nur über einen Rechtsanwalt gemacht werden.«
Rechtsanwalt Dr. Manfred Andreas, Karlsruhe, *Arzt und Recht* Nr. 6, 20. Juni 2002

In derselben Ärztezeitschrift[8] erschien Anfang 2003 ein weiterer Beitrag, der sich mit der gleichen Thematik befasste: »Kunstfehler – Wie sage ich es meinem Patienten?« Auch diese Ausführungen – der Autor, Michael Petry, ist Rechtsanwalt vom Ecclesia Versicherungsdienst in Detmold – sind für Patienten, aber ebenfalls für Rechtsanwälte und Staatsanwälte von herausragender Bedeutung und dienen in erster Linie dem Gleichheitsprinzip:

»Häufig stellen Ärzte die Frage, wie sie sich im Falle eines ärztlichen Misserfolgs – sei es aufgrund einer schicksalhaften Schädigung, sei es aufgrund eines Behandlungsfehlers – verhalten sollten. Insofern ist der von dem Veranstalter gewählte Titel meines Vortrages mit der Zentrierung auf den Behandlungsfehler eigentlich zu eng. Denn häufig weiß der Arzt zu dem Zeitpunkt, um den es hier geht, nur, dass das Ergebnis einer Operation oder einer Behandlung nicht so ist, wie man sich das vorgestellt hat. Ob es sich dabei um eine schicksalhafte Komplikation oder einen schuldhaften Be-

handlungsfehler handelt, ist zu diesem Zeitpunkt auch den handelnden Personen häufig unklar. Besser ist es deshalb nach meiner Ansicht, allgemein von Zwischenfällen zu sprechen.
Oft wird in dieser Situation die Befürchtung geäußert und leider auch danach gehandelt, man sei durch die Versicherungsbedingungen in der Haftpflichtversicherung gehindert, mit dem Patienten offen zu sprechen, um nicht den Versicherungsschutz zu gefährden.
Ein Irrtum mit manchmal fatalen Folgen für das weitere Verhältnis zwischen Arzt und Patient. Berichten betroffene Patienten doch immer wieder, dass nach einigen derartigen Komplikationen die handelnden Personen für sie nicht mehr erreichbar gewesen seien, dass Ärzte sich hätten verleugnen lassen und ähnliches.
Oft entsteht so der Verdacht, es solle etwas vertuscht werden. Folge davon ist nicht selten, dass Patienten deshalb Ansprüche erheben, weil sie nach ihrer Auffassung über eingetretene Komplikationen nicht umfassend informiert bzw. mit ihren Ängsten allein gelassen wurden. Auch führt die erst dadurch entstehende völlige Zerstörung des Arzt-Patienten-Verhältnisses dazu, dass die Schadensbearbeitung emotional vorbelastet ist und häufig einer ›vernünftigen‹ vergleichsweisen Erledigung der Angelegenheit im Wege steht. Und schließlich bilden derartige Situationen häufig die Motivation auf Seiten des Patienten zur Einleitung eines Strafverfahrens. Nach Aussage einer mir bekannten Oberstaatsanwältin ist ein sehr hoher Prozentsatz der anhängigen Fälle in diesem Sinne ›rachebedingt‹.
Hierzu ein Fall aus meiner eigenen Praxis noch aus der Zeit meiner Tätigkeit bei einem Haftpflichtversicherer. In diesem Fall wurde einem 14-jährigen Mädchen bei einem handchirurgischen Eingriff eine Nervenverletzung zugefügt, die dazu führte, dass die rechte Hand nicht mehr genutzt werden konnte. Die Korrespondenz wurde hoch emotional geführt mit sicherlich teilweise überzogenen Forderungen. Es gelang

dennoch, mit der Gegenseite ein Vergleichsgespräch im Büro des Bevollmächtigten des Vaters des Mädchens zu vereinbaren. Da der Anwalt noch im Gespräch war, musste ich gemeinsam mit dem Vater eine Weile warten. Dabei erzählte er mir, dass er am Anfang gar nicht an Schadenersatz gedacht hätte. Sein primäres Problem war, was er mit seiner Tochter, Rechtshänderin und gerade mit der Schule fertig, jetzt machen sollte. Er suchte Hilfe in der betroffenen Klinik und fand nur verschlossene Türen. Weder Ärzte noch die Verwaltung der Klinik sahen sich dazu in der Lage, mit ihm zu sprechen und Hilfe anzubieten. Ich denke, es verwundert nicht, dass dieser Vater das weitere Verfahren unter dem Motto »Denen werde ich es zeigen« führte.

Das Beispiel zeigt, dass hier die gezielte *Kommunikation mit den Patienten* anspruchsvermeidend, zumindest anspruchsvermindernd wirken kann. *Gerade bei Eintritt einer Komplikation ist es deshalb nach unserer Auffassung wichtig, mit dem betroffenen Patienten das Gespräch zu suchen.* Deshalb sollten Ärzte dem Gespräch mit dem Patienten, seinen Angehörigen oder den Hinterbliebenen nicht ausweichen und es auch nicht auf nachgeordnetes Personal delegieren. *Gespräche in derartigen Situationen sind Chefsache.*

Entgegen häufig von Ärzten geäußerten Befürchtungen stehen die im Versicherungsvertrag vereinbarten Obliegenheiten des Versicherungsnehmers einem derartigen Gespräch auch nicht entgegen. Die insofern einschlägigen Bestimmungen der Allgemeinen Versicherungsbedingungen hindern die Mediziner nicht an einer offenen Aussprache mit dem Patienten über den Sachverhalt.

§ 5 Ziff. 5 der Allgemeinen Versicherungsbedingungen für die Haftpflichtversicherung (AHB) lautet nämlich wie folgt: Der Versicherungsnehmer ist nicht berechtigt, ohne vorherige Zustimmung des Versicherers einen Haftpflichtanspruch ganz oder zum Teil oder vergleichsweise *anzuerkennen* oder zu *befriedigen.*

Bei Zuwiderhandlungen ist der Versicherer von der Leis-

tungspflicht frei, es sei denn, dass der Versicherungsnehmer nach den Umständen die Befriedigung oder Anerkennung nicht ohne offenbare Unbilligkeit verweigern konnte. Daraus folgt, dass die Versicherungsbedingungen lediglich die rechtliche Anerkennung eines Schadensersatzanspruchs verbieten, nicht aber die Aussprache über den tatsächlichen Verlauf einer Behandlung.

Als Anerkenntnis wird dabei zum Beispiel die Aussage angesehen,

- ›Ich erkenne meine Schuld an und verpflichte mich, den Schaden zu ersetzen.‹
- ›Selbstverständlich verpflichte ich mich, den Schaden zu ersetzen.‹
- ›Für alle entstehenden Kosten komme ich auf.‹
- ›Ich bin für den Schaden verantwortlich.‹

Keine Anerkenntnis sind dagegen

- wahrheitsgemäße Erklärungen über Tatsachen. Dem Versicherungsnehmer bzw. den mitversicherten Personen ist es also lediglich verboten, einen Anspruch anzuerkennen. Er muss sich somit einer den Versicherer bindenden rechtlichen Würdigung des Sachverhalts enthalten.

Nicht verboten ist aber, den Patienten wahrheitsgemäß über Tatsachen, zum Beispiel Komplikationen, aufzuklären, wobei es sich im Regelfall vermeiden lassen dürfte, auf die Frage von Verschulden überhaupt einzugehen. Er ist dabei nicht verpflichtet, Tatfragen unrichtig zu beantworten. An wahrheitswidrigem Bestreiten von Tatsachen hat der Versicherer kein schutzwürdiges Interesse.

Da diese feine Unterscheidung nicht immer für Mediziner leicht nachzuvollziehen ist, verweise ich häufig auf ein Beispiel aus einem Bereich, mit dem jeder Deutsche etwas anfangen kann, nämlich einen Verkehrsunfall: Kommt es zum Zusammenstoß auf einer Kreuzung, weil eine der Unfallparteien eine rote Ampel übersehen hat, ist es versicherungsrechtlich völlig unproblematisch, wenn man sich mit dem Unfallgegner über diese Tatsache austauscht. Untersagt ist

nur die Anerkennung jeglicher Ansprüche oder die Ankündigung, aufgrund dieses Sachverhalts werde man bzw. der Versicherer den Schaden voll regulieren.
Sachverhaltsklärung ja – rechtliche Würdigung nein. Diese vertragliche Regelung – so richtig verstanden – macht gerade im Arzthaftungsrecht auch Sinn. Zum einen ist zu diesem frühen Zeitpunkt häufig noch gar nicht eine Entscheidung möglich, ob eine schicksalhafte Komplikation oder eine fehlerhafte Behandlung für das schlechte Ergebnis verantwortlich ist.
Zum anderen kennen wir gerade im Arzthaftungsrecht Situationen, in denen trotz Vorliegen eines Behandlungsfehlers die Haftung zu verneinen ist. Etwa weil es an der erforderlichen Kausalität mangelt bzw. diese jedenfalls nicht nachgewiesen werden kann. Insofern ist nicht jeder Misserfolg auf eine fehlerhafte Behandlung zurückzuführen und führt nicht jeder Behandlungsfehler zu einer Haftung und damit zu einer Regulierung des Schadens. Es ist deshalb einsichtig, so denke ich, dass der Versicherer, der letztlich zahlen muss, sich die rechtlichen Schlussfolgerungen aus einem Ereignis selbst vorbehalten will.
So weit zu den versicherungsrechtlichen Fragen. Nachdem wir nun festgestellt haben, dass der Versicherer die Kommunikation nicht hindert, sollten wir im Sinne eines aktiven Risk-Managements sicherstellen, dass diese auch erfolgt. Erforderlich ist ein festgelegtes Krisenmanagement in jedem Krankenhaus. Dabei sollte man die Informationswege für derartige Fälle sowie die Verantwortlichkeiten festlegen. Neben einem offenen Gespräch durch den Chefarzt ist es sicherlich auch sinnvoll, den betroffenen Patienten besonders liebevoll zu betreuen.
Um hier eine einheitliche Regelung sicherzustellen, sollte diese in Form einer Dienstanweisung zum Thema ›Komplikation/Zwischenfall‹ veröffentlicht werden. Eine derartige Dienstanweisung könnte im Wesentlichen folgende Punkte beinhalten:

1. Ziel und Zweck

Bei begründetem Verdacht oder Nachweis einer Komplikation soll der Schaden für den Patienten, Mitarbeiter und das Krankenhaus möglichst gering gehalten werden.

2. Beschreibung des Ablaufs bei einer Komplikation/einem Zwischenfall

a) bei Verdacht des Mitarbeiters auf die Möglichkeit eines Zwischenfalls Regelung, welche Personen zu informieren sind, zum Beispiel

- Eigener Vorgesetzter, der dann die Informationen weitergibt an den Chefarzt der Abteilung oder dessen Stellvertreter,
- Ärztlicher Direktor bei schwerwiegenden medizinischen Problemen,
- Geschäftsführung, wenn Schadensersatzanspruch entstehen kann oder eine Öffentlichkeitswirksamkeit zu befürchten ist.

Der genannte Personenkreis stimmt sich ab, legt die weiteren Maßnahmen fest und übernimmt gegebenenfalls die Information des Patienten.

b) bei Verdacht oder Beschwerde des Patienten auf einen Zwischenfall Hinweis, dass bei Äußerung eines Verdachts auf Falschbehandlung die Beschwerde ruhig und geduldig angehört werden soll, verbunden mit der Zusage, dass man sich um die Aufklärung des Falls bemühen wird.

Auch hier wieder eine Regelung, welche Personen zu informieren sind, etwa dahingehend, dass

- der aufnehmende Mitarbeiter den betroffenen Mitarbeiter informiert, dessen Verhalten kritisiert wurde,
- dann den Chefarzt der Abteilung bzw. dessen Stellvertreter,
- den Ärztlichen Direktor bei schwerwiegenden medizinischen Problemen,
- die Geschäftsführung, wenn Schadensersatzanspruch entstehen kann oder eine Öffentlichkeitswirksamkeit zu befürchten ist,

- Festlegung, dass sich der genannte Personenkreis abstimmt, um zum einen den internen Informationsfluss sicherzustellen und die weiteren Maßnahmen festzulegen.
- Ferner ist zu bestimmen, wer den Makler bzw. Haftpflichtversicherer informiert.

Der Chefarzt sollte verpflichtet werden, dass entweder er selbst oder eine von ihm zu bestimmende Person mit dem Patienten über den Fall spricht. Alle anderen Mitarbeiter sollten angewiesen werden, bei Gesprächen mit dem Patienten nötigenfalls an diese Person zu verweisen und sich nicht zu dem Fall zu äußern. Insbesondere ist zu vermeiden, dass Mutmaßungen oder Spekulationen geäußert werden. Ebenso ist festzulegen, dass bei Anfragen von Dritten gegebenenfalls an den Chefarzt bzw. die Geschäftsführung zu verweisen ist.

3. Umgang mit dem Betroffenen

Ferner ist festzuhalten, dass der Patient zeitnah über den jeweiligen Sachstand informiert wird. Auch ist zu regeln, wer mit ihm wann spricht. Neben dem betroffenen Arzt sollten an diesem Gespräch der Chefarzt und eine weitere Person als Zeuge teilnehmen, nachdem der genaue Ablauf intern möglichst weitgehend geklärt ist.

In der Dienstanweisung kann ferner festgelegt werden, dass das Gespräch freundlich und in Ruhe zu führen ist. Dem Patienten sollten Informationen zu der Komplikation/dem Zwischenfall aus Sicht des Hauses gegeben werden. Besonders zu betonen ist, dass dabei

- nur objektive Tatsachen berichtet, keine Wertungen abgegeben,
- keine Anerkenntnis von Schuld oder Zusage von Schadensersatz abgegeben werden darf und
- angemessene Anteilnahme und Bedauern geäußert werden sollten.

Zu regeln ist schließlich, dass unmittelbar im Anschluss ein Gesprächsprotokoll zu fertigen und vom Chefarzt und dem Zeugen mit Namen und Datum zu unterzeichnen ist.

4. Interne Maßnahmen

In der Dienstanweisung sollte auch deutlich festgestellt werden, dass

- keine Einflussnahme von Zeugen,
- keine Veränderung der Patientenakte,
- keine öffentliche Diskussion oder Stellungnahme zu erfolgen hat.

Schließlich die Regelung,

- die Überprüfung der Patientenakte auf Vollständigkeit sicherzustellen,
- die Dokumentation gegebenenfalls zu ergänzen unter Angabe von Person und Datum,
- die Akte durch den Chefarzt sicherzustellen.

Hingewiesen werden sollte auch darauf, dass es sinnvoll sein kann, dass die direkt betroffenen Personen Gedächtnisprotokolle fertigen und diese besonders verwahren sollen. Diese sollten enthalten:

- den Ablauf des Zwischenfalls aus Sicht der Beteiligten,
- markante Zeitpunkte, Dauer bestimmter Phasen,
- beteiligte Personen,
- Besonderheiten in der Person des Patienten,
- Auffälligkeiten im Umfeld sowie
- die Namen von Mitpatienten.

Natürlich gilt es für konkrete zivil- oder strafrechtliche Ansprüche noch weiteres zu regeln, aber dies ist heute nicht mein Thema. Wichtig ist, dass durch entsprechende Organisation sichergestellt wird, dass gerade in dieser problematischen Situation die Kommunikation mit dem Patienten nicht abbricht.

Bereits zweimal haben mir Mediziner, die ein derartiges »Komplikationsmanagement« praktizieren, unabhängig voneinander berichtet, dass Patienten am Ende des *Gesprächs den Arzt* getröstet hätten nach dem Motto: ›Jetzt machen Sie sich mal keine Vorwürfe, das kann ja mal passieren.‹ Selbst wenn Patienten dies nicht so locker sehen und Ansprüche

geltend machen, wird eine derartige Vorgehensweise jedenfalls dazu führen, dass die Aufarbeitung dieses Falles ohne Emotionen und ohne persönliche Angriffe erfolgen kann.
Reagieren Ärzte und Krankenhäuser im Falle von medizinischen Misserfolgen wie beschrieben und stellen dies durch entsprechende Organisation sicher, leisten sie einen Beitrag zur Stabilisierung des Arzt-Patienten-Verhältnisses, sie verringern die Gefahr von Anspruchsstellungen bzw. der Einleitung von Strafverfahren und schützen das Image des Hauses in der Öffentlichkeit.
Sie leisten damit vor allem einen wichtigen Beitrag zum Risk-Management ihrer Klinik, bzw. ihrer Praxis, der nicht umsonst ist, aber nichts kostet, ohne damit ihren Versicherungsschutz zu gefährden.
Rechtsanwalt Michael Petry, Ecclesia Versicherungsdienst GmbH, Klingenbergstraße 4, 32758 Detmold (aus *Arzt und Recht* 3/2002)

Risikofaktor Arzt

Wir kennen jetzt die »Waffen« der »anderen Seite«, die »Waffeninspektoren« haben gewissermaßen ihren Auftrag erfüllt. In Zukunft können wir vielleicht etwas gelassener in eine eventuell notwendig erscheinende Auseinandersetzung mit einem Arzt gehen, den wir einer Fehlleistung bezichtigen. Vermutlich aber gibt es noch weitere Möglichkeiten, den »Risikofaktor Arzt«, wie es die *Münchner Medizinische Wochenschrift* formulierte, in den Griff zu bekommen. Das renommierte Ärzteblatt nahm »die erschreckend hohe Rate medizinischer Behandlungsfehler« zum Anlass, eine Stellungnahme zu diesem brisanten Thema vom Vorsitzenden des Vereins Demokratischer Ärztinnen und Ärzte (VDÄÄ), Dr. med. Winfried Beck, einzuholen. Für den niedergelassenen Facharzt für Orthopädie in Frankfurt/Main haben die vergleichbaren Verhältnisse in den USA Vorbildcharakter: »Das Institute of Medicine schlägt vor, ein Zentrum für Patientensicherheit einzurichten und es mit einem Jahresetat von 100 Millionen Dollar auszustatten – das ist übrigens gerade mal ein Prozent der geschätzten 8,8 Milliarden Dollar, die vermeidbare Medizinschäden in den USA an jährlichen Kosten verursachen!« Amerikanische Untersuchungen gehen hier allerdings von einem mehr als zehnfachen Betrag allein im Bereich der Arzneimittelschäden aus. Beck fügte jedoch hinzu: »Der amerikanische Präsident hat seine Unterstützung zugesagt.« Wer die »Rede an die Nation« von George W. Bush zu Beginn des Jahres 2003 aufmerksam verfolgte, kann in dieser Hinsicht gewisse Zweifel hegen. Der US-Präsident erklärte in diesem Zusammenhang mit besonderem Nachdruck: »Durch einen Gerichtsprozess ist noch kein geschädigter Patient wieder gesund geworden.« Der VDÄÄ-Vorsitzende Beck ist gleichwohl der Meinung, dass wir hier bei uns von einer solchen Initiative nur träumen können. Immerhin habe sein Verband als erste ärztliche Berufsvereinigung gemeinsam mit Patientenvertretern zu diesem Thema eine eigene Tagung abgehalten und sich nach dem Regierungswechsel auch in Deutschland einiges zum Besseren verändert. Dazu gehören nach Becks Auffassung die im Juni 1999 verabschiedete Patientencharta der Gesundheitsministerkonferenz im Hinblick auf »Patientenrechte in Deutschland« sowie die Vorbereitung eines Patientenschutzgesetzes. Beck weiter: »Nicht zufrieden stellend ist die Tatsache, dass in der bundesdeutschen Öffentlichkeit und in der Politik bisher nicht auf den Zusammenhang von Patientenschutz, der Sicherheit der medizinischen Qualität mit Maßnahmen der Qualitätssicherung und der Strukturen im Gesundheitswesen hingewiesen worden ist. Mit der Zunahme des Arbeitsdrucks, mit der Dominanz ökonomischer Gesichtspunkte in den Krankenhäusern und den Arztpraxen, mit der intensiveren Arbeit, dem Überschreiten von Arbeitszeiten, mit der Einstellung weniger qualifizierten Personals und auch aufgrund des Fehlens von Qualitätssicherungsmaßnahmen steigen die Risiken einer Fehlbehandlung!«[9]

Der Frankfurter Orthopäde machte darauf aufmerksam, dass

derzeit nur die Haftpflichtversicherer über genaue Daten zur Schadenshäufigkeit, zur Schwere der Schäden und deren Entwicklung in den letzten Jahren verfügen. Da aber diese Datenbestände unternehmensbezogen seien, gäben sie kein umfassendes Bild über die Gesamtsituation in Deutschland. Daher sei weder eine Nutzung zur Schadensvorbeugung im Rahmen eines Qualitätsmanagements noch eine auch nur annähernde Abschätzung oder Berechnung der Fehlerkosten möglich. Beck fuhr fort: »Wir haben auch keine unabhängige Anlaufstelle, bei der Schadensfälle gemeldet werden könnten. Die bei den Ärztekammern vorhandenen Stellen können oder wollen nur handeln, wenn der Meldende auch dem Beklagten gegenüber seine Identität preisgibt. [Wenn ein vermeintlich geschädigter Patient noch nicht einmal dazu den Mut aufbringt, dann sollte er besser alles auf sich beruhen lassen! – der Verfasser]. Wir halten es daher für dringend geboten, auch hier ein zentrales und unabhängiges ›Institut für Patientensicherheit‹ zu etablieren. Nötig wären außerdem gesetzliche Regelungen zur Verpflichtung der Versicherer, ihre Schadensdaten in anonymisierter Form weiterzugeben, etwa an ein solches Institut und/oder an das Statistische Bundesamt.« Erfreulicherweise hätten jedoch die Ärztekammern erste Schritte eingeleitet, um über Maßnahmen der Qualitätssicherung in Aus- und Weiterbildung zu beraten, damit die Aspekte der Humanität in der ärztlichen Behandlung nicht völlig verloren gingen.

Da wird sich mancher Laie wundern, denn das hätte er nicht gedacht: Ein Berufsstand, der sogar einen Eid darauf schwört, den ihm anvertrauten Menschen zumindest keinen Schaden zuzufügen, muss zu einem menschlichen Umgang mit seinen Patienten ausdrücklich ermahnt werden! Es bereitet den Medizinern, allen voran ihren »Standespolitikern«, trotz ihrer vielschichtigen Vergangenheit offenbar immer noch erhebliche Mühe, die Fakten im Umgang mit ihrem so genannten »Patientenmaterial« einzunebeln. In den letzten fünfzig, sechzig Jahren ist das immer wieder gelungen. Irgendwelche Konsequenzen für die paternalistischen Strukturen der medizinischen Standesriege haben die öffentlichen Aufforderungen nicht gehabt. So wird das wohl auch bleiben. Wenn's ums Geld geht, spielt der Kranke bestenfalls die Rolle vom Sand im Getriebe. Doch nun – nach fast hundert Jahren Schlaraffenland und beinahe paradiesischen Zuständen – droht den Königen in Weiß ihr erstes Waterloo: Die Europäische Union strickt seit längerem an einem haftungsrechtlichen Beschluss, wobei eine »Umkehr der Beweislast bei Arztfehlern« ins Auge gefasst ist. Zurzeit trägt bei uns der geschädigte Patient die volle Last des Beweises, dass der Arzt etwas falsch gemacht hat. Dies scheiterte auch meistens daran, dass einerseits kein schriftlicher Behandlungsvertrag abgeschlossen wurde und andererseits der Patient auch nicht im Besitz der Dokumente über seine Arztversorgung ist, also der Patientenakte, der Röntgenbilder, der EKGs und ähnlichem.

Um die Beschlussfassung der Europäischen Gemeinschaft zu unterstützen, schickte vor Jahren der berühmteste Ärzterevoluzzer Deutschlands, Professor Julius Hackethal, einen Brief an den seinerzeitigen Vizepräsidenten der EG-Kommission, Dr. Martin Bangemann. Hackethal schrieb in der Einleitung zu seinem letzten Buch *»Der Meineid des Hippokrates«*: »Mein Wunsch wäre, dass es auf jeden Fall zu einer Umkehr der Beweislast kommt. Denn andernfalls bleiben die Patienten in einer fast hoffnungslosen Beweisnot. Wohlbemerkt wäre auch ich von dieser Umkehr der Beweislast betroffen. Anmerkung: Nicht nur ich mit siebzig Jahren, kurz vor Toresschluss, sondern mein Nachfolger als Regiearzt und die anderen Ärzte unserer Klinik ›auf ewig‹.«[10] Im Antwortbrief des Vizepräsidenten hieß es: »Sie sind der erste Arzt, der mir mitteilt, dass er die vorgesehene Umkehr der Beweislast begrüßt. Diese offene Haltung ehrt Sie, auch wenn sie von den meisten Ihrer Kollegen hart bekämpft wird.«[11]

Für Professor Hackethal war der würdige Umgang mit seinen Patienten eine Herzensangelegenheit. »Patientenarzt aus Liebe« sollten Ärzte sein, wie Paracelsus, der größte Arzt der beginnenden Neuzeit im deutschen Sprachraum, es stets gefordert habe. »Die Wurzel aller Arzney ist die Liebe«, soll er seinen Kollegen immer wieder ins Gewissen geredet haben. »Arzney« war damals der Oberbegriff für alles, was Ärzte Gutes und weniger Gutes taten. Hackethal: »Die Ärzteführer von heute verleihen zwar Paracelsus-Medaillen an Ärzte, die sich um die Geheimwissenschaft Medizin verdient gemacht haben. Aber für besonders liebevollen Umgang mit seinen Patienten hat noch kein Arzt diesen Orden bekommen. Das zählte in der Schulmedizin noch nie.« Die Heilkunde, wie sie derzeit praktiziert wird, erweist sich weitgehend als unfähig, den wirklich Leidenden, den Hilfsbedürftigen, auf humane Weise beizustehen: Berufs- und Arbeitskrankheiten werden bagatellisiert, der Hilfsarbeiter stirbt im Durchschnitt zehn Jahre vor dem Beamten und Unternehmer, was wahrscheinlich weniger an seiner Konstitution als vielmehr an seiner Arbeit liegt. Geisteskranke werden – freilich mit Billigung der Gesellschaft – grausam behandelt, gefährlichen Menschenversuchen unterzogen, in menschenunwürdigster Weise eingesperrt und drangsaliert. Alte und chronisch kranke Menschen haben es beim Warten auf den Tod nicht besser. In den meisten Krankenhäusern, zumal auf Intensivstationen, stirbt man ohne menschliche Würde, sich selbst ein Fremder, den Helfern hilflos ausgeliefert. Der bekannte Medizinpublizist und *Spiegel*-Autor Dr. med. Hans Halter schrieb einmal: »Es entgeht selbst kritischen Geistern, dass der offiziellen Heilkunst heutzutage Wesenszüge alter Staatsreligionen eigen sind: Nur sie hat das monopolistische Recht festzustellen, wer gesund und wer krank ist und wie er ›lege artis‹, nach den Regeln der Kunst, zu behandeln sei.«

Und was spricht der Ärzteführer? »Allen Patienten ist eine optimale Behandlung garantiert«, so der amtierende Vorsitzende der Kassenärztlichen Bundesvereinigung, Dr. med. Manfred Richter-Reichhelm, und zwar deshalb, weil »es in Deutschland seit mehr als hundert Jahren die beste ärztliche Versorgung und die effizientesten Krankenhäuser der Welt gibt«, wie es der amtierende Präsident der Bundesärztekammer, Professor Dr. med. Jörg-Dietrich Hoppe, sieht. Kurz und knapp auch Hoppes Vorgänger, Professor Vilmar: »Das deutsche Gesundheitswesen ist das beste der Welt. Es ist allen anderen Systemen überlegen.« Solche standesfürstlichen Selbstbeweihräucherungen machen seit Jahrzehnten die Runde, und es erstaunt immer wieder, dass sich diese Bundesärzteführer nicht langsam meschugge vorkommen, wenn sie zur peinlichen Verwunderung ihrer Zuhörer wieder und wieder derartige Lügenmärchen verbreiten. Ein einziger Blick in ihr hochoffizielles Standesorgan *Deutsches Ärzteblatt* ließe ihnen die Schamesröte kübelweise ins Pokerface schießen. Unter der Überschrift »Schlechte Noten, viele Hausaufgaben« hat der Sachverständigenrat für die Konzertierte Aktion im Gesundheitswesen am 30. März 2001 festgestellt: »Im Gesundheitswesen muss alles besser werden!« Und: »Das deutsche Gesundheitswesen leistet nicht, was es leisten könnte«, urteilte Professor Dr. med. Friedrich Wilhelm Schwartz, Vorsitzender des Sachverständigengremiums. Doch damit nicht genug: »Deutschland gibt sehr viel Geld für Gesundheitsleistungen aus [nach den USA und der Schweiz das meiste aller Staaten der Welt – der Verfasser], nimmt jedoch nur eine Mittelstellung ein, wenn man Lebenserwartung oder verlorene Lebensjahre der Deutschen mit denen der Einwohner anderer Industrienationen vergleicht.« Der Sachverständige Professor Dr. med. Peter C. Scriba – mittlerweile auch Vorsitzender des Wissenschaftlichen Beirats der Bundesärztekammer – erklärte bei der Vorstellung des Gutachtens im *Deutschen Ärzteblatt*, die Mehrheit der Ärzte bilde sich derzeit nicht effektiv fort. Ambulant tätige Ärzte arbeiteten in der Regel in Einzelpraxen und seien abgeschnitten vom Wissenstransfer.

Das dicke Ende der Geschichte: Auf derselben Seite, auf welcher der unerschrockene Chefredakteur des Pflichtblatts der 380 000 deutschen Ärzte – geschmückt mit einem Foto der Bundesgesundheitsministerin Ulla Schmidt und des Sachverständigenrats-Vorsitzenden Schwartz – die herbe Botschaft präsentierte, waren auch die Namen der beiden blauäugigsten Ärzteführer der deutschen Gegenwart verewigt: Dr. med. Manfred Richter-Reichhelm, Erster Vorsitzender der Kassenärztlichen Bundesvereinigung, und Professor Dr. med. Jörg-Dietrich

Hoppe, Präsident der Bundesärztekammer ... Ärzteboss Hoppe mochte aber auch in seinem eigenen Standesblatt – gegen die geballte Ladung aus dem Regierungslager – auf seine stereotype Lieblingsfloskel nicht verzichten. Also sprach er und nannte die Kritik des Sachverständigenrats »eher populistisch denn wissenschaftlich«. Und schloss mit der altbekannten Mutmacher-Litanei: »Die Ärztinnen und Ärzte in Deutschland leisten hervorragende Arbeit und würden jedem internationalen Vergleich standhalten.«[12]

Die im »Bündnis Gesundheit 2000« zusammengeschlossenen Verbände und Organisationen der 4,2 Millionen Beschäftigten im Gesundheitswesen – die deutschen Ärzte gehören diesem Bündnis ebenfalls an – haben sich hingegen für einen grundlegenden Richtungswechsel in der Gesundheitspolitik ausgesprochen. »Die tägliche Konfrontation mit unausweichlichem Leid, fehlende Anerkennung durch die Gesellschaft und dazu die körperliche Belastung zeigen bei überdurchschnittlich vielen Beschäftigten im Gesundheitswesen Symptome des Burnout-Syndroms«, sagte Sabine Rothe, Präsidentin des Berufsverbandes der Arzt- und Zahnarzthelferinnen, bei der Vorstellung eines Positionspapiers.[13] Die Vertreterin der Pflegeberufe fügte hinzu: »Das Gesundheitswesen droht aus den Fugen zu geraten.« Auf einer gesundheitspolitischen Tagung der Verbraucherzentrale Bundesverband e.V., des Sozialverbandes VdK und der B.A.G. Hilfe für Behinderte e.V. in Berlin, die dem Thema »Patientenschutz und Verbraucherrechte im deutschen Gesundheitswesen« gewidmet war, stellte die Bundesgesundheitsministerin für die Zukunft Besserung in Aussicht: Durch das Fallpauschalengesetz seien die Krankenhäuser ab 2005 dazu verpflichtet, regelmäßige Qualitätsberichte vorzulegen. Die Patienten hätten damit endlich die Möglichkeit, »mit den Füßen abzustimmen«. Um die Rechte der Patienten weiter zu stärken, will die Ministerin einen Patientenschutzbeauftragten einsetzen. Ziel sei es, ein Sprachrohr und eine gemeinsame Interessenvertretung für die Belange aller Patienten zu haben.[14]

Bis es so weit ist, werden sich Millionen Patienten weiterhin selbst mit den Katastrophen und Unzulänglichkeiten im Gesundheitswesen auseinander setzen müssen. Denn »trotz des hohen Niveaus der medizinischen Behandlung in Deutschland« kommt es zu immer mehr ärztlichen Behandlungsfehlern. Die beiden Autoren Kurt Langbein und Bert Ehgartner rechnen in ihrem Buch *»Das Medizinkartell«* mit 300 000 Fällen und 30 000 daraus resultierenden Toten. Vorsichtige Schätzungen der Allgemeinen Ortskrankenkasse (AOK) gehen bundesweit von 400 000 Fällen im Jahr aus, Patientenschutz-Organisationen vermuten weit über eine Million solcher Fälle. Jeder fünfte Patient argwöhnt, von seinem Arzt schon einmal falsch behandelt worden zu sein – dies ergab eine Umfrage der Techniker-Krankenkasse, die im Herbst 2002 vorgestellt wurde. Der überwiegende Teil der Befragten gab an, dies jedoch nicht gemeldet zu haben – weil die Folgen nicht schlimm gewesen seien oder eine Klage wenig Erfolg versprochen habe.

Die Anzahl der Nieten in weißen Kitteln hat die Schmerzgrenze des für die Öffentlichkeit Vertretbaren längst überschritten. Wohlgemerkt, es geht hier nicht um die bedauerlichen Behandlungsfehler, die auch dem gewissenhaftesten Fachmann von Zeit zu Zeit unterlaufen mögen. Wenn eine Spritze mal einen blauen Fleck hinterlässt, wenn eine Zahnfüllung anfänglich etwas zu hoch ist und der Zahn beim Kauen schmerzt, wenn ein Gipsverband mal nicht gleich so angelegt ist, wie es eigentlich korrekt wäre, liegt ja nicht immer gleich ein grobes Versäumnis eines Arztes vor. Aber in Tausenden ärztlicher Praxen und Krankenhäuser wird Pfusch zur Methode. Geringschätzung und Oberflächlichkeit sind jedoch immer mehr an der Tagesordnung, machen die Heilkunde zur Kaputtkunde. Kritische Ärzte schätzen, dass jedem Arzt pro Jahr wenigstens ein grober Schnitzer unterläuft, mindestens jeder vierte einen Todesfall zu verantworten hat – bei insgesamt 270 000 in Kliniken und niedergelassenen Praxen tätigen Medizinern wären das fast 70 000 Tote jährlich.

Rudolf Virchow, der Altmeister der Pathologie, sprach schon

vor 125 Jahren Klartext: Selbst die beste »medicinische Bildung« schließe »Irrthümer« nicht aus. Als Wurzel solchen Übels nannte der weltweit angesehene Medizingelehrte einen »Mangel an gehöriger Aufmerksamkeit oder Vorsicht«. Doch nach wie vor sind Fehler und Irrtümer in allen Bereichen des Medizinbetriebs geheime Kommandosache. Es sind immer noch seltene Ausnahmen, wenn ärztliche Kunstfehler publik werden. Hier ein paar Beispiele:

- Die Frauenärztin hatte der schwangeren Daniela W. zu einem Kaiserschnitt geraten; der Junge würde ein strammes Geburtsgewicht haben, und das könnte Probleme bereiten. In der örtlichen Klinik jedoch ignorierte die zuständige Ärztin den Kollegenrat und versuchte, das Kind auf traditionellem Weg zur Welt zu bringen – mit fatalen Folgen: Das Neugeborene erlitt einen Genickbruch, war fast eine halbe Stunde klinisch tot und musste künstlich wiederbelebt werden. Heute, fünf Jahre später, ist das Kind vom Kopf an gelähmt und ein Pflegefall. Seine Eltern klagen jetzt auf Schadenersatz.[15]
- In Bamberg wurde einem 63-jährigen Rentner das falsche Bein amputiert. Das Unfassbare: Dem Mann musste dann auch noch das andere Bein abgenommen werden. Die Operation hatte ein Assistenzarzt durchgeführt, der kurz vor seiner Facharztprüfung stand und als »zuverlässig« galt. Die Operation, so der zuständige Verwaltungsdirektor der 800-Betten-Klinik, sei ja ansonsten auch korrekt verlaufen. Aus diesem Grunde wollte man seitens der Krankenhausleitung auch nicht von einem »Kunstfehler«, sondern eher von einem »Blackout« sprechen. Auch von Suspendierung konnte keine Rede sein: »Soll man die Ärzte deshalb in die Wüste schicken?« Angesichts von etwa acht Millionen Operationen in Deutschland, davon einige zehntausend Beinamputationen, müsse man bei solch schicksalhaften Unglücksfällen auch mit den Operateuren Mitgefühl haben. Das in Deutschland für den Verlust eines Beines übliche Schmerzensgeld beträgt weniger als 50 000 Euro, das entsprechende Trostpflaster in den USA: 1,2 Millionen Dollar.[16]

• Dem 59 Jahre alten Schönheitschirurgen Reinhard M. wurden vor dem Hamburger Landgericht 31 fehlerhafte Operationen vorgeworfen. Zahlreiche Patientinnen wurden von ihm in den letzten Jahren entstellt. Die Folgen: unförmige Oberschenkel, Triefaugen oder extrem faltige Hälse – »jammervolle Ergebnisse«, fasste der Richter zusammen. Aber der Arzt war zumindest geständig: »Die Vorwürfe der Anklage sind berechtigt. Ich habe Fehler gemacht und bin bereit, dafür einzustehen.«[17]

• In Kassel operierte ein Chirurg einen Lungenkrebskranken am falschen Lungenflügel. Der verantwortliche Oberarzt erhielt wegen fahrlässiger Körperverletzung eine Geldstrafe in Höhe von 8400 Euro; nun arbeitet er nur noch als Assistenzarzt. Der Patient starb ein Jahr nach der Operation. Die Hinterbliebenen bekamen vom Krankenhaus eine Entschädigung. Nach wie vor aber gibt es in Deutschland keine gesetzlichen Vorschriften darüber, was ein Chirurg noch einmal persönlich überprüfen muss, bevor er mit dem Eingriff beginnt.[18]

• Vor dem Amtsgericht Rosenheim hatte sich der 55-jährige Arzt Klaus D. aus Bad Aibling wegen Körperverletzung in 107 Fällen zu verantworten. Der Mediziner war bayernweit dafür bekannt, Krebspatienten statt nebenwirkungsreicher Kortisonpräparate lediglich eine Medikation aus Hühnereiweiß zur Linderung von Hautbeschwerden zu verabreichen. In Wirklichkeit behandelte Dr. D. seine Patienten aber dennoch mit Kortisonmitteln. Dafür erhielt der Arzt eine Geldstrafe von umgerechnet 5500 Euro. Richterin Elke Dellner begründete ihr mildes Urteil damit, dass der Angeklagte bald arbeitslos werde und auch keine anderen beruflichen Möglichkeiten mehr habe.[19]

• Wegen einer harmlosen Vorhautbeschädigung war ein 63-jähriger Patient ins Allgemeine Krankenhaus Wien (2000 Betten) eingeliefert worden. Entmannt, ohne Hoden, wachte er an einem Freitag, dem 13., aus der Narkose wieder auf. Peter S., 39-jähriger Maschinenschlosser aus Raubling in Oberbayern, litt an einem Hirnschwamm (»Angiom«) in der linken Hirnhälfte. Der behandelnde Chirurg hängte das Röntgenbild seitenverkehrt auf und bohrte in die rechte Schädelseite.[20]

• Die 21-jährige Susanne H. brachte im Oktober 1996 ein körperlich behindertes Kind zur Welt. Die behandelnde Ärztin hatte in der Schwangerschaft elf Ultraschalluntersuchungen durchgeführt und der Mutter versichert, das Kind sei gesund. Die Eltern verklagten die Gynäkologin auf Unterhalt für ihren Sohn. Nach der dritten Revision bestätigte im Frühsommer 2002 der Bundesgerichtshof: Der Mutter steht Schmerzensgeld zu, die Frauenärztin muss für den Unterhalt aufkommen. Dem kleinen Sebastian fehlt links der Oberschenkel, rechts ist der Oberschenkel ganz kurz, das Schienbein starr, das Wadenbein nicht vorhanden. Am Becken besitzt er keine Hüftpfanne, auf einer Seite auch keinen Hüftkopf. Der Junge trägt eine Fußprothese, und weil er keine Arme hat, hält er beim Laufen nur schwer das Gleichgewicht. In einem Interview mit dem Nachrichtenmagazin *Focus* erklärte die Mutter, dass sie und ihr Mann sich in jedem Fall für einen Schwangerschaftsabbruch entschieden hätten, wenn ihnen die Ärztin die Behinderung ihres Sohnes rechtzeitig vor der Geburt offenbart hätte. Die Medizinerin hält dagegen, dass sie gerade aus diesem Grunde den Eltern gegenüber die Behinderung des Kindes verschwiegen habe. Obwohl alle drei Gerichtsinstanzen bestätigt haben, dass es sich um einen grob fahrlässigen Diagnosefehler der Frauenärztin gehandelt habe, wurden die Eltern von der Kirche und einem Teil der Ärzteschaft psychologisch unter Druck gesetzt. Der Berliner Gynäkologe Klaus Vetter sieht das BGH-Urteil ebenfalls sehr kritisch: Ärzte könnten, so befürchtet der Schriftführer der Deutschen Gesellschaft für Gynäkologie und Geburtshilfe, »Erfüllungsgehilfen für Euthanasie wünschende Mütter« werden. Ein „Anrecht auf Abbruch« lehnt Vetter ab. Es würde reichen, wenn Eltern nur die Mehrkosten geltend machen könnten, die sich aus einem Diagnosefehler ergeben. Das BGH-Urteil gehe »zu weit«. Der Medizinrechtler Alexander Ehlers jedoch empfiehlt pragmatische Konsequenzen, wenn er betont, dass der Arzt in keinem Fall klar diagnostizierte Fehlbildungen verschweigen dürfe.[21]

• Wie sehr sich »gesunder Menschenverstand« und die rechtliche Situation unterscheiden können, dokumentierte auch Jörg Belker, vorsitzender Richter am 8. Zivilsenat des Oberlandesgerichts Düsseldorf, am tragischen Schicksal einer jungen Mutter. Sie hatte wegen einer Rötelnerkrankung ein behindertes Kind zur Welt gebracht und war wieder schwanger. Aus Sorge um das neue Baby bat sie ihren Arzt um eine Fruchtwasseruntersuchung. Doch dieser riet seiner Patientin davon ab, weil keinerlei Gefahren einer Missbildung des Kindes erkennbar seien und die Rötelnerkrankung für die erneute Schwangerschaft ohne Bedeutung sei. »Widerstrebend folgte die Frau dem Rat des Arztes. Das dann von ihr geborene Kind war mongoloid«, heißt es in der Schilderung des Düsseldorfer Richters. Doch die Klagen der verzweifelten Mutter wurden in beiden Instanzen abgewiesen. Dabei hatte die Frau zutreffend argumentiert, bei der von ihr gewünschten Fruchtwasseruntersuchung wäre die Chromosomen-Anomalie sofort festgestellt worden. Sie hätte danach zulässigerweise die Schwangerschaft abbrechen lassen können. Ihre Klage hatte keinen Erfolg, weil der Rat des Arztes aus damaliger Sicht richtig war, urteilte das Gericht. Da die Fruchtwasseruntersuchung mit einer Wahrscheinlichkeit von immerhin rund einem Prozent zum Tod der Leibesfrucht führe, entspreche es den Richtlinien der Geburtshilfe, diese Untersuchung nur bei konkretem Anlass durchzuführen – zum Beispiel bei Schwangeren ab Ende dreißig, wenn bereits Missbildungen in der Familie vorgekommen seien oder besondere Ereignisse während der Schwangerschaft eine Schädigung des Kindes befürchten ließen.[22]

Jedesmal, wenn sich Juristen mit den Grundsatzfragen des Lebens befassen, wird nicht selten ein heiliger Krieg daraus. Insbesondere im christlichen Abendland geht es dabei immer auch um Gut und Böse. Das zeigt auch die Entscheidung des Bundesverfassungsgerichts in Karlsruhe zur Haftung des Arztes bei einer ungewollten Geburt. Mediziner müssen künftig bei fehlgeschlagener Sterilisation oder fehlerhafter genetischer Beratung den Eltern Schadenersatz für das ungewollte Kind bezahlen. So hat es der Erste Senat des Bundesverfassungsgerichts in jenem Aufsehen erregenden, kurz vor Weihnachten 1997 veröffentlichten Beschluss entschieden und damit den schwersten Konflikt innerhalb des Karlsruher Gerichts in dessen Geschichte ausgelöst. Der Erste Senat stellte sich damit gegen die Auffassung des Zweiten Senats, der im Abtreibungsurteil von 1993 mit Hinweis auf die grundgesetzlich geschützte Menschenwürde ausdrücklich ausgeschlossen hatte, die Unterhaltspflicht der Eltern für ein Kind als »Schaden« zu begreifen, für den der Arzt zu haften habe. Der Zweite Senat erklärte in einem förmlichen Beschluss, dass zur Klärung der Streitfrage von Gesetzes wegen zumindest das 16-köpfige Plenum des Gerichts hätte aufgerufen werden müssen. Demgegenüber bewertete der Erste Senat die Versuche des anderen Senats, die Entscheidung zu verhindern, als Verstoß gegen das verfassungsrechtliche Gebot des gesetzlichen Richters. Zuständig für Arzthaftungsverfahren sei aufgrund der Geschäftsverteilung ausschließlich der Erste Senat.

Wenn zwei sich streiten – noch dazu zwei Senate des höchsten Gerichts –, fragt sich der Dritte, in diesem Fall der Hilfe suchende Bürger: »Wer hat Recht?« Kann ein »Kind als Schaden« gewertet werden? Sollen die betroffenen Eheleute in solchen Fällen das wirtschaftliche Risiko eines ärztlichen Fehlers tragen? Sollen Opfer von Kunstfehlern deshalb keinen Schadenersatz bekommen, weil das angeblich gegen die Menschenwürde des von ihnen längst akzeptierten Kindes verstößt? »Ein gerechter Interessenausgleich wäre das nicht, was die konservative Seite des Bundesverfassungsgerichts vorschlägt und was sie im Plenum durchsetzen wollte«, kommentierte die *Süddeutsche Zeitung*. »Wenn Haftung ausgeschlossen würde, wäre das eine Prämie für falsch behandelnde Ärzte und deren Versicherungen.«[23]

Das deutsche Arzthaftungsrecht wird, wie man sieht, stark von Gerichten geprägt, der Gesetzesrahmen ist gleichwohl eher dürftig. Den besten Überblick vermögen sich Patienten und ihre Angehörigen anhand von Urteilen des Bundesgerichtshofs und der Oberlandesgerichte zu verschaffen. Auch wenn die Urteile schon Jahre zurückliegen, können sie als so genannte Grundsatzurteile im Schadensfall äußerst hilfreich sein. Hier einige besonders wichtige Entscheidungen, wie sie von Christoph-M. Stegers, Rechtsanwalt in Dortmund, unter der Überschrift »Heilsame Richter-Rezepte« in der Zeitschrift *Capital* zusammengestellt wurden:[24]

- *Behandlungsalternative:* Der Arzt muss den Patienten über die spezifischen Risiken einer Behandlung aufklären. Das setzt voraus, dass das Risiko zum Zeitpunkt der Behandlung nach medizinischem Erfahrungsstand bekannt ist. Das bedeutet allerdings nicht, dass die Fachdiskussion zu dieser Frage bereits abgeschlossen ist und sich eine Lehrmeinung gebildet hat. Vielmehr reicht es aus, dass ernsthafte Stimmen in der medizinischen Wissenschaft, die nicht nur Außenseitermeinungen sind, auf mögliche Gefahren hinweisen. (BGH VI ZR 329/94)
- *Hygiene:* Bestehen in einem Krankenhaus schlechte hygienische Zustände, welche die allgemeine Infektionsgefahr zusätzlich erhöhen, so muss der behandelnde Arzt über diese Umstände und die nicht einwandfreien Pflegebedingungen informieren. Das gilt jedenfalls dann, wenn eine Operation nicht dringlich ist. Im konkreten Fall war es wegen Bauarbeiten in der Klinik zu einer Verschlechterung der hygienischen Zustände gekommen. (OLG Köln 18 U 198/77)
- *Kontrollbefund:* Die Beweislast für einen ärztlichen Fehler liegt grundsätzlich beim Patienten. Sie kann sich jedoch umkehren, wenn der Arzt die erforderlichen Diagnose- und Kontrollbefunde zum Behandlungsgeschehen nicht erhoben hat. Argument: Er ist dann in besonderem Maß dafür verantwortlich, dass die zur Aufklärung des Sachverhalts nötigen Daten nicht zur Verfügung stehen. Im konkreten Fall hatte ein Zahnarzt die zur Kontrolle der Passgenauigkeit von Implantaten erforderlichen Röntgenaufnahmen nicht gemacht. (OLG Saarbrücken 1 U 290/97)
- *Aufbewahrung:* Der Krankenhausträger hat sicherzustellen,

dass über den Verbleib von Patientenunterlagen jederzeit Klarheit besteht. Verstößt der Krankenhausträger gegen diese Pflicht, wird dem Patienten der Nachweis eines Behandlungsfehlers erschwert oder gar unmöglich. In solchen Fällen kann sich die Beweislast zugunsten des Patienten umkehren. Im konkreten Fall hatte eine Klinik die Röntgenaufnahmen eines Patienten verschlampt, der dadurch Fehler bei einer Gallenoperation nicht mehr nachweisen konnte. (BGH VI ZR 341/94)

• *Technik:* Schlägt eine ärztliche Behandlung fehl, ist es Sache des Patienten, Fehler und Ursache nachzuweisen. Die Beweislast kann sich jedoch umkehren, wenn der Fehlschlag auf einen Defekt eines vom Arzt eingesetzten technischen Geräts zurückzuführen ist. (BGH VI ZR 110/75)

• *Wundinfektion:* Dass es nach einer Operation zu Wundinfektionen kommen kann, gehört zu den für den Patienten ohne weiteres einsichtigen Komplikationen und darf vom Arzt als bekannt vorausgesetzt werden. Umso mehr gilt das, wenn anzunehmen wäre, dass der Patient dem Eingriff auch bei umfassender Aufklärung zugestimmt hätte, etwa weil die Operation unbedingt erforderlich und eine Verschiebung nutzlos gewesen wäre. (OLG Düsseldorf 8 U 177/86)

• *Auskunft:* Der Bundesgerichtshof stellte schon 1982 klar, dass Patienten Einsicht in ihre Behandlungsunterlagen verlangen können, soweit es objektive physische Befunde und Berichte über Behandlungsmaßnahmen wie Operationen oder das Verabreichen von Medikamenten angeht. Das gilt grundsätzlich auch außerhalb eines Rechtsstreits (VI ZR 222/79). Seither wurde dieses Recht präzisiert. So entschied das Oberlandesgericht Düsseldorf, dass der Klinikträger auch die Namen und ladungsfähigen Anschriften der behandelnden Ärzte mitteilen muss (8 U 22/83). Das Amtsgericht Offenbach meint ebenfalls, dass die Privatanschriften der Ärzte zu nennen seien. (39 C 1963/89)

• *Dokumentation:* Ist die Dokumentation über eine Operation lückenhaft oder ungenügend, können dem Patienten Erleichterungen beim Beweis eines Behandlungsfehlers zugebilligt werden. Grund: Die Aufklärung des Sachverhalts wird sonst unzumutbar erschwert. Der Zusammenhang zwischen Behandlungsfehler und aufgetretenem Schaden muss aber grundsätzlich auch dann vom Patienten nachgewiesen werden. (BGH VI ZR 170/88)

Nobody is perfect – Fehler passieren immer und überall. Doch wenn sie Ärzten unterlaufen, können Patienten lebenslange Schäden mit gravierenden finanziellen Konsequenzen davontragen. Doch nur ein geringer Prozentsatz der Betroffenen wendet sich an die offiziellen Schlichtungsstellen bei den Ärztekammern, da die Objektivität der mehrheitlich aus Ärzten zusammengesetzten Institutionen berechtigterweise in Zweifel gezogen wird. Über Behandlungsfehler gibt es in Deutschland – anders als in den meisten anderen vergleichbaren Staaten – auch keine zentrale Schadensstatistik. Zwar ist das Vertauschen der Körperseiten eine durchaus gefürchtete Panne. Doch niemand weiß, wie oft genau die falsche Niere herausgenommen, der Leistenbruch auf der falschen Seite geflickt, die falsche Brust oder das falsche Bein amputiert werden. Statt ihre fatalen Irrtümer zu begraben, sollten sich die Pfuscher mit dem Doktortitel an den beiden wundertätigen Brüdern Kosmas und Damian, jenen Heiligen des Ärzte- und Apothekerstandes, ein Beispiel nehmen. Sie nähten schon vor 1700 Jahren einem Einbeinigen das gesunde Bein seines gestorbenen Dieners, eines »Mohren«, an – erfolgreich, so die Legende. Später erst nahm es mit den beiden frühchristlichen Skalpellvirtuosen doch noch ein böses Ende. Der Überlieferung nach wurden sie, nachdem Wasser und Feuer sie nicht töten konnten, enthauptet. Die beiden Brüder, deren Reliquien sich seit 1649 in der Münchener Stadtkirche Sankt Michael befinden, werden von der Chirurgenzunft aber bis heute als Märtyrer verehrt.

Die Wirklichkeit indes bleibt rau und hässlich. Üblicherweise besprechen Ärzte vermeintliche Behandlungsfehler diskret in einer Konferenz. Doch als sich zum Beispiel in der Chirurgie einer Berliner Klinik schwere Komplikationen und Todesfälle häuften, schaffte der verantwortliche Chefarzt die Manöverkritik kurzerhand ab. Das verheerende Resultat seiner Eingriffe erklärte der Chef knapp mit »anatomischen Varianten« – und nahm bald das nächste Opfer unters Messer. Berlin ist überall. Und das Krankenhaus ein Dienstleister der dritten Art: Mediziner schneiden und nähen, sägen und bohren vielleicht nach allen Regeln ihrer so genannten Kunst, den Erfolg einer Operation aber garantieren sie nicht. »Das Risiko einer gescheiterten Intervention trägt der Patient«, sagt Bernhard Badura, Medizinsoziologe an der Universität Bielefeld. Für jährlich 16 Millionen Patienten ist die viel geschmähte Bettenburg aber noch immer Schutzburg, für die 140 000 Klinikärzte nicht selten Trutz- und Wagenburg.

In den meisten Krankenhäusern geben Patienten Geist und Seele schon an der Pforte ab. Für die Haudegen der Heil-Armee bedeuten die frostig-kühlen Kliniksäle nichts als Wettkampfarenen, in denen sie, altrömischen Gladiatoren gleich, Hightechkämpfe auf Leben und Tod austragen. Besessen wie Weltmeisterschaftsaspiranten auf der Jagd nach immer neuen Bestzeiten, operieren Halb- und Viertelgötter in fliegendem Wechsel. Rekorde purzeln für Blinddarm- und Gebärmutteroperationen. Eingriffe bei Leistenbruch, Gallen- und Magenleiden werden penibel registriert, herausragende Leistungen und Geschwindigkeitsrekorde von der Klinikverwaltung mit einem Extrabonus honoriert. Die Fließband-Operationstechniken werden gebimst und gedrillt, bis sie sitzen wie im Schlaf – und auf der medizinischen Walstatt schließlich Patienten-Katastrophen billigend in Kauf genommen. Wo gehobelt wird, fallen Späne.

Eine Schweizer Studie belegt, dass Durchschnittspatienten knapp doppelt so häufig die Gallenblase entfernt wird wie Medizinern. Und eine Studie der Deutschen Gesellschaft für Gynäkologie und Geburtshilfe zeigt, dass 40 Prozent bestimmter Operationen am Eierstock medizinisch schlichtweg nicht zu begründen und damit überflüssig sind: »Etwas mehr Glasnost im Krankenhaus«, schrieben Jörg Blech und Hans Harald Bräutigam in der *Zeit*, »könnte Patienten vor solchen Folgen der ärztlichen Therapiefreiheit schützen.«[25] Der Gesetzgeber fordert seit langem Durchblick durch den Dschungel der Medizin, aber oft rennen die Kunstfehler-Opfer vergebens gegen eine Mauer aus Gutachtern an, die sich schützend vor ihre Ärztekollegen stellen. »Wir brauchen bestens ausgebildete Fachleute und keine Dilettanten«, so der Vorsitzende des Deutschen Richterbundes, Geert Mackenroth, und fordert höhere Qualitätsstandards für medizinische Gerichtsgutachter. In mehr als 20 Urteilen hat der Bundesgerichtshof seit den Siebzigerjahren faire Prozesse und »Waffengleichheit« angemahnt. Der Sachverständige müsse »objektiv arbeiten«. Doch noch immer sei der medizinische Sachverständige »das Sorgenkind Nummer eins«, klagt OLG-Richter Harald Franzki. »In einem Maße, wie es in kaum einem anderen Berufsstand zu beobachten ist, zieht sich in der Ärzteschaft die Pflicht zur Standessolidarität vom Eide des Hippokrates wie ein roter Faden bis in die modernen Berufsordnungen hin.«[26]

Und das »Heil-Risiko« steigt unentwegt – neuerdings auch wieder auf den Geburtshilfestationen. Als Grund für die hohe Komplikationsrate in der Geburtshilfe nennt der ehemalige Gynäkologie-Chefarzt Horst Puder aus Wiesbaden eine »Ausdünnung an Erfahrung«: Bei rückläufigen Geburtenzahlen drängelten sich immer mehr Jungärzte zum Saugglocken-Training im Kreißsaal. Ergebnis, so Dr. Puder: »Ein Klima des Dilettantismus.«[27] Seit 1989 sind Kliniken gesetzlich verpflichtet, »sich an Maßnahmen der Qualitätssicherung zu beteiligen«. Was seither geschah, geriet zum Lehrstück einer Gesundheitsdauerreform. Unter Ärzten, Kliniken und Krankenkassen tobt ein Machtkampf, in den Operationssälen ein unkontrolliertes Wettrüsten der Medizintechnik – doch bewegt hat sich nichts. Nach wie vor wird uns der Blinddarm herausoperiert, auch wenn das gar nicht nötig ist, werden Gebärmütter entfernt, auch wenn sie kerngesund sind, werden Krebsgeschwülste bestrahlt, geschnitten und chemischen Superduschen unterzogen, auch wenn das keinen Menschen länger am Leben erhält, werden Organe getauscht wie auf einem orientalischen Basar – frei nach dem

Motto: Gibst du mir eine Niere, kriegst du von mir ein Stückchen Leber. 460 000 Menschen sterben jährlich im Krankenhaus, und wenn auf den Gräbern aller Kunstfehleropfer eine Kerze brennen würde, wären unsere Friedhöfe des Nachts hell erleuchtet wie sonst nur im Advent.

Auch die britischen Ärzte wehren sich gegen Pläne des Gesundheitsministeriums, ein »Frühwarnsystem Kunstfehler« einzuführen, vermeldete selbstzufrieden das *Deutsche Ärzteblatt.* Das englische Ärzteparlament habe die Pläne als »unsensibel und gefährlich« zurückgewiesen. Auslöser sei eine Reihe zum Teil spektakulärer Kunstfehlerskandale, die landesweit für Schlagzeilen sorgten und zu harscher Kritik am ärztlichen Berufsstand führten. Der Hintergrund, so das offizielle Standesorgan der deutschen Medizinerschaft, sei ernst: »Jährlich erleiden rund 850 000 Patienten im staatlichen britischen Gesundheitsdienst (National Health Service, NHS) gesundheitliche Schäden als Folge unvorhergesehener Komplikationen. Viele dieser Fälle wären nach Ansicht von Gesundheitsminister Alan Milburn vermeidbar, würden die Behörden eher auf dubiose Ärzte oder Fachärzte aufmerksam werden. Genau das soll durch das Frühwarnsystem erreicht werden.«[28] Wichtigstes Organ der ärztlichen Selbstverwaltung in Großbritannien ist der General Medical Council (GMC) mit Sitz in London. Der GMC habe die Möglichkeit, so das *Deutsche Ärzteblatt* weiter, inkompetente Ärzte mit einem zeitlich befristeten Berufsverbot zu belegen. In besonders schweren Fällen könne Ärzten die Zulassung ganz entzogen werden. Kritiker würden jedoch dem GMC vorwerfen, so gut wie nie hart gegen Sündenböcke vorzugehen.

Kommt uns das nicht irgendwie bekannt vor? Das britische Kunstfehler-Frühwarnsystem könnte auch hierzulande einen heilsamen Schock bei den Betroffenen auslösen. Damit einhergehen sollte – wie auch vom britischen Gesundheitsminister geplant – ein regelmäßiger Ärzte-TÜV, um die medizinische Kompetenz der Weißkittel in Abständen von maximal fünf Jahren zu überprüfen. Übrigens, wenn man berücksichtigt, dass wir in Deutschland über eine doppelt so hohe Arztdichte wie in England verfügen, vor allem das Ausbildungsniveau deutscher Mediziner im Vergleich mit allen Industriestaaten der Welt – weit hinter Großbritannien – auf den hintersten Plätzen rangiert, dann kann man bei der horrenden Zahl von 850 000 Kunstfehler-geschädigten Patienten auf der britischen Insel ins Grübeln kommen: Nach Schätzungen der Bundesärztekammer gibt es in Deutschland keinesfalls mehr als ein paar tausend ärztliche Kunstfehler pro Jahr – eine dummdreiste Fehleinschätzung!

Die Kassenärztliche Vereinigung Hessen erhielt erst kürzlich den »Deutschen Preis für Qualität im Gesundheitswesen 2002«.[29] Woher, fragt man sich, nehmen unsere Ärzteführer ihre kaltschnäuzige Verwegenheit? In welchem Wolkenkuckucksheim leben sie eigentlich? Mag es vielleicht damit zusammenhängen, dass die personelle Besetzung der Standesorganisationen schon von jeher als eine Art Endlager für abgebrannte Weggenossen herhalten musste? Mit der Assimilation neuer Denkformen haben sie sich schon immer etwas schwer getan. Aber die meisten von ihnen helfen sich, indem sie sich zu unerbittlichen Verteidigern der bestehenden (Berufs-)Ordnung, ärztlicher Werte und Tugenden aufschwingen – notfalls gegen längst überfällige Reformen und eine Renaissance der deutschen Medizin. Kurz: Die Bundesärztekammer ebenso wie die 23 kassenärztlichen Vereinigungen sind, wenn man sie nicht für schädlich halten will, gleichwohl überflüssig wie Warzen. Scharlatane hat es zu allen Zeiten und in allen Spielarten gegeben – der Scharlatan ist ja nichts anderes als die betrügerische Gegenfigur zu irgendeiner echten Position. Er bezieht sein Ansehen gerade daraus, dass es die echte Position gibt, aber dass er dank einer überlegenen betrügerischen Werbung der Öffentlichkeit weismachen kann, mehr zu leisten, zu vollbringen, erfolgreicher zu sein als derjenige, der dem Arztgewerbe seriös und verantwortungsvoll nachgeht. Es sind die schwächeren Köpfe aus der intellektuellen Welt der Medizin, die mit scharlatanistischer Politik Aufsehen erregen. Diese paramedizinischen Quacksalber und Profiteure, die insbesondere in den überkommenen Zunftriegen des medizinischen Establishments in fast schon pestilenzartiger Menge auftreten, sind vor allem aus einem Grund schädlich: Sie verhindern die dringend notwendige Neuordnung unseres Gesundheitswesens. Sie verhindern aber vor allem einen effektiven Schutz des Patienten.

»Wir töten eben manchmal einen gesunden Menschen«, sagte auf dem letzten internationalen Transplantationskongress in Essen ein prominenter Organverpflanzer. »Daran ist nichts Falsches, solange sie in die Operation eingewilligt haben. Also lasst uns weitermachen!«[30] Ärzte aber, die nicht zur rechten Zeit aufhören können, muss die Gesellschaft stoppen. Jetzt gleich! Notfalls mithilfe des Staatsanwalts!

Nur ein kranker Bürger ist ein guter Bürger

Das Medizinsyndikat ist das einzige Syndikat, das selbst bestimmen kann, wie viel es einnehmen will. Keine andere Berufsgruppe war jemals in dieser glücklichen Lage. Während andere Syndikate auch bei vollständiger Monopolisierung bestimmter Waren- oder Dienstleistungen der gleichen Art doch immer noch Rücksicht auf die Gesetze des Marktes nehmen mussten, ist das Medizinsyndikat von einer derartigen Notwendigkeit freigestellt. Der Arzt kann aufgrund seiner gesetzlich verbrieften Therapiefreiheit bestimmen, ob ein Schnupfen lediglich ein Schnupfen oder Bestandteil eines chronischen Leidens ist, das zur Vermeidung von Verschlimmerungen (nicht etwa einer Heilung) ständiger gebührenträchtiger Einzelmaßnahmen bedarf. Ausschließlich der Arzt entscheidet, wie viele derartiger Einzelverrichtungen im Rahmen einer Behandlung erforderlich sind. Zur Behandlung von Kopfschmerzen können einfach nur Tabletten verschrieben, aber auch der Blutdruck gemessen, ein Blutbild angefertigt und Röntgenaufnahmen veranlasst werden, denn alles Mögliche kann ja irgendwie irgendwann auch etwas mit Kopfschmerzen zu tun haben. Der Arzt teilt seinem Patienten mit, dass und wie krank er ist, die Ärzteverbände sagen es der Gesellschaft. Was der einzelne Arzt an der »Basis« des einzelnen Patienten tut, tun die Verbände im »Überbau« in Richtung Gesellschaft: allen klar machen, wie wichtig die Ärzte sind und wie gut man sie daher auch bezahlen muss. Erinnern wir uns der soziologischen Binsenwahrheit, wonach »tausend Personen auf das Schlimmste korrumpiert sein können durch ein gemeinsames Interesse, über das jeder Einzelne von ihnen persönlich erhaben ist«. Auch die über 380 000 in ihrer Arbeit zum Teil hoch achtbaren Ärzte in der Bundesrepublik – ebenso wie die Pharmaindustrie und die gesamte übrige Medizinalwirtschaft – können »ein gemeinsames Interesse« anführen, ein Kollektivinteresse, das weder ehrenwert noch achtbar ist: das Interesse an einem zumindest gleichbleibenden, wenn nicht gar stetig sich ausweitenden, von ihnen selbst zu steuernden Umfang von Krankheiten und Leiden, einschließlich des »explosiven« Anstiegs der Behandlungskosten. Mit geradezu klassischen Formulierungen hat Professor Dr. med. Victor von Weizsäcker sich über dieses gemeinsame Interesse – eines der bestgehüteten Tabus in der Bundesrepublik – ausgelassen: »Es ist unvermeidlich, hier daran zu erinnern, wie äußerst mächtig im Arzt, in der Berufsgruppe der Ärzte, die Tendenz ist, dass wenigstens so viele andere krank werden, dass den Ärzten die materiellen Grundlagen ihrer Existenz erhalten bleiben. Man braucht gar nicht boshaft zu sein, um das Interesse der Medizin in Arzttum und Forschung einmal zuzugeben; man braucht gar nicht die unmoralischen Exzesse der Krankheitszüchter, die zutage liegen (Sanatorium, Klinik, Privatpraxis, Berühmtheit), vorzuführen. Interessanter wäre, die unbewusste Ausdehnung dieser Interessenverkettung einmal zu studieren. Es käme dann deren Verknüpfung mit der chemischen und Instrumentenindustrie zutage. Es genügt zu wissen, dass die Tendenz zur Krankheit nicht nur in der Krankheit, sondern auch im Arzt besteht und wirksam sein muss ... Der Arzt will leben, er will ein Häuschen haben, er will ein Auto haben, er will eine Frau haben, er verdient nichts, wenn er dem Patienten sagt: ›Du hast nichts.‹ Diesem Drang sind wir täglich ausgesetzt, und täglich wird vom Patienten das gefordert, was der Arzt – und was darum herum ist – gern liefert, und doch liegt darin ein Schwindel insofern, dass er die viel wichtigeren Fragen, die der Patient zu bewältigen hätte [seine Lebenssituation, seine Lebensführung – der Verfasser] vertagt, wegschiebt.«[31]

Diese entlarvenden Feststellungen wurden bislang in ähnlicher Weise unterdrückt wie die kaum weniger erstaunlichen Enthüllungen des Systemkritikers Ivan Illich: »Es gibt eine Konsolidierung von Ärzten, Krankenhäusern, pharmazeutischer Industrie, Versicherungen und medizinischer Wissenschaft, die ein sachwidriges – die Gesundheit nicht förderndes – Monopol auf die Gesundheitsdienste haben und die Angst und Unkenntnis der Menschen für ihre Macht und ihren wirtschaftlichen Vorteil ausbeuten.«[32]

Das manipulierte Image der offiziellen Medizin ist zu einem erheblichen Teil nichts anderes als Etikettenschwindel, durch den das Krankheitswesen in ein »Gesundheitswesen« umfunktioniert wird, weil die Gesundheit an der Spitze der Wunschziele der Bevölkerung steht. Der Hamburger Publizist Albert Giercke hat in zahlreichen Schriften (etwa »Ethik oder Geschäft?«, »Medizin ohne Maske«) als einer der Ersten auf diese betrügerischen Manipulationen aufmerksam gemacht. Doch seine warnende Stimme verhallte, ähnlich wie viele andere auch, weitgehend ungehört. Das Medizinsyndikat hatte es immer noch fertiggebracht, seine grundlegenden Reformgedanken im Keim zu ersticken beziehungsweise einfach totzuschweigen. Zahlreiche Ideen Gierckes habe ich in diesem Kapitel verarbeitet; sie mögen vor allem den Mechanismus des Krankheitswesens deutlich machen. Der streitbare Publizist vertrat die Auffassung: »Das Unbehagen gegenüber der Medizin resultiert vorwiegend aus der verwerflichen Unwahrhaftigkeit, aus der propagandistischen Schönfärberei, aus der unseriösen Bilanzverschleierung, mit der medizinische Aktiva überbewertet und schwer wiegende Passiva verheimlicht werden.« Gierckes Kassandrarufe, dass nämlich der seit Jahrzehnten beschrittene Weg der Krankheitsbekämpfung erfolglos bleiben und in absehbarer Zeit zu einem »sozialen Infarkt« führen müsse, scheint nun heute bittere Wirklichkeit zu werden. Die Umfunktionierung des »Medizinalwesens« zum »Gesundheitswesen« ermöglicht dem Medizinsyndikat, der Gesellschaft noch deutlicher zu machen, wie sehr sie der Ärzte bedarf. Die Einschaltung des Medizinsyndikats ist nicht mehr nur zur Behebung konkreter Krankheiten erforderlich, seine Präsenz wird vielmehr Bestandteil der allgemeinen »Grundbefindlichkeit des Daseins«.

Wann genau die Umfunktionierung des »Medizinalwesens« zum »Gesundheitswesen« anfing, lässt sich historisch nicht mehr genau feststellen. Jedenfalls entdeckte das Medizinsyndikat die Sprache als Machtinstrument, erkannte, welche Möglichkeiten der Terminus »Gesundheitspolitik« eröffnete. Eine Umfunktionierung der Begriffe begann, wie sie in George Orwells *»1984«* abschreckend geschildert wird. Es werden dort die Sätze »Sklaverei ist Freiheit«, »Unwissenheit ist Macht« und »Krieg ist Frieden« zum Bestandteil der Sprache. Die in der bundesdeutschen »Gesundheits«politik betriebene Wortkosmetik ist noch eine Idee subtiler. Da werden Krankheitsbehandlungsberufe zu »Gesundheits«berufen, Krankheitsbehandlungsgüter zu »Gesundheits«gütern, Krankheitsbehandlungskosten zu »Gesundheits«kosten, Krankheitsbehandlungskonsum zu »Gesundheits«konsum, Krankheitsbehandlungsversorgung zu »Gesundheits«versorgung, Krankheitsbehandlungssystem zu »Gesundheits«system, Krankheitsbehandlungsdienst zu »Gesundheits«-dienst, Krankheitsbehandlungswesen zu »Gesundheits«wesen, und aus dem Geschäft mit der Krankheit wird so das Geschäft mit der »Gesundheit«.

Die Folge liegt auf der Hand: Krankheit ist Gesundheit. Dieser Satz ist nicht einmal so widersinnig, wie es auf den ersten Blick erscheinen mag. Denn in den Wirtschaftssektoren Krankheitsbehandlung, Krankheitsverursachung und Krankheitsversicherung finden ja nicht allein Hunderttausende von Bundesbürgern ihr Prestige und ihre Existenz, es werden dort nicht allein mächtige Industrien aufgebaut und riesige Kapitalsummen bewegt und verwaltet, sondern auch milliardenhohe Steuerbeträge der verschiedensten Art erarbeitet und abgeführt. Krankheit, Krankheitsverursachung, Krankheitserfindung und Krankheitsversicherung bedeuten für die beteiligten Berufs- und Wirtschaftsgruppen – nicht zuletzt natürlich auch für den Staat – »Gesundheit«, obwohl diese spezielle Gesundheit verhängnisvolle Schäden an der Gesundheit des Volkes beziehungsweise schwere Defekte an dessen Gesundheitsmoral signalisiert. Fest steht jedenfalls, dass die für diese gesellschaftlichen Sektoren mangels richtiger Informationen von der Allgemeinheit aufgebrachten Milliardensummen zum größten Teil eine für das Individual- wie auch für das Allgemeinwohl weitaus nützlichere Verwendung finden könnten.

Die verbale Falschmünzerei erfüllt drei von der »Gesundheits«politik offenbar besonders hoch bewertete Aufgaben: Erstens wird damit der Bevölkerung suggeriert, dass in der staatlich sanktionierten Medizin (der so genannten Schulmedizin) die Gesundheit aller derjenigen automatisch und hundertprozentig wiederhergestellt wird, die sich diesem offiziellen Behandlungssystem anvertrauen und dessen Behandlungsgüter (zum Beispiel Medikamente) konsumieren. Hier wird eine »heile« Medizinwelt vorgetäuscht, denn verschwiegen wird der alarmierend hohe Anteil von Fehldiagnosen mit der daraus resultierenden Fehlbehandlung (wovon später noch ausführlich die Rede sein wird). Verschwiegen werden auch die gesundheitsschädigenden Nebenwirkungen und Spätfolgen von Medikamenten, Bestrahlungen, Operationen und dergleichen. Nicht aufgedeckt wird also, dass Krankheitsbehandlung im »Gesundheits«system auch zu mehr oder weniger schweren zusätzlichen Krankheiten und sogar zum Tod führen kann.

Der Frankfurter Ordinarius Professor Dr. med. Ferdinand Hoff sah sich angesichts dieser alarmierenden Tatsachen schon vor Jahrzehnten veranlasst, darauf hinzuweisen, dass »Therapieschäden heute die häufigste Krankheitsursache sind«. Zweitens soll diese Wortstrategie eine positive Bewertung der bedenklich zunehmenden Krankheitshäufigkeit wie auch des beängstigenden Anstiegs der Krankheitskosten erzeugen. Denn mithilfe der verbalen Irreführung kann das gegenwärtige »Gesundheits«system das sintflutartige Anwachsen der Ärztezahl, den Umsatzboom in der Pharma- und Apparateindustrie, die Notwendigkeit immer neuer und aufwendigerer Krankenhausneubauten sowie die regelmäßige Erhöhung der Beiträge für die Krankenversicherungen als »Fortschritte im Gesundheitswesen« verkaufen und damit für die Öffentlichkeit schmackhaft machen.

Diese Fortschritte und ihre finanziellen »Nebenwirkungen« werden damit nicht allein als solche akzeptiert, sondern auch von fortschrittsorientierten Bürgern und Beitragszahlern hinreichend honoriert. Drittens gibt diese Begriffsverfälschung den Bundesbürgern die ihnen zugedachte Gewissheit, dass man sich im so genannten Gesundheitswesen um ihr höchstbewertetes Gut, die Gesundheit, fast übermenschlich sorgt und alles aufbietet, um ihr Wohlbefinden zu fördern beziehungsweise zu erhalten. Auch die politischen Parteien schmücken sich allenthalben mit falschen Gesundheitsfedern, obwohl sich ihre gesundheitspolitischen Initiativen fast ausschließlich auf die Sicherung der zweifellos wichtigen, aber nicht vorrangig optimalen Krankheitsbehandlung beschränken. Hätte die Gesundheit bei den Parteien wirklich Priorität – wie sie behaupten –, so würde keine von ihnen die gesundheitsschädliche Verschmutzung der Innenluft durch rücksichtslose Raucher, insbesondere am Arbeitsplatz, auch nur einen Tag länger dulden.

Die Atmosphäre, in der alle diese Machenschaften Wurzeln schlagen können, wird also künstlich hergestellt. Mit dem Begriff »hergestellte Dummheit« bereicherte Professor Dr. med. Alexander Mitscherlich den deutschen Sprachschatz, als er in der Frankfurter Paulskirche den Friedenspreis des Deutschen Buchhandels in Empfang nahm.

»Hergestellte Dummheit« in der so genannten Gesundheitspolitik soll verschleiern, dass diese Politik praktisch auf die Zunahme, zumindest aber auf die Erhaltung des heutigen

Umfangs von Krankheit und Leiden hinausläuft, denn nur unter einem ständigen Krankheitsdruck lässt sich der Anspruch des »Gesundheits«wesens auf einen immer größeren Anteil am Sozialprodukt rechtfertigen und durchsetzen.

»Nur ein toter Indianer ist ein guter Indianer«, hieß es einst unter den weißen Pionieren im Wilden Westen Amerikas. »Nur ein kranker Bürger ist ein guter Bürger«, diese zynische Formulierung kann als das geheime Credo der heutigen Gesundheits- und Sozialpolitik unterstellt werden. Ein hinreichender Beweis dafür ist die penetrante Propagierung einer so genannten »Gesundheitsvorsorge« – die auch als »Präventivmedizin« offeriert wird – anstelle der echten Gesundheitsvorsorge. Denn die propagierte »Vorsorge« ist in Wirklichkeit nichts anderes als der selbst von Ärzten als fragwürdig bezeichnete Versuch, Krankheiten, die nicht vorsorglich durch gesundheitsbewusste Lebensführung verhindert wurden, bereits in einem vagen Frühstadium zu »erkennen« und zu behandeln. Echte Gesundheitsvorsorge dagegen – die gesundheitsbewusste, krankheitsverhindernde Lebensweise jedes Einzelnen – ist nicht allein jener »Konsolidierung« von Ärzten, pharmazeutischer Industrie und so weiter ein Dorn im Auge, sondern auch dem Staat unbequem. Echte Gesundheitsvorsorge beeinträchtigt nämlich nicht allein die Umsätze im Krankheitsbehandlungswesen, sondern auch die Steuerinteressen des Staates auf dem Gebiet der Krankheitsverursachung (Umweltverschmutzung, Gift in der Nahrung, Tabak, Alkohol, Süßwaren usw.).

Folglich muss diese echte Vorsorge aus dem Gesichtskreis der Bevölkerung hinwegmanipuliert werden. Die Versicherten werden zu dem Glauben verleitet, Gesundheit bekomme man nur vom Arzt. Sie müssen glauben, dass sie gesundheitsvorsorglich nichts anderes zu tun brauchen, als sich für Früherkennungsmaßnahmen zur Verfügung zu stellen. Diese Zielverschiebung lässt die Einflussnahme einer »Konsolidierung« von Krankheits-Behandlungsinteressenten kaum noch zweifelhaft erscheinen. Als »gesundheitsbewusst« wird daher heute nicht etwa der gesundheitlich richtig lebende, sondern allein derjenige gelobt, der sich »gesundheitsvorsorglich« den Untersuchungen der modernen Medizin anvertraut – samt allen ihn dort erwartenden Risiken der Fehldiagnostik und der Überdiagnostik – mit der Folge: Behandlung »fiktiver« Krankheiten. Es ist ein Lichtblick, dass es noch immer Ärzte gibt, die das Gespinst der medizinischen Irreführungen in Bezug auf die öffentlich proklamierte »Gesundheitsvorsorge« zerreißen und durch wahrheitsgemäße Begriffsermittlung Klugheit statt Dummheit in der Bevölkerung »herzustellen« versuchen:

»Vorsorge-Medizin ist kein gutes Wort«, schreibt der Aachener Mediziner Dr. Arnold Raschke, »denn es ist kein klares Wort. Es suggeriert das Gefühl, man habe alles getan, was ein vernünftiger Mensch für seine Gesundheit tun kann ... Man spiegelt Präventiv-Medizin vor, wo keine stattfindet. Nicht, dass man das vorsätzlich täte – das wäre Rosstäuscherei. Aber stecken hinter dem Kreieren dieses Wortes wirklich nur gewisse Denkunschärfen? ... Leiden muss unter dem Wortmissbrauch die Präventiv-Medizin. Denn mit der Vorsorgeuntersuchung glaubt der normale Konsument seine Pflicht ihr gegenüber erfüllt zu haben. Dabei wäre ein intensiveres Bemühen um eine echte Krankheitsvorbeugung so dringend notwendig, weil die vorzeitigen Aufbruchschäden immer massiver auftreten ... Jede Verschleierung der Tatsache aber, dass es mit der Präventiv-Medizin bei uns nicht so herrlich bestellt ist, blockiert nur die nötige Änderung: Die deutschen Ärzte sollten sich in viel stärkerem Maße der Krankheitsverhütung zuwenden, sollten Fachleute für Gesundheit werden. Sonst wird der alte Vorwurf bestehen bleiben, dass für die klassische Medizin der Mensch erst dann interessant wird, wenn er krank ist.«[33]

Mit schöner Regelmäßigkeit melden die ärztlichen Standesorganisationen, statistisch sauber aus den Abrechnungen ihrer Mitglieder herausgearbeitet, dass die Morbidität im letzten Jahr wieder einmal um soundso viel Prozent gestiegen sei. Das gilt schon fast wie ein Naturgesetz. Selbst die Krankenkassen sind vom Fatalismus ergriffen. Ihre Grundposition lautet neuerdings: »Das Bedürfnis der Bevölkerung nach ärztlicher Behandlung ist dadurch charakterisiert, dass es sich nicht einfach parallel zur Zunahme der Bevölkerung, sondern beträchtlich überproportional entwickelt.« Derartige Feststellungen aber sind nicht nur unbeweisbar, sondern vor allem auch gefährlich. Wenn den Menschen immer wieder gesagt wird, sie seien eigentlich weniger gesund, als sie annehmen und sie folglich den Arzt gar nicht oft genug aufsuchen könnten, dann verbreitet man Angst und Unsicherheit statt des gepriesenen neuen Gesundheitsbewusstseins.

Die Krankheit – und nicht etwa die Gesundheit – ist nun einmal die Voraussetzung für die Berufsausübung aller im Medizinbetrieb wirkenden Gruppen. Es ist darum auch menschlich verständlich, dass die Intention vor allem der ärztlichen Standesvertretung und der Pharmaproduzenten ausschließlich auf die Erhaltung beziehungsweise sogar Ausweitung von medizinischen Aktivitäten fixiert ist. Wie überall in der Wirtschaft glaubt man auch im Medizinalbereich hohe Wachstumsraten anstreben zu müssen. Die dabei bisher erreichten Erfolge sind immerhin beeindruckend. Nähme die Gesundheit der Bevölkerung mit der Zahl »gesundheitspolitischer Programme« zu, so wäre in der Tat Optimismus am Platze. Leider weitet sich jedoch gleichzeitig das Gefühl aus, hinter dem finanziellen Kraftakt bleibe der Gewinn an Gesundheit hoffnungslos zurück. Die immer wieder gehörte Behauptung, das deutsche Gesundheitswesen gehöre zu den besten der Welt, wurde längst widerlegt.

Richtig dürfte dagegen sein, dass die Bundesrepublik Deutschland ihren Bürgern auf dem Sektor Gesundheit mehr Leistungen offeriert als irgendein anderes industrialisiertes Land dieser Erde, sei es kapitalistisch oder sozialistisch ausgerichtet. Der Platz eins wurde uns von einer Instanz zugewiesen, die sich in solchen Dingen auskennt: dem »Committee for National Health Insurance (CNHI)« in den Vereinigten Staaten. Das CNHI, in erster Linie von den US-Gewerkschaften getragen, bemüht sich um eine nationale Gesundheitsversicherung, die jedem amerikanischen Bürger Schutz gewähren soll. Übrigens: Unter den zwölf ausgewerteten Industrieländern bildet Amerika in der CNHI-Statistik das Schlusslicht. Während die Ausgaben in der bundesdeutschen Krankenversicherung noch im Jahre 1950 wenig mehr als zwei Milliarden D-Mark betrugen, waren sie 1975 auf über 60 Milliarden geklettert und liegen derzeit bei rund 300 Milliarden Euro!

Derart horrende Wachstumsraten im Krankheitswesen sollten als gesellschaftspolitisches Alarmzeichen bewertet werden. Sie signalisieren einen steigenden Krankenstand und eine damit parallel laufende Inanspruchnahme des Sozialprodukts allein für Krankenbehandlungen sowie einen gleichzeitigen Rückgang von Produktivität, Sozialprodukt und Lebensstandard infolge krankheitsbedingter Arbeitsausfälle. Die volkswirtschaftlichen Verluste durch das »Phänomen Krankheit« schätzte der Heidelberger Sozialmediziner Professor Dr. med. Hans Schaefer bereits 1965 auf 120 Milliarden D-Mark. Inzwischen dürfte diese Summe bei sage und schreibe 1 Billion Euro (!) angelangt sein. Krankheit stellt also – abgesehen vom Verlust des individuellen Wohlergehens – eine schwere Bedrohung auch des gesellschaftlichen Gesundheitszustands dar: Zusammenbruch des Sozialstaats wegen riesiger Zunahme der Soziallasten im Innern bei gleichzeitiger Abnahme der Konkurrenzfähigkeit der Wirtschaft im Export durch ebendiese Kostenbelastung. Man muss sich daher von der Vorstellung freimachen, dass Wachstumsraten auf allen Gebieten in jedem Fall erstrebenswert seien. Im Krankheitswesen jedenfalls gilt genau das Gegenteil. Dort sind allein hohe Schrumpfungsraten gesellschaftspolitisch erwünscht. Die unter dem Begriff »Krankheitswesen« zusammenzufassenden Berufs- und Wirtschaftsgruppen sind zu einer derartigen Kehrtwende jedoch nicht bereit. An einer Verringerung der Zahl der Kranken beziehungsweise Vorsorgebedürftigen zugunsten einer Zunahme der Zahl der Gesunden kann das Krankheitswesen aus Gründen der Existenzsicherung und des Prestiges nicht interessiert sein. Um diesen von der Sache her gegebenen Zwang zu verschleiern, hat, wie gesagt, das Krankheitswesen für sich den Begriff »Gesundheits«wesen als Aushängeschild in Anspruch genommen.

Man muss sich heute ernsthaft fragen, wie unsere Volkswirtschaft mit diesem Problem fertig werden will, wenn die Entwicklung weiter so verläuft wie bisher. Fest steht inzwischen lediglich, dass mit immer mehr Geld noch lange nicht mehr Gesundheit zu erlangen ist. »Der Kern des Problems liegt vermutlich darin, dass im Sinne einer ›Übersolidarität‹ von der Gemeinschaft der Versicherten immense Kosten für Krankheiten finanziert werden müssen, die keineswegs unabwendbar und schicksalhaft, sondern zu einem großen Teil durch eine gesunde Lebensführung vermeidbar sind. Die Allein-Kompetenz der Ärzte für die Gesundheit ist ein gefährlicher Mythos. Denn nichts, was aus einer Klinik oder einem Reagenzglas kommt, wird auch nur annähernd so stark zu einem allgemein besseren Gesundheitszustand beitragen wie individuelle Selbst-Behandlung in Form vernünftigerer Lebensweise.«[34]

Bei Krebs- und Herzerkrankungen ist zum Beispiel klar geworden, dass man sie sich nicht wie eine Erkältung einfängt. Beide sind im Regelfall die Folge jahrzehntelangen Missbrauchs des Körpers. Jahrelanges Trinken und Rauchen, Essen mit hohem Fettgehalt, Fettsucht und Mangel an Bewegung spielen dabei erwiesenermaßen eine bedeutsame Rolle. Aber alle diese Ursachen könnten ohne medizinische Behandlung gemäßigt oder völlig ausgeschaltet werden. Jüngste Schätzungen haben ergeben, dass die Bundesbürger zurzeit Millionen Kilo Fett zu viel mit sich herumschleppen. Auf die Gesamtbevölkerung der Bundesrepublik übertragen, bedeutet dies ein Übergewicht von etwa drei Kilo pro Person. Ein Übergewicht von zehn Prozent jedoch verkürzt bereits die Lebenserwartung um ein Sechstel. Für den Vorsitzenden des Arbeitskreises Gesundheitskunde, Dr. med. Johann Georg Schnitzer, sind die Bäuche der Deutschen heute mehr als nur einen nachsichtigen Blick des Mitleids wert. Schon vor Jahren warnte der Schwarzwälder Arzt: »Wenn das so weitergeht, werden die Gesunden noch unter der Soziallast der Invaliden und Kranken zusammenbrechen.« Jetzt bedarf es für solche Fingerzeige keines prophetischen Weitblicks mehr, die Katastrophe zeichnet sich bereits deutlich ab.

Jeder verantwortungsbewusste Arzt müsste sich die Frage stellen, ob er mit seiner bisherigen Ansicht über Gesundheitsvorsorge und Krankheitsbehandlung in der sich ändernden Welt noch richtig liegt. Krankenhäuser und ärztliche Praxis sind derzeit lediglich Sammelbecken menschlicher Defekte aus einer fehlgeleiteten Zivilisation. Unfallverletzte, stresskranke, vergiftete, süchtige und arzneimittelgeschädigte Patienten prägen das moderne Krankheitsbild. Der Aphorismus, dass ein Mensch, wenn er einmal 40 Jahre alt ist, entweder ein Narr oder sein eigener Arzt ist, drückt eine bedeutsame Wahrheit aus. »Gesundheitsvorsorge sollte sich nicht im Suchen nach ersten Symptomen einer Krankheit erschöpfen, sondern die Ursachen beseitigen«, empfahl der renommierte Arzt-Schriftsteller Dr. Bodo Mahnstein in seinem Buch *»Dein Krankenhaus – Dein Schicksal«*: »Forderungen nach mehr Krankenhausbetten, nach mehr Komfort, nach mehr Spezialisierung sind utopisch. Wir müssen viel weiter vorne anfangen mit der Beseitigung der über uns und mit unserer Schuld ... hereingebrochenen Umweltgefahren. Unter dem Druck unserer krank machenden Zivilisation wird die Zahl der körperlich und geistig Geschädigten so groß, dass es zum Zusammenbruch führen muss.«[35]

Es ist eine historische Tatsache, dass die größten Erfolge bei der Bekämpfung von Krankheiten durch vorbeugende Maßnahmen erzielt worden sind. Diese Präventivmaßnahmen waren immer dann besonders wirksam, wenn für die schädliche Umweltbeeinflussung die Gesellschaft verantwortlich gemacht werden konnte. Sie waren weniger erfolgreich, wenn die krankhaften Veränderungen durch einzelne Individuen verursacht wurden. Zwar kennt fast jeder heute die Gefahren einer falschen Lebensweise, aber die überwiegende Mehrheit nimmt sie dennoch in Kauf, weil niemand sich vorstellen kann, dass gerade ihn zum Beispiel ein Herzinfarkt treffen könnte. Laut Professor Ernest Wynder, amerikanischer Krebsforscher und ehemaliger Präsident der American Cancer Foundation, hält jeder Mensch sich unbewusst für unsterblich. Wo dieser Glaube ins Wanken kommen sollte, haben die Funktionäre des Krankheitswesens Vorsorge getroffen. Ihre intime Kenntnis der menschlichen Psyche ist ihnen dabei von beträchtlichem Vorteil. Wer hört schon gern mit 20 Jahren auf zu rauchen, damit er mit 40 Jahren keinen Lungenkrebs bekommt? Wem kann man schon nahe legen, nicht so viel Schnaps zu trinken, um dadurch Speiseröhren- und Magenkrebs oder Leberzirrhose vorzubeugen? Wie sollte man so etwas auch verlangen können, da doch der Staat – und insbesondere die derzeitige rot-grüne Bundesregierung – jegliche Werbung für diese Produkte aktiv unterstützt und durch abschreibungsfähige Werbekosten zusätzlich massiv fördert? Aber schließlich gibt es ultramoderne Untersuchungszentren, die alle Menschen jedes Jahr gründlich durchtesten. Ärzteschaft und Industrie werden schon dafür sorgen, dass nichts »passiert«.

Warum eigentlich körperliches Training, wo die persönliche Initiative des Patienten gefordert ist? Koffein ist doch ein »Kreislaufmittel«, das angeblich den Blutdruck auf Trab bringt. Natürlich ist ein solches »Medikament« viel angenehmer als eine beschwerliche Bewegungstherapie oder Kneippsche Wassergüsse. Gegen Fettsucht wirken Appetitzügler wesentlich einfacher, als sich zu beherrschen und weniger zu essen. Wenn sich ein Herz durch Wandern und Gewichtsabnahme erholt, so ist das viel zu billig und langweilig. Ab 50 Jahren braucht natürlich jedes Herz Digitalis, die »Milch des Alltags«. Eventuell auftretende Nebenwirkungen können leicht mit ausgleichenden Herzrhythmusmitteln neutralisiert werden. Selbst der »nervliche Erschöpfungszustand« zwingt nicht unbedingt zu ausgiebigem Schlaf. Schließlich gibt es Valium. Auch gegen Farbensehen, Ohrenrauschen und Kaliummangel stehen genügend Präparate zur Verfügung. So etwas weiß man doch heute! Dazu Dr. med. Waldemar Hornbacher:

»Initiative sollte man klein schreiben, denn sonst werden zu viele individuelle Gedanken gefördert. Und Massenware lässt sich dann ebenso schlecht anbieten wie fragwürdige Produkte. Das Interesse der Menschen an der Gesundheit soll im Glauben daran bestehen, dass es ja für alle gute und teure Medikamente gibt. Der Gedanke, selbst für sich verantwortlich zu sein, ist fast reaktionär. Wir brauchen lediglich noch mehr Ärzte und Krankenhäuser, dann wird das Problem schon gelöst werden. Es müssen alle für einen und einer für alle einstehen, die Fleißigen für die Faulen und die Gesundheitsbewussten für die ›Kranken‹, Trinker und Raucher, für Opfer und Schlemmer der Konsumgesellschaft, dann wird alles schon gut. Und die Steuern fließen unaufhörlich zur Lösung weiterer Probleme der Massen, der Bequemlichkeit, der Trägheit, der Gedankenlosigkeit – und dies alles unter dem Deckmantel der sozialen, besser gesagt der pseudo-sozialen Demokratie.«[36]

Um einer gewissen »Gesundheits«müdigkeit rechtzeitig vorzubeugen, trägt man sich seit Jahrzehnten mit dem Gedanken, eine grundgesetzliche Verpflichtung zur Gesundheit von Staats wegen zu sanktionieren. Auf einem Kongress der »Deutschen Zentrale für Volksgesundheitspflege« wurden die Weichen in eine entsprechende Zukunft der »Gesundheitsvorsorge« bereits in den Siebzigerjahren gestellt. Presseberichten zufolge soll der Vorsitzende dieser Zentrale, der seinerzeitige Staatssekretär im Bundesgesundheitsministerium, Professor von Manger-König, die Auffassung vertreten haben, dass die Gesundheitsvorsorge »nicht auf alle Zeiten der Freiwilligkeit des Einzelnen« überlassen bleiben dürfe. Gesundheit werde in Zukunft vielleicht ebenso befohlen wie der Wehrdienst heute.

Ein ähnlicher Vorschlag aus Kreisen zahnärztlicher Berufsorganisationen wurde bald darauf in die Tat umgesetzt: die Einführung eines Kundendienst-Scheckheftes für Zähne. Wer seither anhand seines Scheckheftes nicht nachweisen kann, dass er die Vorsorge beim Zahnarzt zweimal jährlich in Anspruch genommen hat, der hat auch keine Berechtigung, Zahnreparaturen oder gar Zahnersatz von der Kasse bezahlt zu bekommen. Die Zahnärzte führten zur Begründung das Beispiel des Auto-

Wartungsheftes an. Mehr als 60 Prozent der Autofahrer ließen ihren Wagen zu den Terminen des Wartungsheftes pflegen. Die Erfahrung bestätige, dass auf diese Weise viel gespart werden könne. Ein gepflegter Wagen leide unter weniger Verschleiß und seltener unter kostspieligen Reparaturen. Der Bundesbürger solle diese Erkenntnis auf sein Gebiss übertragen. Er gehe in der Regel leider erst dann zum Zahnarzt, wenn Schmerzen einen erheblichen Defekt anzeigten.

Die Forderung, die einzelnen Bundesbürger medizinischen Zwangsuntersuchungen zu unterwerfen, worauf diese sinnwidrige Art von »Gesundheitsvorsorge« praktisch hinauslaufen würde – vielleicht sogar mit der Konsequenz polizeilicher Vorführung im Weigerungsfall? –, signalisiert einen Gipfelpunkt ärztlicher Hybris, der jeden in Alarmbereitschaft versetzen sollte. Immerhin geht es nicht nur um seine Gesundheit, sondern auch um seinen Geldbeutel.

Zu derartigen Machtansprüchen der heutigen Medizin- und Gesundheitspolitik nahm auch schon frühzeitig der Ende 2002 verstorbene Ärztekritiker Ivan Illich Stellung, wobei er die von Professor von Manger-König angeregten Zwangsmaßnahmen bereits voraussah:

»Die ärztliche Versorgung droht eines jener radikalen Monopole zu werden, zu denen es keine Alternative gibt: Etwas, was unser Leben zwanghaft und fundamental bestimmt; etwas, wovon wir einseitig abhängig werden ... Die vorherrschende professionalisierte präventive Medizin macht uns zu Dauerpatienten und verursacht dabei Kosten, die in keinem Verhältnis mehr zu den wirklichen und notwendigen Leistungen stehen, ja Scheinbedürfnisse und Scheinsicherheiten produzieren. Öffentliche Untersuchungen begleiten unsere Existenz; sie erhalten im Wesentlichen die Statistik und das Gesundheitswesen bei guter Gesundheit und beruhigen das öffentliche Gewissen ... Eines Tages werden sie zu Mitteln der Repression. Wer auch dann noch, nachdem der Staat für die entsprechenden Gelegenheiten gesorgt hat, sich nicht den offiziellen Untersuchungen und Behandlungen unterwirft, ist asozial und kann zu Soll-Erfüllungen gezwungen werden.«[37] Für Illich ist es darum notwendig, »die Medizin zu entmonopolisieren: durch Herstellung und Erfindung von Mitteln zur Selbstdiagnose und Selbsttherapie; durch Übernahme der nicht-medizinischen, abhängigkeitsstiftenden Beratungsfunktionen des Arztes durch andere Personengruppen; durch kompetente und unerschrockene Entlarvung der Pseudo-Pharmaka, ihrer Nutzlosigkeit und der absurd hohen Preise der Arzneimittel überhaupt«.

Alles in allem beklagt Illich die »Verzunftung der Heilkunst«, die es nicht allein »zu entmonopolisieren« gilt, denn der Laie kann sie »in weiten Bereichen selbst ausüben«. Obwohl die Gesundheit – das »einfach subjektive Wohlbehagen und die objektive Funktionsfähigkeit im jeweiligen Lebenszusammenhang« – aus den folgenden »bei weitem wichtigsten drei Quellen« stammt: und zwar erstens aus der Selbstgesunderhaltung durch richtige Bewegung, richtiges Essen, durch die Ausschaltung von Giften (etwa Tabak) und dergleichen, zweitens aus dem mitmenschlichen Klima, der gegenseitigen Hilfe, der Freundlichkeit und Redlichkeit, welche die Ausflucht in die Krankheit unnötig machen, drittens aus den zuträglichen Umweltbedingungen, reiner Luft, reinem Wasser, nicht-denaturierten Nahrungsmitteln, Schutz vor Lärm und anderem, wenden wir gleichwohl der vierten Quelle, dem medizinisch-diagnostischen und medizinisch-therapeutischen Sektor, die meisten Gelder zu. Wir machen sie zur eigentlichen Spenderin der Gesundheit.

In der Öffentlichkeit wird fast ausschließlich diese vierte Quelle dargestellt und angepriesen. Der durch diese Art von Gehirnwäsche – die zum Teil aus den millionenschweren »Kampffonds« der Ärzteschaft finanziert wird – gezielt verdummte Bundesbürger muss daraufhin glauben, dass ihm aus der Quelle medizinisch-diagnostischer und therapeutischer Aktivitäten die Gesundheit in Gestalt einer Fülle von »Gesundheitsgütern« entgegensprudelt. Wer wollte ihn dafür tadeln, dass er dann jene drei weitaus wichtigeren Quellen gering erachtet, aus denen er wahre und dauernde Gesundheit schöpfen könnte, ohne den Umweg über die Krankheit, ohne eventuelle Behandlungsgefahren und ohne das Risiko, allen ärztlichen Bemühungen zum Trotz doch ungeheilt zu bleiben?

Geschickt wird vom Krankheitswesen und seinen politischen Sprechern die Tatsache genutzt, dass die Bundesbürger die Gesundheit als ihr höchstes Gut bewerten. Um die Zahlungsbereitschaft für diesen Wert auf die Zahlungsbereitschaft für die Behandlung von Krankheiten umzufunktionieren, werde durch einen werbepsychologischen Geniestreich der Slogan »Die Gesundheit ist nun einmal teuer« erfunden. Dabei ist niemals die Gesundheit, sondern nur die Krankheit teuer! Ähnliche Täuschungseffekte strebt man mit der Einordnung aller Leistungen des Krankheitswesens unter dem Begriff »Gesundheitsgüter« an. Es steht jedoch fest, dass weder die so genannten Gesundheitsgüter in jedem Fall die Gesundheit noch die so genannten Heilberufe in jedem Fall das gesundheitliche Heil bringen: Defekt- und Scheinheilungen sind vielmehr an der Tagesordnung. Vor allem die scharfen Waffen des Arzneimittel»schatzes« schwächen, paralysieren oder zerstören nicht selten die körpereigenen Abwehrkräfte und bereiten so neuen Krankheiten – und damit der Vollbeschäftigung in der Medizin – den Weg.

Das Syndikat und seine Opfer

Mehr als die Hälfte aller Deutschen bewertet nach jüngsten Umfragen die Qualität der »Leistungserbringer« im Medizinbetrieb als mangelhaft oder völlig ungenügend. Hauptkritikpunkte: falsche und überflüssige Diagnosen sowie unsinnige und riskante Behandlungsmethoden. Insgesamt sollen sich von den jährlich acht Millionen Operationen vier Millionen als medizinisch unbegründet erweisen. Damit drohen die Deutschen zu einem Volk von Medizingeschädigten zu werden. Deutsche Ärzte jedoch für fehlerhafte Behandlungen haftbar machen zu wollen, ist fast genauso aussichtslos wie etwa der Versuch, einen Menschen wiederzubeleben, der eine Stunde im Wasser lag. Geschädigte Patienten, die auf Wiedergutmachung in klingender Münze hoffend ihr Recht suchten, mussten bisher damit rechnen, in einen juristischen Seiltanz verwickelt zu werden, der meist mit nichts anderem als einer Beschwörung der angeblich höheren Gewalt endete. Fast immer konnte sich der Beklagte mit Entschuldigungsformeln wie »nicht voraussehbare Folgen« oder »schicksalsmäßig bedingter Krankheitsverlauf« aus der Affäre ziehen. Prozesse, in denen schließlich dem Arzt ein »Kunstfehler« nachgewiesen wurde – der geschädigte Patient also zu seinem Recht kam –, sind höchst seltene Ausnahmen.

Völlig anders ist die Situation etwa in den USA. Jeder zehnte Arzt in Kalifornien hat sich schon wegen eines Kunstfehlers vor Gericht wiedergefunden. In Los Angeles muss sich gar jeder sechste Arzt darauf gefasst machen, irgendwann im Lauf seiner beruflichen Tätigkeit von geschädigten Patienten verklagt zu werden. Und die Patienten beziehungsweise ihre Anwälte verlangen nicht wie hierzulande Entschädigungen zwischen 10 000 und 50 000 Euro, sie fordern bis zu eine Million Dollar, in Ausnahmefällen sogar noch mehr. Von einem Schwurgericht wurden einer Patientin, die nach einer Pockenimpfung krank wurde, umgerechnet mehr als zwei Millionen D-Mark bewilligt. Die 44-jährige Amerikanerin Boby J. Gandy erhielt von einem Gericht umgerechnet vier Millionen D-Mark Schmerzensgeld zugesprochen. Nach einer Kropfoperation litt die Patientin unter spastischen Lähmungen, teilweiser Taubheit und Krämpfen – nach Ansicht der Geschworenen Folgen eines ärztlichen Kunstfehlers. Ein 30-jähriger Mann, der mit Kopfschmerzen in der Ambulanz eines Krankenhauses in Los Angeles erschien, bekam vom diensthabenden Arzt ein schmerzstillendes Medikament und wurde nach Hause geschickt. Tags darauf starb er – eine Ader im Gehirn war geplatzt. Die Witwe verklagte das Krankenhaus auf umgerechnet fünf Millionen D-Mark Schadenersatz. Der höchste bisher ausgeklagte Betrag waren sechs Millionen D-Mark für einen durch einen ärztlichen Kunstfehler verstorbenen Familienvater.

In Deutschland sind Leben und Gesundheit bei weitem nicht so viel wert – im Gegenteil: Die schäbige »Knochentaxe« – eine

Art Tarif aus uralten Richtersprüchen, der vor allem bei Unfallopfern als Maßstab für immer neue Urteile dient – ist eine nationale Schande besonderer Art. Bezeichnend dafür ist die Aufhebung eines Urteils des Oberlandesgerichts Nürnberg durch den Bundesgerichtshof in Karlsruhe. Nach Auffassung der Bundesrichter könne die Festsetzung eines zu reichlich bemessenen Schmerzensgeldes zu einer Erhöhung des allgemeinen Schmerzensgeldgefüges beitragen, die der Versichertengemeinschaft nicht zugemutet werden dürfe. Das Oberlandesgericht Nürnberg hatte einer 20-jährigen Krankenschwester 30 000 D-Mark Schmerzensgeld und eine Monatsrente von 300 D-Mark für die Folgen eines Verkehrsunfalls zugebilligt. Solche Beträge seien – so die Urteilsschelte der Bundesrichter – von den Gerichten bisher nur für schwerste Dauerschäden zuerkannt worden. Die Nürnberger Krankenschwester aber hatte »lediglich« schwere Kopfverletzungen erlitten, die außer dem Verlust des Geruch- und Geschmacksinns eine erhebliche Beeinträchtigung zahlreicher Gehirnfunktionen einschließlich einer Intelligenzminderung zur Folge hatten.

Die Tatsache, dass die Zahl der Kunstfehlerprozesse in der Bundesrepublik Deutschland verschwindend gering ist im Vergleich zur Situation in den USA, erklärt sich nicht zuletzt aus diesem Missverhältnis zwischen angerichtetem Schaden und der in den meisten Fällen völlig unzureichenden Wiedergutmachung in Form von Schmerzensgeld. Es ist – wie wir bereits gesehen haben – in keinem Fall ein Indiz für bessere ärztliche Qualität in unserem Land. Andererseits scheint die Häufung von Kunstfehlerprozessen in den USA keineswegs nur durch das Geschick amerikanischer Anwälte begründet zu sein. Eine vom damaligen US-Präsidenten Richard Nixon eingesetzte Regierungskommission legte zu Beginn des Jahres 1973 einen Bericht über Kunstfehlerprozesse in den USA vor, wonach »die große Zahl solcher Prozesse in den Vereinigten Staaten weitgehend gerechtfertigt« sei. Die Kommission empfahl in diesem Zusammenhang, »eine periodische Neuzulassung der Ärzte einzuführen, die an den Nachweis der Teilnahme an Fortbildungsveranstaltungen gebunden sein soll«.

Bereits Ende der Sechzigerjahre hatten Ärzte vor einem Untersuchungsausschuss des amerikanischen Senats über skandalöse Zustände berichtet. Nach ihren Aussagen werden viele Kranke »ausgebeutet« und falsch behandelt. Der Augenarzt Marc Anthony aus Spokane sagte: »Bis zu 60 Prozent aller amerikanischen Ärzte stehen ethischen Fragen gleichgültig gegenüber.« In seiner Heimatstadt zum Beispiel, sagte er, erhielten täglich zwei bis drei Patienten, deren Augen in Ordnung seien, gleichwohl von Augenärzten die Bescheinigung, dass sie eine Brille tragen müssten. Die Ärzte bekämen dafür Bestechungsgeld von den Optikern, sozusagen eine Gewinnbeteiligung.

Professor Maven J. Meyers erklärte, dass Ärzte ihren Patienten häufig Medikamente solcher Firmen verschreiben, »an denen sie finanziell beteiligt sind«. Ein anderer Arzt, David J. Spencer, schätzte, dass jedes vierte Ergebnis von Laboruntersuchungen falsch sei. Spencer berichtete von 328 Neugeborenen, die in Kalifornien an einer Blutkrankheit starben; 34,5 Prozent von ihnen hatten nicht geheilt werden können, weil die Laborbefunde fehlerhaft gewesen seien.

Die Schuld an der Krise in der amerikanischen Medizin aber schieben die Ärzteorganisationen den auf Kunstfehlerprozesse spezialisierten Anwälten in die Schuhe, sodass zwischen Medizinern und Juristen fast schon kriegsähnliche Zustände herrschen. Viele Ärzte prangern vor allem das Verfahren an, mit dem US-Anwälte gegen pfuschende Ärzte vor Gericht ziehen: Demnach werden Anwälte nicht von ihren Klienten, den geschädigten Patienten, honoriert, sondern beanspruchen ein Drittel der erstrittenen Schadenersatz- beziehungsweise Schmerzensgeldsummen als Entgelt für ihre Bemühungen. Hat die Klage Erfolg, so wandern 30 Prozent des erfochtenen Betrags auf das Konto des Anwalts, wird sie abgewiesen, werden keine Gebühren verlangt. Einer der führenden Anwälte von Los Angeles, David Harney, vertritt die Auffassung, dass das Erfolgshonorar eine faire Einrichtung sei. »Nur wenige der

Opfer eines ärztlichen Kunstfehlers vermögen es, gegen den reichen Ärztestand zu kämpfen«, macht er geltend. »Weshalb sollte dann nicht ein Anwalt auf der Basis ›nur bei Erfolg‹ bezahlt werden? Ärzte werden schließlich sogar bezahlt, wenn sie erfolglos sind!« Harney, der für eine Patientin, die nach einer Operation gelähmt war, eine Entschädigung von umgerechnet 1,5 Millionen D-Mark erstritt, fügte hinzu: »Die guten Ärzte zahlen für die schlechten – aber sie klagen lieber die Anwälte an als ihre Berufskollegen.«

Die Methode des Erfolgshonorars ist in der Bundesrepublik gesetzlich verboten – zum Nachteil besonders der mittellosen Patienten, die häufig aus Kostengründen juristische Schritte gegen Ärzte scheuen. Benachteiligt sind deutsche Patienten auch dadurch, dass sie im Gegensatz zu ihren amerikanischen Leidensgenossen die Schuld des Arztes beweisen müssen; in den USA muss im Zivilverfahren der Beklagte – in Kunstfehlerprozessen also der Arzt – seine Unschuld beweisen. Die deutsche Bundesregierung ist der – wirklichkeitsfremden – Meinung, dass in Deutschland jeder Patient, der durch ärztliche Unachtsamkeit geschädigt wird, Ersatzansprüche für solche Schäden aus dem Arztvertrag oder aus dem Recht der unerlaubten Handlung geltend machen könne. »Für die Einführung einer gesetzlichen Haftpflicht, besonders auch einer Gefährdungshaftung für Schäden, die durch so genannte Kunstfehler bei ärztlichen Leistungen entstehen, besteht kein Bedürfnis.« Dies erklärte der parlamentarische Staatssekretär beim Bundesjustizministerium auf eine entsprechende Anfrage eines CSU-Abgeordneten. Das Haftpflichtrecht beruhe auf dem Grundsatz, dass Schäden nur im Fall des Verschuldens des Schädigers zu ersetzen seien. Ausnahmen von diesem Grundsatz seien lediglich dort gerechtfertigt, wo eine Tätigkeit typischerweise die Umwelt gefährde, zum Beispiel von Kraftfahrzeugen und Atomreaktoren. Diese Kriterien rechtfertigten eine Gefährdungshaftung. Sie lägen bei der ärztlichen Tätigkeit nicht vor.

Natürlich ist auch in den USA nicht alles Gold, was glänzt. Patienteninteressen aber wird in jedem Fall größerer Raum gegeben als hierzulande. In den meisten US-Bundesstaaten hat sich seit einigen Jahren ein vorgerichtliches Schlichtungssystem bewährt, das rasch und unbürokratisch die Spreu vom Weizen trennt. Die einzelnen Schlichtungsgremien – sie bestehen jeweils aus zwei Ärzten und zwei Rechtsanwälten, unter Vorsitz eines ehemaligen Richters – filtern die berechtigten Vorwürfe heraus und schlagen einen außergerichtlichen Vergleich vor. Kommt er nicht zustande, so bleibt beiden Parteien immer noch der Weg zu einem ordentlichen Gericht.

Es sind bisher keine Fälle bekannt geworden, in denen die Klage eines Patienten vor einem US-Gericht zurückgewiesen wurde, die von der zuständigen Schlichtungskommission (in jedem Bundesstaat hat sich mindestens ein Gremium inzwischen etabliert) als berechtigt angesehen worden war; umgekehrt ist es genauso.

Der Versuch zweier Ärztekammern in der Bundesrepublik Deutschland, als Antwort auf den mit großen Anfangsschwierigkeiten kämpfenden »Patientenschutz« Schlichtungsstellen einzurichten, ist mit den außergerichtlichen Schlichtungskommissionen in den Vereinigten Staaten nicht vergleichbar. Im Gegenteil – es hat eher den Anschein, als wollten sich die Ärztekammern hierzulande vor »renitenten Patienten« abschirmen und mögliche Klagen im Keim ersticken. Gegen die Schlichtungsstelle der Landesärztekammer in München, die von Ärzteschaft und Versicherern (HUK-Verband) gemeinsam errichtet worden ist, »spricht eine Konstruktionsschwäche«, rügte eine große Ärztezeitschrift. Das Blatt schrieb: »Einmal sieht die Integration der Haftpflichtversicherer danach aus, als hätten sich hier Ärzte und Assekuranz gegen die Patienten verbündet. Zum anderen kann durch die Viererbesetzung leicht eine Pattsituation entstehen. Und bei einem Zwei zu Zwei geht, laut Verfahrensordnung, nichts mehr. Auch das sieht also danach aus, als befinde sich der Patient in der schwächeren Position.«

Aber das ist schließlich nicht neu: Die Patienten in der Bundesrepublik Deutschland befinden sich immer in der schwächeren Position. Die Schlichtungsstelle bei der Ärztekammer Nordrhein in Düsseldorf macht da keine Ausnahme, auch wenn dieselbe Ärztezeitschrift der Meinung ist, dass deren Konstruktion »weniger verdächtig« sei. »Im Gegensatz zu Bayern wird hier kein Schiedsverfahren angestrengt, sondern lediglich begutachtet, ob ein Kunstfehler vorliegt oder nicht. Die Haftpflichtversicherung ist nicht beteiligt, und über Geld wird nicht gesprochen. In Düsseldorf glaubt man, so mehr Distanz und Unabhängigkeit zu haben.«

Man kann nur raten, weshalb Patienten ausgerechnet bei dieser Schiedsstelle »mehr Distanz und Unabhängigkeit« erwarten sollen – das fünfköpfige Gremium besteht immerhin aus vier Ärzten! Von Gerechtigkeit und Fairness gegenüber Patienten, die durch ärztliche Schludrigkeit einen Gesundheitsschaden erlitten haben, kann hier wohl kaum die Rede sein. Das ist, wie ein der Schlichtungsstelle nahe stehender Jurist äußerte, auch gar nicht ihre Aufgabe. Man wolle – wie bei der so genannten Schlichtungsstelle in München – in erster Linie dem beklagten Arzt zur Seite stehen. Dies sei völlig legitim, da der klagende Patient in der Regel von einem Anwalt unterstützt werde, der ja seinerseits medizinische Sachverständige berufen könne...

Wer den Schaden hat, braucht für den Spott nicht zu sorgen – Ärzte liefern ihn im Allgemeinen gratis mit. Denn Kunstfehlerprozesse sind deshalb schwieriger als andere Schadenersatzprozesse, weil es bei ihnen letztlich immer auf den medizinischen Gutachter ankommt. Aber: »Der medizinische Gutachter ist in der Regel gar nicht oder nur sehr schwer zu finden«, beklagte schon vor Jahren der Anwalt Steffen Ufer aus der Kanzlei des bekannten Münchener Strafverteidigers Rolf Bossi die unerträgliche Situation. »Das verschlechtert natürlich die Position des Klägers. Dazu kommt noch, dass auch im Vorfeld schon keine Beweissicherung möglich ist, das heißt, dass Arztunterlagen häufig nicht oder nicht in der echten Form zur Verfügung stehen, dass alle Beteiligten mauern und eben eine Mauer des Schweigens aufgebaut ist.«

Nach Meinung Ufers sei es empfehlenswert, wegen der fehlenden Chancengleichheit immer den Staatsanwalt einzuschalten, »um auf diese Weise mithilfe der Polizei zu Beweismitteln zu kommen und den Staatsanwalt als Auftraggeber für das Gutachten zu haben. Das ist kostentechnisch günstiger, aber auch von der Auftragssituation her. Weil eben die meisten Gutachter, die vielleicht noch bereit sind, gegen Kollegen aufzutreten, dies nie im Privatauftrag tun, sondern wenn überhaupt, dann nur im Offizialauftrag.«

Gutachter im Kunstfehlerprozess sind zwangsläufig Ärzte. Die vielen »Verhinderungen« von Gutachtern und ihre überraschenden Ergebnisse in Kunstfehlerprozessen sind nur mit dem Hintergrund der Standespflichten zu erklären, welche die ärztliche Berufsordnung jedem Mediziner auferlegt. Aus Gründen der »Kollegialität« sind vor allem nachteilige »Äußerungen« über die Person, die Behandlungsweise oder das berufliche Wissen beziehungsweise Können eines anderen Arztes mit der ärztlichen Standeswürde unvereinbar. Ferner ist jeder Mediziner gehalten, »in Gegenwart von Patienten oder Nichtärzten von Beanstandungen der ärztlichen Tätigkeit und von Belehrungen abzusehen«.

Zahlreiche Ärzte, die als Gutachter in Zivil- oder Strafprozessen gegen Kollegen Gutachten über die Sachgemäßheit von Behandlungen erstellen sollen, können sich von diesem »Komplizenprinzip«, von dieser standesrechtlichen »Schweigeordnung«, nicht lösen. Bei vielen Gutachtern herrscht offensichtlich das Gefühl, sie täten etwas »Verbotenes«, wenn sie die Pfuscherei ihrer Kollegen sachverständig bestätigen. Neuerdings werden sogar Stimmen laut, welche die Berechtigung der »Einmischung« durch Juristen in ärztliche Belange grundsätzlich infrage stellen: »Was soll die Einmischung der Juristen? Untersteht nicht die Ausübung des ärztlichen Berufes einem eigenständigen Ethos, das die Ärzte selbst ... begründet und fortentwickelt haben? Überlasse man doch den Ärzten selbst die Findung der rechten Regeln im Umgang mit den Patienten, die sich vertrauensvoll an sie wenden! Ohnehin sind die Gerichte überfordert, wenn sie darüber entscheiden wollen, ob eine bestimmte Behandlungsmethode ärztlich gerechtfertigt ist, ob es angebracht ist, einen Kranken über sein Leiden und über die Aussichten auf Heilung, auch über das Sterbenmüssen aufzuklären, ob es ratsam ist, diese oder jene Art der Geburtenbeschränkung vorzunehmen, ob es angezeigt ist, eine Schwangerschaftsunterbrechung einzuleiten, ob schließlich der Moment gekommen ist, wo man dem unerträglichen Leiden des Patienten durch Euthanasie ein Ziel setzen soll.«[38]

Dieses Plädoyer für einen absolut rechtsfreien Raum des Medizinsyndikats formuliert überdeutlich, was jedes Syndikat anstrebt und mit den ihm zur Verfügung stehenden Mitteln auch praktiziert. Dementsprechend bleiben die meisten Fälle ärztlicher Fehltritte auch im Dunkeln. Zwar weiß niemand genau, wie viele Menschen jedes Jahr auf bundesdeutschen Operationstischen sterben, weil Ärzte unfähig sind oder leichtfertig oder beides zusammen. Aber intime Kenner des Medizinbetriebs der Bundesrepublik schätzen diese Zahl nach Zehntausenden. Zwar ist – aus den oben dargelegten Gründen – nicht bekannt, wie oft ärztliche Kunstfehler Schuld an schrecklichen Verstümmelungen der Patienten tragen; aber auch hier geht die Zahl mit Sicherheit in die Zehntausende. Nach Ermittlungen zweier Landshuter Ärzte, Professor Landes und Dr. Zötl, die innerhalb von zehn Jahren 1132 Tote obduzierten, starben allein 104 Patienten nur deswegen, weil deren Ärzte ganz andere als die zum Tode führenden Leiden behandelten.

Die näheren Umstände ärztlicher Fehlhandlungen werden nur selten geklärt, weil Ärzte ihre »Standesgenossen« nicht anzeigen (dürfen!) und für die deutsche Strafjustiz Ärzte die Hätschelkinder der Nation darstellen. Die Chancen für einen falsch behandelten Patienten oder für die Hinterbliebenen eines durch ärztliche Pfuscherei Verstorbenen, einen Kunstfehlerprozess gegen einen Mediziner zu gewinnen, sind fast ebenso gering zu bewerten wie die Gefahr für einen SS-Arzt, wegen Massenmordes rechtskräftig verurteilt zu werden.

Ein Sturzbach von Skandalen würde sich über die Bundesrepublik ergießen, hätten wir auch nur einen einzigen Anwalt von der Klasse des Amerikaners Melvin Belli – Spezialanwalt für Schadenersatzprozesse aus San Francisco –, der kriminelle US-Ärzte das Fürchten lehrte. Als Belli vor einigen Jahren ein Gastspiel auf deutschem Boden gab und den amerikanischen Soldaten Charly Wood vor einem US-Militärgericht verteidigte (»Charly Wood hat den deutschen Bierfahrer Koch nicht getötet, sondern der behandelnde Arzt hat ihn durch grobe Fahrlässigkeit sterben lassen!«), erklärte er in der Fernsehsendung »Report« unter anderem: »Man muss auch bei Ihnen die kollektive Amtsführung der Ärzte beenden, die meinen, Medizin sei ihre Privatangelegenheit, die sie hinter geschlossenen Fensterläden erledigen können. Wenn in Deutschland ein Arzt einen Fehler macht, dann bloß keinem Laien etwas sagen – nur dem Patienten nichts sagen. Höchstens unter Kollegen kann man ihm dann auf die Schulter klopfen und ihm deutlich machen: Du bist zwar sonst ganz gut, aber hier hast du einen Fehler gemacht. So geht das nicht. Ich hoffe, dass Sie auch hier die Verschwörung des Schweigens brechen können, so wie ich es drüben in der vordersten Front getan habe ... Ich hoffe, dass es deutsche Richter gibt, deutsche Anwälte und deutsche Ärzte, die deutsche Anwaltskammer und die Ärztekammer, die auf mich hören und nicht zu denen gehören, mit denen sich einiges ändern muss.«

Geändert hat sich seither nicht das Geringste. Und die »berufsständische Verschwörung zur Deckung von Kunstfehlern«, wie Belli die allmächtig scheinende Allianz der »weißen Magier« in der Bundesrepublik bezeichnet, konnte bislang eine bundesweite öffentliche Diskussion ärztlicher Missetaten noch jedesmal im Keim ersticken. Selbst gewiefte Rechtsanwälte »drücken« sich vor Kunstfehlerprozessen. Sie alle haben die leidvolle Erfahrung machen müssen: Gegen einen Arzt oder ein Krankenhaus gerichtlich vorzugehen, ist nahezu sinnlos. Ein Anwalt: »Ich übernehme grundsätzlich keine Strafanzeigen gegen Ärzte.«

Ärzte machen keine Fehler

Die Geschichte der letzten Jahrzehnte zeigt, dass es einem Arzt nicht möglich ist, einen Fehler einzugestehen: Das Prestige des Arztes und der Schulmedizin hat das Primat gegenüber Gesundheit und Gerechtigkeit. Auch der Gesetzgeber ging von der (falschen) Voraussetzung aus, dass es für die Autorität des Arztes schädlich sei zuzugeben, dass er einem Patienten Schaden zugefügt hat, statt ihn zu heilen. Gerade das Gegenteil jedoch ist richtig. Nichts stärkt das Vertrauen der Bevölkerung zu ihren Ärzten mehr als das Bewusstsein, dass ein geschädigter Patient bei dem Versuch, seine Interessen zu wahren, nicht gegen Betonwände anrennt.

Um auf die unzähligen Möglichkeiten einzugehen, die medizinischen Sachverständigen und trickreichen Versicherungsanwälten in Zusammenarbeit mit Staatsanwälten und Richtern offen stehen, eine Kunstfehlerklage gegen einen Mediziner abzuwehren beziehungsweise mit einer Einstellung des Verfahrens zu beenden, wäre ein eigenes Buch nötig. Aber aus den Fällen, die hier unterbreitet werden, kann der Leser erkennen, dass ein Kamel leichter durch ein Nadelöhr schlüpft als ein Patient durch das von der medizinischen-juristischen Fronde aufgebaute Paragraphenlabyrinth.

Nach einem schweren Motoradunfall wurde der 19-jährige Hans-Joachim Schmidt (alle nachfolgenden Namen der Patienten, Angehörigen, behandelnden Ärzte und Juristen sind geändert) in die Unfallklinik gebracht: das Sankt-Marien-Krankenhaus in Hofheim/Taunus. Die ärztliche Untersuchung ergab keinerlei innere Verletzungen, jedoch gebrochene Unterschenkel an beiden Beinen. Noch in der Nacht wurde operiert. Der Oberarzt richtete und verschraubte die gesplitterten Knochen. Der Patient, ein kräftiger junger Mann, überstand den Routineeingriff ohne Komplikationen. Am nächsten Morgen plauderte der Abiturient angeregt mit seinem Bettnachbarn, empfing Besuch von seinen Eltern – wenige Tage später war er tot.

Am ersten Abend nach der Operation klagte der Patient erstmals über Schmerzen. Die diensthabende Schwester hielt den jungen Mann für einen »Waschlappen«. Gegen 21.00 Uhr verfiel er in heftige Krämpfe, schrie laut und schlug mit Armen und Beinen um sich. Jungarzt Dr. B., als Medizinalassistent zu diesem Zeitpunkt der einzige »Fachmann« in dem 170-Betten-Krankenhaus, spritzte ein Beruhigungsmittel, doch der Zustand des Patienten verschlimmerte sich rapide. Dr. B. verständigte telefonisch seinen Oberarzt, der – ebenfalls telefonisch – eine Tropfinfusion zur Vorbeugung gegen eine Fettembolie anordnete. Der unerfahrene Medizinalassistent, der gerade sein Studium hinter sich gebracht hatte, tat sein Bestes. Doch das war nicht genug. Am nächsten Morgen war der Patient bewusstlos. Der Oberarzt, inzwischen wieder an seinem Arbeitsplatz, ließ den Vater des Jungen benachrichtigen.

Günter Schmidt veranlasste sofort eine Verlegung seines Sohnes auf die Intensivstation des Frankfurter Klinikums. Tagelang mühten sich die Klinikärzte um das Leben des bewusstlosen Patienten – vergeblich. Da im Hofheimer Krankenhaus selbst primitivste Notfallmethoden (Absaugen der Lunge, künstliche Beatmung, Stabilisierung des Kreislaufs) mangels entsprechender Ausrüstung unterblieben waren, hatte die gebremste Sauerstoffzufuhr das Gehirn irreversibel geschädigt.

Vater Schmidt war fassungslos. Als Bordingenieur in einem Jumbojet der Lufthansa wusste er aus eigener Erfahrung: »Das ist heute doch längst das kleine Einmaleins der Ersten Hilfe. Freihalten der Atemwege und künstliche Beatmung muss bei uns die ganze Besatzung beherrschen. So viel Ignoranz und Unfähigkeit wie in diesem Krankenhaus können wir uns bei Notfällen an Bord nicht leisten. Haben die Ärzte hierzulande Narrenfreiheit?«

Die Annahme des leidgeprüften Vaters ist keineswegs so abwegig, wie es im ersten Augenblick scheinen mag. Denn als vorläufiges Fazit aller Anzeigen, Eingaben und Beschwerden gelangte Schmidt mittlerweile zu der Einsicht, dass »pflichtvergessenen Ärzten selbst im Extremfall juristisch kaum beizukommen ist«. Immerhin brachte das Unglück einen Stein ins Rollen, der in Zukunft die Überwachung von kleineren Provinzkrankenhäusern dringend notwendig macht. Im Marienkrankenhaus von Hofheim waren die Nonnen-Schwestern zwar streng darauf bedacht, dass in jedem Krankenzimmer eine Bibel auslag – die medizinische Ausstattung des als Unfallklinik deklarierten Hauses spottete dagegen jeder Beschreibung. Noch nicht einmal die Trinkwasserversorgung funktionierte seinerzeit vorschriftsmäßig, vom Vorhandensein eines klinisch-chemischen Labors oder einer Intensivstation ganz zu schweigen.

Die dramatische Darlegung der äußeren Umstände bei der Knochenbruchbehandlung im Hofheimer Krankenhaus – inzwischen hat die Klinik eine neue Ärztemannschaft und einen neuen Krankenhausträger – konnte die Frankfurter Staatsanwaltschaft jedoch nicht aus der Ruhe bringen. Sie weigerte sich hartnäckig, eine genaue Untersuchung des Todes durch Beinbruch zu veranlassen. Die als Halbtagskraft bei der Anklagebehörde beschäftigte Staatsanwältin, die fast drei Jahre mit der »Aktenpflege« des Falles, der für sie allem Anschein nach keiner war, zubrachte, stellte das halbfertig geführte Ermittlungsverfahren wegen fahrlässiger Tötung gegen den Oberarzt schließlich ein.

Ausschlaggebend für die Entscheidung der Frankfurter Staatsanwältin war ein knappes Ferngutachten (ohne Untersuchung des Leichnams) durch Professor Dr. H., als Gerichtsmediziner sozusagen der Hausarzt für die hessische Justiz: Schmidts Tod war »schicksalhaft«. Um die Angelegenheit ad acta legen zu können, wies H. vorsichtshalber darauf hin, dass es eines klinischen Sachverständigengutachtens nicht bedürfe. Und die Expertise ließ – zumindest in den Augen der Staatsanwaltschaft – nichts zu wünschen übrig.

Unzweideutig war auch der Kommentar des Hamburger Nachrichtenmagazins *Der Spiegel*: »Die Umstände des Hofheimer Todesfalls führen in jene Grauzone medizinisch-juristischer Verantwortlichkeit, in der sich Schuld allzu leicht vernebeln lässt. Seit nunmehr drei Jahren mühen sich Ärzte und Juristen um Ausflüchte, und unterdessen hat sich der Vorfall zum Präzedenz-Streit über unzureichend ausgestattete Krankenhäuser und ärztliche Sorgfaltspflicht, über spezielle Kollegialitätsformen unter Medizinern und die Säumnisse müder Staatsanwälte ausgeweitet.« Das Blatt sprach ferner vom »Dunkelfeld der Frankfurter Justiz« und stellte fest: »Verworfen die Beschwerde gegen die Einstellung der Ermittlungen, fruchtlos im Ergebnis sogar eine Anweisung des hessischen Justizministeriums, wonach die Staatsanwälte ihre Ermittlungen erneut aufnehmen mussten, Ablehnung einer Klageerzwingung durch das Oberlandesgericht, weil mal wieder die Akten fehlten. Jahrelang rotierte das Justizkarussell: Monatelanger Akten-Leerlauf, am Ende das nächste Verfahrens-Begräbnis. Schmidt-Anwalt Helmut S.: ›So viel Rücksichtnahme durch die Staatsanwaltschaft möchte sich mancher andere Beschuldigte wünschen.‹«

Doch die Chance, einem medizinischen Skandal wieder einmal einen lautlosen Abgang zu verschaffen, war damit passé. Dem Lufthansa-Ingenieur Schmidt und seinem Anwalt war es geglückt, mit dem Mainzer Professor Dr. Rudolf Frey eine internationale Kapazität auf dem Gebiet der Intensivmedizin als Gutachter zu gewinnen. Was der renommierte Wissenschaftler inzwischen zum Ausdruck brachte, ist nicht nur eine herbe Abfuhr für den Kollegen Professor H. (»Der Gutachter war offenbar überfordert«), sondern ebenso eine Lektion über die Grundregeln ärztlicher Sorgfaltspflicht und vor allem eine Anklage gegen jene Spezies von Krankenhäusern, die ihren Patienten Überlebenschancen vortäuschen, obwohl sie für eine Rettung im Notfall gar nicht gerüstet sind. Professor Frey erklärte in seiner gutachterlichen Stellungnahme unter anderem: »Es muss als Kunstfehler auch des Krankenhausträgers angesehen werden, dass er sein Krankenhaus zwar für geeignet gemeldet hat zur Behandlung Schwerunfallverletzter, die obigen international in allen Kulturländern üblichen Voraussetzungen jedoch nicht vorher geschaffen hat. Ein solches Vorgehen konnte vielleicht in früheren Jahren hingenommen werden, kaum jedoch zum gegenwärtigen Zeitpunkt.

Der Tod des Patienten Hans-Joachim Schmidt hätte durch das Vorhandensein einer gut geleiteten Intensivstation mit entsprechenden Fachärzten für Anästhesie und Fachschwestern für Intensivpflege mit an Sicherheit grenzender Wahrscheinlichkeit verhindert werden können.

Der behandelnde Arzt hätte erkennen müssen, dass er und sein Krankenhaus dieser lebensgefährlichen Komplikation (Krämpfe und Bewusstlosigkeit) nicht gewachsen ist, und hätte noch in derselben Minute den Notarztwagen alarmieren und eine Verlegung auf eine Intensivstation herbeiführen müssen. Die Verzögerung um zehn Stunden hat eine so weit gehende Schädigung herbeigeführt (durch das Unterlassen der Freihaltung der Atemwege des Patienten), dass eine nicht wieder gutzumachende Schädigung der Hirnzellen durch Sauerstoffmangel eingetreten ist. Die Verlegung kam also um zehn entscheidende Stunden zu spät.«

Das Gutachten klingt zweifellos überzeugend – allerdings nicht in den Ohren der Staatsanwältin. Sie hielt es für geboten, einen dritten Gutachter zu beauftragen. Die Landesärztekammer sah indessen keine Veranlassung, irgendwelche Schritte gegen das ärztliche Personal zu unternehmen, das die von Professor Frey beanstandete »Verzögerung von zehn entscheidenden Stunden« zu verantworten hatte.

In einem unterfränkischen Kreis wurde der praktische Arzt Dr. O. zu einer 25-jährigen Hausfrau gerufen, die gerade ihr viertes Kind zur Welt gebracht hatte. Wie schon bei den vorangegangenen Geburten löste sich auch diesmal die Nachgeburt nicht von selbst. Der Allgemeinpraktiker und Geburtshelfer Dr. O. betäubte die junge Frau und versuchte, die Nachgeburt mit der bloßen Hand zu entfernen. Obgleich die Wöchnerin während des rohen Eingriffs aus der offenbar viel zu schwachen Narkose erwachte, riss der Arzt nicht nur die Nachgeburt aus dem malträtierten Unterleib der Patientin, sondern gleichzeitig auch einen Eierstock, Darm- und Scheidenstücke. Da die Frau in Lebensgefahr schwebte, alarmierte der fränkische »Pferdedoktor« das Kreiskrankenhaus, weigerte sich aber, dem Chefarzt medizinische Einzelheiten über den bedenklichen Zustand der Patientin mitzuteilen. Nach mehrstündiger Operation gelang es zwar, das Leben der jungen Mutter zu retten; weiterer Kindersegen oder auch nur ehelicher Geschlechtsverkehr ist ihr jedoch in Zukunft für immer versagt.

Bislang wollte es noch keinem Gericht gelingen, Dr. O. rechtskräftig zu verurteilen. Auch die zuständige Ärztekammer unternahm nichts, diesem Arzt das Handwerk zu legen. Lediglich die Bezirksregierung von Unterfranken sah sich veranlasst, ein Berufsverbot auszusprechen. Die Verwaltungsrichter, die Dr. O. daraufhin um Hilfe anrief, erklärten den Spruch der Regierung für ungültig. Sie machten sich dabei die Auffassung der Bundesärztekammer zu Eigen: »Nach der Lebenserfahrung kann damit gerechnet werden, dass der Arzt unter dem Eindruck der Geschehnisse nunmehr seinen ärztlichen Beruf mit noch größerer Sorgfalt ausüben wird.«

Vor etlichen Jahren demonstrierte der Düsseldorfer Autoschlosser Michael Winter mit einigen Freunden auf der Düsseldorfer Königsallee für eine Wiedergutmachung der ihm nachweislich zugefügten Gesundheitsschäden. Auf mitgeführten Plakaten stand unter anderem zu lesen: »Ich bitte Presse, Funk und Fernsehen um Hilfe!« – »Ärztliches Gutachten ohne jede Untersuchung« – »Hundert Spritzen Penizillin und 120 Spritzen gegen Schmerzen machten mich invalid«. Der dramatische Leidensweg des 65-jährigen Winter begann, als er mit einem Bandscheibenschaden in das Evangelische Krankenhaus in Düsseldorf eingeliefert wurde. Da eine genaue Diagnose fehlte, laborierten die Ärzte monatelang an ihm herum, so auch wegen des Verdachts eines Geschlechtsleidens.

Innerhalb der ersten sechs Wochen bekam Winter 110 Morphium- und Kortisonspritzen verpasst. Anschließend folgte eine »Penizillinkur« mit mehr als 60 Injektionen, in deren Verlauf eine gefährliche Unverträglichkeitsreaktion festgestellt wurde. Die dadurch eingetretenen Nervenschädigungen wurden ebenfalls mit stark wirksamen Medikamenten bekämpft. Ein paar Jahre später musste Winter trotz erwiesener Penizillinunverträglichkeit auf Veranlassung des Düsseldorfer Gesundheitsamts (abermals wegen angeblicher Lues) erneut eine »Penizillinkur« mit insgesamt 40 Injektionen über sich ergehen lassen. Erfolg: Winter wurde endgültig zum Krüppel. Aber trotz »zerebraler Nervenlähmungen«, des Verlustes sämtlicher Zähne, »Gleichgewichtsstörungen im rechten Ohr« und dergleichen mehr wurde der Patient als Kfz-Mechaniker und Kraftfahrer hundertprozentig arbeitsfähig geschrieben. Später wurde Winter in das Düsseldorfer Marienhospital eingeliefert und wiederum mit Penizillin behandelt. Diese »Behandlung« war so »erfolgreich«, dass der Mann – auf Betreiben der Düsseldorfer Stadtverwaltung – wochenlang in einer Nervenheilanstalt verschwand. Das Düsseldorfer Gesundheitsamt hatte nämlich inzwischen den Verdacht geäußert, Winter wolle ein zweites »Volkhoven« veranstalten (Amoklauf eines Geisteskranken mit einem Flammenwerfer in einer voll besetzten Kölner Volksschule). Als der total gebrochene Mann schließlich die Gerichte um Hilfe anrief, erlebte er eine Niederlage nach der anderen. Alle medizinischen Sachverständigen – bis auf eine einzige Ausnahme – ließen an der Zweckmäßigkeit der vorausgegangenen Behandlungen ihrer ärztlichen Kollegen keinen Zweifel aufkommen und vermochten keinerlei Kunstfehler zu entdecken.

Trotz seines bedenklichen Gesundheitszustands hatte sich Winter in den darauf folgenden Jahren ständiger Repressalien zu erwehren: Da er die hohen Summen für die medizinischen Gutachten nicht bezahlen konnte, die Gerichte ihm andererseits das Armenrecht strikt verweigerten, wurde er mehrmals aufgefordert, den Offenbarungseid zu leisten, andernfalls müsse er mit Inhaftierung rechnen. Die »Gutachterkommission für ärztliche Behandlungsfehler« bei der Ärztekammer Nordrhein teilte ihm jedoch nur lapidar mit: » ... möchten wir Ihnen hiermit vorsichtshalber mitteilen, dass die Gutachterkommission in den Fällen, in denen ein staatliches Gericht bereits rechtskräftig über das Vorliegen eines Behandlungsfehlers entschieden hat, nicht mehr tätig werden kann.« ... Eine reichlich merkwürdige Auffassung von Rechtsbeistand für geschädigte Patienten, die das neu gegründete Ärztegremium in der nordrhein-westfälischen Landeshauptstadt hier dokumentiert; denn genau das – ein rechtskräftiges Urteil über das Vorliegen eines Behandlungsfehlers –, was die Kommission zur Begründung ihres abschlägigen Bescheides anführte, versuchte Winter seit anderthalb Jahrzehnten bisher vergeblich zu erreichen.

Ein anderer trauriger Fall: Gisela Mund aus München erlitt durch offenbar zu starke Kobaltbestrahlung gegen Brustkrebs großflächige Verbrennungen der Haut und Verkohlung einiger Rippen. Der Stationsarzt hatte die Patientin zwar darauf hingewiesen, sie dürfe wegen ihrer empfindlichen Haut nur eine geringere Dosis Kobaltbestrahlung bekommen; der zuständige Arzt im betreffenden Münchener Krankenhaus, Dr. S., soll jedoch die übliche Dosis angeordnet haben. Resultat: Auf der linken Brustseite mussten Gisela Mund Rippen verkürzt, auf der rechten Seite drei Rippenknorpel herausgenommen werden. Wegen der starken Verbrennungen waren auch Hauttransplantationen notwendig geworden. Die zweite Brust musste der Frau ebenfalls amputiert werden.

Gisela Mund nahm sich einen Anwalt, um Schadenersatz einzuklagen. Aber sie fand keinen Gutachter. »Jeder hat sich geweigert.« Keiner habe sich kompetent gefühlt. Die Gegenseite, die Allianz-Versicherung, fand einen Gutachter: einen Professor einer renommierten Universitäts-Strahlenklinik. Sein Fazit: »Die Schädigung dürfte durch eine Überdosierung ... bedingt sein, welche bereits im Verlaufe der Strahlenbehandlung zu einer Hautzerstörung führte, die eine Unterbrechung der Strahlenbehandlung hätte erforderlich machen müssen.«

Ein halbes Jahr später musste der Gutachter sich korrigieren. Ohne die Patientin erneut gesehen zu haben, berichtete er dem Landgericht München nachträglich: »Die Unterlassung der Unterbrechung [der Strahlenbehandlung – der Verfasser] stellt auch bei ausgedehnten Reaktionen keinen Verstoß gegen die Regeln der ärztlichen Kunst dar.« Daraufhin wurde Gisela Mund auch das Armenrecht für einen Prozess verweigert. »Und der Anwalt hat mich auch im Stich gelassen«, klagt sie. Der Arzt, der sie heute behandle und damals im Krankenhaus eine geringere Dosis Kobalt empfohlen habe, versuche ihr zwar zu helfen, sagt sie, doch gegen seine Kollegen wolle er nicht aussagen. Und ein Röntgenfacharzt, bei dem sie ebenfalls in Behandlung sei, habe zu ihr gesagt: »Ich arbeite doch mit den Leuten zusammen.« Deshalb sei es ihm lieber, nicht zu einer Aussage veranlasst zu werden. Die Bayerische Landesärztekammer als aufsichtsführendes Berufsorgan hat sich dieses Falles ebenfalls nicht angenommen.

Strafrechtlich haben deutsche Ärzte – im Vergleich zu ihren ausländischen Berufskollegen, vor allem in den USA – ohnehin nur wenig zu befürchten. Auch die Laienmeinung, ein Arzt habe in Not- und Unglücksfällen parat zu sein, weil er sich andernfalls der unterlassenen Hilfeleistung schuldig mache, erweist sich mitunter als schwierig. So ermittelte die Staatsanwaltschaft Karlsruhe gegen eine praktische Ärztin wegen des Verdachts auf unterlassene Hilfeleistung. Gestützt auf ein Gutachten des Gerichtsmediziners Wilhelm S., wurde das Verfahren eingestellt. Im Einstellungsbeschluss hieß es unter anderem: Zwar mache sich strafbar, wer bei Unglücksfällen, gemeiner Gefahr oder Not nicht Hilfe leiste, obwohl dies erforderlich und zumutbar sei; doch dazu bedürfe es des Nachweises, »dass die als gemeine Gefahr oder Not anzusehende Lage eine Gefährlichkeit in sich schließt, durch die die Allgemeinheit betroffen erscheint. Dies ist nicht der Fall, wenn es jeweils um das Schicksal eines einzelnen Patienten geht.«

Lediglich mit einer minimalen Geldstrafe wurde ein Arzt vom Amtsgericht Mannheim belegt, der ebenfalls in einem Notfall die ärztliche Hilfe verweigerte. Bei dem Arzt, der in Mannheim praktiziert, hatte nachts ein verzweifelter Ehemann geläutet und ihn gebeten, sofort herunterzukommen, seine Frau entbinde gerade im Volkswagen ein Kind, er könne das Krankenhaus nicht mehr erreichen. Der Arzt wollte jedoch im Haus bleiben. Noch während er mit dem Mann diskutierte, schrie die Frau im Wagen auf. Der Vater überzeugte sich durch einen Blick, dass die Geburt inzwischen erfolgt war. Das Kind lag zwischen den Füßen der Mutter. Es hatte die offensichtlich zu kurze Nabelschnur um den Hals gewickelt. Dennoch lehnte der Arzt es ab, zu dem Fahrzeug zu gehen. Er verwies den Mann und die Mutter darauf, sie sollten schleunigst ins Krankenhaus fahren. Er habe nämlich nicht helfen können, so argumentierte er später vor Gericht, weil er weder sterile Instrumente noch eine Liege und auch kein warmes Zimmer zur Verfügung gehabt habe. Es sei weder eine Hilfe noch eine Haushälterin im Haus gewesen. Er habe auch keine warmen Decken für das Kind gehabt, sondern nur seine eigene Schlafdecke, von der er aber annahm, dass er diese nicht für das Kind zur Verfügung stellen müsse.

In seiner Verzweiflung brauchte der Vater des Neugeborenen acht Minuten, bis er zum Krankenhaus kam. Das Kind wurde dort sofort versorgt. Trotz aller Spritzen und Medikamente konnte es jedoch nicht mehr gerettet werden. Man hatte indes versäumt, das Kind nach dem Tod zu obduzieren. So ließ sich die Todesursache nicht mehr mit Sicherheit feststellen. Das rettete den Arzt vor einer Verurteilung wegen fahrlässiger Tötung. Das Amtsgericht Mannheim hielt ihn aber der unterlassenen Hilfeleistung für schuldig. Der Richter warf dem angeklagten Arzt vor, er habe den Eid des Hippokrates gröblich verletzt, als er sich geweigert habe, der Mutter im Auto zu helfen. Er hätte nämlich nicht nur aus dem Fenster heraus Ratschläge zu geben, sondern nach Verletzungen bei Mutter und Kind sehen und diese antiseptisch versorgen sowie die Nabelschnur vom Hals des Kindes nehmen müssen. Außerdem sei es seine Pflicht gewesen, das Kind wenigstens in eine Decke zu wickeln, um es auf der Fahrt zum Städtischen Krankenhaus vor weiteren Schäden zu bewahren. Dieses Fehlverhalten des angeklagten Arztes verlange eine »fühlbare« Strafe. Die fühlbare Strafe bestand in einer unbedeutenden Geldbuße. Die zuständige Landesärztekammer sah keine Veranlassung, gegen diesen Mediziner einzuschreiten.

Zweifellos nehmen die Landesärztekammern und ihre Dachorganisation, die Bundesärztekammer in Köln, den in den Kammergesetzen erteilten Auftrag, im Interesse der Menschen, die sich den Ärzten oftmals blind anvertrauen, für einen »sittlich hochstehenden Ärztestand« zu sorgen, zu wenig ernst.

Auf der Suche nach seinem Recht ergeht es bei ärztlichen Kunstfehlern einem Arzt nicht besser als dem Laien. Das zeigt der Fall einer 38-jährigen Arztfrau, die nach einer völlig normal verlaufenen Schwangerschaft bei der Entbindung in der Privatstation des ehemaligen Leitenden Direktors einer Universitäts-Frauenklinik, Professor Dr. med. Bertram S., unter mysteriösen Begleitumständen starb. Der Landarzt und Geburtshelfer Dr. Hermann Beier brachte seine Frau Monika lediglich der Sicherheit halber in die Uni-Frauenklinik. Es war immerhin eine Erstgeburt, und Dr. Beier – selbst ein erfahrener Geburtshelfer bei 2300 Entbindungen – wollte kein Risiko eingehen. Ungenügende Wehen machten dann tatsächlich einen Kaiserschnitt erforderlich. Die Frau gebar einen gesunden Jungen, Christian. »Mutter und Kind geht es gut«, wurde Dr. Beier telefonisch mitgeteilt.

Bald darauf fühlte sich die Wöchnerin schlechter und schlechter. Vier Tage nach der Entbindung vermuteten die Ärzte einen Darmverschluss, den ein Röntgenbild auch eindeutig bestätigte. Wenig später lag die Patientin mit einer Lungenembolie in der chirurgischen Abteilung und schließlich auf der Intensivstation. Dr. Beier: »Ich habe verschiedentlich versucht, zu meiner Frau vorzudringen. Das ist mir erst in der Nacht um vier Uhr gelungen, und da fand ich meine Frau tot vor. Ich kontrollierte die Aufzeichnungsgeräte und fand, dass sie schon längere Zeit ohne jeden Puls und ohne Blutdruck dort lag. Es bestand Leichenkälte, der Leib war riesig aufgetrieben, und es war mir nicht möglich, den Anblick länger zu ertragen ... 26 Stunden später rief dann Professor S. von der Klinik aus an und teilte mir mit, dass meine Frau soeben eingeschlafen war. Mir blieb jedes Wort im Halse stecken, ich war nicht fähig, dazu etwas zu sagen – hatte ich meine Frau doch schon 26 Stunden früher tot vorgefunden.«

Der merkwürdige Krankheitsverlauf nach der Kaiserschnittentbindung machte den in Geburtshilfe erfahrenen Ehemann und Arzt misstrauisch. Er verlangte die Obduktion der Leiche. Beier: »Dieser Sektionsbericht, den ich mir dann später besorgte, spricht Dinge aus, die bis dahin unbekannt waren. Es steht dort etwas von einer Naht des Dickdarms an die Hinterwand der Gebärmutter. Da dieser außergewöhnliche Vorgang im Operationsbericht, der sehr ausführlich ist, mit keinem einzigen Wort erwähnt ist, liegt für mich die Vermutung nahe, dass der Operateur diese Naht unbewusst gemacht hat, dass sie ihm gar nicht zum Bewusstsein gekommen ist. Ich wartete sieben Wochen lang auf einen Bericht der Klinik über dieses entsetzliche Geschehen, und als ich ihn zu dieser Zeit noch nicht hatte, habe ich mir erlaubt, an den Klinikleiter Professor Dr. S. zu schreiben und ihn zu fragen, warum ich nichts über die Geschehnisse, die zum Tode meiner Frau geführt hatten, erfahre. Ich hatte nicht mal als einweisender Arzt einen Entlassungsbericht bekommen, wie das jeder Arzt, der seinen Patienten einweist in eine Klinik, selbstverständlich bekommt. Ich erhielt auf meinen Brief vom 9. September erst in der zweiten Oktoberhälfte Nachricht von Professor S.« Dieses Schreiben S.s an Dr. Beier spricht Bände. Es heißt in ihm unter anderem: »Sie müssten imstande sein, das tragische Schicksal Ihrer Frau zu verkraften, und nicht den Fehler machen – wie ihn viele Laien begehen –, nämlich nun alles auf mich und meine Mitarbeiter abwälzen zu wollen. Wenn Sie glauben, es sei etwas falsch gemacht worden, dann steht Ihnen der Weg einer Klage offen. Ich selbst habe mir überlegt, ob ich Ihren Brief nicht an die zuständige Landesärztekammer Hessen weiterleiten soll, da Sie sich Ihrerseits ausgesprochen *unkollegial* [kursive Hervorhebung durch den Verfasser] verhalten. Sie scheinen es ärztlich nicht begreifen zu können, dass ein solches Schicksal auch die Frau eines Kollegen treffen kann. Anscheinend ist es in Ihrer Praxis so, dass Sie es gewohnt sind, dass jeder Todesfall, der in Ihrer Praxis vorkommt, Ihnen persönlich angelastet wird. Eine weitere Korrespondenz mit Ihnen lehne ich ab.«

Beier ließ sich nicht einschüchtern. Er wandte sich selbst an die zuständige Landesärztekammer und bat den Präsidenten, sich persönlich der Sache anzunehmen. Aber die ärztliche Berufsorganisation hüllte sich in Schweigen. Dr. Beier blieb trotz mehrmaliger Erinnerung ohne irgendeinen Bescheid. Aus Kollegenkreisen wurde ihm lediglich mitgeteilt, dass Professor S. in zahlreichen Ausschüssen der Ärztekammer wichtige Positionen bekleide. Beier war jetzt zumindest klar, von seiner Standesorganisation unter diesen Umständen keine Hilfe erwarten zu können. Seine ganze Hoffnung setzte er in das medizinische Gutachten, das im Auftrag der Versicherungsgesellschaft Professor S'. erstellt wurde. Doch hier war die Enttäuschung noch größer. Der von Beier schließlich zugezogene Gutachter, Professor Dr. med. A. H. Julius Hackethal, erklärte dazu in einem Rundfunkinterview: »Gutachter war ein Ordinarius, Kollege des Klinikdirektors, ein guter Bekannter. Er kam zu dem Urteil, dass alles richtig gemacht worden war, alles! Das Gutachten enthält sehr viele falsche Schlüsse und Behauptungen. Tatsächlich sind zahlreiche Fehler passiert. Der schwerwiegendste war, dass der Operateur eine Dickdarmschlinge an die auch nach der Entbindung von Kind und Mutterkuchen noch immer stark vergrößerte und verlängerte Gebärmutter genäht hat. Das darf man bei einer nicht schwangeren Gebärmutter unter Umständen, aber nicht nach einer Schnittentbindung. Die Patientin bekam durch Abknickung der Dickdarmschlinge einen Darmverschluss. Sie blieb fest im Bett, statt vom ersten Tag an aufzustehen. Sie wurde bis zuletzt künstlich ernährt, völlig falsch übrigens! Nichts wurde zur Thrombosevorbeugung getan. Geradezu zwangsläufig bekam sie eine Lungenembolie, an der die stark geschwächte Patientin dann starb. Es ist überhaupt kein Zweifel, dass eine Serie von Kunstfehlern gemacht wurde.« Professor Hackethal fügte hinzu: »Was ich in den letzten Monaten an Sachverständigengutachten gesehen habe, ist geradezu schrecklich! Da kann einem als Professor nur die Schamröte ins Gesicht steigen, dass man denselben Titel hat.«

Greifen deutsche Ärzte zu schnell zum Skalpell? Sind alle Operationen medizinische Notwendigkeiten? Oder wird mit den Patienten Schindluder getrieben? Ist gar die Mär von den »Haien am Krankenbett« Wirklichkeit? Besonders heftige Kritik übte in diesem Zusammenhang der Gießener Strahlenmediziner Professor Dr. L. Rausch im Rahmen eines Kongresses für Röntgenärzte. Rausch verurteilte scharf, dass bei den Medizinern die typische Haltung eines ausgeprägten Standes- und Erwerbsdenkens vorherrsche. Die reine Wissenschaft werde glorifiziert, und ihre eigentliche Zielsetzung, nämlich dem Patienten zu helfen, werde verfälscht. Berufsethische Ansprüche und tatsächliche Motive klafften weit auseinander.

Deutsche Chirurgen operieren doppelt so viel wie ihre amerikanischen Kollegen. Die Sterblichkeitsquote infolge operativer Eingriffe liegt in der Bundesrepublik gar dreimal so hoch wie in anderen Ländern, da eine Reihe von Organen, die sich, wie etwa Mandeln, Blinddarm und Gallenblasen, als entbehrlich erwiesen, heute zu Tausenden entfernt werden, oft ohne nähere Prüfung, ob sie nun schadhaft sind oder nicht. Auch jeder Art von »Verwachsungen« gehen geschäftstüchtige Chirurgen am besten gleich mit Messern und dem schneidbrennerartigen Laserstrahl zu Leibe, mitunter ohne Rücksicht darauf, dass jeder Schnitt später neue, auch bösartige Verwachsungen nach sich ziehen kann.

Die beiden Professoren Dr. Klaus Holldack, Berlin, und Dr. C. Bennholdt-Thomsen, Köln, warnten bereits vor Jahren mit Nachdruck davor, Medizin als Leistungssport zu betreiben. Aber das ficht viele tapfere Schneiderlein in westdeutschen Operationssälen nicht an. In einem Leserbrief an die Ärztezeitschrift *Euromed* beklagte der Leiter der Universitäts-Frauenklinik München, Professor Dr. W. Bickenback, diesen unseligen Trend speziell auch in seinem eigenen Fachgebiet und meint: »Wenn man den Chirurgen das Übergewicht gibt, dann werden Hekatomben von Uteri völlig unnütz herausgenommen werden, und eine Greisin mit Uterus [= der Gebärmutter] wird demnächst einen gewissen Seltenheitswert bekommen.«

Die Operationswut grassiert ähnlich in der Krebschirurgie der weiblichen Brust. Die beiden Mediziner Dr. Wolf-Dieter Hofmann und Dr. Franz Wilhelm Boschbach von der Universitäts-Frauenklinik Köln wiesen in der Fachzeitschrift *Geburtshhilfe und Gynäkologie* nach, dass überflüssige Amputationen weiblicher Brüste keineswegs selten sind. Bei 61 Frauen zwischen dem 20. und 35. Lebensjahr, die wegen eines Karzinoms operiert worden waren, wurde nachträglich in zwölf Fällen – das sind immerhin knapp 20 Prozent – die Diagnose »gutartige Wucherung« gestellt. Von 635 Brustoperationen wurde 270-mal die Brust wegen eines Karzinoms amputiert, 365-mal jedoch wurden gutartige Knoten entfernt.

Die weibliche Brust scheint Ärzte besonders zu faszinieren. Dr. med. Paul Lüth berichtet in seinem Werk *»Kritische Medizin«* von einem jungen Forscher, der in seiner Habilitationsschrift mitteilte, dass er an 117 weiblichen Leichen beide Brüste abgetrennt habe. Dabei gelangte er zu dem umwerfenden Resultat, dass die weibliche Brust bei zunehmendem Alter schrumpft, »ohne dass«, so Dr. Lüth, »vermerkt wird, wie man die Angehörigen über diese grässliche, wissenschaftlich einigermaßen sinnlose Verstümmelung unterrichtete ... « Lüth fährt fort: »Es zeigt eine eigentümliche Abstumpfung ausgerechnet gegenüber dem, was als Gegenstand der Medizin anzusehen ist, gegenüber dem Menschlichen. Die Leichen werden, ungeachtet der Tatsache, dass der Gesetzgeber ihre Unversehrtheit ausdrücklich garantiert, wie Sachen behandelt, so wie man die Menschen ebenfalls längst wie Sachen behandelt.«[39]

Mindestens jeder zweite Blinddarm wird den Bundesbürgern unnötig herausgeschnitten. Zu diesem sensationellen Ergebnis kam in den Siebzigerjahren der Sozialmediziner Professor Dr. Manfred Pflanz von der Medizinischen Hochschule in Hannover. So witzelte seinerzeit der *Spiegel* zu einer FKK-Karikatur treffend: »Früher konnte man die Deutschen an ihrem Mensurschmiss erkennen, heute erkennt man sie gleich an ihrer Blinddarmnarbe.« Der Sozialmediziner sah »keinen vernünftigen Grund« dafür, dass deutsche Chirurgen »aus eigenem Interesse« besonders viele Wurmfortsätze entfernen. Lediglich ein einziges Motiv hatte er als Erklärung für die Blinddarmhausse am bundesrepublikanischen Patientenmarkt parat: »Junge Ärzte, die von der Kammer ihre Zulassung als Facharzt (Chirurg) beantragen, müssen mindestens 40 Blinddarmoperationen nachweisen können. Mir ist bekannt, dass die Zulassung in einigen Fällen aber erst nach mehreren hundert Blinddarmoperationen erteilt wurde.« Die relativ gefahrlose Blinddarmoperation werde den lernenden Ärzten also vielfach als Trainingsmöglichkeit überlassen.

Da die Zahl der Krankenhausärzte nach einem Aufsehen erregenden Gerichtsurteil in den nächsten paar Jahren zunehmen dürfte, ist auch ein Knick in der Konjunkturkurve des »deutschen Blinddarmwunders« noch nicht abzusehen. Zu den heute rund 9,5 Tonnen herausgeschnittener Blinddärme werden sich also in den nächsten Jahren weitere – überflüssige – Tonnen hinzugesellen. Und weitere überflüssige Tote. Obwohl – um mit Professor Pflanz zu sprechen – »mir doch keiner erzählen kann, dass die Deutschen einen anderen Blinddarm haben als etwa Russen, Chilenen oder Dänen«.

Die Forderung des Sozialmediziners Pflanz an seine Kollegen von der Chirurgenzunft war deshalb schon vor zwei Jahrzehnten eindeutig: »Man sollte sich mehr Gedanken über eine genauere Diagnose machen. Außerdem halte ich es für sinnvoll, bei uns dieselbe Kontrollmöglichkeit einzuführen, die in den Vereinigten Staaten schon seit Jahren gang und gäbe ist: Jeder herausgeschnittene Blinddarm wird zum Pathologen geschickt, der dann feststellen kann, ob die Operation notwendig war oder nicht. Wenn sich ein Arzt in einem Jahr überdurchschnittlich viele Fehlleistungen geleistet hat, bekommt er von der Kammer einen Rüffel oder verliert im Wiederholungsfall sogar seine Zulassung.«

Denkbar wäre aber auch, dass die Ärztekammern durch weniger unmäßige Forderungen an künftige Chirurgengenerationen diese gar nicht erst zwingen, ihr fachärztliches Soll auf Kosten von Leben und Gesundheit ihrer Patienten zu erfüllen. Die ärztlichen Kammerherren setzen sich sonst erneut dem Vorwurf aus, statt dem Wohl der Patienten zu dienen – wie sie in heiligen Schwüren immer und immer wieder versichern –, fahrlässig zu handeln. Die Ärztekammern fordern unter anderem eine gewisse – von Bundesland zu Bundesland unterschiedliche – Zahl an Operationen, bevor die jungen Chirurgen ihre Facharztanerkennung erhalten.

Im Fall des Assistenzarztes Dr. Thomas Mass gegen den Starorthopäden Dr. T. hatte sich gezeigt, dass in der Bundesrepublik von 18 angesprochenen Gutachtern keiner bereit war, gegen diese medizinische Koryphäe ein Gutachten zu erstellen. Die meisten lehnten wegen »persönlicher Befangenheit« ab, andere gestanden auch offen ein, dass sie grundsätzlich keine Gutachten gegen Kollegen erstellen. Einige weigerten sich, weil sie mit T. verfeindet seien.

Selbst der damalige Präsident der Bundesärztekammer, Professor Dr. Sewering, der nicht müde wurde, grundsätzlich jeden Missstand im westdeutschen Medizinbetrieb zu leugnen, musste eingestehen: »An der Begutachtung fehlt es manchmal in schwierigen Fällen.« Deutlicher drückte sich einst Professor Dr. med. Hans-Georg Wolters, ehemals Staatssekretär im Bundesgesundheitsministerium, aus: »Je prominenter der Arzt, desto schwieriger kann es sein, einen Gutachter zu finden.« Die Begründung: »Die Karriere kann negativ beeinflusst werden, wenn ein Arzt ein negatives Gutachten über einen prominenten Kollegen abgibt.« Konsequenzen: »Man muss ausländische Gutachter heranziehen.«

Genau dies taten der querschnittsgelähmte Dr. Mass und sein gewiefter Anwalt Steffen Ufer. In der Schweiz fanden sie einen Mediziner – den Züricher Werner Brunner, Professor für Thoraxchirurgie und Lungenheilkunde –, der aus dieser Front des

Schweigens ausscherte. Professor Brunner untersuchte seinen zum Krüppel gemachten Arztkollegen, studierte die Akten und äußerte sich danach »erstaunt« über das Vorgehen T.s: Im Fall Dr. Mass sei bei der angewandten Operationsmethode – wegen einer fortgeschrittenen tuberkulösen Entzündung der Wirbelsäule in Höhe des Brustraums wurden die befallenen Wirbelknochen in unmittelbarer Nähe zum Rückenmark vom kranken Gewebe befreit, die dabei entstandenen Löcher mit einer den Beckenknochen entnommenen Knochensplittermasse (Spongiosa) wieder aufgefüllt – das Risiko einer Querschnittslähmung »unzumutbar hoch« gewesen. Aufgrund der durch die Ausschabung des erkrankten Knochenmaterials hauchdünn gewordenen Wirbelwände habe von vornherein die Gefahr bestanden, dass die eingepflanzte Knochensplittermasse in den nervenleitenden Wirbelkanal eindringe. Dass diese Gefahr durchaus begründet war, geht aus dem Operationsbericht T.s selbst hervor. Dort wurde angenommen, dass eine »Kompression des Rückenmarks eingetreten ist, entweder durch die Umlagerung und eine gewisse Kompression der Wirbel oder durch Spongiosamaterial, das sich aus der Knochenhöhle in den Rückenmarkskanal vorgedrängt hat«. Trotzdem sagte der Operateur laut Mass kurze Zeit nach dem folgenschweren Eingriff: »Sie können mich verklagen, einen Fehler werden Sie mir nicht nachweisen ... Das Wort Kunstfehler nehme ich grundsätzlich nicht in den Mund.«

Brunner ließ sich durch die arroganten Schutzbehauptungen T.s nicht irritieren. Er hatte den Mut festzustellen, T. sei nachweislich ein Kunstfehler unterlaufen. Die bei Mass angewandte Operationsmethode sei nicht zulässig gewesen, der Eingriff selbst »unsachgemäß« ausgeführt worden. In seinem Gutachten weist er außerdem darauf hin: »Für mich ist es allerdings befremdend festzustellen, dass sich kein deutscher Sachverständiger zur Übernahme dieses unangenehmen Mandats bereit fand.«

Hatte man nun endlich einen Sachverständigen gefunden, so tauchten plötzlich Widerstände bei der Justiz auf. Der zuständige Oberstaatsanwalt Werner B. weigerte sich beharrlich, die

Anklageschrift zu unterzeichnen, die von der Staatsanwältin Claudia D. anhand des vernichtenden Gutachtens Professor Brunners formuliert worden war. Der Oberstaatsanwalt erklärte: »Herr T. ist schließlich nicht Herr Jedermann, den man so ohne weiteres wie jeden anderen Staatsbürger anklagen kann.« Solch mystifizierende Gläubigkeit grassiert also auch unter Staatsanwälten.

Der mit dem Fall betraute Vertreter der Anklage bestand auf einem zweiten Gutachter. Professor Dr. K., Leiter des Instituts für Gerichtsmedizin und guter Bekannter T.s, der vom Oberstaatsanwalt um einen geeigneten Sachverständigen gebeten worden war, bewies bei seiner Auswahl eine glückliche Hand. Er empfahl jemanden, der – weil mit T. ebenfalls gut bekannt – ein Gutachten gegen seinen renommierten Kollegen bereits abgelehnt hatte: Professor L.

Peinlich berührt in diesem Zusammenhang der öffentliche Protest zweier Universitätsprofessoren, die in einer großen deutschen Tageszeitung entrüstet erklärten: »Wir weisen den Vorwurf, dass deutsche Medizinprofessoren aus Gründen der ›Mediziner-Kumpanei‹ nicht bereit seien, an einer Sachaufklärung unklarer Krankheitsverläufe mitzuwirken, entschieden zurück. Niemand kann sich nach unserer Prozessordnung ohne triftige Gründe einem gerichtlichen Sachverständigenauftrag entziehen. Wenn eine Reihe von Ärzten den Auftrag im Fall Dr. Mass abgelehnt haben, so sicher, weil sie auf diesem speziellen Gebiet nicht über die erforderliche Erfahrung verfügen und ein ernsthafter Wissenschaftler nicht ohne weiteres bereit ist, ohne ausreichende Sachkunde Urteile zu fällen.«

Der hinzugezogene Experte überwand seine früher geäußerte Befangenheit und verfasste ein – Entlastungsgutachten. Nicht die Knochensplitterfüllung habe zu der Lähmung Mass' geführt, sondern ein unvorhersehbarer Abszess. Tröstlich zu wissen, wie der Bundesgerichtshof in Karlsruhe über die Glaubwürdigkeit (und über die Angst vor prominenten Kollegen) mancher ärztlicher Gutachter urteilt. In einem Rechtsstreit hat der Sechste Zivilsenat am 22. April 1975 entschieden, dass die Gerichte ärztliche Gutachten nicht unbesehen übernehmen dürfen. Wörtlich formulierten die Richter: »Zumindest darf der Tatrichter nicht übersehen, dass auch heute noch eine nicht geringe Zahl medizinischer Gutachter Schwierigkeiten hat, sich bei der Ausübung ihres Amtes von überholten und in diesem Zusammenhang der Rechtsordnung widersprechenden Standesregeln freizumachen. Dies gilt vor allem im Kunstfehlerprozess.« (AZ: VI ZR So/74)

Professor Dr. L. ging aber noch einen Schritt weiter; er versuchte gleichzeitig, seinen Schweizer Berufskollegen und dessen Expertise mies zu machen: »Ich glaube nicht, dass Professor Brunner die Unfälle, die er bei seinen Operationen erlebte, unter anderem mit tödlichem Ausgang, stets seinen Patienten aufklärend vorausgesagt hat.«

Der Züricher Mediziner wehrte sich: »Ich habe bei meinen Wirbeloperationen keinen einzigen tödlichen Unfall erlebt.« Gleichzeitig offenbarte er in einem Schreiben an die Münchener Staatsanwaltschaft, was von dem Gutachter L. zu halten sei: Der Mainzer Medizinprofessor habe ihm nach Bekanntwerden des Falles Mass anvertraut, es sei »eine Schweinerei, wie Mass operiert wurde«. Er könne aber kein Gutachten übernehmen, weil »er gegen Professor T. auftreten müsste«. Dies würde »ihm nur schaden«.

Professor Dr. Bernhard T., seinerzeit Funktionär zahlreicher Ärzteorganisationen und Chef einer Orthopädischen Universitätsklinik, der 18 bundesdeutschen Medizinkoryphäen »den Schneid abkaufte«, schien bereits zu triumphieren, da wurde dem ermittelnden Oberstaatsanwalt B. der Fall T. entzogen und einem anderen Referatsleiter, dem Oberstaatsanwalt Otto H., übertragen. Der verunglückte Eingriff lag bereits fünfeinhalb Jahre zurück. Trotzdem sprach die Anklagebehörde zu diesem Zeitpunkt erstmals von dem »öffentlichen Interesse an der Strafverfolgung des Professors Dr. T.«.

Inzwischen hatten sich auch deutsche Gutachter bereit erklärt, objektive Stellungnahmen abzugeben. In keinem einzigen – von insgesamt sieben – Gutachten wird ein Abszess erwähnt, den Professor L. entdeckt haben wollte (für den Operateur T. schien der Abszess übrigens auch neu zu sein). Aus sämtlichen Gutachten zog die Münchener Anklagebehörde den Schluss: »Der Angeschuldigte hat sich durch die Einpflanzung von Knochenspongiosa einer Sorgfaltspflichtverletzung schuldig gemacht ... Spätestens während der Operation hätte der Angeschuldigte bei entsprechender Sorgfalt den Operationsplan ändern und von der Ausfüllung mit Spongiosa Abstand nehmen müssen.« Zum erstenmal waren die Voraussetzungen erfüllt, einen deutschen Lehrstuhlinhaber der Medizin wegen des Vorwurfs eines ärztlichen Kunstfehlers zur Verantwortung zu ziehen.

Professor Dr. T. blieb das Erscheinen vor Gericht erspart. In letzter Minute sprangen das zuständige Bundesland, T.s Dienstherr, und die Haftpflichtversicherung für den angeschuldigten Professor in die Bresche und boten Dr. Mass eine Entschädigung von 675 000 D-Mark an. Einzige Bedingung: Rücknahme des Strafantrags durch Dr. Mass. Der an den Rollstuhl gefesselte Arzt willigte ein und verpflichtete sich, künftig keine Vorwürfe wegen des Schadens, der Fahrlässigkeit und des Kunstfehlers mehr zu erheben. Das Verfahren gegen Professor T. wurde eingestellt, ein ärztliches Berufsgerichtsverfahren von der Bayerischen Landesärztekammer gar nicht erst in Erwägung gezogen.

Man kann der bayerischen Justiz nicht unterstellen, dass sie von Anfang an nicht die ernsthafte Absicht hatte, den »berühmten« Arzt vor die Schranken des Gerichts zu zitieren. Jedenfalls scheint sie nicht bedacht zu haben, dass durch diese Praxis der Gleichheitsgrundsatz seine Wirksamkeit verliert. Sie scheint aber auch manches andere nicht bedacht zu haben, zum Beispiel, dass durch ihre inkonsequente Haltung der Strafunrechtspflege im Allgemeinen und der ärztlichen Willkür im Operationssaal im Besonderen Tür und Tor geöffnet werden.

Die Entscheidung der Münchener Justiz, das Verfahren gegen Professor T. einzustellen, dürfte nicht geeignet gewesen sein, »das Vertrauen der Öffentlichkeit in die Rechtsprechung zu bewahren«. Im Gegenteil: Die Trennung zwischen praktiziertem Recht und Gerechtigkeit kann kaum unverfrorener dokumentiert werden als im Fall T. Dass diese Rechtsblindheit eines deutschen Landgerichts keine Rechts-Blindheit war, das nachzuweisen gegenüber jenen Kritikern, welche die Klassenjustiz noch nicht für überwunden halten, dürfte zumindest einigermaßen schwer fallen.

Die Landtagsabgeordneten Hedi Westphal und Karl-Heinz Müller hatten später im bayerischen Landtag eine Anfrage eingebracht, in der sie von der bayerischen Staatsregierung wissen wollten, ob die Zurückziehung der Strafanzeige durch den operationsgeschädigten Internisten Dr. Mass tatsächlich die Voraussetzung für den außergerichtlichen Vergleich gewesen sei. Die bayerische SPD erklärte in diesem Zusammenhang: »Es ist unerhört, den Geschädigten zu zwingen, den Antrag zurückzuziehen. Da drängt sich der Verdacht auf, dass hier ein Sonderrecht für Großkopfete praktiziert werden soll. Es müsste doch im Interesse des Freistaates liegen, in einem Prozess zu klären, ob nicht doch ein Kunstfehler bei der Operation passierte.«

Der Pressesprecher des bayerischen Justizministeriums sagte zu den Vorwürfen: »Wir haben uns strikt nach den Buchstaben des Gesetzes gerichtet. Fahrlässige Körperverletzung wird nur gerichtlich verfolgt, wenn ein besonderes öffentliches Interesse besteht. Ein *besonderes* öffentliches Interesse hätte nur vorgelegen, wenn der Täter etwa einschlägig vorbestraft gewesen wäre oder besonders leichtfertig gehandelt hätte. Beides war hier nicht der Fall. Deshalb ist der Vorwurf, dass man die Großen laufen lasse und die Kleinen hänge, in diesem Fall nicht gerechtfertigt.«

Es ist hier nicht der Ort, den historischen Ursprüngen des Entstehens von rechtsbeugenden Gerichtsentscheidungen bis in die ferne Vergangenheit nachzugehen. Es genügt, auf jene gewollten und vereinfacht als Fehlurteile bezeichneten Unrechtssprüche hinzuweisen, die in der Weimarer Zeit eine Art sekundäres Gewohnheitsunrecht bildeten, um Zusammenhänge mit dem

Unrechtswesen der nationalsozialistischen Ära und den Fehlentscheidungen in unserer Gegenwart zu finden. Nur andeutungsweise sei erwähnt, dass in der kaiserlichen Zeit eine Strafunrechtspflege jener Art bestand, die sich der Unterlassung von Anklagen oder endloser Verschleppung der Strafverfahren bediente, also nicht Fehlurteile fällte, sondern gerechte Urteile vermied, weil sie Angehörige einer privilegierten Oberschicht schuldig gesprochen hätten. Wer die Memoirenliteratur jener Zeit prüft, wird viele Beispiele dieser Art von sang- und klanglosem Versickern bestimmter Gerichtsverfahren feststellen können. Allein die Erinnerungen des Kriminalkommissars von Tresckow, der die Ermittlungen solcher Affären bis zur lautlosen Archivierung zu führen hatte, liefern aufschlussreiche Einblicke in die Verdunkelungstaktik einer Justiz, die einer bestimmten »Elite« gegenüber keine Rechtspflege übte.

In diesem Sinne scheint der durch gleiche Mentalität bestimmte Ursachenzusammenhang zwischen den rechtsbeugenden Richtern der Weimarer Zeit, denen der Terrorjustiz des Nationalsozialismus und manchen im heutigen Justizdienst tätigen Richtern und Staatsanwälten unverkennbar und nur als gradueller, nicht jedoch als struktureller Denkunterschied fühlbar. So wie in der Weimarer Zeit die politische Justiz sich zu einem weitgehend homogenen, wenn auch geschickt getarnten Klüngel rechts orientierter Staatsanwälte und Richter zusammenschloss, so bildete die NS-Justiz, diese Farce einer Rechtsprechung, eine eigene kollegiale Unrechtsordnung ihrer Klasse heraus. Jene Anschauung, nach der Staatsanwälte und Richter vor jeder Kritik abzuschirmen seien, sodass sie tun und lassen konnten, was ihnen beliebte, wirkt bis in unsere Zeit nach. Es bereitet wohl kaum Schwierigkeiten, diese Grundeinstellung der Weimarer Zeit, mag sie in ihren äußeren Auswirkungen auch erhebliche Veränderungen erfahren haben, in unserer heutigen Strafjustiz wiederzufinden. Die Analogie der Mentalität von damals und heute ist unverkennbar. Das aber bedeutet, dass innerhalb von fast hundert Jahren die deutsche Rechtsprechung im unerträglichen Dunkel der Kabinettjustiz verblieben ist, die noch ein Erbe der Zeit Metternichs ist, in der sie Ausfluss, aber auch Vorbedingung einer autokratischen Monarchie war: Die Richter der Weimarer Republik sprachen, von wenigen Ausnahmen abgesehen, gewissermaßen »grundsätzlich« alle Verbrecher der politischen Rechtsgruppen frei und verurteilten jeden, auch den unbedeutendsten Täter, der zur politischen Linken zählte. Wenn je ein Rechtsradikaler verurteilt wurde, so geschah es durch Verhängung einer Art symbolischer Strafe, der kein Odium anhaftete, da selbst erbärmlichen Meuchelmördern höchst patriotische Motive attestiert wurden.

Seit dem Ende der NS-Zeit hat sich diese Mentalität zwar umgeformt, ist aber doch im Wesentlichen unverändert wirksam. Lediglich der Generationswechsel vermag die Beharrungskraft dieser in keinem anderen Staat so nachhaltig wirkenden autoritären Justiz zu beeinflussen. Die junge Generation ist häufig anders eingestellt, jedoch nicht in der Lage, sich gegenüber den Gestrigen durchzusetzen. Karrieresorgen führen zu Kompromissbereitschaft. Um im Kreis der älteren und einflussreichen Kollegen nicht unangenehm aufzufallen, stellen die jüngeren Richter nur allzu häufig ihre Bedenken gegen die Strafunrechtspflege zurück. Auch wenn Richter keine Beamten sind, so haben sie mit diesen doch eine Reihe gemeinsamer Charakteristika: die Unfehlbarkeit des höheren Ranges gegenüber dem niedrigeren, die Devotion des Ranggeringeren vor dem Ranghöheren. Da sie überdies unabsetzbar und dadurch gegenüber allen Beamten privilegiert sind, entwickeln sich diese negativen Eigenschaften besonders nachhaltig.

In einem scharfsinnigen Psychogramm der deutschen Richterschaft formulierte es Heiner Bremer in der Illustrierten *Stern* folgendermaßen: »Die Richter sprechen eine Sprache, die das Volk nicht versteht, und sie verstehen nichts von dem Volk, über das sie richten. Was sie zum Verständnis des Menschen brauchen, haben sie nicht: gründliche Kenntnisse in Soziologie und Psychologie. Stattdessen treten sie auf als Hohepriester von Sitte und Ordnung vergangener Untertanenzeiten. Vor Reformen haben sie Angst. Ihr Berufsstand ist nach Herkunft und

Ausbildung einseitig ausgerichtet. Sie stecken noch tief im Geist der Klassenjustiz von einst, als Richter im Auftrag des Landesfürsten Recht sprachen, sie sind Staatsdiener. Keine andere Gruppe in Deutschland hat ein so autoritäres Staatsbewusstsein und ein so antiquiertes Selbstverständnis wie die Richter. Ihre Tugenden heißen Korrektheit, Lauterkeit, Gründlichkeit, Treue, Fleiß, Unbestechlichkeit. Ordnungsliebe und Loyalität werden mehr geschätzt als Kritik. Traditionsbewusstsein, dogmatische Rechtskenntnisse gelten mehr als Persönlichkeit und Einfallsreichtum. Verantwortungsfreude, innere Freiheit und Selbstständigkeit gelten nichts. Die Richter wollen noch immer der Macht dienen und nicht der Freiheit. Sie fühlen sich als Sprachrohr der Staatsgewalt. Sie fürchten noch immer die Obrigkeit. Charakteristisch sind Anpassung, politische Enthaltsamkeit und geringe soziale Erfahrungsbreite. Sie sind Dogmatiker, denen der Großteil des Volkes nicht mehr glaubt.«[40]

Wie aber ist es dann zu erklären, dass der deutsche Durchschnittsbürger auch offenkundigen Fehlentscheidungen – wie im Falle Professor T. – nahezu teilnahmslos gegenübersteht? Dass nicht einmal der härteste und bestfundierte Kampf gegen Justizirrtümer, geführt von mutigen Einzelgängern, ein Echo findet? Dass es niemals den großen Aufschrei gibt gegen das manifeste Unrecht? Wer, möchte man fragen, focht jemals in Deutschland unter Einsatz seiner ganzen Persönlichkeit gegen ein Fehlurteil wie in Frankreich Zola oder Clemenceau? Wahrscheinlich ist auch dafür die einzige Erklärung in der historischen Entwicklung zu suchen, die sich von jener in anderen Ländern völlig unterscheidet.

Das soll uns indes nicht davon abhalten, unsere eigenen, wenn auch beschränkten Möglichkeiten optimal zu nutzen. Die Dokumentation des Unrechts ist dabei ein nicht zu unterschätzendes Mittel, permanente Fehlhandlungen gerade im Bereich der Medizin ins Bewusstsein der Öffentlichkeit zu rücken. Dass der böse angeschlagene Ruf der deutschen Ärzteschaft nicht durch die Kritik, sondern durch die Vertuschung skandalöser

»Kunstfehler« – bei gleichzeitig unverschämten Honorarforderungen – hervorgerufen wurde, scheint den Ärzten aufgrund der durch ihre Funktionäre organisierten Blindheit zu entgehen.

Der gelähmte Dr. Mass war nicht das erste Opfer Professor T.s, der im In- und Ausland als Kapazität galt. Drei Monate zuvor erlitt der Olympia-Kunstturner und 13-fache Deutsche Meister Jürgen Bischof während einer Sehnenoperation unter T.s Messer einen Herzstillstand. Fast zehn Wochen lang lag Bischof bewusstlos in der Klinik. Sein Hirn wurde so stark geschädigt, dass er für immer ein »menschliches Wrack« – so die Anklageschrift drei Jahre später – bleiben würde. Professor T. hatte den Herzstillstand zunächst verschwiegen, sogar den Vater Bischofs telefonisch informiert, es sei »alles hervorragend gelaufen«. Professor T. und sein Narkosespezialist Dr. Friedrich V. bestritten den Herzstillstand und die dadurch eingetretenen irreparablen Gesundheitsschäden bei ihrem prominenten Patienten am Ende nicht mehr. Sie blieben aber bei ihrer ursprünglichen Auffassung, die Katastrophe könne ihnen nicht angerechnet werden, weil sie nicht fahrlässig gehandelt hätten. Die Operation habe einen tragischen, schicksalsmäßigen Verlauf genommen, dessen Risiko nicht der Arzt, sondern der Patient zu tragen habe ...

Natürlich musste sich Professor T. nicht vor Gericht verantworten, von einer Verurteilung gar konnte mithin nicht die Rede sein. Das zuständige Bundesland als Träger der Klinik nahm dem »hervorragenden« Mediziner zudem die finanzielle Haftung ab – allerdings »mit einem ganz kleinen Trick«: Er machte Bischof, einen früheren Direktionsassistenten bei einem großen Autohersteller, kurzerhand zum Staatspensionär auf Lebenszeit. Dieser bezog daraufhin das Ruhegehalt eines Oberamtsrats.

Jürgen Bischof musste – sozusagen als Gegenleistung (gegenüber wem?) – erklären, »dass er den Vorwurf fehlerhafter Behandlung in der Orthopädischen Klinik in München« nicht mehr erhebe und »dass der Gehirnschaden, den er erlitten habe, nicht auf die durch Professor T. durchgeführte Operation zurückzuführen« sei. So einfach ist das.

Gewiss, ein Arzt kann nicht an jedem Tod schuld sein, nicht jedes Operations- und Schicksalsrisiko darf ihm angelastet werden. Aber andererseits sind keineswegs alle Behandlungsschäden unverschuldete Schicksalsschläge, die der Patient ohne Murren und Gegenwehr hinnehmen muss wie ein Opferlamm. Fatal ist dabei allerdings, dass der Betroffene später, wenn er etwa vor Gericht Entschädigung für einen ärztlichen Kunstfehler fordert, in eine heillose Beweisnot gerät: Denn er als Kläger muss vor Gericht beweisen, dass sein Arzt die erforderliche Sorgfalt vermissen ließ. Da jedoch zahlreiche Kunstfehler begangen werden, während sich der Patient in tiefer Narkose befindet, können nur medizinische Sachverständige aus der Patsche helfen. Aber selbst ein Gutachter, der die Zivilcourage besitzt, das Kartell der Kollegialität zu durchbrechen, ist noch keine Garantie für einen erfolgreichen Kunstfehlerprozess. Schließlich war auch der Gutachter während der »Tatzeit« nicht anwesend, die Operation fand ohne neutrale Zeugen statt. Assistenten, Schwestern und Helfer arbeiten im unumschränkten Hoheitsbereich des Operateurs als eine verschworene Gemeinschaft. Zutiefst vom elitären Charakter des Berufs durchdrungen, sind sich alle Beteiligten – mit Ausnahme des bewusstlosen Patienten – einig, nichts, was dem Ansehen oder den wirtschaftlichen Interessen des Teams oder einer seiner Mitglieder zuwiderlaufen könnte, nach außen zu tragen. Geprägt von einem unerschütterlichen Korpsgeist, ist die Klinikmannschaft geneigt, auch solche »Zwischenfälle« als »schicksalsbedingt« unter den Teppich zu kehren, die das Heer der Jungärzte im Laufe ihrer Lehrzeit am Operationstisch verursacht.

Diese Haltung ist vielleicht zwar nicht immer legitim, aber menschlich verständlich. Gleiches Verständnis aber darf völlig zu Recht der Patient in Anspruch nehmen, wenn er infolge Fahrlässigkeit oder Unfähigkeit des Arztes in seiner Gesundheit beeinträchtigt wird. Da es ihm aber aus den genannten Gründen in der Regel nicht möglich ist, Fahrlässigkeit oder Unfähigkeit eines Mediziners zu beweisen, wäre es nur recht und billig, die Beweislast für Handlungen im Operationssaal oder in der ärztlichen Praxis umzukehren, also von den Ärzten den Nachweis zu verlangen, dass im Rahmen ihrer medizinischen Maßnahmen alles mit rechten Dingen zuging. Die herrschende Situation lässt es im höchsten Maße ungerecht und wirklichkeitsfremd erscheinen, vom Patienten in einem Kunstfehlerprozess überhaupt Beweise zu erwarten. Schließlich ist der Patient medizinischer Laie. Wie soll er wissen, wann ein grober Verstoß gegen die Regeln der ärztlichen Kunst vorliegt, wenn er von ebendiesen Regeln nicht die geringste Ahnung hat? Nach welchen objektiven Kriterien entscheiden Juristen, ob ein grober Behandlungsfehler gegeben ist?

So jedenfalls kann der Patient vor ärztlichen Fehlleistungen weder geschützt werden noch kann er Prozesse verlieren – angesichts des absurden juristischen Hindernisrennens fängt er nämlich erst gar keine Prozesse an. Dabei ist es »ein Irrglaube anzunehmen, dass Ärzte weniger Fehler machten als Architekten, Autofahrer, Handwerker, Reifenhersteller oder Lebensmittelverkäufer«. Wenn aber die Wahrscheinlichkeit dafür spricht, dass ihnen etwa gleich viele Fehler unterlaufen, dann muss auch das Recht so gestaltet werden, dass sie gleich oft zu Schadenersatz verurteilt werden können. Sonst wäre es auch für manchen Patienten besser, was ein Chirurg einmal reichlich zynisch für sich so formulierte: »Es ist ein Glück, dass bei mir bei Herzstillstand immer alle tot waren.«

Machtlose Patienten vor Gericht

Eine nicht zu unterschätzende Hürde auf dem gerichtlichen Weg zu einem gerechten Interessenausgleich zwischen Arzt und Patient ist auch die jeweilige Haftpflichtversicherung des beklagten Arztes. Sie diktiert ihm viele seiner Schritte. Im Fall

Jürgen Bischof zum Beispiel erlegte die Winterthur-Versicherung den beschuldigten Ärzten T. und Friedrich V. Redeverbot auf, andernfalls würde sie ihnen den Versicherungsschutz entziehen.

Die Beteuerungen mancher Arzt-Haftpflichtversicherer, fast alle Kunstfehlerklagen würden von ihnen großzügig und zudem außergerichtlich geregelt, ist geradezu grotesk. In 17 Prozessen – angesichts der hierzulande immer noch sehr seltenen Kunstfehlerklagen eine ohnehin stattliche Zahl – waren die Versicherungen (allen voran die Winterthur-Versicherung) nur in einem einzigen Fall zu einer außergerichtlichen Regelung bereit. Den Haftpflichtversicherungen obliegt zwar die Aufgabe, Schäden zu decken, die ihre Mitglieder schuldhaft verursachen. In Wirklichkeit aber hat das Verhalten der meisten Arztversicherungen auf die finanzielle Entschädigung eines fehlerhaft behandelten Patienten stark hemmende Wirkung. Obwohl die Versicherungsgesellschaften rechtlich verpflichtet sind – und das Bundesaufsichtsamt für das Versicherungswesen zur Kontrolle angehalten ist –, bei der Aufklärung eines Kunstfehlerfalles mitzuwirken, lassen sie es im konkreten Fall meistens zum Prozess kommen. Mehr noch: Die hinter den Ärzten stehenden kapitalkräftigen Versicherungen ziehen die Prozesse – wenn es darauf ankommt – durch alle Instanzen. Der Kläger, der die Beweislast zu tragen hat und hohe Kosten für Gutachten vorstrecken muss, geht entweder wirtschaftlich ein oder überlebt den zermürbenden Instanzenweg nicht. Denn: Zunächst haben die Versicherungen nicht ihre Pflichten, Schäden zu decken, im Auge, sondern die wirtschaftliche Vernunft, die ihnen gebietet, sich gegenüber jedem geschädigten Patienten ablehnend zu verhalten und seine Forderungen nicht zu erfüllen. Sie kennen die prozessualen und beweistechnischen Schwierigkeiten für den Geschädigten, sie schätzen die Bereitschaft der Gutachter richtig ein und lassen den Betroffenen vor diesem Hintergrund erst einmal richtig auflaufen. Das ist ganz sicher: Die Arzt-Haftpflichtversicherungen sind vergleichsbereit und zahlen die Schadenersatzsummen nur, wenn sie mit Gewissheit erwarten, dass ihr Mitglied einen Prozess verliert. Und da das nicht so schnell geschieht, können sie Gelassenheit an den Tag legen.

Aus der Warte eines kritischen Betrachters sind die Haftpflichtversicherer von sämtlichen Beteiligten am weitesten vom »Tatort« und damit vom Operationsgeschehen entfernt: Nichtsdestoweniger haben sie zunächst einmal alle Fäden gegen den geschädigten Patienten in der Hand – auch wenn dieser vielleicht zu Recht Ersatz für seine körperliche Beeinträchtigung und Schmerzensgeld verlangt. Die Versicherungen suchen die Anwälte aus, disponieren den Prozess und beeinflussen den Arzt. Gemessen an ihrer Funktion scheint diese Machtstellung übertrieben. Wirtschaftliche Gesichtspunkte siegen hier über soziale und rechtsstaatliche: Im Grunde dürften die Versicherungen erst *nach* der richterlichen Entscheidung auf den Plan treten. Aber das lässt sich technisch nicht durchführen.

Ohne weiteres durchführbar erscheint hingegen die bereits erwähnte Gefährdungshaftung. Immerhin dürfte der ärztliche Alltag kaum weniger risikoreich sein als der eines Autofahrers. Ein Arzt, der nicht zu seinen Fehlern stehen will, handelt demnach ähnlich verwerflich wie ein Autofahrer, der sich einem Unfall durch Flucht entzieht. Ärzte sollten daher einer gleichartigen Versicherungspflicht unterworfen werden wie Kraftfahrer – eben der so genannten Gefährdungshaftung. Die Versicherung des Autofahrers zahlt nämlich nicht nur, wenn der Fahrer schuldhaft einen Unfall verursacht hat, sondern auch im Fall seiner erwiesenen Unschuld. Langwierige Prozesse würden überflüssig, wenn das gleiche Prinzip im Arzt-Patient-Verhältnis wirksam werden könnte. Dies ist in Anbetracht ärztlicher Spitzeneinkommen sicher kein unbilliges Verlangen, vor allem, wenn man bedenkt, dass das Arzthonorar – über die Krankenkassenbeiträge – ausschließlich von den Patienten aufgebracht wird. Das Opfer einer ärztlichen Fehlleistung selbst für den erlittenen Schaden aufkommen zu lassen beziehungsweise ihm zusätzlich das – kostspielige! – Prozessrisiko aufzubürden, erscheint auf jeden Fall nicht nur weniger sozial, sondern auch weniger gerecht.

Der Kölner Rechtsanwalt Dr. Georg Meinecke hat einmal den Vorschlag gemacht, dass jeder Arzt für jeden von ihm während der Ausübung seines Berufes angerichteten Schaden haften sollte – unabhängig von der Schuldfrage. Auf diese Weise könnte auch beispielsweise all jenen unglücklichen Patienten geholfen werden, die durch einen Narkosefehler oder eine verunglückte Spritze zu einem lebenslangen Siechtum verdammt sind – ohne dass dem Arzt gegenüber der Nachweis des schuldhaften Verhaltens geführt werden müsste. Meinecke: »Würden die Ärzte eine solche Regelung akzeptieren, so kämen geschädigte Patienten gar nicht erst in die Zwangslage, über die Erstattung einer Strafanzeige und nachfolgendem Zivilprozess die anspruchsbegründeten Tatsachen gerichtlich aufklären und durchsetzen zu lassen. Die Einführung einer solchen Gefährdungshaftung wäre ein erster Schritt in die richtige Richtung. Auch eine Kostenexplosion wäre kaum zu befürchten – im Gegenteil: Schadenfreiheitsrabatte für Nichtinanspruchnahme der Versicherung würde die Risikobereitschaft vieler Ärzte erheblich bremsen. Leichtsinn zu Lasten der Patienten und die vielen unnötigen Operationen, die so genannte Geldschneiderei, würden eingedämmt.«

Der Reutlinger Rechtsanwalt und ehemalige Staatsanwalt Dr. Rudolf Zimmerle, der seit Jahren bestrebt ist, »die Ohnmacht geschädigter Patienten vor Gericht abzubauen«, empfahl in diesem Zusammenhang ein Gesetz, durch das die Ärzte gezwungen werden sollen, neben ihrer ohnehin nur freiwilligen Haftpflichtversicherung – zur Abdeckung von Schäden bei ärztlichen Kunstfehlern – eine Art Risikoversicherung abzuschließen. Dadurch sollen im Rahmen medizinischer Maßnahmen »schicksalhaft« auftretende Zwischenfälle abgedeckt werden, die nicht unter die Rubrik Kunstfehler fallen. Nach Meinung des schwäbischen Reformers Zimmerle sollte ferner durch ein Gesetz gewährleistet sein, dass vor Gericht klagende Patienten nicht aus finanziellen Gründen gezwungen werden, einen Großteil ihrer rechtmäßigen Ansprüche gegen fehlerhaft behandelnde Ärzte vorzeitig aufzugeben: Obsiegt der Kläger in den Vorinstanzen, so muss ihm der Beklagte einen Teilanspruch auszahlen. »Diese Sonderregelung würde sicherstellen, dass geschädigte Patienten die Rechtsstreitigkeiten gegen Ärzte finanziell durchstehen und nicht auf faule Vergleiche eingehen müssen.«

Doch scheinen vor allem politische Gründe die Bundesregierung bisher daran gehindert zu haben, die Gefährdungshaftung gegen den Protest der Ärzteschaft (sie bestreitet, einen »gefährlichen« Beruf auszuüben) durchzusetzen. Es muss jedoch bedenklich stimmen, dass eine Regierung die relativ kleine Wählergruppe der Ärzte gegenüber der gesamten übrigen Bevölkerung in derart eklatanter Weise begünstigt.

Die Aktionsgemeinschaft Deutsche Rechtsanwälte e. V., Horn Bad Meinberg, deren erster Präsident, Rechtsanwalt und Notar Hermann Husmann, einer der engagiertesten und erfolgreichsten Streiter für den »mündigen Patienten« in der Bundesrepublik war, forderte in gleichlautenden Briefen an das Bundesjustiz- und Bundesgesundheitsministerium eine Klarstellung der gesetzlichen Bestimmungen, die den Interessen der Patienten gerechter würden. Rechtliche Verbesserungen sieht die Aktionsgemeinschaft zum Beispiel in einem »beschleunigten Prozessverfahren, damit die Ärzteversicherungen dank ihrer wirtschaftlichen Machtposition die Prozesse nicht mehr bedenkenlos verschleppen können«. Andernfalls müsse die »Öffentlichkeit den Eindruck gewinnen, dass sich Justiz und Ärzteschaft verbunden haben, um ein Sonderrecht für Ärzte zu schaffen«.

Die Aktionsgemeinschaft stellte ferner fest: »Wir sind der Auffassung – diese stützt sich auf unsere ständige Erfahrung –, dass nirgendwo mit solcher Energie Befunde und Sachverhalte verfälscht und verschleiert sowie Falschgutachten erstattet [werden] und das Recht missachtet wird wie gerade in Arztprozessen. Der geschädigte Patient befindet sich hier – metaphorisch ausgedrückt – im Würgegriff der Justiz und seiner Gutachtergehilfen. Nicht selten kommt es vor, dass Richter eine arztfreundliche Haltung einnehmen und mit prozessualem Geschick dem Prozess eine Richtung geben, die sich für den geschädigten Patienten als Sackgasse erweist.«

Es sollte das besondere Anliegen eines sozialen Rechtsstaates sein, den Rechtsschutz des Patienten zu verstärken, anstatt ihn einer Rechtsprechung zu überlassen, die sich ihm gegenüber als unfair und sozialwidrig erwiesen hat. Die Verstärkung dieses Rechtsschutzes erscheint der Anwaltorganisation nur durch ein Eingreifen des Gesetzgebers möglich, »da die Justiz einen Weg gegangen ist, den sie, wie die Erfahrung lehrt, aus eigenem Antrieb nicht aufgeben wird«. Wer die hilflose Lage des Patienten verbessern wolle, müsse den Hebel bei der Justiz ansetzen. »Denn die Justiz – das lehrt die Geschichte – ist immer herrschafts- und gesellschaftsbezogen und dient der Verfestigung eines Herrschaftssystems.«

Der streitbare Anwalt und seine in der Aktionsgemeinschaft zusammengeschlossenen Berufskollegen zeigten sich in ihrer Petition an das Bundesjustizministerium darüber hinaus besorgt, dass dieses zu erkennen gab, »über die Gepflogenheit von Staatsanwälten und Richtern (von Ausnahmen abgesehen), Strafverfahren gegen Ärzte in der Regel einzustellen, nicht unterrichtet« zu sein, »obwohl es die Spatzen von den Dächern pfeifen«. Allerdings, so hieß es in dem Schreiben an das Bundesjustizministerium weiter, beziehe sich die Geneigtheit der Justiz vornehmlich auf die höhere Arztschicht, die sich ohnehin des Wohlwollens der Behörden erfreue. »Wir meinen, hier noch auf eine Klassenjustiz herkömmlicher Art zu stoßen. Inwieweit Sie hier Abhilfe schaffen können oder wollen, vermögen wir nicht zu beurteilen. Was die Richter betrifft, so sind diese tabu. Bekanntlich dürfen sie – so die eigene Rechtsprechung – das Recht ungestraft mit bedingtem Vorsatz beugen, ja, sie können es sogar mit bestimmtem Vorsatz getrost tun, weil ein solcher Beweis nicht gelingt und seit hundert Jahren noch nicht gelungen ist. Ein rechtsstaatliches Dilemma sui generis!«

Wie schwierig es ist, die Beweisklippe im Kunstfehlerprozess für den Patienten als Kläger zu überwinden, dokumentieren die beiden ärztlichen Autoren Cordt von Brandis und Otto Pribilla in ihrem Buch *»Arzt und Kunstfehler«*.[41] Die Autoren stützen sich in ihrer Analyse auf die Auswertung von Akten des gerichtsmedizinischen Instituts in Kiel aus den Jahren 1960 bis 1970. Bemerkenswert dabei ist, dass von den insgesamt 56 untersuchten strafrechtlichen Ermittlungsverfahren 51 eingestellt wurden und es nur dreimal zu einer Verurteilung kam. Von Brandis und Pribilla folgern daraus, dass die meisten Kunstfehlervorwürfe unbegründet gewesen seien. Ein kritischer Betrachter der Rechtsszene dagegen wird in diesen Zahlen gerade die Behauptung von der unüberwindbaren Beweisklippe erhärtet sehen. Eines besonderen Hinweises finden es selbst diese Autoren wert, dass Verfahren, bei denen eindeutig ein Verstoß gegen die ärztlichen Kunstregeln festgestellt wurde, aufgrund des medizinischen Gutachtens meist eingestellt werden mussten. Welche unerträgliche Macht dem medizinischen Sachverständigen vor deutschen Gerichten zukommt, erhellt auch die Tatsache, dass kein einziger Fall bekannt wurde, in dem der Arzt verurteilt worden wäre – es sei denn, der Gutachter habe den Kunstfehler bestätigt.

Wenn aber kein Gutachter gefunden wird, ist ein Prozess praktisch nicht möglich. Denn Richter sind – wie Patienten – medizinische Laien und zur Beurteilung ärztlicher Tätigkeit auf Ärzte angewiesen. »Zieren sich die Mediziner in großer Zahl und üben sie auf diese Weise Berufssolidarität«, rügte der Publizist Hanno Kühnert im Westdeutschen Rundfunk, »so hat das auf die möglichen Kläger psychologisch stark abschreckende Wirkung: Sie lassen den Mut sinken und sehen davon ab, ihre Rechte zu verfolgen, weil sie von der Ablehnungstaktik möglicher Gutachter zermürbt werden. Die Verweigerung der Gutachtertätigkeit, die bei Klagefällen gegen Kollegen in der Bundesrepublik geübt wird, ist eine Rechtsverweigerung auf dem kalten Weg. Die Ärzte schaffen dadurch zu ihren eigenen Gunsten eine künstliche Prozessschranke für Patienten, gegen die die Juristen nichts unternehmen können. Vom ärztlichen Berufsethos her und gemessen am hippokratischen Eid ist dieses Verhalten äußerst bedenklich, denn zur Heilung des Patienten im weiteren Sinn gehört auch die Genugtuung nach Schäden, wenn sie berechtigt ist. Und ob sie berechtigt ist, das müssen hierzulande Gerichte feststellen, nicht die Ärzte, die es sich auf kaltem Weg oft anmaßen.«

Der leider viel zu früh verstorbene Medizinkritiker und Gutachter Professor Dr. med. Julius Hackethal (»Es hat sich herumgesprochen, dass ich mich nicht an die mittelalterliche Berufsordnung halte!«) hat in der Fernsehsendung »Panorama« einmal erklärt: »Innerhalb von vier Monaten [!] wurden bei mir 61 Gutachten wegen Kunstfehlerverdachts angefordert. Davon sind nach meiner Auffassung 60 berechtigt, nur einer nicht.« Allerdings, so fügte Hackethal hinzu, könne »das Gros aller Patienten und insbesondere der kleine Mann ohne Staatsanwalt überhaupt nichts machen, selbst wenn ihm das falsche Bein abgenommen wurde. Wenn Krankenhäuser und Ärzte aus ihren Aufzeichnungen und Röntgenbildern kein Staatsgeheimnis machen würden, brauchten die Patienten keinen Staatsanwalt.«

Aber selbst dann, wenn im Idealfall alle Voraussetzungen für einen Kunstfehlerprozess – Krankengeschichte, Gutachter, Staatsanwalt – optimal erfüllt sind, ist noch längst nicht gesagt, dass der Beweispflicht Genüge getan ist. Eine typische Begründung für die Einstellung eines Verfahrens liest sich etwa so: »... Aus strafrechtlicher Sicht bleibt die Frage nach dem Kausalzusammenhang zwischen verspäteter Diagnose und dem schließlichen Tod offen, da auch hier nicht mit der notwendigen, an Sicherheit grenzenden Wahrscheinlichkeit gesagt werden konnte, ob die Patientin bei Frühdiagnose beziehungsweise Operation wesentlich länger überlebt hätte ... « Mit anderen Worten: Selbst wenn einem Arzt ein Kunstfehler unterläuft und – im schlimmsten Fall – der Patient stirbt, muss nachgewiesen werden, dass er nicht auch sonst aus irgendwelchen Gründen das Zeitliche gesegnet hätte. Diese Situation tritt häufig dann ein, wenn ein Arzt es unterlässt, einen Patienten »rechtzeitig« ins Krankenhaus einzuweisen. Von Brandis und Pribilla berichten von einem Patienten mit Harnröhrenverengung; nachdem der Arzt in der Wohnung des Kranken eine Aufdehnung vorgenommen hatte, entwickelte sich noch am Abend desselben Tages eine bakteriell bedingte Nebennierenblutung, die am nächsten Tag »nach verzögerter Krankenhauseinlieferung« den Tod bewirkte. Pribilla, selbst Gutachter, meint »in einem solchen Fall ... darauf hinweisen [zu] müssen, dass ... auch eine frühere Einweisung ... den tödlichen Ausgang nicht verhindert haben würde«.[42]

Schuldhaft im Sinne der strafrechtlichen Voraussetzungen würde ein Arzt nur dann handeln, »wenn er seine Sorgfaltspflicht verletzt hat«. Nach der heute noch maßgeblichen Entscheidung des Reichsgerichts vom 1. Dezember 1931 heißt es: »Es liegt bei einem den Patienten schädigenden Erfolg Fahrlässigkeit des ihn verursachenden Arztes nur dann vor, wenn feststeht, dass der Arzt die Sorgfalt, zu der er nach den Umständen und nach seinen persönlichen Fähigkeiten und Kenntnissen verpflichtet und imstande war, außer Acht gelassen hat ...« Der Bundesgerichtshof hat ergänzend hierzu ausgeführt, »dass Mängel der ärztlichen Ausbildung, schlechte Vorbildung und Fehlen der Erfahrung unter Umständen ärztliche Kunstfehler entschuldigen können«. Angesichts der allenthalben feststellbaren Ausbildungsmisere des ärztlichen Nachwuchses verspricht dieser höchstrichterliche Freibrief für medizinische Pfuscher künftigen Kunstfehleropfern nichts Gutes.

Selbst grobe Fahrlässigkeit im ärztlichen Beruf ist nicht zwangsläufig strafbar. Fällt einem Arzt beispielsweise eine Kanüle in den Schmutz und verabreicht er trotzdem damit eine Injektion, ohne dass es zu einer Infektion kommt, so kann er für diese grobe Fahrlässigkeit weder bestraft noch haftpflichtig gemacht werden. In der früheren DDR war im Entwurf eines neuen Strafgesetzbuches zur Beurteilung einer ärztlichen Fehlleistung lediglich die Schuld und nicht erst der Misserfolg für eine Bestrafung ausschlaggebend. Hierzulande kann einem solchen Arzt nur das zuständige Berufsgericht auf die Finger klopfen. Nur an dieser Stelle kann das Verhalten eines Arztes beurteilt werden, ohne Rücksicht auf die eventuell eingetretenen Folgen. Bemerkenswert ist allerdings, dass bei einer Auswertung sämtlicher 267 berufsgerichtlicher Verfahren im Bereich der Landesärztekammer Baden-Württemberg innerhalb eines Zeitraums von zehn Jahren »kein Verfahren dabei [war], in dem ein Arzt wegen Verletzung der Sorgfaltspflicht oder wegen Fahrlässigkeit im Beruf angezeigt oder verurteilt wurde«. Wohlgemerkt: Nicht ein einziges!

Muss der die Sorgfaltspflicht vernachlässigende Arzt die ordentlichen Gerichte mehr fürchten als seine eigene Berufsgerichtsbarkeit? Professor Dr. med. Werner Janssen stellte mit Befriedigung fest: »Überblickt man alle rechtlichen Voraussetzungen, die zur Annahme einer Fahrlässigkeit im ärztlichen Beruf erfüllt sein müssen, dann wird man der Justiz bestätigen, dass für diese Seite des ärztlichen Berufes ein ausreichender Schutz gegeben ist.« Und vielsagend fügt er hinzu: »Man versteht aber auch, warum die meisten Ermittlungsverfahren wegen fahrlässigen Handelns gegen Ärzte eingestellt werden.«

Dabei mangelt es nicht etwa an den Möglichkeiten und tatsächlichen Vorwürfen ärztlicher Fahrlässigkeit. Eine *widerrechtliche* oder *erweiterte* Operation, eine *unzweckmäßige* Methode oder ein *verspäteter* Eingriff – all dies sind strafwürdige Verstöße gegen »allgemein anerkannte Regeln ärztlichen Handelns«. Darüber hinaus ist es auch »erschreckend, wie häufig und grob gegen ... ärztlich verbindliche Prinzipien verstoßen wird«. Dozent Jörg Friedrich Vollmar von der Chirurgischen Universitätsklinik Heidelberg vermutete, dass »nur ein Bruchteil« aller durch Ärzte verursachten (»iatrogenen«) Schäden »an die Öffentlichkeit gelangt«. Dies alles ist jedoch relativ belanglos, wenn es dem Gutachter nicht gelingt – oder nicht gelingen will –, den Nachweis des so genannten Kausalzusammenhangs mit an Sicherheit grenzender Wahrscheinlichkeit, »also mindestens mit einer Wahrscheinlichkeit von 99 Prozent«, zu erbringen. Aber gerade »diesen Anforderungen kann ein Gutachter häufig nicht entsprechen. Er muss nämlich dann mit der erforderlichen Sicherheit beweisen, dass durch eine andere ärztliche Verhaltensweise der eingetretene Misserfolg wirklich vermeidbar war.« Zum Vergleich: Im Rahmen der Unfallversicherung genügt zur Annahme des Kausalzusammenhangs »Wahrscheinlichkeit«, was zahlenmäßig einer Wahrscheinlichkeit von rund 50 Prozent entspricht. Konnte der »Kausalzusammenhang« letztlich nachgewiesen werden, so ist zur endgültigen Beurteilung der Fahrlässigkeit zu prüfen, ob ihre Folgen für den Arzt »voraussehbar« waren. Und um hier vom Arzt keine hellseherischen Gaben verlangen zu müssen, erstreckt sich die Voraussehbarkeit nur auf den »natürlichen Verlauf der Dinge und nicht auf entfernter liegende Möglichkeiten«.

Professor Dr. med. Otto Pribilla vom Gerichtsmedizinischen Institut Kiel, Experte für ärztliche Kunstfehler, forderte – im Interesse des angeschuldigten Arztes – von Gutachtern und Richtern: » ... man muss sich in die Lage des Arztes versetzen und danach fragen, was gerade dieser Arzt im konkreten Fall bei ihm bekannter Kenntnis diagnostischer Art, aber auch seiner individuellen Kenntnis über das therapeutische Vorgehen bei bestimmten Erkrankungen für Möglichkeiten hatte, den Erfolg seiner Handlungsweise voraussehen zu können. Man hüte sich in diesem Zusammenhang vor Idealforderungen.« Das heißt: Was dem Chefchirurgen einer Universitätsklinik als fehlerhaftes Verhalten angekreidet wird, weil er über den letzten Stand der medizinischen Wissenschaft orientiert sein müsste, kann dem betagten Arzt eines abgelegenen Provinzhospitals infolge seiner geringeren Möglichkeiten, das Ergebnis eines operativen Eingriffs vorauszusehen, nicht angelastet werden – unfähige und dumme Ärzte dürfen also mehr »Kunstfehler« begehen als hochqualifizierte Mediziner.

Pribilla illustrierte seine Meinung als anerkannter Gutachter mit folgendem Fall: Ein Arzt spritzte einem Alkoholiker (2,1 Promille) zur Ruhigstellung ein Gramm eines Kurznarkotikums (Inactin). Die assistierende Krankenschwester beauftragte er, dem unter Barbituraten stehenden Patienten anschließend noch zwei Ampullen SEE (Skopolamin, Eukodal, Ephetonin) zu verabreichen. Die Schwester spritzte diese das Atemzentrum weiter hemmende Beruhigungsmittel-Kombination auf dem Höhepunkt der Inactin-Narkose. Sechs Minuten später verstarb der Patient. Pribilla: »Bei der Begutachtung dieses Falles wurde durch die Obduktion bewiesen, dass allein die Kombination der Beruhigungsmittel zusammen mit der Alkoholbeeinflussung, die dem Arzt ... bekannt war, den Tod bewirkt hatte. Es war somit die Kausalität zwischen ärztlichem Handeln ... und dem Tode des Patienten zu bejahen.« Ferner sei festgestellt worden, dass die Art der Behandlung – also die Auswahl der Medikamente zur Ruhigstellung des stark alkoholisierten Patienten – durchaus nicht den Regeln der ärztlichen Kunst entsprochen habe. Anschließend habe man feststellen müssen, ob der Arzt »bei ihm zumutbarer Anspannung seiner persönlichen Kenntnisse und Sorgfalt hätte die Schädigung des Patienten, eventuell sogar den Tod, bei Durchführung seiner Therapie voraussehen müssen und können«.

Der beschuldigte Mediziner verteidigte sich damit, dass er das Kurznarkotikum Inactin seit ungefähr fünf Jahren täglich mehrfach zur Ruhigstellung vor allem auch psychiatrischer Patienten anwende. Ihm sei angesichts vieltausendfacher Anwendung nichts von einem bedrohlichen Zwischenfall im Zusammenhang mit Inactin bekannt. Andererseits habe er auch das SEE während seiner Lazarettzeit im Zweiten Weltkrieg als ein gutes Basisnarkotikum zur Operationsvorbereitung kennen gelernt und unter SEE nie einen krisenhaften Kreislaufkollaps erlebt.

Pribilla: »Es konnte ... schließlich nach den Darlegungen des beteiligten Arztes über seine individuellen Erfahrungen mit jedem der beteiligten Mittel und der Kombination der einzelnen Mittel miteinander nicht mit der erforderlichen Gewissheit davon ausgegangen werden, dass der schädigende Erfolg für ihn voraussehbar war. Allein der Umstand, dass es letztlich zweifelhaft blieb, ob ihm zum damaligen Zeitpunkt der Behandlung ... zugemutet werden konnte, dass er, im Besitz der von ihm angegebenen persönlichen subjektiven Erfahrungen mit den genannten Medikamenten, hätte erkennen müssen, dass durch die Gabe von Inactin und anschließend SEE bei dem unter Alkohol stehenden Patienten eine bedrohliche Situation, das heißt letztlich der tödliche Ausgang (Erfolg) eintreten werde, führte dazu, dass das Verfahren eingestellt wurde.«

In einem anderen Fall starb ein achtjähriges Mädchen auf dem Behandlungsstuhl eines Zahnarztes in Würselen bei Aachen. Der 62-jährige Mediziner versetzte das ungewöhnlich ängstliche und aufgeregte Kind – ohne vorher für eine medikamentöse Beruhigung (etwa mit Valium) gesorgt zu haben – mit dem Betäubungsmittel Tri-Thyrvonin in eine Rauschnarkose. Nach Aussagen eines der insgesamt vier Sachverständigen war das Medikament – vom beschuldigten Zahnarzt auf einen Mulllappen geträufelt! – noch in den Fünfzigerjahren für gut befunden, inzwischen aber durch weit bessere Pharmaka ersetzt worden. Tri-Thyrvonin sei – das habe sich inzwischen herausgestellt – wegen seiner starken Einwirkung auf die Herztätigkeit und Lungenfunktion lebensgefährlich, insbesondere bei Kindern.

Der Zahnmediziner führte zu seiner Verteidigung an, dass er schon jahrelang mit diesem Rauschmittel gearbeitet habe – zunächst sei es von ihm in einem Selbstversuch auf seine Wirksamkeit getestet worden. In allen Fällen, in denen eine örtliche Betäubung nicht angewandt werden konnte, sei Tri-Thyrvonin das Mittel der Wahl gewesen – auch als er der Tochter eines Gastwirts einen Zahn ziehen wollte. Der betagte Zahnarzt hatte sich in mehrfacher Hinsicht schuldig gemacht: Er verwendete ein altes und zudem gefährliches Betäubungsmittel, er hätte statt einer Rauschnarkose vorher ein Beruhigungsmittel verabreichen müssen, er hatte keine Kontrolle über die genaue Dosis (Mulllappen statt Tropfmesser), er narkotisierte ohne eine Anästhesieausbildung, er vertraute dem Beipackzettel des Betäubungsmittelherstellers, er überprüfte vor der Narkose nicht den Gesundheitszustand seiner kleinen Patientin. Für einen approbierten Mediziner ist ein solches Verhalten nach Meinung von Fachleuten grob fahrlässig sowie in höchstem Grade unverantwortlich und eine empfindliche Strafe – vielleicht sogar Berufsverbot – angebracht.

Das Gericht jedoch sprach den Beschuldigten frei. Eine Verletzung der Sorgfaltspflicht – und damit fahrlässige Tötung – sei dem Arzt nicht nachzuweisen, da er sich auf den Beipackzettel verlassen hatte, der das Präparat als harmlos und für Kinder geeignet hinstellte. Aufgrund des langjährigen Gebrauchs war der Zahnarzt offensichtlich der Meinung gewesen, kein Risiko mit Tri-Thyrvonin einzugehen.

Professor Pribilla dürfte dieses Urteil ebenfalls als gerecht empfunden haben. Er zitiert einen Autor (Bockelmann), der es als eine »Todsünde des Richters« bezeichne, bei Kunstfehlerprozessen »eine in der Vergangenheit geschehene Handlung nicht nach den Bedingungen und Umständen zu würdigen, unter denen sie vorgenommen worden ist, sondern nach Maßgabe der Anforderungen, die an sie zu stellen wären, wenn sie jetzt vorgenommen werden würde, und die Vorhersehbarkeit der Folgen, die sie gehabt hat, einfach deshalb zu bejahen, weil diese Folgen nun einmal eingetreten sind«. Pribilla selbst merkte dazu an: »Dies für den Richter Gesagte gilt meines Erachtens im besonderen Maße auch und gerade für den ärztlichen Sachverständigen, der sich zu so genannten ärztlichen Kunstfehlern zu äußern hat.« Der Gerichtsmediziner will offenbar zum Ausdruck bringen, dass medizinische Gutachter gefälligst nicht so negativ über einen fehlerhaft behandelnden Arzt befinden sollen.

Vom Kölner Oberlandesgericht wurde ein Chirurg, der im Bauch eines Patienten eine Schere vergessen hatte, von aller Schuld freigesprochen – obwohl der Patient nach der Operation gestorben war. Die zuständige Ärztekammer sah ebenfalls keinen Grund, gegen den Mediziner vorzugehen.

Ein anderer Arzt, der bei einem Oberschenkelbruch nach eindeutiger Bestätigung des Sachverständigen so schwer wiegende Fehler beging, dass das Bein des Patienten amputiert werden musste, wurde zu einer Geldstrafe von sage und schreibe 600 D-Mark verurteilt! Hätte der Arzt vor Gericht steif und fest behauptet, die Amputation – ohnehin, wie man sieht, nur ein Kavaliersdelikt – sei durchaus ein bedeutsamer Teil seiner von ihm selbst entwickelten Heilmethode, so wären Gutachter, Richter und Staatsanwalt möglicherweise in arge Beweisnot geraten. Vielleicht hätte er dann noch nicht einmal diese lächerliche Buße zahlen müssen (vonseiten seiner Ärztekammer hatte er sowieso keine ernsthafte Intervention zu befürchten). Eine Reihe medizinischer Fachautoren hat nämlich ausdrücklich darauf hingewiesen, dass keine ärztliche Kunstregel unbedingt verpflichtend sei, vielmehr bestehe Methodenfreiheit; auch schon das Reichsgericht hatte in diesem Sinne entschieden und erklärt: »Die allgemein oder weitaus überwiegend anerkannten Regeln der ärztlichen Wissenschaft genießen grundsätzlich keine Vorzugsstellung vor den von der Wissenschaft abgelehnten Heilverfahren ärztlicher Außenseiter oder nichtärztlicher Heilbehandler.«

Professor Dr. Bockelmann betont ebenfalls, dass es »eine strikte Bindung eines jeden Arztes an die allgemein anerkannten Regeln« nicht gibt. »Sie würde auf die Kanonisierung desjenigen Standes ärztlichen Wissens hinauslaufen, der zu dem Zeitpunkt erreicht wäre, in dem man mit jener Bindung ernst machte. Das würde den Stillstand der Medizin bedeuten ... Den Fortschritt der ärztlichen Wissenschaft darf man nicht hemmen. Fortschritt ist aber nur unter Voraussetzung von Methodenfreiheit möglich.«

Ist es nicht wahrlich ein Wunder, dass überhaupt ein Arzt wegen eines so genannten Kunstfehlers verurteilt werden kann? Haben jene Kritiker Recht, die hinter der »Schulmedizin« ein Quacksalbersyndikat vermuten, das seine Mitglieder durch Trottelparagraphen bei der Stange hält?

Tatsächlich stößt die richterliche Ermittlung der Regeln ärztlicher Kunst ständig deswegen auf unüberwindliche Schwierigkeiten, »als es eine Normierung des ärztlichen Standards im Grunde genommen bisher noch nicht gibt«. Jeder Arzt kann mehr oder weniger tun und lassen, was er will – solange sein Qualitätsniveau nicht gegen die Interessen der Ärztekammern und kassenärztlichen Vereinigungen verstößt. Dann – und nur dann – hat er in der Regel mit empfindlichen Sanktionen zu rechnen, wie aus den entsprechenden Beispielen ersichtlich wurde.

Dies ist gewiss ein unbefriedigendes – um nicht zu sagen: haarsträubendes – Ergebnis, denn auch die vagen Formulierungen im ärztlichen Berufsrecht, wie sie unter der Rubrik »Grundsätze eines gewissenhaften Arztes« zusammengefasst sind, »lassen sich nur schwer objektiv fassen«. Die ärztliche Tätigkeit, die für die Gesellschaft von im wahrsten Sinne des Wortes lebenswichtiger Bedeutung ist, kennt in der Bundesrepublik – im Gegensatz zu den meisten anderen zivilisierten Industrieländern – weder eine systematische Aufstellung von Qualinätsnormen noch eine wirkungsvolle Überwachung der Einhaltung solcher Maßstäbe. Der Laie ist kaum in der Lage, die Qualität einer ärztlichen Leistung zu beurteilen, und wo er es zu können glaubt, sind seine Kriterien meist unpräzise oder unangemessen. So wird nach alter Tradition die Einhaltung eines hohen professionellen Standards den Organisationen des ärztlichen Berufsstands – also den Ärztekammern – überlassen. Die Öffentlichkeit zählt darauf, dass es den Standesorganisationen möglich und vor allem ernst damit ist, eine Kontrolle der Qualität ärztlicher Tätigkeit durchzuführen. »Das Publikum setzt voraus, dass die Einhaltung einer guten Qualität gewährleistet ist – woraus sich ergibt, dass das Publikum auch leicht getäuscht werden kann.«

Ist der Vorwurf gerechtfertigt, die ärztlichen Standesorganisationen seien eine Art Mafia, die vor allem am finanziellen Gewinn ihrer Mitglieder interessiert ist und sich deshalb mit einer Mauer des Schweigens umgibt? In aller Welt tragen die Berufsverbände der Ärzte zur Erreichung beziehungsweise Aufrechterhaltung eines hohen Standards bei – nur in der Bundesrepublik Deutschland nicht. Die amerikanische Ärztekammer (American Medical Association) und die britische Ärztekammer (British Medical Association) haben trotz ihrer konservativen Haltung zusammen mit der Wissenschaft wertvolle Vorarbeiten zur Entwicklung von Methoden geleistet, die es gestatten, die

Qualität ärztlicher Verrichtungen zu beurteilen. Die staatlichen Kontrollkommissionen in den USA überprüfen beispielsweise auch die Heilungsquoten und die Finanzpolitik der kommunalen Krankenhäuser, um der Verschwendung öffentlicher Gelder wirksam vorzubeugen.

Ein unfähiger, kranker oder zu alter Arzt kann hierzulande an der Ausübung seiner Tätigkeit nicht gehindert werden, häufig auch dann nicht, wenn ihm – wie wir gesehen haben – grobe und gröbste Fehler unterlaufen. Der Medizinsoziologe Professor Dr. med. Manfred Pflanz, ehemaliger Direktor des Instituts für Epidermiologie und Sozialmedizin der Medizinischen Hochschule Hannover, brachte in der *Münchner Medizinischen Wochenschrift* seine Sorge darüber zum Ausdruck, »wie bedrückend die Situation heute ist und wie wenig sich wohl auch in Zukunft daran ändern wird, dass der Arzt weitgehend unkontrolliert, ohne Orientierung an festgelegten Qualitätsnormen seine Tätigkeit ausübt, eine Tätigkeit, bei der für den Menschen viel auf dem Spiel steht. Manche unbeholfenen Versuche ärztlicher Standesorganisationen, Vorwürfe gegenüber der Qualität ärztlicher Tätigkeit nach außen hin abzuwehren, haben in der Öffentlichkeit den Eindruck erweckt, dass diese Institutionen auch nach innen nicht bereit sind, über die Einhaltung eines hohen Standards zu wachen.«[43]

Professor Dr. Pflanz empfahl als Ausweg aus diesem Dilemma, die Tätigkeit des Arztes »einer Systemanalyse mit den in Wirtschaft und Technik üblichen Methoden des operation research zu unterziehen und die wesentlichen Anteile zu operationalisieren, um sie erkennbar und möglichst auch messbar zu machen«. Man müsse sich natürlich »vollständig von romantisierenden und idealisierenden Vorstellungen über die Tätigkeit des Arztes befreien und ganz nüchtern ebenso die Einzelsteine des Mosaiks ärztlicher Tätigkeit analysieren wie ihr zu einem Gesamtbild zusammengefügtes Muster«.

Die Frage, ob staatliche Einrichtungen oder die frei praktizierende Ärzteschaft – »oder beide in Form einer Arbeitsteilung« –

an medizinischen Vorsorgemaßnahmen in Zukunft beteiligt werden sollten, dürfte keine Frage der ärztlichen Berufsideologie sein. Die Öffentlichkeit erwarte, wie Umfragen mehrfach gezeigt haben, dass Vorsorgeuntersuchungen von hoher Qualität und gleichbleibendem Standard vorgenommen werden. Es sei daher höchste Zeit, Qualitätsmaßstäbe für Vorsorgeuntersuchungen festzulegen, an denen die Güte der Tätigkeit staatlicher Einrichtungen oder der frei praktizierenden Ärzteschaft gemessen werden könne. Nur in dieser objektiven, rationalen Weise dürfe sich entscheiden, wo in Zukunft die Bevölkerung eine hervorragende Vorsorge erhalte. Auch für den bekannten Slogan der American Medical Association: »Sozialized medicine is bad medicine« (Sozialisierte Medizin ist schlechte Medizin), sei der Beweis erst anzutreten: Für einen solchen Vergleich zwischen den Leistungen einer so genannten freien und einer so genannten sozialisierten Ärzteschaft sei die Entwicklung entsprechender Methoden erforderlich.

Pflanz war sich indessen durchaus bewusst, dass die Anwendung solcher Methoden zur Beurteilung der Qualität ärztlicher Tätigkeit auf erheblichen Widerstand der Ärztelobby stoßen würde: »Es ist menschlich, dass man sich nicht in die Karten sehen lassen möchte. Es ist menschlich, wenn man nicht möchte, dass andere entdecken, wo man versagt hat. Man kann annehmen, dass gerade jene Ärzte den größten Widerstand leisten werden, die selbst das Gefühl haben, ihre Qualität genüge nicht dem allgemeinen Standard. Auf diesen begreiflichen Widerstand sollte man gefasst sein.«[44] Der Wissenschaftler mahnte und hoffte zugleich, »dass Ärzte und Standesorganisationen einsehen, wie viel besser sie in der Öffentlichkeit dastehen, wenn sie die Qualität ihrer Tätigkeit darlegen, als wenn sie mit der Verschleierungstaktik weiterfahren. Das Vertrauen der Öffentlichkeit in den Ärztestand wird nicht unterminiert, wenn er über seine Tätigkeit nüchtern und selbstkritisch Rechenschaft ablegt. Es wird eher beeinträchtigt, wenn der Ärztestand sich weiterhin den Anschein eines Geheimbundes gibt.«

Der frühere Hauptgeschäftsführer der Bundesärztekammer, Professor Dr. med. Josef Stockhausen, hat einmal freimütig geäußert: »Wer objektiviert, schadet der Ärzteschaft!« »Objektiviert« soll wohl heißen: Wer die Wahrheit sagt. Reichlich unverschämt mutet es an, wenn derselbe Mediziner ungerührt behauptet: »Die Landesärztekammern und ihre Arbeitsgemeinschaft, die Bundesärztekammer, nehmen den ihnen in den Kammergesetzen erteilten Auftrag, für einen ›sittlich hoch stehenden Ärztestand‹ zu sorgen, im Interesse der Menschen, die sich den Ärzten anvertrauen, in jeder Hinsicht sehr ernst. Wo tatsächlich Missstände bestehen oder ein Fehlverhalten beobachtet wird, sollte es deshalb den zuständigen Ärztekammern unverzüglich gemeldet werden, um diesen die Einleitung der nötigen Schritte, gegebenenfalls auch berufsgerichtlicher Verfahren zu ermöglichen. Vor Abschluss derartiger rechtsstaatlich gesicherter Verfahren aber sind meiner Meinung nach öffentliche Tribunale über einzelne Ärzte oder ganze Arztgruppen, verbreitet von Presse, Funk oder Fernsehen, nichts anderes als üble Diskriminierungsversuche, bar jeder Fairness und nicht selten politisch motiviert und gesteuert.«

4. Wissenschaft? Wahnsinn!

Todesursache Nummer eins: Der deutsche Medizinbetrieb

Der Glaube an die wohltätigen Kräfte der modernen Medizin ist im Bewusstsein der Bevölkerung weit verbreitet und tief verwurzelt. Ist er aber auch berechtigt? Bei genauerem Hinsehen wird deutlich, dass beim Kampf gegen Krebs und Herzinfarkt, gegen Verkalkung und Altersleiden, chronische Krankheiten und degenerative Verschleißerscheinungen, sogar gegen den quälenden Juckreiz bei Hautausschlägen und einen ganz banalen Heuschnupfen die Sorgenfalten auf der Stirn der Ärzte immer tiefer werden, Konfusion und Ratlosigkeit, lähmender Stillstand und das Einfach-nicht-mehr-weiter-Wissen die Szene beherrschen. Es bereitet den Ärztefunktionären erhebliche Mühen, schreibt der Berliner Publizist Dr. med. Hans Halter, den Sturzbach negativer Fakten vor der Öffentlichkeit zu verschleiern. Sie sehen die Gefahr heraufziehen, die den »Königen in Weiß« droht. Denn wie in Hans Christian Andersens Märchen von des Kaisers neuen Kleidern breitet sich zunehmend Unruhe aus. Die Strahlkraft des Arztes werde plötzlich in Zweifel gezogen. Hinter den Kulissen des schönen Scheins, den zurzeit geltenden Lehren der Medizinerpäpste, in dieser Glitzerwelt aus Wissenschaft und Forschung, sei der Chor entsetzter Beobachter kaum noch zu überhören: »Aber die Ärzte haben ja gar nichts an!«

Sind die Heilkundigen in Wahrheit nackt und bloß? Bar aller verlässlichen Kenntnisse? Erweisen sich die zahllosen Siegesmeldungen über die angeblich explodierenden Fortschritte in der Medizin als suggestives Täuschungsmanöver von epochalen

Dimensionen? Sind die Ärzte mit ihrem Latein am Ende? Bisher galt als sicher, dass die Misserfolge der Heilkunst im Wesentlichen zu Lasten von Dummheit und Habgier, Desorganisation und Ignoranz gehen. Dagegen bezweifelt kein kluger Kopf, dass naturwissenschaftliche Erkenntnisse, würden sie nur richtig und rechtzeitig beachtet, dem Bürger zum Segen gereichen: Vorsorge bei Brust- und Prostatakrebs, Margarine gegen Herzinfarkt, für die Gebärmutter und den Wurmfortsatz die Operation. Dazu Pillen satt, um Blutfett- und Blutzuckerspiegel zu senken, den Blutdruck, die überhöhte Herzfrequenz. Jeder Rat, jede Therapie ist schließlich wissenschaftlich ausgewiesen ... Schön wär's ja. Doch die medizinische Wirklichkeit sieht, wie es der Arzt Hans Halter formuliert, bitter aus.

Bei genauerer Betrachtung zeige sich, dass so mancher Rat von gestern heute als völlig falsch beurteilt werde; dass die letztjährige Therapie dem Patienten nicht genutzt, sondern womöglich geschadet habe. Verwandelt erst die ärztliche Manipulation, das Betasten, Punktieren und Operieren der weiblichen Brust, einzelne Krebsknoten in einen Streuherd tödlich gefährlicher Zellen? Gibt es irgendwelche Beweise dafür, dass eine regelmäßige Teilnahme an Vorsorgeuntersuchungen das Leben verlängert oder vielleicht eher verkürzt? Wem ist geholfen, wenn demnächst auch die minderjährigen Mädchen ihren Muttermund alljährlich vom Fachmann inspizieren lassen? Den Mädchen? Alles ungewiss. Stirbt ein Mensch am Herzinfarkt, weil seine Kranzadern durch fettige Cholesterinablagerungen zu eng geworden sind? Oder macht ein Gefäßkrampf dem Muskel ein Ende? Ist der Infarktpatient gut beraten, wenn er auf die essenziellen Fettsäuren achtet? Sollte er Alkohol meiden oder ihn als Wundermittel schätzen? Niemand weiß es. Soll man sich eiweißreich oder doch lieber eiweißarm ernähren? Stirbt der Zuckerkranke, der brav seine Pillen schluckt, vor dem Leidensgenossen, der die Tabletten immer gleich wegwirft? Fördern Blinddarmoperationen meist nur unschuldige Würmchen zutage, insbesondere, wenn sie von wohlhabenderen Patienten stammen? Wird der Schwermütige auf der Couch des Psychoanalytikers geheilt?

Oder vervollkommnet der depressive Kandidat in der ärztlichen Praxis seine Neurose? Alles Ansichtssache, urteilt der Berliner Arzt Hans Halter.

Die allgemeine Ratlosigkeit innerhalb der vor den Patienten hermetisch abgeschotteten Medizinhochburgen sei alarmierend. Was soll man als Laie davon halten, wenn sich vermeintliche Fakten, noch dazu naturwissenschaftlich begründete, am nächsten Tag in Vermutungen und einen weiteren Tag später in Irrtümer verwandeln? »Mancher sorgsam ausgestattete Prunkraum des medizinischen Lehrgebäudes«, wie es in unnachahmlicher Weise der *Spiegel*-Redakteur Hans Halter einmal beschrieben hat, »scheinbar für alle Ewigkeit möbliert, bietet derzeit ein jammervolles Bild. Alles umgestürzt ...«[1]

Trotz standesrechtlicher Verfolgung und Gängelung, trotz persönlicher Nachteile bis hin zum Karriereknick äußern verantwortungsbewusste Mediziner und Biowissenschaftler immer häufiger ihre Dissidenten-Meinung, in den USA und anderen angelsächsischen Staaten ungleich mehr als hierzulande. Die Fachjournalisten selbst renommierter Ärztezeitschriften heben ihre kritischen, zuweilen anklagenden Beiträge großflächig ins Blatt, schon der Unterhaltung wegen. Schwarz auf weiß kann der Doktor dann lesen, welchen Unsinn er vor ein paar Jahren noch als göttliche Weisheit verehrte und bei seinen gutgläubigen Patienten in die Praxis umsetzte. Es ist diese allenthalben fühlbare Konfusion im Medizinbetrieb, die dem guten alten Fortschrittsglauben den Garaus macht. Für die meisten Ärzte ist das ein schmerzlicher Verlust, dessen Folgen sie zum Teil nur mit äußerster Anstrengung entgegenwirken können. Denn mehr noch als ihre Patienten waren die Mediziner fest davon überzeugt, dass es mit der Heilkunde eigentlich nur vorangehen könne. Wie hell strahlten am Medizinerhimmel einst die Sterne Semmelweis und Sauerbruch, Koch und Behring, Virchow und Pasteur; ihre kühnen Taten waren aller Welt als unumstößliche Beweise dafür erschienen, dass die großen Träume und Visionen im Reich der Hippokrates-Jünger nun endlich Realität werden würden.

Doch die meisten Träume platzten wie Seifenblasen. Es gibt kein ewiges Leben. Es gibt noch nicht einmal ein zweites Herz für jedermann, auch keine Heilung vom Krebs, vielleicht noch nicht einmal vom Heuschnupfen. Dennoch besteht kein Grund für Verzweiflung, eher für realitätsnahe Nüchternheit. Und hier leistet beispielsweise die Chirurgie unbestritten Gutes und Nützliches, auch Großartiges. Nicht minder eindrucksvoll sind die Erfolge der Geburtshilfe und der Kinderheilkunde, mit gewissen Abstrichen der Seuchen- und Infektionsbekämpfung, der Augendoktoren und – nicht zu vergessen – der viel geschmähten Zahnärzte. Diese Sparten der Medizin stagnieren kaum, hier wird durchaus geholfen, gelindert und geheilt. Die positiven Erfahrungen, die alle Tage wieder, insbesondere in unseren Kliniken, Zehntausende von Patienten mit den Ärzten und ihrer Kunst machen, haben zumeist hier ihren Ursprung. Vom wohlverdienten Renommee dieser Spezialdisziplinen zehrt der ganze Berufsstand.

Unter der Überschrift »Forschung ist Hoffnung« veröffentlichte 1985 der Pharmariese Ciba-Geigy in Basel (Schweiz) – heute heißt der Konzern Novartis – in seiner hauseigenen Postille *Ciba-Revue* eine ungewöhnliche Liste mit »Vorhersagen über die Entdeckung von Medikamenten bis zum Jahr 2000 oder früher«.[2]

Hier der Wortlaut der Tabelle:

1.	Aggression (Kontrollierbarkeit)	2000 oder früher
2.	Allergische Zustände (Kontrollierbarkeit eines Großteils)	1990
3.	Altersschwäche (Verhütung)	1990–2000
4.	Alterungsprozess (Kontrollierbarkeit)	1990
5.	Angst und Spannungszustände (Kontrollierbarkeit)	1988
6.	Antibiotika (neue Generationen)	1985
7.	Asthma (Heilung)	1985–1990
8.	Autoimmunkrankheiten	1990
9.	Bakterielle und virale Erkrankungen	1985–1990
10.	Denkfähigkeit, analytische (Verbesserung)	1985

11. Depressionszustände (Neutralisierung)	1990
12. Ernährung, Stoffwechsel und körperliches Wachstum (Steuerung)	2000 oder früher
13. Fettsucht (medikamentöse Behandlung)	1990–2000
14. Furcht (Erzeugung des Gefühls)	2000 oder früher
15. Gedächtnis (Verlängerung oder Verkürzung)	2000 oder früher
16. Giftstoffe (sichere, rasch wirkende)	2000 oder früher
17. Halluzinationen (Erzeugung)	2000 oder früher
18. Hypertonie (Kontrollierbarkeit)	1980–1990
19. Intelligenz (Dauerstimulation)	1990–2000
20. Kindheit (Hinauszögern des Erwachsenwerdens)	2000 oder früher
21. Kontrazeptiva (wirksame, für den Mann)	1990
22. Kontrazeptiva (sichere, bequeme und billige)	1990–2000
23. Krebs (endgültige Bezwingung)	1990
24. Lernvermögen (medikamentöse Steigerung)	1985–2000
25. Mütterliche Verhaltensweisen (Erzeugung oder Unterdrückung)	2000 oder früher
26. Mykosen, hartnäckige (Heilung)	1990
27. Neurologische Störungen (Kontrollierbarkeit)	1990
28. Ödeme (Kontrollierbarkeit)	1990
29. Psychobiologische Zustände (Kontrollierbarkeit)	1990–2000
30. Radioaktive Strahlung (Immunität)	1990
31. Schlaf (Kontrollierbarkeit)	1990–2000
32. Schlafbedürfnis (Verringerung)	2000 oder früher
33. Schönheitsempfinden (Intensivierung)	2000 oder früher
34. Schuldgefühl (Auslösung und Befreiung)	2000 oder früher
35. Sexualempfinden (Regulation)	2000 oder früher
36. Soziabilität (medikamentöse Verbesserung)	2000 oder früher
37. Spasmen der quergestreiften Muskulatur (Kontrollierbarkeit)	1990
38. Thrombosen (Vorbeugung und Behandlung)	1990
39. Toxikomanien (medikamentöse Behandlung)	1990

40. Übertragung (Erzeugung, Hemmung) 2000 oder früher
41. Zahnkaries (Heilung) 1993
42. Zeit, wahrgenommene (Verkürzung oder Verlängerung) 2000 oder früher

Diese Auflistung entstand nach Kontakten mit verschiedenen Forschern und Forschungsinstituten. Die Redaktion der *Ciba-Revue* zitierte in diesem Zusammenhang Edgar Morin mit den Worten: »Wenn wir bedenken, dass wir eine Menschheitskrise erleben, die möglicherweise in den Tod führt, dann müssen wir uns von Todesverweigerung und Lebenswillen erleuchten und leiten lassen, wenn wir uns Fragen über die Zukunft stellen.«[3]

Begrabene Illusionen, wo auch immer der Blick sich hinwendet: Gesundheit, offenbarte als erster Wissenschaftler von Rang der britische Epidemiologe Thomas McKeown schon vor mehr als einem Vierteljahrhundert einem erstaunten Publikum, sei »kein Verdienst der Medizin«. Seit dem 17. Jahrhundert herrschte die mechanistische Anschauung vor, »der menschliche Körper, seine Struktur, seine Funktionen könnten unterhalten und repariert werden wie eine Maschine«.[4] Diese Vorstellung vom Körper als Maschine sei »zwar an sich richtig«, nur stimme es leider nicht, dass der Gesundheitszustand von »ärztlicher Kontrolle und Wartung« abhänge. Entscheidend seien vielmehr Erbgut, Ernährung und allgemeine Hygiene. »Wer wird endlich den Mut haben«, fragte zur gleichen Zeit der Wiener Arzt Gerhart Tutsch, »den Leuten laut und deutlich zu sagen, dass die angeblich so fortgeschrittene Medizin mit Ausnahme der Infektbekämpfung, der Hygiene, der Impfungen, der chirurgischen Möglichkeiten, der verbesserten Diagnose und einiger therapeutischer Krücken genauso weit ist wie vor hundert Jahren?«[5]

Ein paar Mutige haben es inzwischen immer einmal wieder gewagt. Allen voran der streitbare Priester und Sozialkritiker Ivan Illich.[6] »Die maximale Lebensdauer hat sich nicht verändert, wohl aber die durchschnittliche Lebensdauer. Die durchschnittliche Lebenserwartung des Menschen zum Zeitpunkt der Geburt ist gewaltig gestiegen. Heute bleiben sehr viel mehr Kinder am Leben, mögen sie auch noch so kränklich sein und eines besonderen Pflegemilieus bedürfen. Die Lebenserwartung junger Erwachsener steigt in manchen ärmeren Ländern immer noch. In den reichen Ländern aber stagniert die Lebenserwartung der Fünfzehn- bis Vierzigjährigen, weil ebenso viele Menschen an Unfällen und den neuen Zivilisationskrankheiten sterben, wie vordem der Lungenentzündung und anderen Infektionen zum Opfer fielen. Es gibt relativ betrachtet mehr alte Menschen, und in zunehmendem Maß sind sie für Krankheiten anfällig, den anderen eine Last und hilflos. Egal wieviel Medizin sie einnehmen, egal wieviel Pflege ihnen zuteil wird – die Lebenserwartung von 65 Jahren ist während des letzten Jahrhunderts unverändert geblieben. Die Medizin hilft eben wenig gegen die mit dem Alter verbundenen Krankheiten und noch weniger gegen den Vorgang und die Erfahrung des Alterns selbst. Sie ist nicht in der Lage, kardiovaskuläre Krankheiten, die meisten Formen von Krebs, Arthritis, eine fortgeschrittene Zirrhose oder auch nur die einfache Erkältung zu heilen. Sie kann sich erfolgreich preisen, wenn sie wenigstens einen Teil der Schmerzen lindert, an denen die Alten leiden. Traurigerweise vermehren die meisten geriatrischen Therapien, die das Eingreifen des Experten erfordern, meist nicht nur die Schmerzen der Alten, sondern verlängern sie noch.«

Illich schreibt weiter: »Das Alter wurde genau in dem historischen Augenblick medikalisiert, als es aus demografischen Gründen ein allgemeines Phänomen wurde; 28 Prozent der US-amerikanischen Medizinbudgets wurden für jene 10 Prozent der Bevölkerung ausgegeben, die über 65 sind. Diese Minderheit wächst gegenüber dem Rest der Bevölkerung um jährlich 3 Prozent, während die Pro-Kopf-Kosten für ihre medizinische Versorgung um 5 bis 7 Prozent schneller steigen als die allgemeinen Pro-Kopf-Kosten. Während immer mehr Alte das Recht auf ärztliche Fürsorge erwerben, schwinden die Chancen für ein Altwerden in Unabhängigkeit. Viele Alte müssen in Anstalten Zuflucht suchen. Während immer mehr alte Menschen in Behandlung kommen, um unkorrigierbare Schäden korrigieren oder unheilbare Krankheiten heilen zu lassen, wachsen die Ansprüche auf Alten-Fürsorgeleistungen lawinenartig. Wenn eine alte Frau ihr Augenlicht verliert, wird ihr Schicksal erst anerkannt, sobald sie ins ›Blinden-Establishment‹ eintritt – wenn sie Klientin einer der etwa 800 US-Institutionen wird, die sich der Blinden annehmen, besonders der jungen und für das Arbeitsleben rehabilitierbaren. Da sie aber weder jung noch in arbeitsfähigem Alter ist, wird ihr nur ein widerwilliges Willkommen zuteil; gleichzeitig wird es ihr schwer fallen, sich in das ›Alten-Establishment‹ einzugliedern. Sie wird also durch zwei institutionelle Systeme marginal medikalisiert: Das eine bezweckt, sie als Blinde zu sozialisieren, das andere, ihre Altersschwäche zu medikalisieren.

Da immer mehr alte Menschen von Experten-Dienstleistungen abhängig werden, steckt man immer mehr Menschen in spezialisierte Alten-Anstalten, während die Nachbarschaft für diejenigen, die zu Hause bleiben, immer unwirtlicher wird. ›Die Alten in diese Institutionen einzuliefern gehört offenbar zur modernen Strategie der Beseitigung der Alten; diese wurden von den meisten anderen Gesellschaften in ehrlicheren und, man könnte sagen, weniger hässlichen Formen institutionalisiert. Die Sterblichkeitsrate während des ersten Jahres in der Anstalt liegt signifikant höher als bei jenen, die in ihrer gewohnten Umgebung bleiben.‹ Die Trennung von der heimischen Umgebung fördert den Ausbruch gefährlicher Krankheiten und die dadurch bedingte Mortalität. Es kommt sogar vor, dass alte Menschen mit der Absicht in die Anstalt gehen, ihr Leben auf diese Weise zu verkürzen. Abhängigkeit ist immer schmerzlich, und ganz besonders für die Alten. Privileg oder Armut des früheren Lebens erfahren im modernen Phänomen des Alters eine Steigerung: Nur die sehr Reichen und sehr Unabhängigen können sich entscheiden, jener Medikalisierung ihres Endes zu entgehen, der die Armen sich fügen müssen und die umso intensiver und umfassender wird, je reicher die Gesellschaft ist, in der sie leben. Die Verwandlung des Alters in einen Zustand, der professioneller Betreuung bedarf, bringt die Alten in die Rolle einer Minderheit, die auf jeder relativen Ebene der öffentlich finanzierten Privilegien schmerzliche Entbehrung zu leiden meint. Schwache Alte, die manchmal unglücklich und bitter enttäuscht sind, weil sie vernachlässigt werden, werden so zu amtlich bestätigten Mitgliedern der traurigsten aller Konsumentengruppen gemacht – nämlich der Alten, die darauf programmiert sind, nie genug zu bekommen. Was die medizinische Etikettierung mit dem Ende des Lebens angestellt hat, das fügt sie auch seinem Anfang zu. Ähnlich wie zuerst das hohe Alter, dann auch die Zeit der Pensionierung und des Klimakteriums unter die Verfügungsgewalt des Arztes gerieten, so griff seine Autorität auch vom Kreißsaal – einer Errungenschaft der vorigen Jahrhundertmitte – aufs Kinderzimmer, den Kindergarten und das Klassenzimmer über, um Kindheit, Jugend und Pubertät zu medikalisieren. Während es aber durchaus akzeptabel geworden ist, für eine Begrenzung der weiteren Eskalation teurer Altenfürsorge einzutreten, scheint die Beschränkung der so genannten medizinischen Investitionen in die Kindheit noch immer als Thema tabu zu sein. Eltern in einer Industriegesellschaft sind gezwungen, Arbeitskräfte-Nachschub für eine Welt zu zeugen, zu der niemand mehr Zutritt erhält, der nicht durch eine 16-jährige Ausbildung gebrochen und geformt ist; ohnmächtig geben sie es auf, persönlich für ihre Kinder zu sorgen, und in ihrer Verzweiflung berieseln sie sie mit Medikamenten. Vorschläge wie etwa, den Medizin-Output in den USA von seinem gegenwärtigen Stand – 100 Milliarden Dollar [50 Milliarden Euro in Deutschland – der Verfasser] – zu reduzieren oder die medizinischen Fakultäten in Kolumbien zu schließen, werden nie ernsthaft diskutiert, weil diejenigen, die sie vorbringen, gleich als herzlose Befürworter des Kindermordes oder einer Massenvernichtung der Armen bezeichnet werden. Der unternehmerische Ansatz, der die Erzeugung von ökonomisch produktiven Erwachsenen beherrscht, führt dazu, dass der Tod während der Kindheit als Skandal und Invalidität durch ein früh ausbrechendes Leiden als öffentlicher Missstand betrachtet werden, dass unkorrigierte angeborene Missbildungen ein unerträglicher Anblick sind und die Möglichkeit einer eugenischen Geburtenkontrolle eines der Lieblingsthemen internationaler Ärztekongresse seit den Siebzigerjahren ist.[7]

Irrwege der Schulmedizin

Julius Hackethal erwies sich in seinen Attacken gegen die Schulmedizin nicht nur als ausdauernder, sondern auch als schärfer. Seine Thesen, für die er in seinem Leben heftige Prügel bezog, werden mittlerweile allerdings auch von einstigen Widersachern auf Kongressen schon als eigene Mutproben vorgetragen. Seine Bücher *»Auf Messers Schneide«* und *»Der Meineid des Hippokrates«* sind heute bereits klassische Meilensteine der Medizinkritik. Kurz vor seinem Tod schrieb er zur desolaten Situation im Krieg gegen den Krebs: »Schuld an der geradezu panischen Angst vor Krebs trägt aber nicht die Krankheit an sich, sondern das, was die Krebsstrategie der Schulmedizin daraus gemacht hat. Für mich gibt es keinen Zweifel: Auf alle Arten von angeblichem und tatsächlichem bösartigen Krebs bezogen, werden durch die Medizinindustrie weit mehr Menschen gequält, verstümmelt, getötet und finanziell ausgebeutet als in ihrem Gesundheitszustand gebessert oder gar gerettet. Wenn morgen der Krebs zur heiligen Krankheit erklärt und jegliches Geldverdienen am Krebs als krimineller Akt bestraft würde, wäre der Krebskrankheit der größte Teil ihres Schreckens genommen.«[8]

Die Erfolge und Misserfolge der Krebsbekämpfung sind ein wichtiger Gradmesser für die Qualität der herrschenden schulmedizinischen Gesundheitshilfe insgesamt. Ein ungeheurer Forschungsaufwand wurde weltweit unter der Führung der Schulmedizin betrieben, um den Krebs als Volkskrankheit zu besiegen und auszurotten. 1971 verkündete der US-Präsident Richard Nixon den »Krieg« gegen den Krebs. In den USA und allen Industrienationen wurde mit generalstabsmäßiger Planung und dem Einsatz von Techniken des Raumfahrtzeitalters der totale Krebskrieg geführt. Doch das Ergebnis zerstörte jegliche Illusionen und brachte weit mehr Unheil als Genesung für die Patienten. Und in der Tat sind die Irrwege, Fehler und Gefahren der Schulmedizin nirgendwo deutlicher zu erkennen als bei der von ihr unter dem Anspruch der wissenschaftlichen und therapeutischen Hoheit geforderten und praktizierten Art der Krebsbekämpfung. Dabei ist die Taktik der Ärzteführer zur Verschleierung der schulmedizinischen Ohnmacht immer gleich geblieben: Planmäßig werden mit unbewiesenen Theorien Fortschritte vorgetäuscht und falsche Hoffnungen geweckt, um die hingebungsvolle Geduld der Patienten zu stärken, den totalen Krebskrieg über sich ergehen zu lassen.

Der Medizinkritiker Christian Bachmann gab einem seiner Bücher den schockierenden Titel *»Die Krebsmafia«*.[9] Die Krebsmafia: zweifellos eine reißerische Überschrift – oder gibt es diese Mafia wirklich? Sicher nicht im Sinne des Familienclans, des bewusst organisierten, straff geleiteten Erpressungs-, Unterdrückungs- und Einschüchterungssyndikats, wie der Krebsforscher Frederic Vester im Vorwort zu dieser Publikation schrieb. Der Autor habe diesen Titel vor allem deshalb gewählt, um die undurchdringliche Phalanx zu kennzeichnen, mit der das an den Hebeln sitzende Establishment jedes Eindringen »Artfremder« abblockt. »Mir selbst«, schreibt Professor Vester, »erscheint diese ›Mafia‹ als das Ergebnis einer zufälligen Systemstruktur äußerst unterschiedlicher, getrennt und dennoch parallel wirkender Interessengruppen. Da wäre zum Beispiel der medizinische Klüngel mit seinen verständlichen Finanzinteressen; die etablierte Forschung mit ihren geldverschlingenden Programmen, die von der öffentlichen Hand immer neu gefüttert werden müssen, wo Doktorarbeiten laufen, für die man Geld braucht, und Forschungen durchführt, weil Publikationen fällig sind; dann die Apparatehersteller der Industrie mit ihren immer neu anrückenden Groß-Robotern, -Scannern, -Bestrahlungs- und -Analysegeräten, die ihre teuren Maschinen natürlich nur mit gutem Gewissen verkaufen können, wenn sie vom medizinischen Establishment abgesegnet sind; und schließlich die Offiziellen, die Politiker und Administratoren, die Jahr für Jahr

Steuergelder verteilen im guten Glauben, sie in die richtigen Kanäle fließen zu lassen, und für die es natürlich schwer ist, zuzugeben, dass sie vielleicht jahrzehntelang auf das eine oder andere falsche Pferd gesetzt haben. Auch ihnen hilft dann vielfach nur die Flucht nach vorne – und das heißt, eingefahrene Wege weiter und noch höher zu unterstützen und alles andere links liegen zu lassen. Zugegebenermaßen haben sie es – ähnlich wie in vielen Umweltbereichen – nicht leicht, sich aus dem Wust von sich zum Teil widersprechenden Gelehrtenmeinungen ein Urteil zu bilden. Wem sollen sie jeweils glauben?«[10]

Gibt es die Mafia im Krebsbereich (wie in zahlreichen anderen Sektoren des Gesundheitswesens auch) also doch? Mit Resultaten zu Lasten von Patienten und Versicherten, wie sie auch eine »ehrenwerte Gesellschaft« nicht viel effektiver hervorbringen könnte? Der einzige Unterschied, so könnte man es bösartig formulieren, besteht wahrscheinlich nur darin, dass die Zahl der durch die Vernachlässigung alternativer und ganzheitlicher Aspekte frühzeitig ins Jenseits beförderter Kranker beachtlich größer ist als beim Vorbild des organisierten Verbrechens. Es ist deshalb dringend erforderlich, dass vor allem Insider der Krebsszene wie beispielsweise auch die beiden indischen Mediziner Kothari und Mehta mit ihrer Publikation *»Ist Krebs eine Krankheit?«* jene von Stahl, Strahl und Chemotherapie ins Feld geführte »Erfolgsstatistik« auseinander nehmen und ad absurdum führen. Nur öffentlicher Druck kann noch bewirken, dass die seit Jahrzehnten ungebremste Entwicklung der »größten Pleite unserer medizinischen Forschung«, wie es Frederic Vester formulierte, endlich gestoppt werden kann. Will man weiterkommen, so wird man, wie es Vester in zahlreichen seiner Bestseller-Werke getan hat, »mit wissenschaftlichen Tabus ebenso brechen müssen wie mit den Tabus der bestehenden Forschungs- und Lehrstätten, die ja an feststehende, historisch bedingte Konzepte von Zeit- und Lehrplänen gebunden sind. Denn feststehende Lehrpläne führen zu feststehenden Forschungsprogrammen, zu feststehenden Untersuchungsschemata und schließlich auch zu feststehenden Schablonen darüber, wie selbst *neue* Forschungsrichtungen anzugehen seien. Nur deshalb reagieren auch die eingefahrenen Strukturen unseres Gesundheitswesens heute weder auf das dringende Bedürfnis des Umweltschutzes noch auf das einer echten Krebs*vorbeugung* – nicht zu verwechseln mit der umstrittenen Früherkennung –, noch auf die veränderte Situation in der Arbeitswelt, in unserer Lebensweise oder Ernährung«.[11]

Warum werden Forschungsrichtungen, die nicht ins Schubladendenken passen, nie ernsthaft und konsequent durchgezogen? Wovor fürchtet sich das Establishment der Ärzteschaft? Dass der Versuch gelingen könnte und seine bisherigen Vorstellungen Makulatur werden? Wie soll jemals die Qualität der deutschen Medizin an internationale Standards anknüpfen können, wenn bereits Versuche regelmäßig im Keim erstickt werden? Der medizinisch-wissenschaftliche Dogmatismus wird vermutlich zum Totengräber der öffentlichen Gesundheitspflege, wenn es im Rahmen der jetzt geplanten Gesundheitsreform nicht gelingen sollte, neben der Einflusssphäre der ärztlichen Standesorganisationen gleichzeitig die seit mehr als einem halben Jahrhundert unangetastet gebliebene Macht der Lehrstuhlinhaber angemessen zu beschneiden. Es ist eine groteske Situation, dass wir heute trotz Summen in Milliardenhöhe und eines unüberschaubar großen Forschungsapparats den modernen Geißeln der Menschheit immer noch ohnmächtig gegenüberstehen wie zu Zeiten des »Dritten Reiches«, teilweise – wie wir gesehen haben – dem damaligen Kenntnisstand sogar hinterherhinken.

Wie anders ist es zu verstehen, dass in unseren medizinischen Fakultäten noch mit Materialien gearbeitet wird, die zu Zeiten des Nazi-Regimes Stand der medizinischen Forschung waren? Das berühmteste Beispiel ist der so genannte »Pernkopf-Atlas«, ein inzwischen zu einer gewissen Berühmtheit gelangtes medizinisch-anatomisches Werk, bei dem für die Illustrationen vermutlich Opfer des nationalsozialistischen Terrors als Modell dienten.[12] Professor Dr. Eduard Pernkopf war ein begeisterter und einflussreicher Nationalsozialist. Nachdem Österreich am

15. März 1938 »ins Reich heimgeholt« worden war, wurde Pernkopf zum Dekan der Medizinischen Fakultät der Universität Wien ernannt, wo er die Entlassung von 153 der insgesamt 197 Professoren anordnete, einschließlich aller Juden und Kommunisten; die Würde des Rektors der Universität im Jahre 1943 wurde Pernkopf gewissermaßen als Belohnung für sein strammes Regiment übertragen. Nach Kriegsende saß er drei Jahre im Gefängnis, obgleich man dem Mediziner keinerlei Verbrechen nachzuweisen vermochte. Im Jahre 1952 gelang es Pernkopf, den dritten und letzten Band seines Standardwerks zu veröffentlichen.

Robert N. Proctor, international renommierter Wissenschaftshistoriker aus den USA, der in seinem Buch *»Blitzkrieg gegen den Krebs«* den Nachweis führt, dass in Hitler-Deutschland Gesundheitsreformen vorangetrieben wurden, die wir heute als fortschrittlich und sozial verantwortungsvoll betrachten, befasst sich in seiner bemerkenswerten Dokumentation mit der Frage: »Was soll man tun, wenn sich herausstellt, dass die Leichen, die für den Pernkopf-Atlas benutzt wurden, Opfer der NS-Vernichtungspolitik waren? Soll man das Buch – im Namen der Opfer des Nazi-Terrors – verbieten und aus den Bibliotheken entfernen? Welchen Unterschied macht es, ob die abgebildeten Personen Juden, Euthanasieopfer, politische Gegner der Nationalsozialisten oder Verbrecher waren?« Aber es scheint nicht das einzige damit verbundene Dilemma zu sein. Es stellt sich ebenfalls die Frage, auf welch unsicherem Terrain sich unsere derzeitigen Krebsforscher bewegen, wenn sie sich seit Jahrzehnten eines Lehrmittels bedienen müssen, das nicht nur vor mehr als einem halben Jahrhundert konzipiert, hergestellt und verlegt wurde, sondern das darüber hinaus auch unter höchst zweifelhaften Umständen zustande gekommen ist. Der dritte Pernkopf-Band wurde seit den Fünfzigerjahren routinemäßig von Ärzten benutzt, offenbar ohne dass sie viel von der Herkunft des Buches gewusst hätten. Die englische Übersetzung von 1990 erhielt sowohl im *Journal of the American Medical Association* als auch im *New England Journal of Medicine* begeisterte Besprechungen – und »in keiner der beiden Rezensionen stand ein Wort über die faschistischen Neigungen des Autors oder die fragwürdige Herkunft der Leichen.«[13] Der US-Historiker fügt hinzu: »Was macht man mit einem Text, der moralisch zweifelhafter Herkunft ist und trotzdem medizinisch wertvoll sein kann?«

Die berechtigte Frage Proctors erspart insbesondere deutschen Staatsbürgern und deutschen Ärzten nicht eine weitere Überlegung: Wenn der Pernkopf-Atlas tatsächlich ein derart herausragendes Standardwerk für Ärzte sein sollte, ist davon auszugehen, dass die Krebsmediziner im »Dritten Reich« mindestens das fachliche Niveau unserer heutigen Koryphäen auf diesem Sektor hatten, oder umgekehrt: Die heutigen Krebsspezialisten sind nicht besser als ihre Kollegen von vor mehr als 50, 60 Jahren. Hätten sie nämlich mindestens das Kaliber der Nazi-Mediziner, wäre es schlichtweg ein Skandal, dass sie sich heute noch immer an Lehrmaterialien orientierten, das Opfer als Anschauungsmaterial präsentiert, die von NS-Ärzten ermordet worden waren. Ist bei uns womöglich niemand so gut wie jene Ärzte von damals?

Misstrauen gegenüber dem Pernkopf-Atlas kam übrigens erstmals Mitte der Achtzigerjahre auf, als ein amerikanischer Illustrator medizinische Darstellungen entdeckte und frühe Ausgaben des Werks versteckte Hakenkreuzsymbole sowie das doppelte Blitzsymbol (beispielsweise in der Signierung eines Zeichners namens Karl Entresser) enthielten. Damals, so berichtet Proctor in seiner wissenschaftshistorischen Analyse, kam der Verdacht auf, die für das Buch verwendeten Leichen könnten Opfer des NS-Massenmords an Juden oder der »Euthanasie«-Operation gewesen sein – »die Köpfe einiger Leichen waren geschoren, wie dies in den Konzentrationslagern üblich gewesen war, und mindestens einer der Männer war beschnitten«.[14] Die Universität Wien hat im Jahre 1996 eine historische Untersuchung zu diesem Sachverhalt in die Wege geleitet. »Großer Druck von Medizinhistorikern und Aktivisten für eine Holocaust-Gedenkstätte war notwendig gewesen«, schreibt Proctor,

»um die Untersuchung in Gang zu bringen.«[15] Die Ergebnisse des Untersuchungsberichts erschienen im Oktober 1998 mit den folgenden Daten: »Mindestens 1377 Leichen waren aus den Hinrichtungskammern der Gestapo in Wien in Pernkopfs anatomisches Institut geschickt worden. Die Gehirne von Kindern, die man in der psychiatrischen Klinik von Wien umgebracht hatte, wurden vom Institut missbraucht. Nur acht Prozent der Ermordeten waren Juden – bei den meisten Opfern handelte es sich um nichtjüdische Österreicher, die sich verschiedene ›Verbrechen‹ zuschulden hatten kommen lassen. Sie waren des Ungehorsams gegenüber dem faschistischen Regime für schuldig befunden worden, der illegalen Schlachtung von Tieren, des unerlaubten Hörens des Senders BBC oder des Handels auf dem Schwarzmarkt.«[16]

Proctor weist darauf hin: Obwohl keines der Opfer in dem Atlas identifiziert werden kann, hat der US-amerikanische Verlag (Waverly, Inc.), der heute im Besitz der Rechte für den Pernkopf-Atlas ist, verlangt, dass jedes in Deutschland verkaufte Exemplar mit der aufgedruckten Warnung versehen wurde, dass die nationalsozialistische und antisemitische Haltung des Autors »einen Schatten« auf dieses Buch werfe. Aber es wurden auch drastischere Maßnahmen gefordert. Wie Proctor anmerkt, hat die Bibliothek des »National Eye Institute« in Bethesda, Maryland, in jedes Buch eine Notiz legen lassen, die den politischen Hintergrund Pernkopfs und die fragwürdige Herkunft der Leichen beschreibt (eine ähnliche Notiz befindet sich auch im elektronischen Bibliothekskatalog). Andere medizinische Bibliotheken hätten das Buch ganz aus ihrer Sammlung verbannt. Ein Arzt aus New Jersey fasste im Jahre 1996 das Entsetzen vieler Kollegen in einem Brief an die medizinische Fachzeitschrift *Journal of the American Medical Association* folgendermaßen zusammen:[17]

»Die Nationalsozialisten, die nationalistischen Ärzte und ihre Epoche stehen für ein grauenvolles, unvergleichliches Verbrechen, das jeder Menschlichkeit und medizinischen Tradition zuwider läuft. Das Grauen des Nationalsozialismus macht die üblichen Gedanken zur Verantwortung der Wissenschaft (sowie der Kunst, Literatur und Musik) unzureichend. Viele Historiker und Ethiker stimmen darin überein, dass das medizinische Erbe des Nationalsozialismus aus unserem legitimen professionellen Wissensfundus und der wissenschaftlichen Literatur ausgeschlossen werden sollte. So möchten wir symbolisch daran erinnern, dass sich Pernkopf und seinesgleichen außerhalb der Grenzen der Menschlichkeit bewegten.«[18]

Proctor, dessen engagierter Darstellung wir hier weitgehend originalgetreu folgen wollen, stellt dazu fest: Wie »besudelt« muss eine Arbeit sein, um eine solche Behandlung zu verdienen? Reicht die Mitgliedschaft eines Autors in der NSDAP oder der SS aus, um ihn aus dem Pantheon der Wissenschaftler zu verbannen? Damit würde man den größten Teil der Krebsforschung ausschließen, die in diesem Buch behandelt wird, und zusätzlich einen großen Teil der Nachkriegswissenschaft in Deutschland, darunter fast alle Forschungen zur Humangenetik, da vieles von ehemaligen NS-Sympathisanten erarbeitet wurde. Und was ist mit anderen Verbrechen? Falls ein Philosoph einen Mord begeht – soll man das in seinen Büchern in der Bibliothek vermerken? Der berühmte französische Philosoph und Kommunist Louis Althusser brachte zuerst seine Frau und dann sich selbst um – aber hier wurden offenbar keine Schritte unternommen, um sein Werk zu verbannen. Und was ist mit Wissenschaftlern, die an der Entwicklung der Atombombe mitarbeiteten oder einst Sklaven hielten oder andere verwerfliche Taten begingen (falls sie heute als verwerflich angesehen werden)? Wie weit soll dieser Makel reichen – bis zu den Leuten, die solche belasteten Werke zitieren oder die sie finanzierten?[19]

Solche Fragen mögen für einen Amerikaner, Engländer oder Franzosen legitim sein, sie sind es – wie in Kapitel 2, »Hitlers lange Schatten«, ersichtlich wurde – offenbar auch für viele Ärzte in Deutschland, die sich nicht nur bis auf den heutigen Tag mit einem SS-Mitglied als Ehrenvorsitzenden ihrer Standesorganisationen schmücken, sondern sich auch sonst auf zahlreiche verdiente Nazi-Mediziner in ehrendem Angedenken berufen – wie beispielsweise auf Professor Dr. Karl H. Bauer, der nach dem Krieg als Leiter des Deutschen Krebsforschungszentrums Erfolge feierte, obwohl er ein glühender Verfechter der NS-Sterilisationsgesetze war. Es ist dem amerikanischen Geschichtswissenschaftler Proctor zuzustimmen, dass der Kampf der Nationalsozialisten gegen den Krebs bislang ignoriert wurde, »weil uns die Vorstellung nicht behagt, dass Menschen mit ruchlosen moralischen Werten dennoch in den Bereichen der Medizin und der öffentlichen Gesundheit hätten ihrer Zeit voraus sein können«. Wir scheinen uns in der Tat mit einem eindeutigen Schwarz-Weiß-Bild wohler zu fühlen: »Wenn doch der Nationalsozialismus die Verkörperung des absolut Bösen war, so müssen wir uns nicht mit den beunruhigenden Verbindungen beschäftigen, die zum Vorher und zum Nachher bestehen. Wir müssen nicht über Hitlers Vegetarismus nachdenken oder über die Kampagnen für ein Verbot von Lebensmittelfarben und den Kampf gegen das Rauchen, gegen die Strahlung und den Asbest – alles Bemühungen, die zumindest teilweise von der nationalsozialistischen Ideologie inspiriert waren.«[20]

Es ist zweifellos richtig, dass man sich an die mörderischen Seiten der nationalsozialistischen Medizin erinnert – aber diese bilden eben nur einen Teil der Geschichte, und wenn man sie für das Ganze nimmt, verzerren sie unsere Wahrnehmung. Nicht weil man so die Verbrechen übertrieben darstellen würde – das wäre sicher kaum möglich –, sondern eher, weil die Gefahr besteht, dass wir die Wurzeln und die ungewöhnliche Anziehungskraft des Hitlerismus und seines nationalsozialistischen Gedankengutes, insbesondere im Hinblick auf das Kollektiv der deutschen Ärzteschaft, nicht verstehen könnten. Wir sollten deshalb auch die positiven Seiten des »tausendjährigen Reiches« gelassen betrachten, und nicht nur seine unmenschlichen Grausamkeiten. »Es darf nicht geschehen«, so Robert Proctor in seinem mehrfach erwähnten Buch über den *»Blitzkrieg gegen den Krebs«,* »dass vom Nationalsozialismus bloß eine dämonische Karikatur bleibt, die jegliche Verbindungen zu anderen Zeiten und Orten leugnet. Es ist nicht angenehm, an die amerikanischen Ärzte zu denken, die darüber debattierten, ob psychisch kranke Patienten vergast werden sollten[21], oder an die Tatsache, dass eine Schrift von Josef Mengele im *Index Medicus* aufgelistet ist[22], oder daran, dass die NS-Ärzte die Sterilisationsgesetze und die Politik der Rassensegregation sowie die missbräuchlichen Experimente mit Blick nach Amerika rechtfertigen. Wir müssen uns der unbequemen Tatsache stellen, dass das nationalsozialistische Deutschland kein isolierter Fremdkörper war: Die Fäden reichen zurück in die Zeit vor 1933 und führen nach 1945 weiter – östlich in den kommunistischen Block und nach Asien, und westlich ins übrige Europa und nach Amerika.«

Der US-Historiker schließt: »Die Geschichte der NS-Krebsforschung zeigt uns, dass nicht alle Aktivitäten der Nationalsozialisten dahingehend interpretiert werden können, dass sie die Gesundheit der Menschen zu zerstören suchten. Es gibt sogar Bereiche, in denen sie die Gesundheit förderten – zumindest zu einer bestimmten Zeit und für einige Bevölkerungsgruppen. Der ausschließliche Bezug auf die schrecklichen Aspekte der nationalsozialistischen Wissenschaft erleichtert es uns, die Ereignisse der NS-Epoche dem Ungeheuerlichen zuzuschreiben, das vollkommen außerhalb unserer eigenen Welt steht. Aber die Geschichte ist komplexer, als dass die Medizin einfach verrückt gespielt hätte. Die NS-Kampagnen gegen den Tabak oder für den Konsum von Vollkornbrot sind in gewissem Sinne genauso nationalistisch wie der ›Judenstern‹ und die Todeslager. Wenn wir uns mit diesen Komplexitäten auseinander setzen, so könnte uns dies die Augen dafür öffnen, wie sehr die Vergangenheit mit der Gegenwart zusammenhängt. Vielleicht können wir so auch besser verstehen, warum es dem Nationalsozialismus überhaupt gelang, so viele Anhänger zu finden.«[23]

Das Schwungrad beim Krebsaktionismus dreht sich seither immer rasanter. Krebs wurde zur stärksten Drohkulisse der Ärzte, sie garantiert ihnen Macht. Kein Richter und kein Staatsanwalt, weder Krieg noch Terror vermögen den einzelnen Menschen in solche Panik zu versetzen wie die Feststellung eines

Mediziners: Sie haben Krebs! Hinter diesem Horrorszenario verbirgt sich Teufelswerk, dem jedoch auch die Medizin selbst – von Ausnahmen wie etwa Hodenkrebs abgesehen, der inzwischen in 90 Prozent aller Fälle geheilt werden kann – hilflos ausgeliefert ist. Eine babylonische Sprachverwirrung und der so genannte Eid des Hippokrates sorgen deshalb dafür, dass die in den Universitäten gelehrte Schulmedizin als Geheimwissenschaft betrieben werden kann. Es sind vor allem zwei unverzeihliche Fehler, die Kritiker wie Professor Julius Hackethal – selbst umstrittener Krebsarzt – den verantwortlichen Krebsstrategen zum Vorwurf machen. Sie beruhen auf schwer wiegenden Systemfehlern, die sich in der Therapiehoheit jedes Arztes und der Unkontrollierbarkeit seines medizinischen Handelns manifestieren. Hackethal hat diese entscheidenden Fehlentwicklungen beim Namen genannt:

1. Die betrügerische Nötigung des Patienten zum quälenden und verstümmelnden totalen Krebskrieg durch Fehlinformationen, das heißt unterlassene, ungenügende, falsche und/oder irreführende Information.

2. Die Missachtung des Verhältnismäßigkeitsgebots bei der Indikation des übermäßigen Einsatzes von »Heilwaffen«, also die praktizierte Maßlosigkeit und damit ein negatives Ergebnis in der Nutzen-/Schaden-/Risiko-/Unkosten-Bilanz.

Der inzwischen verstorbene Krebsmediziner versuchte, seine Auflistung zu verdeutlichen: Vernünftigerweise, sagte er, sei nicht zu beanstanden, wenn bei einem auf andere Weise nicht beherrschbaren, rasch wachsenden Krebsherd dem in einem ausführlichen Gespräch umfassend informierten Patienten eine große, verstümmelnde und lebensgefährliche Operation vorgeschlagen und dann mit seinem Einverständnis durchgeführt werde. Selbst wenn der Patient daran sterben oder sein Krebsleiden dadurch verschlimmert werden sollte, könne man keine berechtigten Vorwürfe erheben. Dabei seien sogar kleinere Fehleinschätzungen oder Behandlungsfehler »moralisch verzeihbar«.[24] Hackethal weist ausdrücklich darauf hin, dass es ihm bei seiner Kritik nicht um solche »menschlichen« Fehler als

Ursache einer negativen Nutzen-Schaden-Bilanz gegangen sei. Auch ihm selbst sei es wiederholt passiert, dass er irrtümlich einen falschen Rat gegeben oder falsch behandelt habe, sodass im Ergebnis mehr Schaden als Nutzen entstanden sei. Kein Arzt sei davor sicher, auch der gewissenhafteste nicht. Es ging dem Krebsarzt nicht um diese entschuldbaren Fehler, sondern um die »unentschuldbare Maßlosigkeit aus Prinzip«. In seinem Buch *»Der Meineid des Hippokrates«* führt Hackethal Folgendes dazu aus:

»Jedes entfernte und jedes dauerhaft schwer beschädigte Stück unseres Körpers ist ein Stück verlorene Gesundheit und bedeutet ein großes Stück näher zum Grab. Ein radikal behandelter Brustkrebs führt zum Verlust einer Brustdrüse und der dazugehörigen Achsellymphknoten. Bei einer Großfeldbestrahlung kommt eine dauerhafte Schwerbeschädigung von etwa 12 Prozent der Haut insgesamt hinzu sowie eine schwere Schädigung vom Knochenmark des Schultergürtels und fast aller Rippen der gleichen Körperseite. Die Folge ist eine erhebliche und dauernde Beeinträchtigung der Blutbildung im Knochenmark und der Abwehrfunktion von Haut und Lymphknoten. Das ist für die Zukunft des Patienten eine schwere Hypothek mit dem wahrscheinlichen Ergebnis einer Lebensverkürzung um mehrere bis viele Jahre. Auch wenn am Ende auf der Todesbescheinigung als Todesursache ›Herzinfarkt‹, ›Leberschaden‹ oder ›Nierenversagen‹ steht, ist eine vorausgegangene Verstümmelungsbehandlung, der mehrere Jahre Lebensverkürzung aufs Konto geschrieben werden müssen, allzu oft eine wesentliche Mitursache des Todes. Vor diesem Hintergrund muss die Indikation zur Verstümmelungsbehandlung abgewogen werden. Wenn sicher ist, dass nur dadurch das Leben verlängert oder die Lebensqualität verbessert werden kann, muss der Preis einer auf lange Sicht verkürzten Lebenserwartung hingenommen werden. Selbstverständlich! Aber genau das ist für den weitaus größten Teil der zurzeit praktizierten Verstümmelungsoperationen widerlegbar, zumindest unbewiesen. Selbst soweit es nur unbewiesen ist, verbieten sich Verstümmelungen.«[25]

Auch im Bereich der Chemotherapie verstoßen Ärzte fortgesetzt und sicher tausende Male an einem einzigen Tag gegen den hippokratischen Eid. Mediziner, wie Professor Dr. Siegfried Seeber von der Deutschen Gesellschaft für Hämatologie und Onkologie, glauben, dass sie keine andere Wahl haben: »Wir behandeln in unserer Klinik [Tumorzentrum Essen] viele Krebspatienten, bei denen die zugelassenen Therapien nicht mehr wirken. Doch es gibt eine Reihe von Chemotherapeutika, die bei bestimmten Krebsarten bereits zugelassen sind und für die es Hinweise gibt, dass sie auch Patienten mit anderen Tumoren helfen. In solchen Fällen greifen wir versuchsweise auf noch nicht zugelassene Substanzen zurück. Dieser so genannte Off-Label-Gebrauch der Medikamente ist eigentlich seit langem Alltag. Doch viele neuere Krebsmedikamente sind so teuer, dass die Kassen jetzt damit drohen, die Übernahme der Kosten zu verweigern.«[26]

Wie aber beurteilen Krebsspezialisten, ob ein neues Medikament – vor allem, wenn es für ein bestimmtes Krankheitsbild von den Behörden noch gar nicht zugelassen ist – helfen könnte? Sind dann Menschenversuche angesagt? Und warum beantragen nicht die herstellenden Arzneimittelfirmen die Zulassung solcher Produkte? Die Begründung dafür ist bemerkenswert: »Es mag sein«, so Professor Seeber im oben angeführten Interview mit der *Süddeutschen Zeitung (SZ)*, »dass die Firmen nicht zur Eile getrieben werden, weil ihre Medikamente auch ohne Studien verschrieben werden. Aber die Zulassungsbedingungen sind auch nicht mehr auf die Realität abgestimmt. Eine Firma, die ein Krebsmittel zulassen will, muss in einer Studie nachweisen, dass es das Leben verlängert [von Heilung ist offenbar gar nicht mehr die Rede – der Verfasser]. Diese Forderung war sinnvoll und leicht zu erfüllen, als es noch nicht viele Arzneien gab. Doch heute ist die typische Situation die, dass ein neues Medikament in Kombination mit mehreren anderen eingesetzt wird oder erst dann, wenn die anderen bereits versagt haben. Dann beträgt der Unterschied oft nur noch wenige Prozent, und der Nutzen ist ... schwer nachzuweisen.«[27]

Eine besondere Form des Betrugs ist diese in zunehmendem Maße zu beobachtende Abwälzung von Entwicklungskosten für Medikamente auf die gesetzlichen Krankenkassen dadurch, dass klinisch tätige Ärzte so genannte Therapie-Optimierungsstudien durchführen zur Prüfung von Arzneimitteln, die für eine solche Behandlung nicht zugelassen und deshalb nicht zu Lasten der Krankenkasse verordnungsfähig sind. »Solche Praktiken«, sagt Professor Dr. Peter S. Schönhöfer (Bremen), »dienen dem Prüfarzt über das hohe Kopfgeld pro Proband nicht nur materiell, sondern fördern auch über den ›Output‹ (Kongressbeiträge, Publikationen, wissenschaftliche Profilierung) die Karriere sowie – meist unterschätzt – die Abhängigkeit und Bindung an den Sponsor.«[28] Schönhöfer, ehemaliger Senatsdirektor und Mitherausgeber des völlig unabhängigen *Arznei-Telegramms* (Berlin), hat kürzlich den Integrity Award 2002 der in mehr als 70 Ländern tätigen Antikorruptions-Organisation Transparency International erhalten. Gewürdigt wurde er als herausragendes Beispiel eines Mediziners, der entschlossen korrupte Praktiken in der Pharmaindustrie kritisiert und öffentlich macht. Die im Oktober vorigen Jahres in Casablanca (Marokko) verliehene Auszeichnung ging zudem an eine slowakische Richterin und einen brasilianischen Geschäftsmann für ihr Vorgehen gegen korrupte Richter und Politiker. Professor Schönhöfer hat in einem viel beachteten Vortrag darauf hingewiesen, dass Patienten und Ärzte durch »überzogene Heilversprechen« seitens der Pharmaindustrie »betrogen« würden. Dies gelte »insbesondere für Schein-Innovationen, die keinen relevanten Vorteil gegenüber etablierten Therapien besitzen, aber die Behandlungskosten um das *Zehnfache* [kursive Hervorhebung durch den Verfasser) und mehr erhöhen. Diese Produkte werden durch desinformative Werbung, geschönte oder sogar gefälschte Studien, honorierte Meinungsbildner, gesponserte Redner im Rahmen der finanzierten ärztlichen Fortbildung in den Markt gedrückt, also durch gezielten Einsatz korrumpierender Mittel und korrumpierter Experten. Therapeutischer Nutzen und Qualität spielen bei diesen Schein-Innovationen keine Rolle, nur der Profit.

Das Handlungsprinzip ist also der Betrug [kursive Hervorhebung durch den Verfasser].«[29]

So macht also letztlich jeder Arzt, was er gerade für sinnvoll hält. Auch wenn die behördlich zugelassenen Therapien ihre Wirkung – so es überhaupt jemals eine solche gegeben hat – längst verloren haben. Professor Seeber sagt dazu: »Oft können wir den Krebs dann noch einmal mit einer noch nicht zugelassenen Substanz zurückdrängen und so vielleicht einige Monate Lebenszeit gewinnen. Und wenn das Medikament schließlich auch versagt, erproben wir das nächste. Das Ergebnis sind chronisch krebskranke Patienten, die manchmal mehrere Jahre ganz zufrieden mit ihren Metastasen leben. Nach den heutigen Regelungen ist dieser Zeitgewinn aber illegal ...«[30] Aber man kommt zurecht. Wächst der Tumor trotz der Verabreichung eines nicht zugelassenen Medikaments weiter, so wird die Therapie abgebrochen, und das nächste Mittel ist an der Reihe. Oder ist der Abbruch einer Krebstherapie keineswegs so selbstverständlich, auch wenn sie – wie in den meisten Fällen – keinerlei Wirkung zeigt? Hier stellt sich ein weiteres Problem immer dann, »wenn Ärzte, die Krebspatienten operieren, auch nebenbei Chemotherapien geben, ohne speziell ausgebildet zu sein. Zu uns kommen häufig Patienten, die mit Mitteln behandelt werden, die ihre Wirkung längst verloren haben und nur noch toxisch sind. Diese überflüssige Therapie belastet nicht nur die Patienten [überflüssigerweise! – der Verfasser], sondern auch die Kassen.«[31]

Mehr Schaden als Nutzen

Kampagnen zur Krebsfrüherkennung laufen indes auf Hochtouren weiter, obwohl eine Großstudie mit 3,5 Millionen Kindern in Deutschland ergab, dass schon die Suche nach Krebs auch schaden kann. Als 1996 mehrere Universitätskliniken, Krankenkassen und die Deutsche Krebshilfe ein weltweit einzigartiges Modellprojekt starteten, waren sie noch optimistisch: Die Eltern von mindestens 1,25 Millionen Kindern in sechs Bundesländern sollen zum ersten Geburtstag der Sprösslinge zur Früherkennung des Neuroblastoms (eines Nervenkrebses und einer der häufigsten Tumorerkrankungen bei Kindern) eingeladen werden. Der Tumor wird oft erst entdeckt, wenn eine Operation nicht mehr ausreicht und aggressivere Therapien nötig sind oder gar keine Heilung mehr möglich ist. Die deutsche Studie, die größte weltweit, sollte klären, ob ein einfacher Urintest die Überlebenschancen der Kinder verbessert.

Für Klaus Koch, den Fachkorrespondenten der *Süddeutschen Zeitung*, die ausführlich über diese Mammutaktion berichtete, war das Ergebnis ernüchternd: »Statt wie erhofft zumindest einigen der krebskranken Kleinen das Leben zu retten, hat die eifrige Tumorsuche dazu geführt, dass viele Kinder mit unnötigen Therapien behandelt wurden ... Ein Verdienst der Studie ist, dass sie zeigt, wie nötig es ist, Früherkennungsverfahren vor der breiten Einführung zu erproben.«[32] Warum aber diese großspurigen Versprechungen zu Beginn der Untersuchung? »Tumor-Früherkennung kann Leben retten« – nichts als Werbung bundesweiter Arbeitsbeschaffungsmaßnahmen? Die überregionale Großstudie sorgte zwar dafür, dass mehr Kinder mit kleinen Tumoren gefunden wurden; allerdings verringerte das Früherkennungsprogramm nicht die Zahl der Kinder mit fortgeschrittenen Tumoren und schlechten Heilungschancen. Deshalb blieb auch die Rate jener, die an dem Krebs starben, unbeeinflusst.

Um ganz sicher zu gehen – die Untersuchung wird in jedem Fall weltweit für Aufmerksamkeit sorgen –, soll die Entwicklung noch einige Jahre weiterverfolgt werden. Allerdings gilt es als ausgeschlossen, schreibt die *Süddeutsche Zeitung*, der eine Zusammenfassung der Studienergebnisse vorliegt, dass sich die Bilanz noch zum Positiven wendet. Denn die Studie bestätigte eine Besonderheit des Neuroblastoms, die Klaus Koch wie folgt erläutert: »Die Mehrzahl der kleinen Tumore verschwindet offenbar von selbst wieder und wird nie zum Problem. Durch die Suche haben die Ärzte in dem Modellprojekt aber vor allem diese harmlosen Tumore aufgespürt. Bei zwei Dritteln der Kinder mit Geschwülsten kam es zu solchen Überdiagnosen. Die Konsequenz: Während diese Kinder und ihre Eltern ohne Früherkennung ein unbeschwertes Leben geführt hätten, wurde ihnen so die Diagnose ›Krebs‹ angeheftet – mit allen psychologischen Konsequenzen. Außerdem mussten die Kinder Operationen und oft Chemotherapien ertragen, die ihnen ohne die Früherkennung erspart geblieben wären. Für manches Kind waren die Therapien sogar gefährlicher als der Tumor selbst. Claudia Spix von der Universität Mainz schreibt, dass ›bislang alle Todesfälle in der Gruppe der Kinder, die an Früherkennung teilgenommen haben, mit der Therapie zusammenhingen‹.«[33]

Ähnliche Fragen ergeben sich auch bei Früherkennungsmaßnahmen anderer Krebsarten. Die britische Fachzeitschrift *Lancet*[34] berichtete, dass regelmäßige Röntgenuntersuchungen bei Frauen nicht wesentlich das Risiko vermindern, an Brustkrebs zu sterben. Nachdem dänische Wissenschaftler in den letzten beiden Jahren ernste Zweifel am Nutzen der Mammografie als Früherkennungsmethode veröffentlicht hatten, wertete eine schwedische Ärztegruppe die Daten von fünf Studien mit zusammen etwa 250 000 Frauen aus. Demnach starben von 10 000 Frauen, die in Schweden zehn Jahre lang nicht zur Mammografie gegangen sind, 35 an Brustkrebs. Von 10 000 Frauen, die im gleichen Zeitraum die Röntgenuntersuchung in Anspruch nahmen, waren es 27. »Noch nachdenklicher stimmt ein kanadisches Projekt: Von den 19 694 Frauen, die nur an Tastuntersuchungen teilgenommen hatten, waren 105 an Brustkrebs gestorben; von den 19 711 Frauen, die zusätzlich eine Mammografie, also eine Röntgenuntersuchung erhalten hatten, waren es 107!«[35] Wie aus einem Bericht von Klaus Koch im *Deutschen Ärzteblatt* hervorgeht, deuten andere Studien darüber hinaus auf eine Verbindung von Mammografie und Hormonersatztherapie hin. »Es gibt starke Hinweise darauf«, so wird in diesem Beitrag Jan Hendriks, der leitende Radiologe des holländischen Mammografieprogramms, zitiert, »dass bei Frauen unter Hormonersatztherapie die Mammografie an Schärfe verliert.« Sollten sich diese Vermutungen bestätigen, so ist zu befürchten, dass künftig immer mehr Frauen an Brustkrebs erkranken, wenn sie sich auf ärztlichen Rat sowohl Hormone verschreiben lassen als auch an einer Röntgenuntersuchung teilnehmen. Klaus Koch merkt in seinem Beitrag an, dass in den Mammografiestudien der Siebzigerjahre etwa neun Prozent der Frauen Hormone nahmen, heute seien es in den Industrieländern 30 bis 50 Prozent im Alter zwischen 50 und 60 Jahren. Rund 45 000 deutsche Frauen erkranken jährlich an Brustkrebs – davon, wie Experten schätzen, allein 8000 durch eine falsche Hormontherapie. Insgesamt fordert der Tumor jährlich 19 000 Todesopfer – nach Schätzungen des Bundesgesundheitsministeriums sterben davon 4000 Frauen nur deshalb an ihrer Brustkrebserkrankung, weil bei ihnen der Knoten in der Brust nicht rechtzeitig diagnostiziert worden ist. An Essener Kliniken wurden außerdem Mitte der Neunzigerjahre schätzungsweise 300 Patientinnen die Brüste amputiert, obwohl sie gar nicht unter Brustkrebs litten. Frauen- und Röntgenfachärzte hatten bei den Opfern verdächtige Knoten entdeckt und Chirurgen den suspekten Stellen Gewebeproben entnommen und sie dem Essener Pathologen Josef Kemnitz zur Untersuchung geschickt. Der hatte »reihenweise, fast stereotyp, bösartige Veränderungen diagnostiziert«.[36] Wer schickt die Kurpfuscher der Schulmedizin endlich reihenweise auf die Anklagebank?!

Stattdessen ist der Wahnsinn grenzenlos. Um Brustkrebs vorzubeugen, haben sich in den USA freiwillig etliche tausend Frauen vorsorglich beide Brüste amputieren lassen. Zwar kam eine amerikanische Studie vor wenigen Jahren zu dem Ergebnis, dass die radikale Operation tatsächlich wirksam sei; aber andererseits zeigt die Untersuchung auch, dass nur wenige Frauen, die sich zu diesem höchst ungewöhnlichen Schritt entschlossen haben, tatsächlich an Brustkrebs erkrankt wären, wenn sie ihre Brüste behalten hätten. Diese auf den ersten Blick widersprüchlich scheinenden Beobachtungen veröffentlichte eine der renommiertesten medizinischen Fachzeitschriften, das *New England Journal of Medicine.*[37] Dasselbe Magazin berichtete zwei Jahre vorher[38], dass sich die Hoffnungen, durch Tests die angeblich gefährlichen Brustkrebsgene BRCA 1 und BRCA 2 bei Frauen mit einem hohen Erkrankungsrisiko zu identifizieren, nicht bestätigt hätten. Wissenschaftler der amerikanischen Pennsylvania-Universität in Philadelphia hatten Blutproben von Frauen aus Familien mit auffällig vielen Brustkrebs- und Eierstockerkrankungen untersucht. Statt bei den bisher angenommenen 45 Prozent fanden sie nur bei 16 Prozent der Betroffenen typische Veränderungen der Krebs unterdrückenden Abschnitte, so genannte Tumorsuppressor-Gene, im Erbgut. Das Fazit der Studien bestätigt Warnungen vor übereiltem Vertrauen in die vor etlichen Jahren entdeckten Gene. Selbst bei Veränderungen im BRCA-Gen sind nach Meinung des US-Krebsspezialisten Jeffry Struewing und seiner Kollegen vom National Cancer Institute offenbar weitere Faktoren nötig, um Krebs auszulösen. Ohne Informationen über solche Risiken gleiche der Test, so der Kommentar des oben genannten Magazins, dem »Wahrsagen mittels einer sehr getrübten Kristallkugel«.[39] Deutsche Krebsspezialisten zeigten sich davon nicht sonderlich beeindruckt, empfahlen Gentest sowie Amputation auch weiterhin ihren Patientinnen. Bis 1999 haben sich hierzulande »schätzungsweise um die 100 Frauen für die Amputation entschieden«.[40]

Nur etwa fünf Prozent aller Brustkrebserkrankungen sind erblich bedingt, also durch einen Gentest überhaupt feststellbar.[41] Seit Beginn 1997 führt das biotechnische US-Unternehmen Myriad Genetics in Salt Lake City für Frauen mit der Diagnose Brust- oder Eierstockkrebs einen Gentest im Angebot. Bei positivem Ergebnis sollte die Patientin allen weiblichen Blutsverwandten nahe legen, so eine Firmenempfehlung, sich vorsorglich testen zu lassen. Die Fachzeitschrift *Spektrum der Wissenschaft*[42] teilte mit: »In erblich belasteten Familien wird man Trägerinnen desselben Defektes möglicherweise vorsichtshalber zu einer beidseitigen Brustamputation raten – ihr Risiko, vor dem 50. Lebensjahr ebenfalls Brustkrebs zu bekommen, liegt bei vielleicht 60 und das auf die ganze Lebensspanne bezogene eventuell bei 85 Prozent; die Wahrscheinlichkeit von Eierstockkrebs beträgt immerhin etwa 45 Prozent.« Noch unsicherer sind Prognosen, wenn mehrere Gene und im Einzelnen oft noch wenig definierte Faktoren der Umwelt und Lebensweise mitspielen. »Eine bestimmte Mutation erhöht zwar dann die Wahrscheinlichkeit zu erkranken – aber weder garantiert ihr Fehlen Gesundheit, noch bedeutet ihr Vorhandensein, dass das Leiden wirklich auftritt«, bemerken die Autoren Tim Beardsley und Inge Hoefer in dem oben genannten Wissenschaftsblatt.[43] In den USA mit ihrem überwiegend privatwirtschaftlichen Krankenversicherungswesen haben sich die Frauen, die schon von ihrem mutierten BRCA-Gen wissen, nach Auskunft von Barbara B. Biesecker vom Nationalen Zentrum für Human-Genomforschung alle erdenkliche Mühe gegeben, ihrer Versicherung den Befund zu verheimlichen. Unter anderem befürchten sie, dass die Krankenversicherungs-Unternehmen eine Erbschädigung als Vorerkrankung interpretieren und es ablehnen, diesbezüglich anfallende Behandlungskosten zu übernehmen. Solche Ängste sind auch bei Neuabschlüssen von Versicherungsverträgen durchaus berechtigt: Private Krankenversicherungen nehmen Personen, in deren Familie gehäuft Krebsfälle vorgekommen sind, oft überhaupt oder nur zu stark erhöhten Prämien auf.[44]

Selbst wenn es sich vermeiden ließe, dass die Bestätigung eines gravierenden genetischen Defekts soziale Schwierigkeiten zur Folge hat – für den Betroffenen ist sie ein schwerer Schock, die ihn in seinem Selbstwertgefühl trifft und vieler Hoffnungen beraubt. Da ein positives Testergebnis sich auch auf engere wie fernere Blutsverwandte belastend auswirken kann, werden familiäre Beziehungen mehr oder minder stark in Mitleidenschaft gezogen, was bei allen Beteiligten Schuldgefühle und Depressionen auslösen mag. Die Angst vor solchen Auswirkungen eines Laborbefunds dürfte auch der Grund sein, warum potenzielle Überträger einer Veranlagung für Mukoviszidose, die selbst nicht gefährdet sind (weil nur eines der beiden

Exemplare des Gens im Erbgut defekt ist), den seit einigen Jahren verfügbaren Test überraschend wenig nutzen (er kann übrigens die meisten, aber nicht alle Überträger erfassen).

Die beiden Autoren Tim Beardsley und Inge Hoefer haben schon in den Neunzigerjahren ausdrücklich empfohlen: »Nach Übereinkunft genetischer Berater sollen Kinder wegen der möglichen psychischen Schäden nicht auf Mutationen getestet werden, die eine erst im Erwachsenenalter ausbrechende Erbkrankheit vorhersagen – es sei denn, man kann medizinisch eingreifen. Dies müsste insbesondere für die bislang nicht aufzuhaltende Huntington-Chorea [eine Krankheit, auch Veitstanz genannt, die durch unwillkürliche Muskelzuckungen und unkoordinierte Bewegungen gekennzeichnet ist – der Verfasser] gelten. Aber nach einer Umfrage von Dorothy C. Wertz und Philip R. Reilly vom Shriver-Zentrum für geistige Retardiertheit in Waltham (US-Bundesstaat Massachusetts) haben 23 Prozent jener Gentest-Labors in den USA, die Mitglieder der Dachorganisation Helix sind und über die technischen Voraussetzungen für einen Nachweis der Huntington-Mutation verfügen, auch Kinder unter zwölf Jahren untersucht.«

Besonders heikel, schreiben Beardsley und Hoefer weiter, sei die vorgeburtliche genetische Diagnostik. Eine Beratergruppe der Europäischen Kommission für ethische Probleme im Zusammenhang mit der Biotechnologie habe erklärt, dass Schwangere nie zu solchen Tests gezwungen werden sollten. Ließen sie embryonale, etwa dem Fruchtwasser entnommene Zellen untersuchen, sei das Ergebnis allein den Eltern mitzuteilen. Ferner empfehle die Gruppe, solche Tests – wie einfach sie auch künftig zu handhaben sein mögen – nur lizensierten medizinischen Zentren zu gestatten und die Qualität ihrer Arbeit, insbesondere auch ihrer genetischen Beratung, fortlaufend zu überwachen; schließlich müssten die Eltern für die schwierige Entscheidung, ein werdendes Kind mit genetischem Defekt abzutreiben oder nicht, die nötige Aufklärung bekommen. Dazu gehören eingehende Informationen über vorhandene oder künftige Behandlungsaussichten. Unter diesen sind jene der

Gentherapie offensichtlich mehr als verfrüht. Bislang wurde bei keinem Verfahren die klinische Wirksamkeit zweifelsfrei nachgewiesen – im Gegenteil: Kein einziger Mensch wurde bis in diese Tage (Mai 2003) durch eine Gentherapie-Methode geheilt, mindestens drei – darunter zwei Babys – sind an entsprechenden Manipulationen gestorben. Zurzeit ist weltweit ein Verfahrensstopp gültig, erlassen auch von der deutschen Bundesärztekammer.

Die behinderte Gesellschaft

Aber die Karawane der Genjongleure um J. Craig Venter & Co. zieht unaufhaltsam weiter. Und Kommerzialisierung scheint eine unvermeidliche Konsequenz der Entschlüsselung des Humangenoms zu sein – eine Tendenz wie bei anderen Projekten anwendbarer Forschung. Pharmakonzerne wie beispielsweise Glaxo SmithKline Beecham haben inzwischen die Gensteuerung übernommen. Denn bei der Krebsbehandlung und einigen relativ seltenen Krankheiten und ihren Behandlungsmethoden wird es nicht bleiben. So haben die Gentherapeuten längst eine bestimmte Veranlagung zu Dickdarmkrebs und eine Reihe anderer Therapiemethoden im Testvisier. Nach Bekunden von *Spektrum der Wissenschaft* haben sich bereits auch die ersten Betroffenen zu einer vorbeugenden Entfernung des Dickdarms entschlossen. Und während wir uns heute wegen ein paar Stammzellen die Köpfe einschlagen und durchgeknallte Klonfans auf der Suche nach einer guten Gelegenheit weltweit die Klinikflure unsicher machen, dämmert am medizinisch-genetischen Horizont eine Gesellschaft von Siechen herauf, die – aus lauter Vorsorge, versteht sich – nur noch aus Krüppeln und Behinderten besteht: den einen fehlen die äußeren Geschlechtsmerkmale, den anderen Teile der inneren Organe, und eine dritte, vierte und fünfte Kategorie wird man noch rechtzeitig zum Verzicht auf Überflüssiges überreden können. Nach Ansicht von Francis S. Collins, Direktor des amerikanischen Zentrums für

Humangenom-Forschung der Nationalen Gesundheitsinstitute in Bethesda (Maryland) wird sich schon bald erweisen, dass jeder Mensch in seinen Genen irgendein Krankheitsrisiko mit sich herumträgt ...[45].

Medizinischer Irrweg, Patiententäuschung und Patientenmartyrium beginnen beim Krebs schon mit dem Namen. Kein Wort erschreckt Menschen heutzutage mehr. Denn vor den Konsequenzen haben alle Angst. Wenn es aber gegen den Krebs überhaupt keine wirksame Therapie gibt, warum sollen sich die Menschen dann eigentlich vorsorglich untersuchen lassen? Krebsfrüherkennung, konstatierte schon vor Jahren der Strahlenphysiker Peter Koeppe öffentlich und messerscharf, verlängere gegenwärtig nicht das Leben, sondern nur den Zeitraum zwischen Diagnose und Tod – »für den Erkrankten nicht unbedingt ein Vorteil«. Kaum noch verwunderlich, dass mehr als 80 Prozent deutscher Krebspatienten immer häufiger ihr Heil bei alternativen Therapiemethoden suchen. »Den Bedarf schaffen die Schwächen der Schulmedizin«, erklärte unlängst Herbert Kappauf vom Institut für Medizinische Onkologie und Hämatologie am Klinikum Nürnberg Nord. Operationen, Chemotherapie oder Bestrahlung vermögen niemals Heilung zu garantieren. »Wer kann es da einem Patienten verübeln, wenn er nach weiteren Möglichkeiten sucht, statt passiv darauf zu warten, ob der Krebs zurückkommt.«[46] Auch in der Schulmedizin bieten überzeugend klingende Ideen keinerlei Gewähr für Erfolg. Das jüngste Beispiel dafür ist die Hochdosis-Chemotherapie gegen Brustkrebs. Diese Behandlung, schreibt Klaus Koch in der *Süddeutschen Zeitung* vom 30. Mai 2000, haben im letzten Jahrzehnt viele Ärzte bereits als Durchbruch angepriesen. Nach heutigem Wissen sei die wesentlich mehr belastende und zehnfach teurere Behandlung keineswegs besser als herkömmliche Therapien gegen fortgeschrittenen Brustkrebs. Das Beispiel zeige darüber hinaus, dass auch abseits der immer noch angefeindeten Alternativmedizin Therapien ohne sichere Belege propagiert werden. Koch erklärt: »Auf beiden Seiten gibt es Ärzte, die versuchen, ihre Möglichkeiten und Grenzen ehrlich darzustellen, aber auch solche, die Fähigkeiten vorgaukeln, die sie nicht haben. Dazu gehören die Scharlatane, die wissen, dass man mit der Angst der Todkranken ein Vermögen machen kann. Ein Indiz dafür könnte sein, wenn ein Heiler seinen Patienten warnt, Schulmedizinern von der alternativen Therapie zu erzählen.«[47]

Es ist aber auch wissenschaftlich unhaltbar und menschlich unvertretbar, sich zu zeitlichen Prognosen über Länge und Kürze eines Überlebens im einzelnen Krankheitsfall hinreißen zu lassen und dem Patienten mitzuteilen. »Mein Arzt hat mir nur noch zwei Monate gegeben«, ist so eine Aussage, die von einer Allmachtsfantasie des Arztes zeugt, die durch nichts begründet ist, auch wenn es keine Spontanheilungen gäbe. Unzählige Patienten haben die dummdreisten Weissagungen ihrer Ärzte um ein Vielfaches überlebt. Einer der prominentesten Fälle dürfte Otto Fürst von Bismarck, der »eiserne Kanzler« des deutschen Kaiserreichs, gewesen sein. Dr. Frerichs, Professor für innere Medizin an der Universität Berlin, Direktor der Medizinischen Klinik an der Charité, Vortragender Rat im Kultusministerium, Mitglied in der wissenschaftlichen Deputation für das Medizinalwesen, hatte den Reichskanzler, der sich seit langem nicht wohl fühlte, untersucht. Seine Diagnose kam einem Todesurteil gleich: Magen- und Leberkrebs, Lebenserwartung maximal zwölf, wahrscheinlich nur noch sechs Monate. Das Ergebnis – wie hätte es auch anders sein können – blieb nicht geheim. Bismarck erfuhr, was als streng vertraulich zwischen den Ärzten der damals schon berühmten Charité diskutiert wurde. Die düstere Prognose ließ ihn, so schien es wenigstens nach außen hin, seltsam gleichmütig, beinahe gleichgültig. Für ihn waren Ärzte keine Götter, deren Urteilsspruch unfehlbar sein musste. Welche unheilbaren Leiden hatten diese Ärzte vor zwei Jahren auch seinem Sohn Wilhelm – ein unförmiger Körper, 236 Pfund schwer, von Gicht gepeinigt, Fettsucht und Herzverfettung in einem Stadium, das mehr als beängstigend war – zugeschrieben? Dann aber war dieser vermeintliche Kurpfuscher von der Medizinischen Fakultät der

Universität München, Dr. med. Johann Baptist Ernst Schweninger, gekommen ... Und die Prognosen der Berliner Professorenelite, ob es Dr. Frerichs oder Dr. Ernst von Leyden war, stürzten ein wie ein Kartenhaus – und Bismarck lebte immerhin noch zwölf Jahre.

Solche Fälle dürften dem Krebsspezialistenduo Herbert Kappauf und dem inzwischen in den Ruhestand versetzten W. M. Gallmaier vom Nürnberger Klinikum vermutlich durch den Kopf gegangen sein, als sie sich mit den Gründen für eine unvollständige Erfassung von Spontanheilungen bei Krebserkrankungen auseinander gesetzt haben. In der *Münchner Medizinischen Wochenschrift* veröffentlichten sie eine Auflistung, die in unserem Zusammenhang interessant erscheint:[48]

1. Der Arzt kennt das Phänomen Spontanheilung nicht.
2. Der Arzt vermutet aufgrund des günstigen Verlaufs eine Fehldiagnose.
3. Der früher behandelnde Arzt wird gemieden, weil er den Krebskranken auf einen baldigen Tod hingewiesen hatte.
4. Erstbehandelnde Ärzte verlieren aus anderen Gründen den Patienten aus den Augen und glauben, dieser sei bereits seiner Krankheit erlegen.
5. Spontanheilungen werden als Erfolg einer unkonventionellen Therapie gewertet.
6. Die Spontanheilung ist ungenügend dokumentiert, sodass ein Bericht unterbleibt.
7. Der Arzt scheut die Mühen einer Veröffentlichung.
8. Viele Fachzeitschriften haben für Fallberichte eine sehr restriktive [in solchen Fällen wohl eher als Ablehnung zu verstehende – der Verfasser] Publikationspolitik.

Professor Gallmaier macht in einem Beitrag über »Spontanremissionen bei Krebs« ausdrücklich darauf aufmerksam, dass Spontanheilungen bei Krebs »ein unerhört aufregendes Phänomen« seien, »weil hier vor unseren Augen ohne ärztliches Zutun geschieht, was letztlich das Ziel der ärztlichen Bemühungen und der Krebsforschung ist, nämlich die Rückbildung und Heilung einer Tumorkrankheit«. Eine Heilung eines metastasierenden Tumors oder einer Leukämie durch Chemotherapie sei nur deshalb möglich, weil zum Teil noch völlig unbekannte körpereigene Mechanismen griffen. So gesehen sei jede Therapie also immer nur Hilfe zur Selbsthilfe. Die Beschäftigung mit den Selbstheilungskräften des menschlichen Körpers dürfe deshalb nicht länger im wissenschaftlichen Zwielicht verharren.[49] Bei so manchem Krebsspezialisten wird diese Ermunterung auf wenig Gegenliebe stoßen, da man vermutlich einen Heilungsprozess nicht dem Eingreifen der Natur, sondern eher dem eigenen Können gutschreiben möchte.

Zahlreiche Autoren haben in den letzten Jahren Stück für Stück die Facetten jener grotesken Situation aufgedeckt, wonach wir trotz milliardenschwerer Investitionen und eines kaum mehr überschaubaren Forschungsapparats einem der Spitzenreiter unter den tödlichen Krankheiten nach wie vor weitgehend ohnmächtig gegenüberstehen. Im Verlaufe einer Konferenz der Europäischen Krebsinformationsdienste im Deutschen Krebsforschungszentrum in Heidelberg wurde seit einigen Jahren nun immerhin ein noch wenig verbreitetes Beratungskonzept vom Umgang mit der Krankheit Krebs vorgestellt. Patienten, welche die Verantwortung für das eigene Wohlergehen nicht mehr unbedingt an einen Arzt delegieren wollen, können natürlich nur dann aktiv werden, wenn sie vollständige Informationen während des gesamten Verlaufs der Erkrankung erhalten. Dazu gehörten medizinisches Wissen ebenso, wie Kenntnisse über Behandlungsstrategien, psychosoziale Hilfsangebote, Möglichkeiten der Rehabilitation und der Vorbeugung vonnöten sind. Über das in den vergangenen zehn Jahren europaweit etablierte Netzwerk teilte die Biologin Birgit Hiller, Mitarbeiterin des Deutschen Krebsinformationsdienstes KID, in Heidelberg nähere Einzelheiten mit.[50]

Die KID-Initiative konzentriert sich auf das Leben statt auf die Krankheit Krebs. Wie sehr das Angebot einer neutralen Information dem offensichtlich bestehenden Bedarf entgegenkommt, wird aus den Statistiken des Krebsinformationsdienstes, der in den letzten zehn Jahren weit über eine Viertelmillion Anrufe beantwortet hat, ersichtlich. Die Europäische Krebskonferenz hat festgestellt, dass umfassend informierte Patienten weniger unter ihrer Erkrankung und der Therapie leiden, sie erholen sich auch schneller und haben weniger Probleme in ihrem sozialen Umfeld. Vorbild für die europäischen Informationsdienste ist der amerikanische Cancer Information Service (CIS) im Nationalen Krebsforschungsinstitut der USA. Bei diesem inzwischen seit mehr als 35 Jahren existierenden Beratungsdienst erwies sich das Telefon als besonders hilfreiche Einrichtung, beispielsweise das Thema gesunde Ernährung auch an Menschen zu vermitteln, denen eine Aufklärungsbroschüre mangels Bildung ein Buch mit sieben Siegeln geblieben wäre. Nähere Auskünfte erteilt der Heidelberger Krebsinformationsdienst montags bis freitags von 8.00 bis 20.00 Uhr unter der Rufnummer 0 62 21 / 41 01 21. Die Deutsche Krebsgesellschaft hat ebenfalls eine Ratgeberreihe herausgegeben, die sich unter dem Titel »Betroffen« zum Ziel gesetzt hat, die Kommunikation zwischen Arzt und Patient zu verbessern. Es handelt sich um so genannte Tandembroschüren zu unterschiedlichen Krebskrankheiten, also Ratgebern, von denen jeweils einer für den Arzt und einer für den Patienten gedacht ist. Während die Patientenbroschüre in verständlicher Form alle wichtigen Fragen zu der jeweiligen Erkrankung beantwortet, sind die Arztbroschüren vor allem dazu gedacht, den Arzt auf häufige Fragen der Patienten vorzubereiten. Die Broschüren können angefordert werden bei der Deutschen Krebsgesellschaft e. V., Paul-Ehrlich-Straße 41, 60596 Frankfurt/Main, Telefon 0 69 / 6 30 09 60.

Der Mief von Mittelmäßigkeit

Eine möglichst umfassende Aufklärung sowohl innerhalb der Bevölkerung als auch bei der Ärzteschaft könnte sich in Zukunft als besonders dringlich erweisen. Was aus Kreisen einiger Tumorspezialisten mit Zivilcourage verlautet, klingt in der Tat bedrohlich: »Im Jahre 2010 wird Krebs und seine fehlerhafte Behandlung die Todesursache Nr. 1 in Deutschland sein – und wir sind nicht vorbereitet!« Der mutige Warner, der Krebsexperte Professor Dr. Lothar Weißbach, der diese Schreckensbotschaft während des Deutschen Krebskongresses im März 2000 formulierte, ist gleichzeitig Präsident der Deutschen Krebsgesellschaft (DKFZ). Weißbach fügte zum Entsetzen vieler seiner Kollegen ungerührt hinzu: »Wenn wir so weitermachen, sterben mehr Menschen als nötig!« Prompt fielen Tumorspezialisten aller Fachrichtungen über ihren Präsidenten her und warfen ihm vor, ihre Zunft zu Unrecht in Verruf zu bringen. In heftigen Diskussionen wurde Professor Weißbach zunächst immer wieder gedrängt, seine Thesen zurückzunehmen, wie etwa von Klaus-Peter Hellriegel vom Tumorzentrum Berlin. Die Vorwürfe seien »diffamierend«, sagte auch Hansjörg Sauer, Vorsitzender der insgesamt 43 deutschen Tumorzentren.[51] Vorausgegangen war diesen öffentlichen Auseinandersetzungen ein brisantes Thesenpapier, das Weißbach vor dem Kongress in der *Süddeutschen Zeitung*[52] publiziert hatte. Darin klagte der Krebsprofessor seine deutsche Kollegenschaft offen an, nicht ausreichend für das Wohl der Kranken zu sorgen. Weißbach stellte unter anderem fest: »Die unzureichende Zusammenarbeit zwischen den Ärzten senkt die Heilungschancen der Patienten. – In der jetzigen Form erfüllt die Krebsfrüherkennung nicht unsere Ansprüche und ist zu teuer. – Die Gentherapie ist zurzeit nicht mehr als eine Hoffnung für den Patienten.«

Es gab bei jenem denkwürdigen Krebskongress kurz nach der Jahrtausendwende allerdings auch Befürworter solch ätzender Fachkritik: »Das war die inhaltsreichste Diskussion, die ich in der Deutschen Krebsgesellschaft in 13 Jahren erlebt habe«, sagte etwa Ernst Heinrich Schmidt vom Tumorzentrum Bremen. »Ich danke Herrn Weißbach, dass er diese Lawine losgetreten hat.« Dabei, so die *SZ*-Redakteurin Christina Berndt in ihrem Bericht, rollt die Lawine auch auf Schmidts eigene Institution zu. Denn in einer seiner Thesen hatte Weißbach festgestellt, dass die deutschen Tumorzentren in ihrer jetzigen Form ohne

Zukunft seien – jene Prestigeobjekte aus den Siebzigerjahren, die sich rühmen, Forschung und Klinik in einzigartiger Weise zu verbinden und so ganz hervorragend zur Versorgung der Tumorkranken beizutragen.[53]

Noch 1975 vertrat beispielsweise ebendiese Deutsche Krebsgesellschaft durch ihren damaligen Präsidenten, den Essener Internisten Professor Carl Gottfried Schmidt, »den Standpunkt, dass ein einheitliches Krebsregister für die Bundesrepublik nicht einzuführen ist«, weil der »dafür zu zahlende Preis durch Verzicht auf Wahrung der Privatsphäre des Bürgers zu hoch« wäre.[54] Bereits vier Jahre später hörte sich das, aus demselben Munde, ganz anders an: »Dokumentation und Registrierung aller Krebserkrankungen in der Bundesrepublik sind unerlässliche Voraussetzung«, um daraus »Hinweise für umweltbedingte Krebsentstehung« ableiten zu können.[55] Dieser im Interesse der Volksgesundheit zweifellos erfreuliche Sinneswandel tangierte auch die uneingestandenen Befürchtungen der häufig orientierungslos agierenden Bundesärztekammer, mit der Erfassung von Krebserkrankungen und Krebstoten sei gewissermaßen eine regionale Qualitätskontrolle der Krebsbehandlung möglich – ein Gesichtspunkt, der nicht von der Hand zu weisen ist. Denn die Statistiker könnten sich bemüßigt fühlen, nicht nur nach den Krebsursachen selbst, sondern auch nach den Gründen für die hierzulande immer noch denkbar schlechten Heilungschancen zu fragen. Und sie könnten die Erfolgsquoten einzelner Städte, ja einzelner Kliniken und Tumorzentren miteinander vergleichen. Angesichts der aus den vorhandenen Daten ermittelten Bilanzen in der Krebsbehandlung vermeintlich tonangebenden Tumorzentren ist es nicht gerade verwunderlich, wenn ein Großteil der Klinikchefs an einer solchen Bewertung ihrer tatsächlichen medizinischen Fähigkeiten bis heute kein sonderliches Interesse gezeigt haben.

Auf die herausragende Bedeutung regionaler Krebsregister für die Krebsursachenforschung, also die eigentliche Krebsvorsorge, hatte schon vor Jahren auch der bekannte Fernsehjournalist Egmont R. Koch in seinem brisanten Buch *»Krebswelt* –

Krankheit als Industrieprodukt«[56] hingewiesen. Nur mit diesen Daten sei es nämlich möglich, zum Beispiel Krebsballungsgebiete in der Nähe chemischer Industriebetriebe, in Regionen mit besonderen Ernährungsgewohnheiten oder in Gegenden mit einer hohen Schadstoffbelastung des Trinkwassers ausfindig zu machen. Wie so etwas funktionieren kann, illustrierte Koch am Beispiel Calvados: »Aufgrund einer sehr differenzierten Krebssterblichkeits-Statistik in unserem Nachbarland Frankreich erkannte man eine Speiseröhrenkrebs-Hochburg in der Normandie und Bretagne. Der Verdacht lag nahe, dass dies im Zusammenhang mit dem dort reichlich genossenen Alkohol steht. Schließlich fand man die Ursache im Apfelschnaps Calvados.«

»Es ist schwer verständlich«, stellte der damalige Präsident des Bundesgesundheitsamts und spätere Staatssekretär im Bundesgesundheitsministerium, Professor Georges Fülgraff, 1979 auf einem Symposium über Krebsursachen in New York fest, »warum ein Land wie die Bundesrepublik Deutschland noch kein vernünftiges Erfassungssystem für Krebs hat«. Dies war – und ist es, wie wir noch sehen werden, auch heute noch – angesichts der Tatsache, dass bei uns mehr Menschen an bösartigen Geschwülsten erkranken und sterben als anderswo, ein politischer Skandal. Das freilich sagte der oberste Gesundheitsbeamte der Bundesrepublik nicht. Darüber lässt sich auch die derzeitige Bundesgesundheitsministerin Ulla Schmidt nicht aus, sondern wühlt und wühlt lediglich in den Geldtöpfen von Krankenkassen und Ärzten herum. Das ist zweifellos auch wichtig und richtig, aber gesund werden wir durch niedrigere Krankenkassenbeiträge noch lange nicht. Ein flächendeckendes Krebsregister wäre für eine echte Krebsvorsorge dagegen Gold wert. Zwar haben mittlerweile alle Bundesländer, wie es das Krebsregistergesetz von 1995 verlangt, solche Datenbanken eingerichtet, doch liefern die Ärzte nur unregelmäßig zu. Zudem ist die lückenlose Sammlung durch die Länder Hessen, Baden-Württemberg und Bayern gefährdet, die künftig nicht mehr oder lediglich punktuell erfassen wollen. »Sinn macht die Registrierung nur, wenn mindestens 90 Prozent der Fälle gemeldet werden«, sagte das Vorstandsmitglied der Deutschen Krebsgesellschaft anlässlich des Berliner Kongresses im Jahr 2000, Rolf Kreienberg vom Tumorzentrum Ulm. Derzeit meldet nur das Saarland ausreichend, sodass diese Region im Südwesten Deutschlands für die Statistik der gesamten Bundesrepublik herhalten muss. Die flächendeckende Datenerhebung sei aber wichtig, weil sich nur so Zukunftstrends abschätzen ließen, auf die dann frühzeitig reagiert werden könne, betonte Peter Drings, Generalsekretär der Krebsgesellschaft. »Dass der Lungenkrebs bei Frauen exponentiell zunimmt, wissen wir zum Beispiel nur durch solche Register.«[57]

Aber den meisten Ärzten, so schrieb der *Spiegel* einmal, »bedeutet Statistik dasselbe wie der Laternenpfahl dem Betrunkenen – mehr Halt als Erleuchtung«. Krebsexperten vom Deutschen Krebszentrum in Heidelberg seien »Meister in der Anwendung statistischer Rechentricks. Dank dieser Gaukelei sterben scheinbar immer weniger Deutsche an Krebs – in Wahrheit sind es immer mehr«.[58] Die Heidelberger Großforschungsanlage beschäftigt immerhin mehr als 1500 Mitarbeiter, davon über 650 Wissenschaftler und davon wiederum mehr als 50 im Professorenrang. Sie hat ein eigenes Kuratorium, einen Stiftungsvorstand und einen »Wissenschaftlichen Rat«, der Forschungsetat beträgt jährlich mehr als 100 Millionen Euro. Auf diesen Tumortanker von der »Titanic«-Klasse können wir stolz sein. Es wird erfolgreich geforscht und veröffentlicht, pro Werktag zwei Publikationen. »Es ist viel herausgekommen«, bilanzierte der weltberühmte, erst Ende 2002 verstorbene Biochemiker Erwin Chargaff – »dicke Arbeiten, schöne Preise und Medaillen –, nur wo die Kranken sterben«, höhnte er in einem *Spiegel*-Gespräch, »ist fast nichts herausgekommen.«[59]

Auch Krebsfrüherkennung bleibt in Deutschland ein Lotteriespiel. Der Qualitätsstandard der Mammografie-Früherkennungsprogramme ist so schlecht, dass man einer gesunden Frau eigentlich fast empfehlen sollte, sich lieber auf keine Röntgenuntersuchung einzulassen, als auf das entsprechende Angebot eines Arztes einzugehen, über den sie nicht viel weiß. Um fast zehn Prozent sei seit 1990 in den Vereinigten Staaten die Zahl der Brustkrebstoten gesunken, so Dieter Hölzel vom Tumorzentrum in München. Worüber sich der Epidemiologe aufregt, ist die Tatsache, dass es hierzulande diesen »Knick« nicht gegeben habe. Bei uns in Deutschland zeige die Kurve seit Jahrzehnten nach oben. »Wir haben in den letzten zwölf Jahren die Chance verpasst, 40 000 Krebstodesfälle zu vermeiden«, meint der Münchener Mediziner.[60] Damit liegt der Arzt mit seiner Berechnung offenbar an der untersten Grenze: Im August 2000 war eine Hochrechnung des Bremer Epidemiologen Eberhard Greiser in die Presse gelangt, in der dieser allein das durch Ärzte mit Hormonmedikamenten verursachte Brustkrebsrisiko wesentlich höher einschätzt. Mehr als 8000 Krebsfälle seien pro Jahr in Deutschland auf die Hormontherapie zurückzuführen.[61] Freilich weiß niemand genau, woran es liegt, dass der Fortschritt auch auf diesem Sektor an Deutschland vorbeigeht. Immerhin ist in diesem Fall der Hinweis auf eklatante Qualitätsmängel im deutschen Gesundheitswesen Anlass für mehrere Initiativen, wobei das Konzept des angesehenen Gesundheitsexperten Professor Dr. Karl Lauterbach von der Universität Köln am vielversprechendsten – weil kompromisslos angelegt – erscheint.

Derweil haben die deutschen Krebsmediziner andere Sorgen: Auf ihrer Jahrestagung der Deutschen und Österreichischen Gesellschaften für Hämatologie und Onkologie in Mannheim im Oktober 2001 sahen sie sich unversehens dem Vorwurf der Korruption ausgesetzt. Der Wuppertaler Oberstaatsanwalt Herbert Mühlhausen hatte zum Vortragsthema »Bestechend oder bestechlich?« deutliche Worte gebraucht. Immerhin seien Chefärzte von Universitätskliniken ebenso wie Richter oder Staatsanwälte Amtsträger und somit besonders verpflichtet, sich einer Einflussnahme oder Bestechungsversuchen zu entziehen. Für das Jammern mancher Klinikärzte zeigte Mühlhausen kein Verständnis: „Schließlich hat sie niemand gezwungen, in den öffentlichen Dienst zu gehen.«[62] Und in dem gelten eben strengere Regeln. »Es ist nicht einzusehen, warum bei uns der Chefarzt einer Universitätsklinik etwas tun darf, was den Leiter des städtischen Bauamtes sein Amt kostet«, heißt es auch in einem neueren Thesenpapier zur Korruption im deutschen Gesundheitswesen, das die Antikorruptions-Organisation Transparency International vorgelegt hat und auf das wir an anderer Stelle dieses Buches noch ausführlich zu sprechen kommen werden. Bei der in mehr als 70 Ländern der Welt agierenden Organisation erinnert man dazu an eine weitere Forderung: das Transparenzprinzip, wonach Ärzte bei Vorträgen oder Publikationen offenlegen sollten, ob und von wem sie Geld für ihre Arbeit bekommen haben. Solche Hinweise sucht man auf deutschen Medizinertagungen – anders als in den USA – noch meist vergeblich. Im Gegenteil: Die Organisatoren des Mannheimer Antikorruptions-Symposiums wurden, wie Holger Wormer in der *Süddeutschen Zeitung* berichtete, von einflussreichen Mitgliedern ihrer Fachgesellschaften heftig kritisiert, dass sie das Thema überhaupt auf die Tagesordnung gesetzt hatten.

Hat sich unter den Weißkitteln der deutschen Krebsforschung über Jahrzehnte der Mief von Mittelmäßigkeit ausgebreitet? Die Losung aus der ersten Hälfte des 20. Jahrhunderts, »Krebs vermeiden ist besser als Krebs heilen«, ist längst eingemottet. Trauriges Resultat: Im Jahre 2002 gab es erneut eine Steigerung bei den Neuerkrankungen – bei rund 355 000 Menschen wurden ein oder mehrere Tumoren festgestellt, davon waren 183 400 Frauen und 171 600 Männer betroffen. Rund 215 000 Menschen sind daran gestorben (1980 waren es noch knapp 150 000). Schätzungsweise 1,2 Millionen der etwa 82 Millionen Einwohner Deutschlands sind krebskrank und wissen davon. Wie viele an einem bösartigen Tumor leiden, ohne es zu wissen, lässt sich nur grob schätzen: Experten rechnen mit einer halben Million, andere mit der doppelten Anzahl. Und auf die bewegendste Frage – was kann ich aus der Statistik für mein eigenes Schicksal ermitteln? – weiß selbst der *Spiegel* nur eine unbefriedigende Antwort. Sie lautet: »Keine noch so verlässliche Statistik sagt das Einzelschicksal voraus. Man kann ganz solide leben, allen ärztlichen Ratschlägen brav folgen, das DKFZ für eine Kathedrale des Fortschritts halten und noch vor Weihnachten an Krebs sterben. Oder aber: trotz Alkohol und Nikotin, Verzicht auf jegliche Früherkennungsuntersuchung und bei absolutem Desinteresse an der Krebsepidemiologie das Jahr 2050 erleben.«[63] Dass mit den Krebswahrscheinlichkeiten, so schreibt das deutsche Nachrichtenmagazin weiter, kein Bund fürs Leben zu schließen sei, »belegen die Schicksale der drei populärsten deutschen Tumorgurus«. In der Tat eine weitere traurige Bilanz: Mildred Scheel, die »Trommlerin für Tumorzentren, Karzinom-Früherkennung und Kostumstellung«, erlag mit 52 Jahren einem Darmkrebsleiden; Julius Hackethal, der alternative Krebsarzt, starb an einem Lungenkarzinom; Karl-Heinrich Bauer, Gründer des Deutschen Krebsforschungszentrums, fiel 1978 einem Prostatakrebs zum Opfer.

»Deutsche Krebsforschung ohne Niveau«, lautete am 23. Oktober 1974 eine Schlagzeile in der ansonsten eher zurückhaltend formulierenden *Frankfurter Allgemeinen Zeitung (FAZ)*.[64] Grund der bitterbösen Klage war eine kurz zuvor im *International Journal of Cancer*[65] veröffentlichte Studie, derzufolge in den fünf führenden Fachzeitschriften zwischen 1966 und 1971 nur 0,64 Prozent Beiträge bundesdeutscher Herkunft publiziert wurden. Mit weitem Abstand an der Spitze lagen die USA (70 Prozent), gefolgt von Großbritannien (5,7 Prozent), Kanada (3,7 Prozent), Frankreich (2,6 Prozent) und Japan (2,5 Prozent). Abgeschlagen an 13. Stelle die Bundesrepublik, noch nach den Krebsforschungszwergen Belgien, Italien und Australien. Mit der gleichen Vehemenz, mit welcher der Krebschirurg K.-H. Bauer, der 1933 ein begeisterter Verfechter der Sterilisationsgesetze war, und seine »Jungs« – wie er die Heidelberger Kliniker manchmal bezeichnete – seinerzeit die Befunde zurückwiesen, wurden spätere – günstigere – Ergebnisse als Beweis für die gewonnene Leistungsfähigkeit der deutschen Krebsmedizin deklariert. Bauer wurde nach dem Krieg der erste Rektor der Universität Heidelberg, nachdem er von dem weithin angesehenen Philosophen Karl Jaspers vor heftigen Anschuldigungen der

Amerikaner in Schutz genommen worden war. Doch damit war die internationale Geringschätzung der deutschen Krebsforschung noch lange nicht wieder im rechten Lot. Als im Januar 1980 die Bundesregierung in ihrem Krebsbericht an das Parlament davon ausging, dass deutsche Forscher nun wieder einen angemessenen Beitrag zu den weltweiten Bemühungen im Kampf gegen den Krebs leisten würden, gab es nur kurze Zeit darauf erneut Zoff in der deutschen Tumorszene:[66]

»Nur wenige Monate später«, so fasste Egmont R. Koch in seinem bereits oben erwähnten Buch *»Krebswelt«* die damalige Situation zusammen, »war das Gesicht der Forscher- und Denker-Nation, das just rehabilitiert schien, schon wieder ramponiert – aber diesmal gründlich.«[67] Eine internationale Expertenkommission der Deutschen Forschungsgemeinschaft (DFG) nämlich, 1976 von der Bundesregierung ins Leben gerufen, legte im Mai 1980 ihre Expertise vor, die den Bonner Forschungsförderern gehörig die Leviten liest:[68] Die bundesdeutschen Krebsforscher, so das Fazit, sind in den letzten Jahren überhaupt nicht von der Stelle gekommen. Ihr internationales Renommee ist, von Ausnahmen abgesehen, miserabel, sie beschäftigen sich, wie es in dem Report heißt, »verbissen« mit »obsolet« gewordenen Problemen, probieren, »was gerade aktuell ist«, forschen »an verschiedenen Orten mit ungenügendem Einsatz« und leisten, beispielsweise bei der Entwicklung neuer Krebsmedikamente (Chemotherapeutika), »keinen ausreichenden internationalen Beitrag«.

Schonungslos, so Koch in seinem Buch weiter, nennt die Bestandsaufnahme Missstände wie die Situation bei der Strahlenbehandlung von Krebspatienten (»vergleichbar mit der Situation in den USA und anderer westeuropäischer Länder vor zehn bis fünfzehn Jahren«), rügt die mangelhafte Zusammenarbeit mit ausländischen Kollegen (»gibt es nur auf Teilgebieten«) und moniert vor allem die fehlenden Bemühungen, Krebsursachen auf die Spur zu gelangen (»von jeher vernachlässigt worden«). Kein Zweifel, die Ergebnisse der Analyse sind deprimierender ausgefallen, als es die Bonner Auftraggeber erwartet hatten.[69] Koch resümiert: »Die ernüchternde Bilanz macht deutlich, dass es hierzulande vor allem an einer sinnvollen Koordination der Forschungsbemühungen fehlt. Es wird zu viel herumgewurstelt, namentlich im Deutschen Krebsforschungszentrum, das seit Jahren von Machtkämpfen, Intrigen und Streitigkeiten gerüttelt wird.«[70]

Ärztliche Außenseitermeinungen wurden nichtsdestoweniger bis aufs Messer bekämpft. Der berühmte Krebsarzt Josef Issels verlangte in seinem 1953 erschienenen Buch *»Grundlagen und Richtlinien für eine interne Krebstherapie«*, dass neben der Beseitigung der Krebsgeschwulst durch Operation, Bestrahlung oder Chemotherapie gleichwertig die Bekämpfung der Krebsursachen durch eine Stärkung des körperlichen Immunsystems und anderer Maßnahmen der inneren Medizin erfolgen muss. Seine Thesen führten 1960 zur spektakulären Verhaftung des Wissenschaftlers. Ihm wurde im damaligen »Krebsprozess des Jahrhunderts« fahrlässige Tötung in mehreren Fällen vorgeworfen. Vier Jahre später wurde Issels in zweiter Instanz freigesprochen und – zum Verdruss seines Erzfeindes, des Krebspapstes K.-H. Bauer – voll rehabilitiert. In den Achtzigerjahren folgte auch die Schulmedizin Issels' Ideen – in Ermangelung eigener –, und ehrte ihn auf einem Kongress in Baden-Baden. Issels 1948 geborener Sohn Rolf ist inzwischen ebenfalls ein angesehener Krebsmediziner. Er hat sich am Münchener Klinikum Großhadern als Professor auf die Tumorbehandlung durch Gewebeerwärmung (Hyperthermie) spezialisiert.

An den desolaten Zuständen der schulmedizinischen Krebstherapie von 1980 hat sich indessen bis heute kaum etwas Wesentliches geändert – im Gegenteil: Inzwischen ist die internationale Krebsforschungsszene noch weiter auf Distanz zu ihren deutschen Berufskollegen gegangen. Betrügereien und Fälschungsmanöver vermeintlich herausragender Krebsforscher haben die renommierten Wissenschaftsmagazine vor allem im angelsächsischen Sprachraum wie Großbritannien und den USA veranlasst, wissenschaftliche Arbeiten aus deutschen Forschungsstätten nur noch mit spitzen Fingern anzufassen.

Und wie steht es mit den Herz-Kreislauf-Krankheiten? Sind auf diesem Gebiet deutsche Forscher ebenfalls nur zweite und dritte Wahl? So viel ist sicher: Ein Licht nach dem anderen wird auch hier ausgeknipst. Im Jahre 2000 wurden in Deutschland rund 565 000 so genannte Linksherzkatheter-Untersuchungen vorgenommen, anteilmäßig mehr als doppelt so viele wie in den Niederlanden oder Dänemark. Ein großer Teil war schlicht überflüssig, denn nicht einmal in der Hälfte aller Fälle mussten therapeutische Konsequenzen wie eine Ballondilatation oder eine Bypass-Operation, mit der einem Infarktkandidaten aus der Durchblutungsnot geholfen werden soll, gezogen werden. Viele solcher teuren Eingriffe sind Teil eines gigantischen Arbeitsbeschaffungsprogramms und dienten lediglich dazu, Symptome wie »Brustschmerz« abzuklären. Der aber kann zahlreiche Ursachen haben und rechtfertigt nicht, das schwere Geschütz Katheteruntersuchung aufzufahren, das für den Patienten nicht nur unangenehm ist, sondern auch erhebliche Risiken birgt. »Bei der Entscheidung für derartige Eingriffe berücksichtigen manche Ärzte offenbar nicht ausschließlich das Patienteninteresse, sondern auch ihr eigenes«, so Michael de Ridder, leitender Oberarzt in der Rettungsstelle des Klinikums am Urban in Berlin, in einem *Geo*-Beitrag mit der bezeichnenden Überschrift »Rote Karte für die Kurpfuscher!«[71]

Vergleichbare Beobachtungen seien bei einer bestimmten gefährlichen Herzrhythmusstörung zu machen, unter der hierzulande jedes Jahr etwa 60 000 neue Patienten litten. Die beste Therapie sei ein so genannter Defibrillator, eine Art Herzschrittmacher. Doch nur ein Bruchteil erhalte ein solches, rund 33 000 Euro teures Gerät. Stattdessen würden den meisten Patienten Medikamente verschrieben, die einen weniger positiven Effekt auf Lebenserwartung und Lebensqualität hätten. Ursache dafür seien aber nicht nur Budgetgrenzen, die weder niedergelassene Herzspezialisten noch Kliniken überschreiten dürften – hier herrsche vor allem ein Mangel an Sachverstand. So werde nur von wenigen Infarktpatienten regelmäßig ein Langzeit-EKG gemacht; ausschließlich damit aber seien lebensbedrohliche Herzrhythmusstörungen nachzuweisen, die den Einsatz eines Schrittmachers erforderlich machen. Bequemer für die gestressten Mediziner ist der Umgang mit dem reichhaltigen Medikamentenschatz. Allein bei Herzmitteln kann er unter mehr als 500 verschiedenen Pharmaangeboten wählen. Trotz dieser Arzneimittelschwemme gibt es bis heute kein einziges Medikament, das die unerwünschten Veränderungen der Herzkranzgefäße verhindern kann. Aber woher sollen Ärzte wissen, welche Medikamente wenigstens hilfreich sind, ohne ihre Patienten durch unerwünschte, häufig genug risikoreiche Nebenwirkungen unnötig zu belasten? Ein Heer von Pharmaherstellern drischt mit immer schrilleren Verkaufsargumenten und ebensolchen Überredungskünsten auf die völlig überforderten Ärzte ein - die meisten Strategien nach dem Motto: Wer gut schmiert, der gut fährt. Von einer medizinisch verantwortungsvollen Arzneimitteltherapie kann daher schon lange keine Rede mehr sein. Zahlreiche Präparate wurden in den letzten zwei Jahrzehnten wieder vom Markt genommen, nachdem sie nach dem Gießkannenprinzip millionenfach verordnet worden waren. Viele halfen herzkranken Patienten nicht wieder auf die Beine, allenfalls schneller ins Grab.

Was bleibt, ist eine Eliminierung der Risikofaktoren: des Zigarettenrauchens, des Bluthochdrucks, der Herzverfettung, der Zuckerkrankheit. Seit Jahren sind sich die international führenden Herzspezialisten bemerkenswert einig darin, dass koronare Herzerkrankungen - die immer noch häufigste Todesursache in den westlichen Industrieländern - durch Vorsorgemaßnahmen weitgehend beherrschbar wären. So hat die 1999 im *European Heart Journal* veröffentlichte finnische »Nordkarelien-Studie« belegt, dass mit einer Ernährungsumstellung die Zahl der Herzinfarkte in der kontrollierten Bevölkerungsgruppe um mehr als zwei Drittel verringert werden konnte. Fast noch erstaunlicher sind die Resultate umfangreicher amerikanischer und britischer Studien: Wichtiger noch als die bekannten, oben erwähnten Risikofaktoren sind demnach der Bildungsgrad und der gesellschaftliche sowie wirtschaftliche Status eines Menschen. Ungebildete, mittellose und einsame Menschen leben, so die überraschende Botschaft der genannten Untersuchungen, mit einem vielfach erhöhten Herzinfarktrisiko. Daran etwas zu ändern hieße, tief in die wirtschaftlichen, sozialen und bildungspolitischen Strukturen unserer Gesellschaft einzugreifen, statt immer von neuem an den vielfach ausgeleierten Stellschrauben im Gesundheitswesen herumzufummeln. Eine keineswegs völlig neue Erkenntnis: »Soll die Medizin daher ihre große Aufgabe wirklich erfüllen, so muss sie in das große politische und sociale Leben eingreifen«, hat der große Arzt und Politiker Rudolf Virchow bereits in der zweiten Hälfte des 19. Jahrhunderts festgestellt.

Aber warum nicht mal wenigstens einen kleinen Versuch unternehmen? »Ist es denn so unvorstellbar«, wendet sich auch der bereits oben zitierte Herzspezialist Michael de Ridder in einem *Geo*-Beitrag an seine Leser, »dass das Gesundheitsministerium und die Krankenversicherungen ähnlich viel Geld und die gleiche Raffinesse in die Werbung für die Gesunderhaltung stecken wie die Hersteller in jene für den Konsum von Alkohol und Zigaretten? Stattdessen geben die Krankenkassen jeden zehnten Euro für eine horrend teure kardiologische Akutversorgung aus, die erst dann nötig wird, wenn ein über Jahre vernachlässigtes Herzleiden lebensbedrohlich geworden ist.[72] Und vielleicht gleich noch einen weiteren Versuch: Ab Herbst 2003 soll das Medizinstudium optimiert werden – wäre es da nicht nahe liegend, den Medizinstudenten auch Seminare über empfehlenswerte Essgewohnheiten anzubieten? Denn von gesunder Ernährung haben unsere Ärzte während ihrer gesamten Ausbildung ja leider nie etwas gehört. Die Chinesen waren uns in dieser Hinsicht bereits zu Zeiten Christi Geburt um Lichtjahre voraus. Ihre Ärzte waren strikt darauf bedacht, viele gesunde Menschen in ihrer Gemeinde zu haben, da sie für jeden Kranken mit einer Honorarkürzung bestraft wurden. So handelten sie nach der Devise, aus allen Kranken Gesunde zu machen. Bei uns ist es bekanntlich genau umgekehrt, wie Professor Klaus Dörner an anderer Stelle dieses Buches bereits zitiert wurde:

»Der Wettbewerb zwingt zur Erschließung neuer Märkte«, stellt er im *Deutschen Ärzteblatt* vom 20. September 2002 fest. Und dann: »Das Ziel muss die Umwandlung aller Gesunden in Kranke sein.« Vergessen wird dabei häufig, dass jeder noch so erfolgreichen Behandlung die Gesunderhaltung eines Menschen vorzuziehen ist. Denn daraus folgt nicht nur ein Gewinn an Lebensqualität für den Einzelnen, sondern auch eine Verringerung gesamtgesellschaftlicher Kosten, vor allem durch weniger Arbeitsausfall. »30 Prozent aller Krankheitskosten sind ernährungsbedingt. Das sind jedes Jahr 100 Milliarden Euro. Doch das Ernährungsverhalten einer Gesellschaft zu ändern, dauert Generationen«, sagt Professor Klaus Pietrzik, Ernährungswissenschaftler an der Universität Bonn. Professor Pietrzik ist überzeugt, dass in Deutschland »jährlich mindestens 15 000, wahrscheinlich sogar 20 000 Herzinfarkte verhindert werden könnten«, wenn alle genügend Folsäure zu sich nähmen. Auf einer gesundheitspolitischen Konferenz im Brüsseler Europaparlament zum Thema »Vitamine: Arzneien oder Lebensmittel?« wurden Untersuchungen diskutiert, die darauf hinweisen, dass die Aminosäure Homocystein als »eigenständiger Risikofaktor der Arterienverkalkung gesehen werden muss«. Homocystein entsteht im Körper eines jeden Menschen für kurze Zeit im Rahmen der normalen Stoffwechselvorgänge. Beim Gesunden wird es unter der Beteiligung von drei Vitaminen der B-Gruppe, Folsäure, B6 und B12, schnell abgebaut. Fehlen diese Vitamine, so kann der Homocystein-Spiegel im Körper stark ansteigen. Das Risiko eines Herzinfarkts erhöht sich um ein Vielfaches. Liegt eine genetisch bedingte Störung dieses Homocysteinstoffwechsels vor, so leiden die Betroffenen bereits in jungen Jahren an Arterienverkalkung. Professor Pietrzik: »Unbehandelt sterben diese Patienten oft noch vor dem 30. Lebensjahr an Herzinfarkt oder Hirnschlag infolge der Gefäßveränderungen.« Durch die Gabe von Folsäure und der beteiligten Vitamine aus der B-Gruppe könne eine Senkung des gefährlichen Homocystein-Spiegels bewirkt werden.

»Wir leisten uns den Luxus, an mittlerweile sechs Universitäten in Deutschland Ernährungswissenschaftler auszubilden, aber es gibt keine Institution, die dieses Wissen irgendwie einsetzt, keine Instanz, die diese Experten an die Front bringt, um die erforderliche Aufklärung zu betreiben«, kritisiert der Bonner Forscher. »Wenn es wenigstens gelingen würde, Grundzusammenhänge größeren Teilen der Bevölkerung zu vermitteln, dann würden wir auch nicht mehr so viel Geld für ernährungsbedingte Krankheiten ausgeben müssen.« Es könnten zahlreiche Leben gerettet werden, wenn die richtigen Informationen den Verbraucher erreichten. Dr. Irmgard Niestroj, Ärztin am Schwarzwald-Sanatorium Obertal, listete während der Tagung in Brüssel auf, warum immer weniger Menschen den notwendigen Vitaminbedarf aus natürlichen Quellen schöpfen können und auf spezielle Präparate angewiesen seien: »Obst und Gemüse werden unreif geerntet, lange gelagert und weit transportiert. Nahrungsmittel sind zunehmend denaturiert. Dazu kommen oft noch Zubereitungsfehler.« Lebensmittelzusätze, wie sie in den Vereinigten Staaten bereits realisiert wurden, könnten das Problem der mangelnden Aufklärung entschärfen. Doch dem stünden die deutschen Gesetze entgegen. Böse Erinnerungen an die Hitler-Ära hätten dazu geführt, dass eine »Zwangsmedikation« der Bevölkerung praktisch ausgeschlossen sei. Um beispielsweise eine Liberalisierung des Vertriebs von jodiertem Speisesalz zu verwirklichen, waren jahrzehntelange Diskussionen zwischen Ärzten und Politikern vonnöten. Die Konsequenz dieser antiquierten Denkweise: Nach WHO-Definition ist Deutschland ein »mittelschweres Jodgebiet«. Standhaft weigert man sich auch, dem Trinkwasser Fluor zuzusetzen, um der Karies vorzubeugen. »Seit Jahren wird über eine Änderung des Gesetzes diskutiert, das ganze Ausland lacht sich kaputt«, klagt Professor Pietrzik. Dem Bonner Mediziner mag es nicht einleuchten, dass Geschmacksverstärker, Konservierungsmittel, Farbstoffe und Emulgatoren in Lebensmitteln inzwischen zur Selbstverständlichkeit geworden sind, während gleichzeitig weite Teile der Bevölkerung zu wenige Vitamine und Spurenelemente erhalten.

Konservative Ernährungswissenschaftler streiten mit Vitaminforschern über den entscheidenden Punkt: Müssen wir uns bei normaler Ernährung zusätzlich mit Vitaminen aus der Apotheke oder dem Supermarkt versorgen, wenn wir uns optimal vor Krankheiten wie Krebs und Herzinfarkt schützen wollen? »Die meisten Wissenschaftler, die auf diesem Gebiet arbeiten, nehmen selbst Vitamine«, sagt Professor Pietrzik. Wenn es aber um Empfehlungen für die Allgemeinheit geht, ist man sehr zurückhaltend. Was aber nutzt Expertenwissen, wenn es die Bevölkerung, insbesondere die direkt Betroffenen, nicht erreicht? Eine intelligente, weitsichtige Gesundheitspolitik hätte diese Erkenntnis längst berücksichtigen müssen. Warum nur sind gerade die Schalthebel gesellschaftlicher Schlüsselpositionen von so vielen ignoranten, unzureichend begabten Funktionären besetzt? Sollte nicht gerade eine kulturell anspruchsvolle Nation wie die unsere ihre Besten in die politisch wichtigsten und einflussreichsten Stellungen entsenden?

Die Deutsche Gesellschaft für Kardiologie schreckt zur Sicherung ihrer Pfründe nicht einmal vor Taschenspielertricks zurück: Im Jahre 2000 forderte der Sachverständigenrat beim Bundesgesundheitsministerium diese Institution auf, Auskunft über die Fehlversorgung im Sektor Herz-Kreislauf-Krankheiten zu geben. Die Gesellschaft der Herzspezialisten erklärte, Deutschland liege mit 3900 Linksherzkatheteruntersuchungen pro eine Million Einwohner nicht über vergleichbaren europäischen Staaten. Allerdings stammte diese Zahl aus dem Jahr 1993! Für 1999, und dies wusste das Präsidium der Deutschen Gesellschaft für Kardiologie, lag sie bei 6835. Nur 12 Monate später, für das Jahr 2000, hatte sich diese Anzahl bereits auf 7344 erhöht. Ganz anders in der Schweiz, deren Gesundheitswesen in etwa mit dem deutschen vergleichbar ist: Dort waren es nur 1539 Balloneingriffe und 650 Bypassoperationen pro eine Million Einwohner.

Es ist allerdings kein Zufall, dass ausgerechnet die Kardiologie – mehr als alle anderen medizinischen Fachrichtungen – immer wieder in die Schlagzeilen gerät. Immerhin hat sie es mit der Volkskrankheit Nummer eins zu tun: der Arterienverkalkung (Arteriosklerose) und ihren Folgen. Gleichzeitig steht hinter den Herzspezialisten aber auch der wohl mächtigste Industriezweig für medizinische Geräte, der sich durch besonders intensive Kontaktpflege zu den Ärzten einen Markt für neue – häufig völlig überflüssige – Instrumente und Apparate sichert. Zudem machten bis vor kurzem die üppigen, vom Bundesgesundheitsministerium festgelegten Sonderentgelte Kathetereingriffe für Ärzte und Krankenhäuser besonders lukrativ. Da Kathetereingriffe keine großen Schmerzen oder lange Klinikaufenthalte verursachen, liegt auch die Hemmschwelle der Patienten sehr niedrig. Und in der Ärzteschaft gibt es keine bindenden Regeln, wann eine solche Operation angemessen ist. Aus diesen Gründen sind Kardiologen möglicherweise stärker gefährdet, das Primat vom Wohl ihres Patienten aus den Augen zu verlieren.

Nach dem zunächst auf einige Bundesländer beschränkten Herzschrittmacher-Skandal und dem noch peinlicheren Herzklappen-Skandal machte in der letzten Zeit der noch umfangreichere Herzkatheter-Skandal Schlagzeilen. Ist rund ums Herz denn alles faul? Oder anders gefragt: Leuchtet es den Kontrollgremien bei Behörden und Krankenkassen endlich ein, dass es im Gesundheitswesen nicht länger um die seit Jahrzehnten völlig überstrapazierten schwarzen Schafe, sondern um eine gigantische Herde wie im Wilden Westen geht? Während auf der einen Seite die Patienten immer mehr bezahlen müssen beziehungsweise zunehmend weniger Leistungen für ihr gutes Geld erhalten, benutzen auf der anderen Seite die meisten Anbieter das aus allen Nähten platzende Gesundheitssystem ganz offensichtlich als gigantischen Selbstbedienungsladen. Über allem thront ein Bundesgesundheitsministerium, das den Krankenkassen zwar laufend vorwirft, sie würden zu leichtfertig mit den ihnen treuhänderisch anvertrauten Versichertengeldern umgehen, das aber seit Jahrzehnten permanent in Schreckensstarre verharrt, anstatt sich mit den vermeintlich allmächtigen Standesorganisationen der Ärzteschaft endlich einmal von Grund auf anzulegen. Wozu brauchen wir ein derartiges Mammutministerium, wenn es die Interessen der 80 Millionen Bundesbürger in solch existenziellen Fragen nur höchst unzulänglich vertritt? Wäre uns mit einem reinen Patientenministerium nicht viel besser gedient? Die Krankenkassen werfen sich mit erstaunlichem Engagement in die Schlacht gegen eine immer mächtiger werdende Abzockerarmee, wo aber bleibt zumindest die glaubwürdige Drohkulisse seitens der rot-grünen Bundesregierung? Immerhin geht es doch in diesem Fall nur um einen zahnlosen Tiger aus weißem Pappmaché, nicht um einen unberechenbaren, tyrannischen Wüstenkrieger.

Doch die Bombe ging an einer anderen, völlig unerwarteten Stelle hoch: Wie jedes Jahr im September gaben sich rund 20 000 europäische Herzspezialisten anlässlich eines der größten Medizinerkongresse Europas in Berlin ein Stelldichein – doch, wie der Wissenschaftskorrespondent der *Süddeutschen Zeitung*, Klaus Koch, süffisant anmerkte: »Die Feierstimmung zumindest für die deutschen Kardiologen [war] getrübt.«[73] Zwei offensichtlich ebenso unerschrockene wie unabhängige Ärzte – der bereits mehrfach zitierte Michael de Ridder vom Klinikum am Urban in Berlin und der Epidemiologe und Präventionsexperte Ulrich Keil von der Universität Münster – hatten kurz vorher in der britischen Fachzeitschrift *Lancet*, einer der meistgelesenen internationalen Wissenschaftspublikationen, der Deutschen Gesellschaft für Kardiologie einen ernüchternden Spiegel vorgehalten: »Es gibt in Deutschland zu viele Eingriffe am Herzen, gleichzeitig wird zu wenig für die Vorbeugung getan.«[74] Die beiden Autoren warfen der deutschen »Katheter-AG«[75] vor, eigene Interessen zu verfolgen und die richtige Behandlung der Herzkranken zu vernachlässigen. »Nicht einmal grundlegende Ratschläge zur Vorbeugung von Herzkrankheiten werden konsequent umgesetzt. Deutschland steckt zwar in Europa das meiste Geld ins Gesundheitswesen, doch in der Qualität liegen wir nur im Mittelfeld«, beklagt der Münsteraner Mediziner Ulrich Keil. Spitze sei man jedoch auf einem anderen Gebiet: Kein zweites Land leiste sich so viele Eingriffe am Herzen.

Das also ist vom einstigen Mekka der Medizin übrig geblieben: Krankenkassen sehen sich einem Sumpf von Korruption und Schmiergeldzahlungen gegenüber, Schwerpunktstaatsanwaltschaften versuchen mit zunehmender Hartnäckigkeit in hunderten Facharztpraxen und großen, renommierten Kliniken medizinische Straftäter zu ermitteln, gefälschte Medikamentenstudien und ungesetzliche Menschenversuche im Auftrag ausländischer Pharmakonzerne nehmen beängstigende Formen an, eine Sintflut von Abrechnungsbetrügereien im Schatten eines kaum noch zu ertragenden Herrschaftsdünkels von Ärztefunktionären erschüttert seit Jahren das Land, letzte Reste von ärztlicher Glaubwürdigkeit versickern im Rinnstein – der inszenierte Selbstmord eines ganzen Berufsstands verunsichert die fassungslose Öffentlichkeit. Doch auch das ist noch nicht alles. Inzwischen geht es immer häufiger um eine kriminelle, krank machende Ärzte-Mafia: Jeder fünfte Kathetereingriff am Herzen – pro Jahr mehr als 100 000 – wird ohne medizinische Begründung durchgeführt! Das Resultat: 700 bis 1000 schwere Herzinfarkte, Notfall-Bypassoperationen und Patienten, die diese überflüssigen und damit gesetzeswidrigen Eingriffe mit ihrem Leben bezahlen – das ist die düstere Bilanz eines ehedem hochgeachteten Ärztestands. Und statt Hand anzulegen, diesen medizinischen Augiasstall gründlich auszumisten, mauern die Verbandsbosse und igeln sich in ihren mittelalterlichen Zwingburgen ein – von einer rühmenswerten Ausnahme abgesehen:

Grundlage dieser hier aufgelisteten Vorwürfe ist eine weltweit einzigartige Statistik, welche die »Arbeitsgemeinschaft Leitender Krankenhauskardiologen« (ALKK) seit Ende 1992 führt.[76] Etwa 70 meist kommunale Krankenhäuser haben sich bislang freiwillig einer ärztlichen Selbstkontrolle unterzogen, weil sie durch einen Vergleich mit anderen kardiologischen Abteilungen den Qualitätsstandard der eigenen Arbeit herausfinden wollten. Die Mediziner faxen nach jedem Eingriff ein Formular mit Diagnose, Behandlungsergebnis und eventuellen Komplikationen an die Datenzentrale im Städtischen Krankenhaus Kassel. Dorthin gelangt auch ein zweites Formular nach der Entlassung des Patienten. Vor allem haben sich die Ärzte verpflichtet, zweimal jährlich Gutachter – selbst erfahrene Herzspezialisten – den Zutritt zu ihren Kliniken zu genehmigen und die Angaben ihrer Kollegen vor Ort überprüfen zu lassen. Dieses »ALKK-Register« ist zum Vorbild geworden für ein nationales, von der »Bundesgeschäftsstelle Qualitätssicherung« geführtes Register. Dem müssen, wie die *Süddeutsche Zeitung* schreibt, seit Januar 2001 alle Kliniken und Praxen ihre Eingriffe melden, wenn sie nicht durch Honorarkürzungen bestraft werden wollen. Bei jenen Kliniken, die diese freiwillige Selbstkontrolle boykottieren, müsse man jedoch vermuten, dass sie ihre Fehler und gesetzwidrigen Eingriffe unter den Tisch kehren oder sogar billigend in Kauf nehmen wollen. Auch und gerade die Namen sowie Adressen dieser Kliniken, die sich hinter dieser Anonymität in Sicherheit wähnen, sollten der Öffentlichkeit – und den Staatsanwaltschaften! – nicht länger verborgen bleiben.

5. Die »soziale« Enteignung

Auf dem Marsch in den Armeleutestaat

Die Goldgrube Gesundheitswesen schreibt rote Zahlen. Auch für Deutschlands Ärzte sind die Zeiten garantierten Wohlstands vorbei. Furchteinflößende Jahre liegen bereits hinter ihnen, noch schlimmere stehen ihnen vielleicht bevor. Schon heute kämpfen sie rabiat um jeden Euro. Doch am Ende wird das, wie es den Anschein hat, alles nichts nutzen. In Sachsen und einigen weiteren neuen Bundesländern droht seit Ende der Neunzigerjahre angeblich 25 Prozent aller Arztpraxen der Ruin, in Hamburg und Berlin sind es nach Angaben der regionalen Standesorganisationen sogar 30 Prozent. Nach Einschätzung der Kassenärztlichen Vereinigung Schleswig-Holstein müssen ärztliche Praxen mittlerweile auf breiter Front mit dem Bankrott rechnen. Bereits 1996 prognostizierte Wolfgang Grebe, Standesfürst der hessischen Internisten, »werden zum Jahresende viele Kollegen von ihren Steuerberatern erfahren, dass sie schon pleite sind«. 1500 von 8400 niedergelassenen Ärzten in Grebes Sprengel hätten also spätestens um die Jahrtausendwende aufgeben müssen.

Selbst im wohlhabenderen Süden der Republik breitet sich allerorten Katerstimmung aus; auch in Münchener Arztpraxen geht die Angst um. Zahlreichen Medizinern steht das Wasser bis zum Hals, war in einer großen deutschen Tageszeitung vor längerer Zeit zu lesen. Durch die angekündigte Nullrunde der Bundesgesundheitsministerin sehen viele der 4500 niedergelassenen Mediziner und Psychotherapeuten in Bayerns Hauptstadt nun besonders schwierige Zeiten anbrechen. Axel Munte, Vorsitzender der bayerischen Kassenärzte, rechnet mit einer Pleitewelle unter seinen Kollegen. Ein Großteil der Praxen werde noch künstlich am Leben erhalten, zur Sicherung des Bankkredits. Wolf von Römer, ein anderer Arzt, der in München seine Praxis betreibt: »Wir arbeiten wie die Wilden und stehen finanziell vor dem Ruin.« Die unsichere wirtschaftliche Lage gehe den Kassenärzten an die Nieren. Es gebe zahlreiche Praxisinhaber, die erwögen, ihre Kassenzulassung ganz an den Nagel zu hängen. »Der normale Kassenpatient rechnet sich nicht mehr«, sagt auch Gunther Karlbauer, einer der besonders gestressten Mediziner. Pro Quartal behandelt der Neurologe mit Praxis in der Münchener Innenstadt 150 seiner 1200 Patienten gar umsonst, weil das Budget, das ihm für ein Vierteljahr zusteht, überschritten sei: »Als Kassenarzt bist du heute zerrissen zwischen Ethik und Ökonomie.«[1]

Ein Parkinsonkranker etwa, der intensive Betreuung und viele Medikamente brauche, sei zum »unkalkulierten wirtschaftlichen Risiko« geworden. Anfang 2003 sei ihm die jüngste Quartalsabrechnung auf den Schreibtisch geflattert, und sie habe seine Laune nicht unbedingt verbessert. Der Fall des Münchener Arztes wurde von der *Süddeutschen Zeitung* erneut aufgegriffen. Dort hieß es: »40 Euro erhält der Münchner Kassenarzt Gunther Karlbauer für jeden Patienten im vergangenen Quartal, vor zehn Jahren waren es noch 170 D-Mark pro Patient. Solch massive Honorareinbußen, sagt er, habe es in keiner anderen Berufsgruppe gegeben. In diesem Jahr, mit der von Ulla Schmidt verordneten Nullrunde, werde sich diese Summe noch einmal mindestens 5 Prozent verringern.«[2] Das Blatt fügte hinzu: »Karlbauer kennt Kollegen, die mittlerweile weniger verdienen als die schlecht bezahlten Assistenzärzte in Kliniken.«

Nagen unsere einst auf der Schaumkrone der Wohlstandswelle reitenden Ärzte heute am Hungertuch? Zugegeben, mit 3800 Euro brutto kann ein Assistenzarzt im Krankenhaus keine großen Sprünge machen. Aber wie sieht es im wirklichen Leben aller übrigen Mediziner aus? Beginnen wir mit dem offenbar prekären Fall des Dr. Gunther Karlbauer. Wie er selbst behauptet, hat er 1200 Scheine im Quartal und eine Reihe von Privatpatienten, die seine Praxis »subventionieren«. Für die 1200 Krankenscheine à 40 Euro erhält der Münchener Doktor demnach 48 000 Euro im Quartal, 192 000 Euro im Jahr. Seine Privatpatienten erbringen, wenn man den Bundesdurchschnitt aller Kassenärzte in Deutschland zugrunde legt, zusätzliche 21 Prozent seines kassenärztlichen Einkommens. Insgesamt hat Dr. Karlbauer im Jahr also mindestens 232 000 Euro zur Verfügung. Rechnet man von dieser Summe pauschal 50 Prozent für Praxisunkosten und dergleichen ab, verbleiben ihm am Ende in der Tat gerade mal 10 000 Euro vor Steuern und Sozialabgaben pro Monat. Eine Katastrophe? Vor zehn Jahren seien laut Bekunden Karlbauers die Zeiten für niedergelassene Kassenärzte viel rosiger gewesen; da habe es pro Patient und Quartal noch 170 D-Mark gegeben, was – in Euro gerechnet – für unseren geplagten Doktor etwas mehr als 20 000 Euro netto pro Monat bedeutet hätte. Angesichts solch dramatischer Einkommenseinbußen kann man nur respektvoll den Hut ziehen, dass unsere 130 000 Kassenärzte nicht längst das Handtuch geschmissen haben.

In Wirklichkeit sind seit den Zeiten Konrad Adenauers, also auch in den letzten zehn Jahren unter der Regie der Bundesgesundheitsminister Horst Seehofer, Andrea Fischer und heute unter der Ägide Ulla Schmidts, die Gesamtauszahlungen der Krankenkassen an ihre Vertragsärzte kontinuierlich gestiegen: 1991 überwiesen ihnen die gesetzlichen Krankenkassen 30,1 Milliarden D-Mark, 1995 waren es bereits 38,5 Milliarden D-Mark – immerhin eine Steigerung von 27,9 Prozent innerhalb von vier Jahren. Dazu kamen weitere Einkünfte, etwa aus Privatliquidationen, im Durchschnitt noch einmal 21 Prozent des Kassenumsatzes. Nach Adam Riese ergibt das für nicht ganz 120 000 Kassenärzte, die 1995 bundesweit in eigener Praxis tätig waren, ein Jahresbruttoeinkommen von rund 388 000 D-Mark. Nun kann man unserem Münchener Doktor, den wir eingangs dieses Kapitels etwas genauer unter die Lupe genommen haben, zwar zugute halten, dass er 1995 noch keine eigene Praxis hatte; zutreffender jedoch dürfte die Vermutung sein, dass eine gewisse Verschleierungstaktik traditionell zum Rüstzeug eines niedergelassenen Arztes gehört. Allerdings ist dies vergleichsweise eine lässliche Sünde, wie man im katholischen Bayern sagen würde.

Immerhin bleibt festzuhalten: Schon 1995 hat der durchschnittliche Kassenarzt netto viermal mehr verdient als ein durchschnittlicher Kassenpatient. Im Jahre 2002 sind aus dem Krankenkassen-Topf von insgesamt 142,61 Milliarden Euro knapp 24 Milliarden Euro an die fast 130 000 Kassenärzte ausgeschüttet worden. Auf den durchschnittlichen Kassenarzt mit eigener Praxis entfiel dabei eine Jahresbruttosumme von 180 000 Euro, was einschließlich der 21 Prozent Privatliquidation in Höhe von 38 000 Euro einem Bruttojahreseinkommen von rund 218 000 Euro entspricht. Nebenbei: Auf Nachfrage weiß die Kassenärztliche Bundesvereinigung keinen einzigen Namen eines Pleite gegangenen Arztes zu benennen. Auch die 23 regionalen Kassenärztlichen Vereinigungen müssen passen: Aus welchen Gründen ein Kassenarzt, offiziell Vertragsarzt genannt, seine Zulassung zurückgibt – ob aus Alter oder Verdruss, Berufs- oder Ortswechsel, Reichtum oder blanker Not –, wird nicht registriert, aber, zumindest im Hinblick auf den letztgenannten Grund, behauptet. Das bundesweite Horrorszenario von Praxispleiten, ruinierten und Hungers darbenden Kassenärzten, vor allem der »bisher nicht da gewesenen Zahl von Insolvenzen«, wie der *Spiegel* den hessischen Ärztefunktionär Alfred Möhle vor längerer Zeit zitierte, ist keine Zustandsbeschreibung der gegenwärtigen Situation, sondern eine pessimistische Zukunftsprognose. Wer nicht mitklagt, schließt sich aus der Weißkittelgemeinde aus. Aber die Ärzte waren schon immer ein Völkchen von Mitläufern. Sie gesellen sich stets zu der Gruppe, die sie für wegweisend halten, auch wenn sie selbst von dem »deutschen Weg« nicht überzeugt sind, und suchen sich, wie es in der vergleichenden Verhaltensforschung heißt, durch Teilnahme am Chorheulen bei den Meinungsführern beliebt zu machen. Ohne die Furcht des einzelnen Arztes vor der gesellschaftlichen Isolation hätte es Adolf Hitler, wie wir in Kapitel 2 gesehen haben, wesentlich schwerer gehabt, mit demokratischen Mitteln an die Macht zu kommen.

Und wehe, jemand versucht, ihnen ihre Zukunftsängste durch gutes Zureden zu verwässern. Dann werden sie böse, wie das der »Lieblingsfeind der Ärzte«[3], Professor Dr. med. Dr. sc. Karl W. Lauterbach (40), Intimus von Bundesgesundheitsministerin Ulla Schmidt, in einem Interview mit dem *Deutschen Ärzteblatt* erst kürzlich wieder erleben musste.[4] Aber das ist ja auch konsequent für eine elitäre Berufsgruppe, die eine positive Lebenseinstellung für eine existenzielle Form von Pflichtvergessenheit hält. Denn wer in der Angst Erfüllung sucht, muss jede Art von Zuversicht als Bedrohung empfinden. Angst, so hat der Tierpsychologe und Nobelpreisträger Konrad Lorenz mit Elektroschock-Experimenten an Hühnern bewiesen, hat eine elementare Schutzfunktion. Wo der Verstand nicht reicht, da wird die Kreatur von ihrer Angst daran gehindert, sich in Situationen zu begeben, deren Ausgang sie nicht abzusehen vermag. Wir durften es Ende Mai 2003 erleben, als in Köln der 106. Deutsche Ärztetag zusammentrat. Derweil umwabert den ganzen Medizinbetrieb ein Orgelton in Moll, ersichtlich gemacht durch das darüber kreisende, flackernde Blaulicht.

Der hypochondrische Zeitschmerz hat seinen festen Platz im Wesen des deutschen Arztes. Er kam periodisch über den deutschen Medizinbetrieb wie der Kartoffelkäfer über die deutsche Scholle. »Es ist unglaublich«, so notierte Anfang der Fünfzigerjahre Friedrich Sieburg, der sensible Chronist und *FAZ*-Publizist, »was man mit einem gut gepflegten Katastrophengefühl alles anfangen kann. Man kann aus ihm viel billige Münze schlagen, die dann als Wechselgeld in allen Bereichen des täglichen Lebens umläuft.« Aber wer liest schon noch Sieburg? Er schrieb etwas später, also mitten im opulenten Wirtschaftswunderrausch, Ärzten und anderen gebildeten Ständen ins Stammbuch: »Die Weltuntergangsstimmung durch scharfsinnige Analysen ins allgemeine Bewusstsein zu heben und sie gleichzeitig doch auch zu genießen, gehört zu den Lieblingsbeschäftigungen des Menschen von heute, sei es in Form von Philosophie, im Gespräch oder im Kommentieren von Zeitungsnachrichten. Propheten wollen wir alle sein, und je gelassener wir unseren düsteren Spruch verkünden, umso mehr sind wir des Beifalls sicher.«

Deutsche Ärzte haben die Begabung, Missmut und Unzufriedenheit wie eine Monstranz vor sich herzutragen. Selbst ihre Spitzenfunktionäre, wie der Präsident der Bundesärztekammer und des Deutschen Ärztetages, Professor Dr. med. Jörg-Dietrich Hoppe, sind gegen diesen grassierenden Virus nicht immun. Der Ärzteboss, Befehlshaber einer 370 000 Mann starken Heil-Armee, wandte sich in letzter Zeit immer wieder energisch gegen die vermeintlichen Attacken der Bundesregierung. Vor der Presse in Berlin drohte er im Dezember vorigen Jahres unverhohlen: »Wenn es denn sein muss, werden wir das Gesundheitswesen so lange lahm legen, bis wir sachgerechte Lösungen erzwungen haben.« Bundesgesundheitsministerin Ulla Schmidt, die rheinische Frohnatur aus Aachen, soll daraufhin schlagfertig geantwortet haben: »Die Höflichkeit verbietet mir, aus dem ›Tasso‹ zu zitieren.« Was sie aus der höheren Warte des Dichterischen verschwieg, hatte Goethe folgendermaßen formuliert: »Durch Heftigkeit ersetzt der Irrende, was ihm an Wahrheit und an Kräften fehlt.« Eine gescheite Frau wie unsere oberste Gesundheitshüterin hat eben viele geborene Feinde – alle dummen Männer.

Es hat den Anschein, dass weder das Nazi-Regime noch Krieg und Massenelend die Stimmung der »weißen Magier« so gründlich auf einen Tiefststand zu bringen vermochten wie fünf Jahrzehnte Demokratie und Wohlstand. Das nackte Elend springt unsere Ärzte von allen Seiten an – aus den Parlamenten und den Zwingburgen der Krankenkassen, in Talkshows und Bühnenstücken, aus illustrierten Blättern und in öffentlichen Betrugsprozessen. Die Signale sind stets niederschmetternd: Die Halbgötter in Weiß sind eine Zunft aus dem Mittelalter, beladen mit der Bürde aus dem »Dritten Reich«, dazu verurteilt, künftig zwischen Politikern und Krankenkassenfunktionären ein schreckliches Dasein als gläserner Untertan zu fristen. Sie sehen sich umzingelt von übermächtigen Pharmakonzernen und Hightechmultis, Expertenkommissionen und sachverständigen Rätegremien, bedroht von Honorarregressen und standesrechtlichen Ehrengerichten – kurzum: Diesem verlorenen Haufen von Heilern und medizinischen Dilettanten bleibt am Ende womöglich nichts als die Hoffnung auf den erlösenden Interkontinentalflug auf eine Südseeinsel, jeder mit einer »Abfindung von 10 Millionen Euro im Reisegepäck«, wie die angesehene *Münchner Medizinische Wochenschrift* glossierte.

Der große Frusteinbruch muss bei den Weißkitteln um das Jahr 1990 begonnen haben. Genauer ist er zeitlich nicht zu bestimmen, weil er nicht mit politischen oder gesellschaftlichen Katastrophen von Belang – Krieg, Erdbeben, Börsencrash – einherging und daher auch mit keinem konkret fassbaren Missgeschick in ursächlichen Zusammenhang gebracht werden kann. Ebenso ist der Frust nicht hierarchisch oder fachgruppenspezifisch exakt zuzuordnen. Die Übellaunigkeit zieht sich quer durch alle Segmente der Gegenwartsmedizin: von den Kinderärzten mit den niedrigsten Einkommen (durchschnittlich 180 000 Euro pro Jahr), über die mit knapp 300 000 Euro mittelprächtig ausgestatteten Urologen bis hin zu Anästhesisten oder Chirurgen in Kliniken, die »gelegentlich auf Summen von jährlich bis zu zehn Millionen Euro kommen sollen«[5] und ob ihrer fürstlichen Apanage den Status von »Sonnenkönigen« genießen. Zurzeit allerdings steht dieser privilegierten Riege eine Reform ins Haus, und prompt melden sich die Betroffenen lauthals zu Wort: Das Arzt-Patienten-Verhältnis werde »entpersonalisiert und geschwächt«, wenn die Erlöse der Chefärzte und Klinikdirektoren wegbrechen, hieß es jüngst in einer Erklärung der gebeutelten Großverdiener. Entpersonalisiert ist das Arzt-Patient-Verhältnis nicht erst seit heute – im Gegenteil: Die Millionenerlöse waren ja gerade dadurch möglich geworden, dass der Chefarzt sich fast nur noch mit prominenten Kranken abgab, das Gros der Privatpatienten – von Kassenpatienten kann ohnehin keine Rede sein – hat er zum Teil von Dutzenden seiner Ober- und Assistenzärzte behandeln lassen. 30 bis 40 operative Eingriffe am Tag hätte auch Hitlers Starchirurg Sauerbruch nicht geschafft, aber schon er hat für alle abkassiert. Seine »Jungs« hatten sich mit ein paar Brosamen zu begnügen.

Die Idee, die Gehälter von Starmedizinern aufzubessern, stammt aus dem 19. Jahrhundert. Um gute Ärzte an die Universitäten zu locken, bekamen Chefärzte das Recht, in den Kliniken Privatstationen einzurichten und eigene Honorare zu kassieren. Der Zusatzverdienst ist ein Grund dafür, dass die deutsche Hochschulmedizin zu Beginn des 20. Jahrhunderts weltweit einen exzellenten Ruf genoss. »Die alten Argumente für die Einführung der Privatliquidation gelten heute aber nicht mehr«, so Helmut Meinhold vom Stuttgarter Wissenschaftsministerium auf einem Forum der Deutschen Akademie für Neurochirurgie in der Nähe von Wesel. Karl Max Einhäupl, selbst Chefarzt und Vorsitzender des Wissenschaftsrats, erklärte auf derselben Tagung, dass zwar einige deutsche Klinikchefs als exzellente Ärzte gelten, »doch die Qualität der deutschen Medizinforschung ist international zweitklassig«.[6] Viele Ordinarien würden die Wissenschaft vernachlässigen, was dazu führe, dass sie mehr als die Hälfte ihrer Arbeitszeit auf die Privatstation verwendeten. Zusätzlich würden sich viele Chefärzte bei ihren Privatabrechnungen am Rande der Legalität bewegen. Ein neues Vertragsrecht für die Klinikercreme soll in Zukunft eine gerechtere Umverteilung des ausufernden Honorarkuchens bewirken. Neu berufene Chefärzte dürfen seit Anfang 2003 nicht mehr selbst liquidieren. Das Geld geht nun an die Klinik, und diese stattet die Chefärzte künftig mit einem höheren Gehalt aus, das sich aus einem Fixum für die selbst erbrachte Krankenbehandlung und einem »flexiblen Element« zusammensetzt. Man verspricht sich seitens der für diese Neuregelung zuständigen Kultusministerkonferenz vor allem mehr Selbstständigkeit für hochspezialisierte Fachärzte, die wegen der bisherigen Kostenabrechnung bei Privatpatienten zu sehr in Abhängigkeit ihrer Chefärzte geraten waren.

Zerbricht jetzt das weiße Imperium der rund 12 000 Klinikfürsten? Kaum. Und das ebenso wenig, wie künftig das niedergelassene Korps der Kassenkulis am Bettelstab gehen wird. Zwar hat kein zweiter Berufsstand in den vergangenen Jahren so sehr an Reputation verloren wie jener der Mediziner – in der öffentlichen Meinung sind sie, wie ein Ärztekritiker es formulierte, »vom Halbgott über den Heros bis zum gefallenen Engel herabgesunken« –, aber innerhalb des Medizinbetriebs, in dem die Bundesbürger ihren entweihten Halbgöttern persönlich begegnen, orientiert man sich weitgehend am Klischee einer feudalen, mit allen Insignien absoluter Herrschaft ausgestatteten Kaste. Lassen wir uns nicht täuschen und erinnern wir uns lieber des russischen Dichterfürsten Dostojewski, der in seinen *»Dämonen«* geschrieben hat: »Der Mensch ist unglücklich, weil er nicht weiß, dass er glücklich ist. Nur deshalb. Das ist alles, alles. Wer das erkennt, der wird gleich glücklich sein, sofort, im selben Augenblick.« Der gute Fjodor Michailowitsch konnte natürlich nicht ahnen, dass eine Zeit anbrechen würde, da nicht das Glück, sondern – wie wir es täglich in den Medien von unseren geprügelten Ärzten erleben – dessen Gegenteil der Glücksgefühle allerhöchstes sein würde. Auch der Denker Sieburg sollte heute mal einen Ärztekongress besuchen. Er würde seine *»Lust am Untergang«* (erschienen 1954) wegen erwiesener Verharmlosung dem Reißwolf überantworten und vermutlich völlig neu schreiben. Das Talent, Missmut aus sich heraus, ganz ohne Beigabe von wirklichem Malheur zu gebären, hat der Philosoph und Erfolgssatiriker Paul Watzlawik in seiner *»Anleitung zum Unglücksein«* schon etwas besser erfasst. Sein schönes Beispiel aus dem täglichen Leben geht, leicht verkürzt, so: Ein Mann will ein Gemälde an die Wand hängen. Einen passenden Nagel hat er, es fehlt ihm der Hammer. Sein Nachbar hat einen. Also beschließt der Mann, hinüberzugehen und sich den Hammer auszuleihen. Doch plötzlich beschleichen ihn Zweifel: Was, wenn er ihn mir nicht ausborgen will? Gestern schon hat er mich nur flüchtig gegrüßt. Vielleicht hat er was gegen mich. Dabei habe ich ihm gar nichts getan. Wenn jemand von mir ein Werkzeug ausleihen wollte, ich würde es ihm sofort geben. Und warum er nicht? Jetzt reicht's mir aber! Ohne länger zu zögern, stürmt er hinüber, läutet und brüllt den Nachbarn an: »Behalten Sie Ihren Hammer, Sie Rüpel!«

Im Deutschland zwischen den beiden Weltkriegen, aber auch im Nachkriegsdeutschland waren Identitätskrisen und Verhaltensstörungen bei Ärzten kein ernsthaftes Problem. Es mag sie bei dem einen oder anderen gegeben haben, aber sie waren nicht endemisch. Es war nicht die Zeit, um sich im Seelenschlamm zu suhlen. Obwohl speziell die deutschen Ärzte, wie wir gesehen haben, reichlich Grund zu Angst und Sorge gehabt hätten, dachte kaum einer daran, etwa aus dem »Dritten Reich« auszusteigen. Und jene 9500, die ausstiegen, taten es nicht freiwillig – sie, die jüdischen Ärzte, wurden von ihren arischen Kollegen verjagt und vergast. Die Nachkriegszeit figuriert in der aufgeklärten medizinischen Geschichtsschreibung als die Epoche der verpassten Gelegenheiten, weil zahlreiche NS-Ärzte der zweiten und dritten Garnitur – die erste war gewissermaßen eliminiert – die Gelegenheit nutzten, Diktatur und Judenverfolgung hinter sich lassend, ein funktionierendes Gesundheitswesen zu schaffen, statt eines nicht funktionierenden, planwirtschaftlich orientierten Sozialismus. »Was sollten wir tun«, sagte 1963 der SA-Mann und Nazi-Mitläufer Professor Fromm, der damalige Präsident der Bundesärztekammer und spätere Präsident des Weltärztebundes[7], »es war doch außer uns keiner mehr da. Die einen waren bei der SS, die anderen bei der SA, so wie ich, der Rest bei der NSDAP, und manche waren überall dabei« [wie z. B. mit Ausnahme der SA der heutige Ehrenpräsident der Bundesärztekammer, Professor Sewering – der Verfasser].

Ein wenig nihilistische Dekadenz wäre ja nicht weiter schlimm, so etwas gab es schon immer. Damit können auch moderne Hightechmediziner leben, wenn die Dosis stimmt. Aber im Vergleich zu der larmoyanten Dekadenz im Jahre 2003 waren die verbohrten Nazi-Ärzte der Fünfziger- und Sechzigerjahre, die ihre aus dem »Dritten Reich« übrig gebliebenen Herrenrasse-

Allüren in geheim gehaltenen Wortgefechten mit Adenauer und seiner Regierung artikulierten, lebensbejahende Stimmungsbolzen. Sie waren gegen das jungdemokratische Establishment angetreten. Die satte Ärztegeneration von heute ist selbst eine Art Gegenestablishment, in dem viel spießigere Indolenz steckt als in dem Politmuff, den sie glaubt, bekämpfen zu müssen. Da musste es wie ein schwerer Albtraum über Deutschlands Schein-Heilige kommen, als im Spätsommer 2000 das Bundeskriminalamt (BKA) Spitzenfunktionäre der Ärzteschaft zu einer Konferenz nach Wiesbaden zitierte. Leo Schuster, Direktor der BKA-Abteilung »Organisierte Wirtschaftskriminalität«, versuchte bei der kurzfristig anberaumten Tagung, an der neben Vertretern der Krankenkassen auch Experten von Justiz und Polizei teilnahmen, der Frage nachzugehen, inwieweit ein »Netzwerk von Abhängigkeiten« im selbstverwalteten Gesundheitswesen besteht, das möglicherweise Abrechnungsbetrug begünstigt.

Der Schrecken darüber sitzt der ehrenwerten Gesellschaft der Weißkittel immer noch tief in den Knochen, hat die Ärzte gewissermaßen in eine Art Schockzustand versetzt. Denn schon wenige Wochen nach jener denkwürdigen Tagung beim BKA in Wiesbaden ging es Schlag auf Schlag, und es will – wie es scheint – kein Ende nehmen. Zunächst waren es die Kassenärztlichen Vereinigungen Rheinhessen und Koblenz, die laut *Deutschem Ärzteblatt* »mit massiven staatsanwaltschaftlichen Ermittlungen überzogen worden« sind.[8] »In beiden Fällen durchsuchte ein Großaufgebot der Polizei unangekündigt die Amtsräume der betroffenen KVen und zum Teil auch die Privatwohnungen von Vorständen und Mitgliedern der Geschäftsführungen.« Sowohl in Koblenz als auch in Rheinhessen sei es nach Bekunden des offiziellen Standesorgans der Bundesärztekammer »nicht nur um angenommenen Abrechnungsbetrug von Ärzten gegangen«. Erstmals habe sich der Betrugsverdacht auch gegen die Verantwortlichen an der Spitze der kassenärztlichen Vereinigungen gerichtet. Ihnen werfe die Staatsanwaltschaft vor, »nicht angemessen und ausreichend gegen Betrugsfälle vorgegangen sein«. Diese drei Ereignisse, so das Ärzteblatt weiter, »deren Zusammenhänge offenkundig erscheinen«, aber nicht belegt seien, haben auch die Dachorganisation der 23 kassenärztlichen Vereinigungen, die Kassenärztliche Bundesvereinigung in Köln, alarmiert: »Die staatlichen Ermittlungsbehörden [die kassenärztlichen Vereinigungen sind selbst Körperschaften des öffentlichen Rechts – der Verfasser] setzen offenkundig kein Vertrauen mehr in die Funktionsfähigkeit der ärztlichen Selbstverwaltung als Kontrollorgan gegenüber den niedergelassenen Ärzten.« Was da so messerscharf geschlossen wird, dürfte weit reichende Auswirkungen sowohl auf die inneren Strukturen als auch letztlich auf die Daseinsberechtigung der ärztlichen Standesorganisationen in Deutschland haben. Gleichwohl sah sich das Sprachrohr der Kölner Ober-Ärzte genötigt, den Ermittlungsgremien der deutschen Justiz Empfehlungen für deren zukünftiges Verhalten zu geben: »Die Ermittlungsbehörden«, so das *Deutsche Ärzteblatt*, »müssen dabei sorgfältig abwägen: Wollen sie die KVen zwingen, jede einzelne Auffälligkeit umgehend zu melden, dürften sie in einem Wust von Ermittlungen ersticken.« Vermutlich hatten BKA und andere Ermittlungsbehörden in der Tat nicht mit solchem Umfang gerechnet. Das Blatt fügt hinzu: »Zugleich würde ein solches Vorgehen die ärztliche Selbstverwaltung de facto weitgehend entmündigen. Wollen das BKA und die Staatsanwaltschaft das nicht, ist eine Einigung mit den Ärzten anzustreben.«[9] Ob die rot-grüne Bundesregierung einem »de jure« am Ende nicht doch den Vorzug gibt, wird sich noch erweisen. Der neue starke Mann im Gesundheitswesen, der Kölner Gesundheitsökonom Professor Lauterbach, sieht das jedenfalls gelassen. Er weiß: Die verkrusteten und kriminellen Strukturen des »Unrechtssystems Gesundheitswesen« kann man nicht aufbrechen, ohne dass es kracht.

»Betrügerische Ärzte haben bei uns im System nichts zu suchen«, bekräftigte Dr. med. Manfred Richter-Reichhelm, Erster Vorsitzender der Kassenärztlichen Bundesvereinigung, in den letzten Jahren immer wieder. Anfang Februar 2003 betonte der Chef der 130 000 deutschen Kassenärzte auch in einem

Gespräch mit Bundesgesundheitsministerin Ulla Schmidt in Berlin, dass die KVen energisch gegen Falschabrechner vorgehen würden. Trotzdem steckten die »KVen« in einem Dilemma: »Sie besäßen nicht alle Daten, um bestimmte Unregelmäßigkeiten zu erfassen, zum Beispiel Angaben zum Versicherten selbst. Ausschließlich die Krankenkasse wisse zum Beispiel, ob ein Patient zum Zeitpunkt des auf der Abrechnung angegebenen Behandlungsdatums noch gelebt habe.«[10] Sonderermittler der AOK Niedersachsen deckten im Rahmen einer Stichprobe Anfang 2003 auf, dass Ärzte dieses Bundeslandes bei 140 Toten Leistungen abgerechnet haben wie bei lebendigen Patienten. Unter anderen hatte ein Mediziner aus Wilhelmshaven »Hausbesuche und die Erhebung eines Ganzkörperstatus« bei einer 72-Jährigen abgerechnet. Das Besondere dabei: Die Frau war seit fünf Jahren tot. Doch dies sei nur die Spitze des berühmten Eisbergs, wie Klaus Altmann von der niedersächsischen AOK im ARD-Magazin »Panorama« erklärte: »Hochgerechnet auf das ganze Bundesgebiet kommt man spielend auf mehrere tausend Tote, mit denen Ärzte noch ein Geschäft machen.« Schon im Oktober 2000 hatte die AOK Brandenburg – ebenfalls bei einer Stichprobe! – 30 Ärzte entlarvt, die seelenruhig für längst Verstorbene über Jahre Leistungen abgerechnet haben. Dem Mitteldeutschen Rundfunk sagte die AOK-Fahnderin Martina Wolle: »Es gibt immer wieder neue Ansatzpunkte, und daher überrascht mich eigentlich gar nichts mehr. Nicht einmal Massagen für Tote.« Dass ungezählte Tote in den ärztlichen Abrechnungen quicklebendig sind, haben die Krankenkassen schon vor mehr als 20 Jahren immer wieder festgestellt; solange die von den ärztlichen Abrechnungsstellen (KVen) für alle Kassenärzte vorgeschriebene Abrechnungs-Software diese ungeheuerlichen Möglichkeiten zulässt, bleibt für Ärzte der Anreiz bestehen, ökonomische Leichenfledderei als ganz normalen Abrechnungsalltag zu praktizieren. Leo Schuster, Leiter der BKA-Abteilung »Organisierte Wirtschaftskriminalität«, sieht deshalb die Hauptschuld für den kriminellen Sumpf im deutschen Gesundheitswesen bei den Verantwortlichen der ärztlichen Standesorganisationen. Bezeichnenderweise hat der Wiesbadener Oberermittler eine Befragung ärztlicher Spitzenfunktionäre mit der Frage beendet: »Ärzte – Halbgötter in Weiß oder eine Herde schwarzer Schafe?«[11]

Die bislang registrierten Betrugsfälle sind für den Kriminalexperten Schuster nur die Spitze eines Eisbergs. Darunter verberge sich ein »doppeltes Dunkelfeld«: Zum einen würden die kassenärztlichen Vereinigungen Vergehen »ihrer« Ärzte oft nicht melden, und zum anderen seien die Ermittlungsbehörden personell und fachlich mit der komplizierten Materie überfordert.[12] Trotz dieser erheblichen Beschränkungen bei der Aufklärungsarbeit ist die Zahl der beschuldigten Ärzte innerhalb der letzten drei Jahre geradezu explodiert. Notierten die Ermittler 1999 noch 13 400 Fälle, so waren es 2000 bereits mehr als 17 000, 2001 über 20 000, und die vorläufigen Resultate der BKA-Experten für 2002 gehen von weiter gestiegenen Fall-Zahlen aus. Angesichts derart erschütternder Ermittlungsergebnisse sollte die Gesellschaft ganz rasch ihren naiven Kinderglauben begraben, es handle sich lediglich – wie in jeder Berufsgruppe – um die schwarzen Schafe der weißen Samariter. Die Öffentlichkeit muss die Realitäten endlich zur Kenntnis nehmen, da sonst noch so ernsthaftes Bemühen von Regierung und ihrer sachverständigen Räte die Lohnnebenkosten ein Fass ohne Boden bleiben. Niemand würde ja auch von »bedauerlichen Einzelfällen« reden, wenn sich jedes Jahr 20 000 Priester an kleinen Jungen vergingen oder 20 000 Richter dabei ertappt werden, am laufenden Band das Recht zu beugen. Vor diesem Hintergrund wird es verständlicher, wenn sich der Hauptgeschäftsführer der Kassenärztlichen Bundesvereinigung, Dr. jur. Rainer Hess, seit Beginn der Ermittlungen durch das Bundeskriminalamt vehement gegen Vorwürfe zur Wehr setzen muss, er leite eine »kriminelle Bundesvereinigung«.[13] Es gehe zwar, wie BKA-Mann Schuster betonte, nicht in erster Linie darum, »die gesamte deutsche Ärzteschaft zu diskreditieren«; vieldeutig ergänzte der Kriminalexperte jedoch: »Das eigentliche Problem ist die Kontrolle der Kontrolleure.« Oder wie der Volksmund weniger feinsinnig zum Ausdruck bringt: Der Fisch beginnt immer zuerst am Kopf zu stinken. Wir werden am Ende des Kapitels sehen, dass die Verwesung des Tieres bereits den gesamten Körper ergriffen hat.

Der Raubtierkapitalismus scheint nun auch im Gesundheitswesen alle Dämme zu durchbrechen. Abrechnungsbetrug bei deutschen Ärzten ist inzwischen ein Massendelikt. »Die Kellerräume der Koblenzer Staatsanwaltschaft sind mit Ermittlungsakten überfüllt«, erklärt Erich Jung den Ermittlungsnotstand, der sich heute bundesweit bei fast allen Schwerpunkt-Staatsanwaltschaften ergeben hat. Reimund Schmidt von der Sonderkommission »Abrechnungsbetrug« der Kriminalpolizei Koblenz ergänzte in der Fernsehsendung »Plusminus«, dass man in der Bundesrepublik schon von »Milliardenschäden« ausgehen müsse. TV-Mann Werner Sonne hat beim Sender Phoenix – im Beisein von Dr. Hess, dem Hauptgeschäftsführer der Kassenärztlichen Bundesvereinigung – eine Berliner Internistin zu ihren persönlichen Erfahrungen befragt; was die Ärztin sagte, scheint unglaublich: »Manche meiner Kollegen rechnen bis zum Zehnfachen der tatsächlich erbrachten Leistungen ab.« Die *Münchner Medizinische Wochenschrift*, die darüber berichtete, fasste unter der Überschrift »So wird der Ruf der Ärzte endgültig ruiniert« die gegenwärtige Situation folgendermaßen zusammen: »Die Ärzteschaft insgesamt gerät ... immer mehr in den Ruf, eine üble Bande von Abzockern und Betrügern zu sein.«

Paragraph 263 des Strafgesetzbuchs besagt: »Wer in der Absicht, sich oder einem Dritten einen rechtswidrigen Vermögensvorteil zu verschaffen, das Vermögen eines anderen dadurch beschädigt, dass er durch Vorspiegelung falscher oder durch Entstellung oder Unterdrückung wahrer Tatsachen einen Irrtum erregt oder unterhält, wird wegen Betrugs mit Gefängnis bestraft, neben welchem auf Geldstrafe sowie auf Verlust der bürgerlichen Ehrenrechte erkannt werden kann.« Da der Medizinbetrieb in seiner heutigen Form ganz offensichtlich einem riesenhaften Schwindelunternehmen gleicht, könnte sich nach

Meinung von Juristen die Ärzteschwemme künftig ganz von allein, also ohne Zulassungsstopp, regulieren. Ähnliche Überlegungen gibt es auch in Kreisen der Ermittlungsbehörden. Man wolle daher künftig einige Exempel statuieren, um der Masse der Ärzteschaft den Ernst der Lage zu signalisieren. Ob diese Vorgehensweise hilfreich ist, wird sich zeigen. Der Hebel aber muss vermutlich an einer ganz anderen Stelle angesetzt werden. Denn die Schwäche unseres Gesundheitswesens liegt nicht am überproportionalen Auftreten von Kriminellen innerhalb der Ärzteschaft, sondern in einem Unrechtssystem, das alle Menschen, die von diesem System abhängig wären, durch falsche Anreize zwangsläufig zu Kriminellen machen würde. Als Kronzeuge mag an dieser Stelle der inzwischen verstorbene Krebsexperte Professor Julius Hackethal zu Wort kommen. In seinem letzten Buch *»Der Meineid des Hippokrates«* bekannte er freimütig: »Ein Kassenarzt, der nicht betrügt, macht Pleite!« Hackethal weiter: »Was ich meine, möchte ich an einem Beispiel klarzumachen versuchen und fragen: Ist es nicht betrügerisch, wenn der Automechaniker, dem man sein Auto zur Inspektion bringt, die Zündkerzen auswechselt, obwohl sie gut funktionieren, eine neue Batterie einbaut, obwohl die alte es noch lange täte, oder gar einen Austauschmotor einsetzt, ohne dass es nötig ist, dann die Spuren beseitigt und behauptet, das alles hätte sein müssen, und eine dicke Rechnung dafür schreibt? Das ist doch ebenso Überversorgung unter Vortäuschung falscher Tatsachen zum eigenen Vorteil wie unnötige Diagnostik und Behandlung unter Ausnutzung des medizinischen Unwissens von Patienten oder deren Fehlinformation. Es ist betrügerisch, wenn die Sprechstunden-Untersuchung eines Neupatienten drei Minuten dauert und dann massenhaft Labor- und andere technische Untersuchungen angeordnet und abgerechnet werden, die bei sorgfältiger Untersuchung überflüssig wären. Bei gründlicher Untersuchung von Neupatienten braucht man oft überhaupt keine, höchstens ein paar einfache und billige technische Zusatzuntersuchungen. Wenn es Vorschrift würde, ärztliche Leistung nach dem *Arztzeitaufwand* abzurechnen, bräche das ganze Kassenarztsystem sofort in sich zusammen.« Dann stellte sich nämlich heraus, dass auch die Kassenarztwoche maximal nur 60 bis 70 Stunden hat und es oft nicht einmal möglich ist, auch nur ein Viertel der abgerechneten Leistungen in der vorhandenen Zeit mit Sorgfalt zu erbringen.[14]

Eine solche ärztliche Gebührenordnung ist auf eine menschenunwürdige Fließbandversorgung sowie Massenabfertigung programmiert und hat darüber hinaus zur totalen Verschleierung der wahren Sachverhalte beigetragen. Dies jedenfalls hatte der Reichskanzler Otto von Bismarck, der vor genau 120 Jahren die ersten Maschen eines sozialen Netzes in Deutschland knüpfte, nicht im Sinn. Mit fortschrittlichen Gesetzen wollte er damals den Sozialdemokraten den Wind aus den Segeln nehmen. Das erste Krankenversicherungsgesetz von 1883 sah vor, dass grundsätzlich alle Arbeiter, und darüber hinaus bestimmte Berufsgruppen, die weniger als 6,66 Mark am Tag verdienten, pflichtversichert waren. Die Beitragssätze, anderthalb bis drei Prozent des Lohns – heute fast 15 Prozent –, wurden vom Arbeitnehmer zu zwei Dritteln, vom Arbeitgeber zu einem Drittel aufgebracht. Die Leistungen waren: 13 Wochen freie ärztliche Behandlung und Arzneimittel, bei Erwerbsunfähigkeit ein Krankengeld in Höhe von 50 Prozent des Durchschnittslohns, freier Krankenhausaufenthalt bei halbiertem Krankengeld. Wöchnerinnen wurden drei Wochen lang wie Kranke behandelt. Das Sterbegeld betrug das 20-Fache des ortsüblichen Tageslohns. Ortschaften mit mehr als 100 Versicherungspflichtigen mussten eine Ortskrankenkasse, Betriebe mit mehr als 50 Beschäftigten eine Betriebskrankenkasse einrichten. Ihr Vorstand wurde aus Arbeitgebern und Arbeitnehmern im Verhältnis eins zu zwei gewählt und unterstand staatlicher Aufsicht. Der eigentliche Sinn einer sozialen Krankenversicherung ist heute, nach mehr als einem Jahrhundert, weitgehend abhanden gekommen.

Vor Jahren war in einer großen illustrierten Wochenzeitung die folgende, zum Nachdenken anregende Glosse zu lesen: »Versichern Sie sich gegen Schuhreparaturen! Kein Ärger mehr mit schiefen Absätzen und durchgelaufenen Sohlen! Gegen 50 Mark Monatsprämie sind künftig alle Ihre Schuhkosten gedeckt. Selbst abgerissene Schuhbänder ersetzen wir Ihnen! – Wäre diese Schuhreparatur-Versicherung nicht auch etwas für Sie? Nun, Sie werden vielleicht sagen, mit den 50 Mark Monatsbeitrag könnten Sie Ihre Schuhe leicht selber reparieren lassen, wobei Ihnen sogar noch Geld übrig bleibt. Wenn Sie so argumentieren, haben Sie den Sinn einer Versicherung erfasst. Man versichert sich nicht gegen das, was mit einer gewissen Regelmäßigkeit passiert.«

Aber noch aus einem anderen Grund wäre es vermutlich unzweckmäßig, sich gegen Schuhreparaturen zu versichern. Bei Abnutzung von Schuhen spielt nämlich der so genannte »personale Faktor« – das unterschiedliche Verhalten der Menschen – eine ausschlaggebende Rolle: Während der eine seine Schuhe schont und pflegt, strapaziert sie ein anderer unnötig. Der eine braucht also viel, der andere wenig Reparaturkosten. Der eine würde bei einer Schuhversicherung weit unter, der andere weit über 50 Mark an Schäden verursachen.

Eine Schuh-Zwangsversicherung, die – über den Arbeitgeber – von jedem Beschäftigten einen Betrag von heute 50 Euro einziehen würde, wäre insofern vernunftwidrig, als wahrscheinlich die Schonung und Pflege von Schuhen in Zukunft mit der Begründung unterbliebe: »Die Versicherung zahlt's ja!« Infolge der zunehmenden Schuhreparaturen müssten natürlich die Versicherungsprämien von Zeit zu Zeit erhöht werden. Den Nutzen einer solchen Entwicklung hätten allein die Schuhmacher. Ihr Berufsstand würde boomen, die Zulieferindustrie der Schuhmacher immer bessere Reparaturgeräte für kaputte Schuhe entwickeln, die Schuhputzmittel-Fabrikanten immer neue Variationen von Reinigungsutensilien zur Verfügung stellen. Die Masse der Schuhversicherten allerdings müsste mit stetig steigenden Beiträgen rechnen.

Falls eine Schuhversicherung jedoch sein muss, so sollte man sie auch psychologisch richtig konstruieren, das heißt als Sparversicherung: Einzahlung von 40 Euro auf ein im Eigentum des Versicherten verbleibendes – und nur für Schuhreparaturen einsetzbares – Sparkonto; die restlichen zehn Euro würden automatisch auf ein allgemeines Versicherungskonto eingezahlt. Das Geld für Schuhreparaturen müsste dann zuerst vom zweckgebundenen Sparkonto entnommen werden. Sollte durch allzu große Entnahmen – etwa aufgrund unvorhergesehener, besonders umfangreich anfallender Schuhreparaturen – das Sparkonto überzogen werden, tritt die allgemeine Schuhversicherung für die überschießenden Kosten ein. Wer seine Schuhe schont und gut pflegt, wird in diesem System bald ein ansehnliches Sparkonto besitzen. Wer seine Schuhe jedoch misshandelt, wird zwar auch mit dem notwendigen, ausreichend guten Schuhwerk ausgestattet sein, hat jedoch kaum etwas auf seinem Sparkonto. Lediglich die Zunft der Schuhmacher hätte gewisse Nachteile hinzunehmen, weil sich die Reparaturen jetzt überwiegend im Rahmen eines eher begrenzten, weil kontrollierten Verschleißes bewegen würden. Auch die Schuhmacher-Zulieferindustrie würde sich vermutlich gesundschrumpfen müssen.

Bei der Krankenversicherung liegen die Dinge im Prinzip sehr ähnlich. Auch die Inanspruchnahme dieser Versicherung hängt weitgehend von »personalen Faktoren« ab. Persönliche Eigenheiten spielen hier jedoch nicht nur beim Versicherten, sondern auch beim Arzt eine entscheidende Rolle. Der Versicherte beispielsweise kann eine Krankheit simulieren, um »krankzufeiern«; er kann jedem Unwohlsein wehleidig nachgeben; er kann durch eine entsprechende Lebensweise seine Gesundheit mehr oder weniger stark in Mitleidenschaft ziehen. Der Arzt wiederum hat die Möglichkeit, die Behandlung unnötig auszuweiten oder unnötig zu verlängern; er kann – je nach Kompetenz oder anderen Einflusskriterien – falsche Diagnosen stellen; Kunstfehler und Therapieschäden können von ihm verursacht werden. Das alles treibt die Kosten unaufhaltsam in die Höhe.

Hier könnte wahrscheinlich nur eine Sparversicherung die gestörte Ordnung wiederherstellen. Wenn der Versicherte nämlich zuerst sein Sparkonto angreifen muss, um die Arztkosten zu bezahlen, wird er vermutlich weniger krankfeiern, seine Wehleidigkeit eher in den Griff bekommen und auch sonst in seiner Lebensführung mehr auf seine Gesundheit achten. Er wird auch dem Arzt gegenüber kritischer sein und sich nur dort behandeln lassen, wo er mit hoher ärztlicher Qualität und freundlicher Atmosphäre rechnen kann. Insgesamt würde ein Versicherter, der einigermaßen vernünftig lebt, ganz erhebliche Sparbeträge auf seinem Gesundheitskonto ansammeln können: Im Laufe seines Lebens kann er – Zins und Zinseszins eingeschlossen – mit sechsstelligen Summen rechnen. Es ist kaum ein anderer Weg zur Vermögensbildung in Arbeitnehmerhand vorstellbar, der – auch durch weniger Arbeitsausfälle – derart segensreiche Auswirkungen auf die Höhe des Sozialprodukts und damit des allgemeinen Lebensstandards hätte wie eine Gesundheits-Sparversicherung. Es ist einigermaßen unverständlich, warum nicht längst – zumindest seitens der Gewerkschaften – ein solches Modell in die aktuelle Diskussion eingebracht wurde.

Natürlich hätte eine Gesundheits-Sparversicherung auch ihre Verlierer. Wie im Schuhmacher-Beispiel wären es hier die Ärzte, die pharmazeutische Industrie, die Apotheken, die Hersteller von Hightechmedizin, die Krankenhäuser und zahlreiche andere Gesundheitseinrichtungen, die einen erheblichen Rückgang der bisherigen Inanspruchnahme zu spüren bekämen. Auch andere Wirtschafts- und Industriebereiche sowie im Gesundheitswesen etablierte Institutionen würden infolge der gesünderen Lebensweise der Bevölkerung in ihren Umsätzen und Gewinnen mit erheblichen Einbußen zu rechnen haben. Leidtragende wären ferner Krankenkassenverbände und ihre Verwaltungszentren, die Ärztekammern und kassenärztlichen Vereinigungen, wo »Aufwandsentschädigungen« und dergleichen von bis zu 500 000 Euro pro Mann und Nase jährlich – letztlich aus den Mitgliedsbeiträgen der Krankenversicherten – gezahlt werden. Es wäre aus diesem Grund auch verwunderlich, wenn die mächtigen Interessengruppen nicht zumindest den vehementen Versuch unternähmen, eine öffentliche Diskussion der in diesem Buch erstmals vorgeschlagenen Gesundheits-Sparversicherung im Keim zu ersticken beziehungsweise einen entsprechenden Modellversuch zu verhindern.

Zweifellos wird man einwenden, Schuhschäden und Gesundheitsschäden seien nicht vergleichbar, die einen könne man unter Umständen verhindern, die anderen dagegen nicht. Das ist jedoch ein Irrtum. Weniger als fünf Prozent aller Krankheiten sind schicksalhaft und unvermeidbar. Alle übrigen sind letztlich selbst verschuldet, Folge einer Lebensweise, die aus Unwissenheit, Fahrlässigkeit oder Gleichgültigkeit gegen elementare gesundheitliche Regeln verstößt. Die Konsequenzen derartiger Fehler in der persönlichen Lebensführung zeigen sich nur selten sofort. Wer bei seinen Ernährungsgewohnheiten unentwegt über die Stränge schlägt, seinen Organismus mit ständig neuen Genussgiften und Medikamenten überfordert, mit 20 kosmetischen Präparaten und Zigaretten am Tag malträtiert, bereitet notfalls irreparablen Beeinträchtigungen seiner Gesundheit den Weg. Kaum jemand denkt dann später noch an seine unzähligen lässlichen Alltagssünden.

An den beiden bedeutendsten Volkskrankheiten der Industrienationen, Krebs und Herz-Kreislauf-Erkrankungen, sterben hierzulande jedes Jahr über eine halbe Million Menschen. Das sind etwa so viele, wie die Frankenmetropole Nürnberg Einwohner hat. Doch viele dieser Todesfälle könnten verhindert werden, wenn der Einzelne eine stärkere Verantwortung für den Erhalt seiner Gesundheit aufbringen würde. Mindestens 100 000 Bundesbürger könnten nach Meinung der Deutschen Krebshilfe jährlich vor einer Krebserkrankung verschont bleiben, wenn sie in »ihrem persönlichen Lebensbereich« die Erkenntnisse »über Krebsvorbeugung ... anwenden und beherzigen würden«. Das wäre fast ein Drittel aller Krebserkrankungen in Deutschland. Heißt Krebsvorsorge demnach zuallererst individueller Verzicht? Verzicht auf die Zigarette, auf das Eisbein und den Schweinebraten, auf das Bier dazu und den Schnaps hinterher, auf Kaffee und Kuchen? Verzicht auf die Annehmlichkeiten des Lebens? Verzicht auf Lidschatten und Lippenstift? Verzicht auf Sonnenbaden, Urlaubsbräune, ein Sexualleben gar? Lässt sich Krebs überhaupt nur vermeiden, wenn man sich nach Möglichkeit mutterseelenallein auf eine einsame Insel zurückzieht, der Wohlstandsgesellschaft den Rücken kehrt? Der Trugschluss liegt hier in der Frage nach der Verantwortung. Nicht alle Dinge des Lebens sind von vornherein Krebs erregend, nicht alle Produkte und Nahrungsmittel karzinogen. Es sind zumeist einzelne Schadstoffe oder Schadstoffgruppen, der »harte Kern« der karzinogenen Verbindungen gewissermaßen: Benzpyren und Konsorten, Nitrosamine, Chlorkohlenwasserstoffe und Asbestfasern. Sie gilt es zu verbannen.

Doch die Hersteller tun das erfahrungsgemäß nicht ohne politischen Druck. Sie weisen Krebsverdächtigungen in der Regel weit von sich, anstatt ihre Produkte sicher zu machen. Hier sieht sich der Staat in der Verantwortung. Er ist ihr bisher jedoch nur höchst unzureichend nachgekommen. Und was tut die rot-grüne Bundesregierung? Ein einziges Trauerspiel! Zigaretten, amerikanische Medikamenteninnovationen und genmanipulierte Lebensmittel sind von Bundeskanzler Gerhard Schröder höchstpersönlich mit einem Freibrief ausgestattet worden. Zigarettenwerbung habe keinerlei schädliche Folgen für unsere Jugend – Schwachsinn kriegt gleich einen messianischen Glanz, wenn Staatsoberhäupter ihn von sich geben. Und: Es gelte Nutzen-Risiko-Abwägungen zu treffen. Recht hat er, ausnahmsweise. Nur: Nutzen für wen? Für die Staatskasse? Für die Aktionäre spendabler Konzerne? Für die Gesellschaft als Ganzes? Es muss ein hoher Nutzen sein, der jährlich mehr als 200 000 Krebsopfer rechtfertigt! Der Staat kann sich seiner Verantwortung nicht dadurch entziehen, dass er sie klammheimlich seinen Bürgern auflädt; er kann nicht jährlich zehn Milliarden Euro aus Tabaksteuern einnehmen, aber kaum mehr als ein Prozent davon für die Krebsforschung ausgeben. Er kann nicht unseren altbewährten Arzneimittelschatz auf den Müll verbannen und gleichzeitig ausländischen Biotech-Konzernen im Wege eines millionenschweren Ablasshandels Tür und Tor für weitgehend unerprobte Pharmazeitbomben öffnen. Gesundheitsfürsorge erfordert geteilte Verantwortung: einen mündigen Bürger, der nicht bei jeder Kleinigkeit nach dem Staat ruft, und eine handlungsfähige Regierung, die von Politikern getragen wird, die Verantwortungsbewusstsein nicht für eine Floskel im Wahlkampf halten.

Zigarettentester ermittelten übrigens ein Dutzend Gründe, warum so viele Menschen weiterrauchen, und zwar trotz der Schuldgefühle, die sie dieser Gewohnheit wegen haben. Sie rauchen zur Entspannung, aus Geselligkeit, als Belohnung für Anstrengungen, um Haltung zu bewahren, um Stress vorzubeugen, als Mutbeweis, als Beweis der Übereinstimmung, weil es so der Brauch ist, und so weiter. Sie entdeckten, dass viele – nicht nur junge – Leute gern eine Zigarette zwischen den Fingern halten, wenn sie einen mit Menschen gefüllten Raum betreten, weil es sie weniger nervös, überlegener erscheinen lässt. Die vielleicht größte Erkenntnis der Tester war indessen, dass Menschen rauchen, um zu beweisen, dass sie Reife haben. Sie sehen das Rauchen als Charakteristikum ihrer Vitalität und inneren Stärke an. Der Testbericht erläutert das folgendermaßen: »Darin liegt eine psychologische Befriedigung, die ausreicht, gesundheitliche Bedenken zu überwinden und der Moralkritik zu widerstehen, Sklave einer Gewohnheit‹ zu sein, mache lächerlich oder sei Schwäche.«

Von Fingerspitzengefühl haben Deutschlands Ärztefunktionäre offenbar noch nie etwas gehört. Während das Land darbt, die Arbeitslosenheere immer größer werden, Firmen zusammenbrechen und eine Million Kinder an der Armutsgrenze leben, werden die Honorarforderungen der Weißkittel zunehmend unverschämter. Allein im Sommer 2002, gerade als die Not infolge der Flut am größten war, verlangten sie – mithilfe eines neuen Honorarvergütungssystems – sage und schreibe 12 Prozent mehr Geld! Der oberste Boss der Kassenärzte drohte sogar, den Dienst am Patienten zu reduzieren, falls nicht frische Milliarden flössen. »Über solche Lobby-Arbeit kann man sich nur wundern«, schrieb die *Süddeutsche Zeitung.* »Wie fiele wohl die Reaktion in der Öffentlichkeit aus, wenn ein Gewerkschaftsvorsitzender ähnliche Summen fordern und zugleich drohen würde, ansonsten weniger Müll einsammeln zu lassen. Deutschlands Ökonomen würden kollektiv aufschreien, die Zeitungen über die Dinosaurier in den Gewerkschaften herziehen.«[15]

Aber die Dreistigkeit der Ärzteschaft ist grenzenlos. Sie nutzt zur Durchsetzung ihrer Erpressungsstrategie immer mehr die Angst der Menschen vor Krankheit aus. Dabei sind die Mediziner in den letzten 50 Jahren nie von der allgemeinen Einkommensentwicklung abgehängt worden. Die finanzielle Verteilungsmasse für die Ärzte ist allein zwischen 1991 und 2000 um 47 Prozent gewachsen, wogegen die Bruttolöhne der 37 Millionen Beschäftigten lediglich um 23 Prozent zulegten. Da jedoch die Zahl der Ärzte aus rein finanziellen Gründen explodiert – immer neue Bataillone drängen an die üppigen Futtertröge –, die Zahl der Patienten hingegen weitgehend unverändert bleibt, verstärken sich die internen Verteilungskämpfe. Ständig neue Forderungen lassen sich so nicht rechtfertigen. Die Verbandsfunktionäre halten jedoch unentwegt nach neuen Geldquellen Ausschau, wobei die Rechtmäßigkeit ihrer diversen Aktivitäten offenbar kaum eine Rolle spielt. So erscheint es nur konsequent, wenn die kassenärztlichen Vereinigungen alles dulden und decken, durch die Entwicklung einer Spezial-Software, mit der selbst tote Patienten elegant abkassiert werden können, auch aktiv unterstützen, wenn ihre 130 000 Zwangsmitglieder die Krankenkassen systematisch plündern und betrügen.

Das Abzocker-Kartell der ärztlichen Standesorganisationen – zu vielem fähig, aber zu fast nichts zu gebrauchen – erweist sich seit langem als schwere Belastung der ohnehin arg gebeutelten Gesellschaft. Eine Affäre jagt die andere: Mal sind es die Herzspezialisten, mal die Internisten, mal die Orthopäden oder die Frauenärzte. Jedesmal aber tun die schein-heiligen »Aufsichtsgremien« so, als ginge die Verteilung des Geldes nur sie selbst etwas an. Schließlich bekämen sie von den Krankenkassen für die Behandlung aller Patienten einen bestimmten, lange im Voraus ausgehandelten Pauschbetrag überwiesen. Die unredlichen Mediziner würden also »nur« ihre eigenen Kollegen über den Tisch ziehen, nicht aber die Kassen und schon gar nicht die Patienten.

Doch das ist gleich zweimal nur die halbe Wahrheit. Und zwei halbe ergeben auch hier noch keine ganze Wahrheit, sondern – doppelten Betrug: Erstens betrügen nicht nur ein paar Gauner den großen Rest vermeintlich dummer Ärzte, sondern einer betrügt den anderen; und zweitens werden durch den massenhaften – allerdings vom System weitgehend sanktionierten – Gemeinschaftsbetrug die Forderungen der ärztlichen Verhandlungsführer nach immer größeren Honorartöpfen von Mal zu Mal dreister. Weil mittlerweile aber die Kassen leer sind und die Gesundheitsministerin auch nichts mehr draufzulegen hat, sollen nun erneut – und dieses Spielchen währt nun schon Jahrzehnte – die Patienten bluten und geschröpft werden. Und das allein ist der tiefere Grund dieses permanenten Hickhacks zwischen Politik und Ärzteschaft. Geld, Geld, Geld – niemand, schon gar nicht die Ärzte, spricht von mehr und besserer Leistung. So dreht sich die Betrugsspirale in schwindelnde Höhen, und die Öffentlichkeit steht mit ohnmächtiger Wut fassungslos daneben. Selbst die Juristen »stochern mit langen Stangen im Nebel«, klagt der Bielefelder Oberstaatsanwalt Burkhard Dannenwald.[16] Und der Leiter des neuerdings bei der AOK Niedersachsen eingerichteten Betrugsdezernats für ärztliche Abrechnungsdelikte, Peter Scherler, sagt, dass noch kein einziger Fall auf seinem Schreibtisch gelandet sei, »in dem einem betrügenden Arzt die Zulassung entzogen wurde«.[17] Gleichwohl seien bisher in Deutschland alle Versuche gescheitert, den Verwaltern der Honorartöpfe – jenen öffentlich-rechtlichen Komplizen der niedergelassenen Ärzteschaft – die Abrechnungshoheit zu entreißen.

Der streitbare Kölner Gesundheitsökonom Professor Dr. med. Karl Lauterbach, persönlicher Berater von Gesundheitsministerin Ulla Schmidt und Mitglied der Rürup-Kommission zur Reform der Sozialsysteme, hat zwar mehrfach »radikalere Lösungen«, angemahnt, weil er die insgesamt 23 kassenärztlichen Vereinigungen in Deutschland, jene Lordsiegelbewahrer ärztlicher Standesvermögen, als ein »Meistbegünstigungssystem für Funktionäre« erachtet. Ansonsten aber rührt sich in dieser Hinsicht kaum eine Hand. Dabei ist es eine längst überfällige Aufgabe der Regierung, insbesondere des Bundesgesundheitsministeriums, dieses vom Nazi-Regime auf tausend Jahre eingerichtete Selbstverwaltungssystem endlich zu zerschlagen. Das desaströse Gesundheitswesen könnte sich mit einem einzigen Federstrich aus seiner bedrohlichen Lage befreien – und jährlich mindestens zehn Milliarden Euro sparen –, wenn künftig jeder der 130 000 niedergelassenen Ärzte direkt mit den Krankenkassen abrechnen dürfte. Dadurch würde endlich auch der unwürdige Vorwurf einer kollektiven Abzockerbande begraben werden können. Die glänzend organisierte Raffke-Lobby der kassenärztlichen Vereinigungen ist das Grundübel im deutschen Gesundheits*un*wesen: Sie verhindern medizinische Qualitätsstandards, wie sie in anderen Industriestaaten der Welt seit langem üblich sind; sie blockieren aber auch die wirtschaftliche Gesundung des gesamten Medizinbetriebs. Die kassenärztlichen Vereinigungen sind im Hinblick auf ihre Aufgabenstellung nicht nur verwaltungstechnisch überflüssig wie ein Kropf; vor allem stellen sie für die Gesundheit der Bevölkerung eine wachsende Bedrohung dar. Sie setzen das ohnehin angeschlagene Vertrauensverhältnis zwischen Arzt und Patient noch mehr aufs Spiel und tragen die Hauptverantwortung dafür, dass über den sozialen Sicherungssystemen der Pleitegeier kreist.

Zugegeben, Lippenbekenntnisse hat es in der Vergangenheit zuhauf gegeben. Beispielsweise verlangte Rainer Hess, Hauptgeschäftsführer der Kassenärztlichen Bundesvereinigung, schon 1997 eine grundlegende Neuordnung des ärztlichen Abrechnungswesens: »Unser Vergütungssystem ist anfällig für Manipulationen, und das wollen wir ändern.«[18] Hess ist seit mehr als einem Vierteljahrhundert in dieser Position, auch heute noch, aber geändert hat er rein gar nichts. Auch Bundesgesundheitsminister Horst Seehofer drängte seinerzeit mit Macht auf neue Prüfverfahren: »Wir können nicht zur Tagesordnung übergehen«, empörte sich der CSU-Mann. Man konnte, wie sich erweisen sollte. Der befreiende Fanfarenstoß blieb stets jemandem im Halse stecken. Immer wieder sollte »das Ende der Lügen auf der Tagesordnung stehen«, wie es Hans-Ulrich Jörges in einer sich selbst erfüllenden Prophezeiung im *Stern* kurz vor der letzten Bundestagswahl herbeischreiben wollte, ansonsten würde die Politik den letzten Rest an Vertrauen verlieren.[19] Heute, ein knappes Jahr später, steht die leidige Angelegenheit immer noch auf der Tagesordnung – und nicht nur die Regierung vor einem gesundheitspolitischen Scherbenhaufen. Die schamlose Ausbeutung der Versicherten durch ein perverses Gesundheitssystem lässt sich nicht länger verschleiern. Doch wer glaubt, dies würde unsere Politstrategen zu noch größerem Engagement anspornen, könnte mal wieder mit Zitronen gehandelt haben. Welch eine Tragik für einen hoch angesehenen Berufsstand, den Schummelfaktor als wichtigstes Überlebenskriterium akzeptieren zu müssen! Welch eine Schande aber auch für die ganze Gesellschaft, diese Titanenaufgabe nicht endlich energisch anzupacken! Bloß: Ist da wer zum Anpacken? Rot-Grün allein vermutlich nicht, die Mehrheiten im Bundesrat stehen dagegen. Eine große Koalition? Die mehrheitlich konservativen Mediziner haben von Stoiber & Co. nichts zu befürchten. Neuwahlen? Dann bleibt sowieso alles, wie es ist.

Geht die Murkserei also weiter bis in alle Ewigkeit? Oder findet sich doch noch ein Herkules, der die Ärzte – mit ein paar dicken Kröten als Wegzehrung ausgerüstet – durchs Fegefeuer schickt? Die Mentalität des Ärmelaufkrempelns aus den Fünfziger- und Sechzigerjahren wird heute hämelnd belächelt. Die Nachkriegszeit figuriert in der aufgeklärten Geschichtsschreibung als die Epoche der verpassten Gelegenheiten, weil die Nation die Gelegenheit nutzte, aus den Ruinen, die Krieg und Nazi-Diktatur hinterlassen hatten, ein funktionierendes Gemeinwesen zu schaffen, statt einen nicht funktionierenden Sozialismus.

Doch mit der Larmoyanz und Unentschlossenheit der traurigen Generation von heute wäre die Trümmergeneration nicht aus den Trümmern herausgekommen. Die Hausse wird immer aus der Baisse geboren und die Baisse aus der Hausse. Hochkulturen gehen nicht in Elends-, sondern in Glanzzeiten vor die Hunde. »Was sollten wir machen«, rief einmal Franz Josef Strauß auf einem CSU-Parteitag, „uns weinend auf den Schutthaufen setzen, den lieben Gott um ein baldiges Ende anflehen? Dann wären der Schutt und die Ruinen geblieben.« Weiß Gott, der Mann hatte Recht.

Naturvölker und Ärzte stehen mitunter vor dem gleichen Problem: Wenn fette Beute sich rar macht, dann werden die anderen Jäger zum größten Problem.

6. Das Korruptionskarussell und seine Komplizen

Im Tollhaus der Tabak- und Pharmaindustrie

Der Beichtbrief – auch Ablassbrief genannt – bedeutet das Erlassen von Sünden. Die einst mit päpstlichem Segen gegen eine angemessene Geldspende ausgestellte Urkunde berechtigte ihren Besitzer, einmal im Leben – meist in seiner Todesstunde – von aller Schuld und den normalerweise dafür zu erwartenden Konsequenzen befreit zu werden. Wer arm war und trotzdem Sünde auf sich geladen hatte, dem blieb das Fegefeuer nicht erspart. Im 16. Jahrhundert eskalierte dieses kirchliche Fiskalsystem. Besonders krass zeigte sich das in den Predigten des Dominikaners Johannes Tetzel (1465–1519) aus Pirna in der Nähe von Dresden. Zur Beschaffung entsprechender Geldmittel für bauliche Vorhaben der katholischen Kirche und »für wo am nötigsten« zog er durch deutsche Gaue und malte für den Fall, dass ein armer Sünder nicht blechen wollte, den Teufel an die Kirchenwand. Martin Luther, der Augustinereremit aus Thüringen, wandte sich mit seinen berühmten 95 Thesen im Jahre 1517 vor allem gegen diese Ablassauswüchse. Dies war gleichzeitig der Beginn der Reformation. Das Konzil von Trient verwarf zwar Luthers Argumente, legte aber doch fest, dass künftig niemand mehr mit Sündenerlass gegen Geld rechnen könne. Das neue Kirchengesetz fand weltweit Beachtung und Zustimmung; lediglich in manchen bayerischen Gotteshäusern lebt die sündige Ablasspraxis bis heute fort: Wer als Katholik etwa freitags Fleisch essen möchte, kann sich beim Priester gegen Zahlung von 100 Euro von dieser »lässlichen Sünde« freikaufen.

Im Bundeskanzleramt hat man von dieser mittelalterlichen

Geldbeschaffungspraxis Wind bekommen und – Gefallen daran gefunden. Bei einem Spitzengespräch am 8. November 2001 unter Vorsitz von Bundeskanzler Gerhard Schröder einigten sich die Kontrahenten vom »Verband der forschenden Arzneimittelhersteller (VFA)« einerseits und der rot-grünen Bundesregierung andererseits auf einen Ablassdeal in Höhe von 200 Millionen Euro – von einer »lässlichen Sünde« kann hier offenbar nicht die Rede sein. In der Tat geht es dabei um ein tiefer gehendes Zerwürfnis. Das von Bundesgesundheitsministerin Ulla Schmidt geplante Arzneimittel-Sparpaket wurde bekanntlich immer wieder zerpflückt. Einer der Kernpunkte des Pakets war die erzwungene Preissenkung um vier Prozent bei patentgeschützten, die Pharmabilanzen besonders auffrisierenden Medikamenten. Durch eine solche Maßnahme sollten die gesetzlichen Krankenkassen in den beiden darauf folgenden Jahren 2002 und 2003 um runde 500 Millionen Euro entlastet werden. Erstaunlicherweise wollten die im VFA zusammengeschlossenen Pharmaunternehmen – zumeist englische und amerikanische Großkonzerne – gleich freiwillig 150 Millionen Euro löhnen, um den Vorschlag des Bundesgesundheitsministeriums zu blockieren. Wohl oder übel musste die an Niederlagen inzwischen gewöhnte Ministerin ihren Plan aufgeben, die Krankenkassen und ihre 71 Millionen Zwangsversicherten wenigstens um eine knappe Milliarde Mark zu entlasten. Für Ulla Schmidt sollte es persönlich noch schlimmer kommen – sie wurde von ihrem Chef ohne jegliche Vorwarnung ins Bundeskanzleramt gebeten, als die Ablassparteien bereits handelseinig geworden waren. Der *Spiegel* stellte in einem Beitrag über die »Kaffeefahrten der Konzerne« lapidar fest: »200 Millionen Euro zahlten die Pillenfabrikanten für die Zusage von Kanzler Gerhard Schröder, sie zwei Jahre lang in Ruhe zu lassen – politische Korruption auf höchster Ebene.«[1] Als der Bundesrat am 1. Februar 2002 über das Arzneimittel-Ausgaben-Begrenzungsgesetz (AABG) abstimmte, war auf Geheiß von Gerhard Schröder, der schon als niedersächsischer Ministerpräsident der Pharmaindustrie stets zu Diensten stand, der ursprünglich vorgesehene, staatlich verordnete Preisabschlag darin gestrichen und durch die Zahlung eines »Solidarbeitrags« der Industrie ersetzt. Der Staat verzichtete damit auf einen großen Teil der den Bürgern zustehenden Pharmazahlung, um sich wenigstens einen kleinen Teil zu sichern. Nach der gleichen Logik müsste man Bankräubern ihre Beute lassen, wenn sie der Polizei etwas abgeben. Auf diese Weise kann sich vielleicht ein Bundeskanzler wichtig machen, aber die Finanzprobleme seines Staates löst er damit nicht. Er macht sich stattdessen käuflich. Wenn die Regierenden »Anreize« setzen für grenzgängerische Unternehmen, die mit der Krankheit der Menschen dubiose Geschäfte machen wollen, verhöhnen sie nicht nur ihre Bürger, sondern auch den Rechtsstaat.

So etwas nennt man ein gutes Geschäft. Statt 500 Millionen Euro nur 200 Millionen – der Pharma-Verhandlungsführer, IG-Chemie-Boss Hubertus Schmoldt, hätte vermutlich auch im Mittelalter gegen den Ablassinquisitor Tetzel eine gute Figur gemacht. Und seine Mitstreiter vom Verband der 44 forschenden Pharmaunternehmen – der deutsche Mittelstand im Pharmabereich ist hier unerwünscht – durften sich ebenfalls glücklich schätzen, vom Fegefeuer der Gesundheitsministerin verschont worden zu sein. Und fürderhin lässt es sich viel leichter sündigen: Von der Desinformation in klinischen Studien und schillernden Fortbildungskursen für die gestresste Ärzteschaft über Preistricksereien und aggressives Medikamentenmarketing bis hin zu juristisch höchst fragwürdigen Werbegeschenken für die Armee der Willigen und offener Korruption reicht ihr ausgefeiltes Instrumentarium. »Systematisch«, so das Hamburger Nachrichtenmagazin, »nutzen manche Hersteller dabei die Gier wie die Ahnungslosigkeit der Ärzte aus.«[2]

Transparency International (TI), die größte internationale Antikorruptions-Organisation mit inzwischen mehr als 75 Vertretungen auf allen Kontinenten der Erde, hat sich in ungewohnt scharfer Weise ebenfalls öffentlich zum »modernen Ablasshandel der Pharma-Industrie« zu Wort gemeldet. Die TI-Vorstandssprecherin Dr. Anke Martiny, ehedem SPD-Bundestagsabgeordnete, mokierte sich insbesondere über das Missverhältnis zwischen der 200-Millionen-Ablasszahlung und dem rund 24-Milliarden-Euro-Medikamentenbudget der Krankenkassen, da dieser »Kompromiss« nicht geeignet sei, »die Krankenkassen und damit die Versicherten finanziell wirksam zu entlasten«. Mit einer derartigen Preispolitik zu Lasten der Versichertengemeinschaft sei den Problemen des deutschen Gesundheitswesens nicht beizukommen. Dr. Martiny wörtlich: »Hier hat sich die Bundesregierung wieder einmal dem Druck der übermächtigen Pharmalobby gebeugt, und dies angesichts der glänzenden Gewinne gerade dieser Branche. Denn es bleibt eine Tatsache, dass die Arzneimittelpreise in Deutschland erheblich höher sind als in anderen europäischen Ländern. Die Preiskalkulation der deutschen Pharmariesen bleibt aber deren Geheimnis. Wenn da mal eben 300 oder plötzlich 400 Millionen D-Mark herausspringen, dann scheint doch erheblich Luft in der Kalkulation zu stecken.«[3]

Auch der mit einem Thesenpapier zur Gesundheitsreform bekannt gewordene Heilpraktiker Markus Wloczyk bezeichnet die Machenschaften der Bundesregierung als »Ablasshandel des 20. Jahrhunderts«. Kommerzialisierte Medizinstrukturen, Profitdenken und die Forderung immer umfassenderer Sozialgeschenke innerhalb der gesetzlich festgelegten Kassenknechtschaft der Mehrzahl der Versicherten sei »der sozialpolitische Sprengstoff in der Gesundheitspolitik«. Uns sollte bewusst werden, meint Wloczyk, »dass wir auch heute, genau wie vor fast 500 Jahren, an einem ähnlichen geschichtlichen Meilenstein, diesmal nicht einer verfehlten Glaubenslehre, sondern einem völlig entmoralisierten Geist der Medizin eines profitorientierten Gesundheitswesen stehen. Wie zu Luthers Zeiten die Sünden durch materielle Zahlungen einen betrügerischen Ablass finden sollten, so wird heute mit der Ware Gesundheit gehandelt.«

Es gibt offenbar Reformen und Gesetzesvorhaben, die sind noch mühsamer als eine Durchquerung der Wüste Gobi. Sie schleppen sich unendlich hin, eine Expedition nach der anderen bleibt irgendwo stecken, verirrt sich, verdurstet, erfriert, verhungert. Zurzeit droht wieder eine solche Expedition kläglich zu scheitern. Sie war zwar sorgfältig vorbereitet, von großen Kommissionen und kleinen sachverständigen Räten unterstützt, zudem mit bestem Equipment ausstaffiert. Letztlich droht aber auch dieser ursprünglich viel versprechende Vorstoß im Sande der mächtigen Lobbyisten des Gesundheitsdschungels zu verlaufen. Was am Ende zu tun übrig bleibt, ist vermutlich ein klarer Volksentscheid. Aber vor solchen Volksbegehren bekommen Politiker hierzulande schon im Vorfeld Fracksausen.

Doch so, Herr Bundeskanzler, können Sie mit der Gesundheit und dem Geld der 80 Millionen Bundesbürger nicht mehr lange umspringen. Es geht dabei auch nicht mehr um einzelne Menschenleben. Ihr russischer Amtskollege Putin konnte nach Erstürmung des mit rund 900 Geiseln besetzten Moskauer Musical-Theaters im Herbst vorigen Jahres ein paar Dutzend tschetschenische Rebellen ausschalten und hinterher dem russischen Volk reumütig erklären: »Wir konnten nicht alle retten – verzeihen Sie uns.« Menschenleben zählen im schmutzigen Krieg gegen den Terror wenig – aber noch, Herr Bundeskanzler, ist es in unserem Land friedlich. So scheint es zumindest auf den ersten Blick. Doch in Wirklichkeit ist das eine trügerische Friedhofsruhe. Denn innerhalb eines einzigen Jahres, 2002, sind mehr als 100 000 deutsche Bürger nachweislich an den Folgen des Zigarettenrauchens gestorben. Und etwa 60 000 Deutsche haben nach Prof. Dr. Jürgen C. Frölich die Einnahme falscher oder zu hoch dosierter Medikamente nicht überlebt.

Hier beginnt der Nachteil der »großen Zahl«. 128 Moskauer, die an giftigen Kampfstoffen erstickt sind, kann man sich vielleicht noch vorstellen, 35 000 oder gar 100 000 Tote sind unglücklicherweise nur eine ziemlich abstrakte Größe. Wenn jeden Tag ein Flugzeug mit 400 Passagieren an Bord vom Himmel fiele, wäre die Sache schon wieder anders: Am 1. Januar 400 Tote, am 2. Januar wieder 400 Tote, am 3. Januar 400 Tote und so weiter, bis schließlich an Silvester desselben Jahres – natürlich auch am Heiligen Abend und an den beiden Weihnachtsfeiertagen jeweils 400 Tote – schließlich rund 135 000 Menschen durch tägliche Flugzeugkatastrophen ums Leben gekommen wären. Dann, offenbar aber nur dann, würde es auch ein an große Zahlen gewöhnter Staatschef kapieren, was 100 000 Opfer des blauen Dunstes und 35 000 Arzneimitteltote wirklich bedeuten – falls er dann noch Staatschef sein sollte! Und diese Todeslawine rollt im selben schauerlichen Rhythmus weiter: Jedes Jahr rund 135 000 tote Deutsche, weil Bundeskanzler Schröder seine Regierungsgeschäfte über die Gesundheit und das Leben seiner 80 Millionen Landsleute stellt. In den letzten 20 Jahren sind auf diese Weise rund 2,7 Millionen deutsche Bürger ums Leben gekommen. (Der guten Ordnung halber, vielleicht tröstet unseren Kanzler das, wollen wir an dieser Stelle darauf aufmerksam machen, dass es während seiner persönlichen Amtszeit erst etwas mehr als eine halbe Million Medikamenten- und Tabaktote zu beklagen gab; bis er mit seinem Vorgänger Helmut Kohl und dessen Gesundheitsminister Horst Seehofer gleichziehen kann – beide Herren waren wie er mit ihrer ganz persönlichen Macht gegen ein Werbeverbot für Zigaretten eingetreten –, dürfte er noch einige Legislaturperioden vor sich haben.)

Inzwischen betreiben diese beiden Branchen – Pharma- und Zigarettenindustrie – ihre zum Teil menschenverachtenden Geschäfte beinahe unerkannt und in aller Stille weiter. Und Sie, Herr Bundeskanzler, und Ihre Regierung nehmen dies billigend in Kauf. Rechnen Sie nicht damit, eines Tages vor dem neu eingerichteten Internationalen Gerichtshof in Den Haag – wegen Gefährdung des Lebens Ihres 80-Millionen-Volkes, für das Sie als Bundeskanzler Fürsorgepflichten übernommen und die Erfüllung dieser Pflichten auch mit Ihrem Amtseid bekräftigt haben – zur Rechenschaft gezogen zu werden? Sie wissen natürlich, dass zumindest Klagen auf Schadenersatz derzeit noch an ein paar Realitäten scheitern – doch Gesetze können geändert werden. Und noch erlaubt es das Völkerrecht, dass sich angeklagte Länder einem Prozess vor dem Internationalen

Gerichtshof verweigern können. Abgesehen davon bleibt das Problem der Vollstreckung eines Urteils, weil es noch kein internationales Exekutivorgan zur Durchsetzung solcher Urteile gibt. Trotzdem werden internationale Abkommen von den meisten respektiert, weil auf Dauer der diplomatische Preis für eine Missachtung zu hoch wäre. Die Hochachtung, die Sie durch Ihr striktes Eintreten für den Frieden gewonnen haben, ehrt Sie und Ihr Kabinett in hohem Maße! Gott sei's gelobt, dass durch Ihr couragiertes Ein- und Auftreten, selbst im direkten Schlagabtausch mit der Weltmacht USA, nicht ein einziger deutscher Soldat im Irakkrieg zu Tode gekommen ist. Ihre Friedensabsichten nach außen haben Sie damit in bewundernswerter Weise unter Beweis gestellt – aber der Frieden in unserem eigenen Land, liegt Ihnen der weniger am Herzen? Sie haben gegenüber den USA beziehungsweise gegen deren Regierung Stärke und Standhaftigkeit gezeigt – sind Sie dem machtbesoffenen arroganten Imperium der internationalen Pharma- und Zigarettenkonzerne nicht gewachsen? Die meisten dieser Global Player sind auch Amerikaner – was haben die, was der US-Präsident George W. Bush nicht hat? Ist es wirklich nur das Geld, das Ihnen und Ihrer rot-grünen Bundesregierung von beiden Seiten zufließt? Sie befinden sich gleichwohl in bester Gesellschaft: Donald Rumsfeld war Geschäftsführer und Aufsichtsratsmitglied von verschiedenen internationalen Pharmakonzernen, zum Beispiel von Searle Gilead. Jetzt ist er, wie man weiß, einer der Scharfmacher für den Irakkrieg in der Bush-Administration gewesen und hatte die Oberaufsicht über die Bombenteppiche. Gut für den, der dicke Freunde hat: Die US-Pharmazeuten waren von allen Industriebranchen der größte Einzelsponsor für die Kriegsvorbereitungen. Eine Hand wäscht eben die andere.

Anfang März dieses Jahres ist die deutsche Bundesregierung erneut von 171 der 192 WHO-Mitgliedsstaaten in Form einer zweifelhaften Auszeichnung, des »Schmutzigen Aschenbechers«, an den Pranger gestellt worden, weil ihr Steuern und die Interessen der Industrie wichtiger seien als die Gesundheit ihrer Bürger. Künftig könnten Millionen Leben gerettet werden, sagte WHO-Generalsekretärin Gro Harlem Brundtland, wenn sich alle Staaten der Antitabak-Konvention, die den weltweiten »Killer Nummer 1« zurückdrängen soll, anschließen würden. Erst nach langem Zögern bekannte sich die deutsche Delegation zum gemeinsamen Text der Konvention. Doch ebenso wie Washington kündigte laut einem Bericht der *Süddeutschen Zeitung*[4] die Bundesregierung bereits an, nicht zuzustimmen, wenn die Konvention im Mai 2003 endgültig verabschiedet würde. Mit ihren hartnäckigen Einsprüchen habe die Bundesregierung bislang verhindert, so beklagt Friedrich Wiebel vom ärztlichen »Arbeitskreis Rauchen und Gesundheit«, die menschenverachtende Haltung der rot-grünen Administration in Berlin, ausgerechnet junge Leute besser zu schützen. Die massive Werbung und fast 900 000 Zigarettenautomaten hätten schließlich einen wesentlichen Anteil daran, dass junge Leute immer früher mit dem Rauchen anfingen. Je eher aber mit der Qualmerei begonnen werde, desto stärker sei die Gesundheit gefährdet. In Genf zeigte eine »Todesuhr«, dass seit Beginn der WHO-Verhandlungen im Jahre 2000 13,4 Millionen Menschen am Tabak gestorben sind. Die *SZ*-Redakteurin Dr. Christina Berndt fügte in ihrem Bericht hinzu: »Die wenigsten davon sind erst als Erwachsene süchtig geworden.«

Das Bundesverfassungsgericht hat in einer Entscheidung vom 22. Januar 1997 festgestellt, dass »das Rauchen mehr Menschen tötet als Verkehrsunfälle, Aids, Alkohol, illegale Drogen, Morde und Selbstmorde zusammen«. Auch die Deutsche Krebshilfe warnt gegenwärtig erneut vor einem massiv zunehmenden Tabakkonsum von Kindern und Jugendlichen. Jeder dritte Jugendliche greife bereits zur Zigarette, sagte die Präsidentin der Deutschen Krebshilfe, Dagmar Schipanski, in Erfurt. Von den Mädchen im Alter zwischen 15 und 17 Jahren rauche sogar mehr als die Hälfte. Auch fingen die Jugendlichen immer früher mit dem Rauchen an. So sei das Einstiegsalter auf 13 Jahre gesunken. Die Probierphase beginne sogar schon im Alter von zehn Jahren. Die Ursachen für die gestiegene Zahl rauchender Kinder sieht die thüringische Wissenschaftsministerin unter anderem in der Tabakwerbung. Dies hätten auch US-Studien belegt. Wie aus einer erst kürzlich veröffentlichten Studie hervorgeht, richtet sich die Werbung für Zigaretten entgegen einer Selbstverpflichtung der Tabakindustrie oft gezielt an Jugendliche. Bei einer Befragung von 600 Jugendlichen zu zehn Werbeplakaten in Berlin hätten 89 Prozent der Teilnehmer gesagt, sie hielten die abgebildeten Models für jünger als 30 Jahre. 55 Prozent der Befragten meinten gar, diese seien höchstens 25. Das aber hat die Bundesregierung nicht daran gehindert, beim Europäischen Gerichtshof Klage gegen das von der Europäischen Union angestrebte Tabakwerbeverbot zu erheben. Selbst das Nazi-Regime, von dem in einem anderen Kapitel dieses Buches bereits ausführlich die Rede war, hatte sich vehement gegen das Zigarettenrauchen gewandt. Schon in den Zwanzigerjahren, als in Deutschland die Bewegung gegen Alkohol und Tabak ihren Anfang nahm, wurde der Zigarettenkonsum besonders durch den Aufstieg des Nationalsozialismus zurückgedrängt. Auch die amerikanischen Alkohol- und Tabakgegner zeigten sich über das NS-Regime erfreut, lobten gar die Wahl Hitlers zum Reichskanzler.[5]

J. F. Lehmanns einst antisemitische *Münchner Medizinische Wochenschrift* publizierte 1921 einen Aufruf »An die deutsche Ärzteschaft«: Sie solle das Rauchen bekämpfen, weil es dem Körper schade und die verarmte deutsche Nation finanziell belaste.[6] Edgar Bejach, der 1927 in seiner medizinischen Dissertation einen Überblick über die deutschen Initiativen gegen das Rauchen gab, forderte Rauchverbote in Zügen, auf Passagierschiffen und in öffentlichen Warteräumen; er verlangte ferner, dass die Krankenkassen die Gefahren des Tabaks öffentlich bekannt machten.[7] Rauchen war, wie es der Reichsgesundheitsführer Leonardo Conti formulierte, ein tödliches »pharmakologisches Massenexperiment«, das »größte der Weltgeschichte«.[8] Der Arzt Fritz Lickint, der zunächst in Chemnitz und später in Dresden forschte, publizierte im Jahre 1929 als einer der Ersten statistisches Material, das den Zusammenhang zwischen Lungenkrebs und Zigaretten belegte.[9] Lickint verglich die Tabaksüchtigen zudem mit Morphiumabhängigen und argumentierte in überzeugender Weise, dass Passivrauchen – Robert N. Proctor stellt in seinem Buch *»Blitzkrieg gegen den Krebs«* die These auf, dass Lickint diesen Begriff vermutlich als Erster geprägt hat – für Nichtraucher eine ernsthafte Bedrohung darstelle.[10] Auch damals schon war in Deutschland ebenso wie anderweitig der Tabak eine wichtige Einnahmequelle für die Staatskasse. 1937/1938 betrugen die staatlichen Einkünfte aus Tabaksteuern mehr als eine Milliarde Reichsmark; laut Reichsfinanzministerium machten diese Tabaksteuern zu dieser Zeit etwa ein Zwölftel (!) der gesamten Staatseinnahmen aus.[11] Der damals größte Zigarettenhersteller Deutschlands, Philipp F. Reemtsma in Hamburg, führte zumindest vor 1933 einen stillen Kleinkrieg mit den Nationalsozialisten; offenbar fürchtete er, dass Hitler, der sich vor Zigaretten angeblich ekelte, sein Geschäft beeinträchtigen könnte.[12] Der Tabakmagnat traf sich schließlich kurz vor der Machtübernahme mit Hitler, um Unstimmigkeiten beizulegen. Hitler wies daraufhin die Parteipresse an, ihre Antitabak-Attacken einzustellen. Offenbar war er den Schalmeienklängen der Glimmstängelproduzenten ebenso wenig gewachsen wie heute unser Bundeskanzler. Doch gegen alles ist ein Kraut gewachsen, auch gegen die Wirtschaftswalze der Großkonzerne, die schleichend den Staat und uns alle am besten gleich mit vereinnahmen möchten. Die Grundrechte unserer Verfassung sind jedenfalls auf unserer Seite, auch wenn es zuweilen den Anschein hat, dass sie zu Untergrundrechten verkommen. Im Grundgesetz Artikel 1, Absatz 1, heißt es klipp und klar: »Die Würde des Menschen ist unantastbar.« Und in Artikel 2, Absatz 2 wird versprochen: »Jeder hat das Recht auf Leben und körperliche Unversehrtheit.«

Mit Blick auf die fast schon pathologische Ignoranz der deutschen Bundesregierung in Sachen »tödliches Kartell der Zigarettenkonzerne« liegt künftig der Rückgriff auf das Schadenersatzprinzip nahe – in den USA weiß man am besten, wie erfolgreich dieser Hebel zu wirken vermag, vor allem, wenn man eines Tages Staaten auch vor Zivilgerichten dafür haftbar machen kann. Der Generalstaatsanwalt des Staates Mississippi hatte 1994 erstmals die Rückerstattung der Kosten eingeklagt, die Medicaid durch die Behandlung von Erkrankungen, die infolge des Rauchens verursacht wurden, entstanden waren. Seinem Beispiel folgten insgesamt 39 weitere Generalstaatsanwälte. Allgemein muss die Branche im Rahmen der Übereinkunft die durch Rauchen verursachten Gesundheitsrisiken einräumen, der Regulierung durch die regierungsnahe Food and Drug Administration (FDA) zustimmen und Werbung und Vermarktung ihrer Produkte bei Minderjährigen stark einschränken beziehungsweise ganz einstellen.[13] In Deutschland werden jährlich etwa 300 000 Menschen durch Zigarettenkonsum invalide, rund 20 000 Menschen müssen jährlich infolge Zigarettenrauchens die Beine amputiert werden. Für clevere Anwälte könnte hier in Zukunft ein weites Feld erwachsen. Wie erfolgreich gute Anwälte in diesem Bereich sein können, hat der amerikanische Staranwalt Don Motley mit einer Klage gegen die US-Tabakindustrie bewiesen. Weil Rauchen die Gesundheitssysteme aller 50 Bundesstaaten immer mehr belastet, erstritt Motley 246 Millionen Dollar Schadenersatz. Gerhard Schröder schimpft über die »maßlose Raffgier« in den Chefetagen von Wirtschaft und Industrie und wettert über das »Ausplündern kleiner Leute« – doch das ist immer noch besser, als die Hand zu reichen für kriminelle Taten, die das Leben und die Gesundheit der eigenen Landsleute ruinieren. Aber Joschka Fischer, derzeitiger Bundesaußenminister, wusste schon vor Jahren Fähigkeit und Flexibilität Gerhard Schröders richtig einzuschätzen: »Wenn die Mehrheit es morgen erfordert«, so Fischer 1997 als Grünen-Fraktionsvorsitzender über den heutigen Bundeskanzler, »dass der sich zu Kaiser Wilhelm stilisiert, würde er sich einen wunderbaren Zwirbelbart zulegen. Und wenn es notwendig wäre, als bayerischer König Ludwig II. ins Kanzleramt zu kommen, würde er im Starnberger See schwimmen und einen Schwan küssen.«[14]

Freilich, zehn Milliarden Euro Steuereinnahmen durch den Konsum von etwa 600 Milliarden Zigaretten kann der Bundesfinanzminister angesichts der angespannten Wirtschaftslage unseres Landes gut gebrauchen. Aber womöglich ist das nur eine makabre Milchmädchenrechnung. Durch Zigarettenrauchen verursachte Krankheitshäufigkeit kostet nach einer Berechnung im *Deutschen Ärzteblatt* 11,5 Milliarden Euro, weitere 6,2 Milliarden Euro entstehen aufgrund der erhöhten Sterblichkeit, und 22,5 Milliarden Euro kostet jährlich die infolge des Zigarettenrauchens entstandene Invalidität deutscher Bürger. Stellt man die aus dem fehlenden Zigarettenkonsum resultierenden Steuerfehleinnahmen in Höhe von insgesamt 20,1 Milliarden Euro dagegen, so verbleiben auf der Habenseite immerhin noch mehr als 20 Milliarden Euro. Aber das juckt unsere Regierenden nicht sonderlich, weil diese 20 Milliarden ohnehin die Bürger durch ihre Sozialversicherungsbeiträge aufbringen. Und so wird, wie Dr. Christina Berndt in der *Süddeutschen Zeitung* schrieb, der Marlboro-Mann auch in Zukunft nach Berlin reiten. »Und eigentlich müsste er Nike samt ihrer Quadriga nach Meinung der Internationalen Koalition tabakkritischer Nichtregierungsorganisationen (NATT) als Wahrzeichen Deutschlands auf dem Brandenburger Tor ablösen: Die Bundesregierung sei eine Handlangerin der Zigarettenindustrie, konstatierten die Tabakgegner während einer UN-Konferenz gegen das Rauchen.«[15] Für das Nachplappern von Argumenten der Tabakindustrie in der Debatte um Tabakwerbeverbote zeichnete NATT Deutschland mit dem »Marlboro-Mann-Preis« aus. Inzwischen muss sich die rot-grüne Bundesregierung die zweifelhafte Ehrung gefallen lassen, dass sie die »historische Chance« einer internationalen Aktion zur Eindämmung des Tabakkonsums boykottiere. Und gerade das von der Schröder-Regierung verhinderte Werbeverbot gehört zu den wirksamsten Maßnahmen gegen den Nikotinkonsum – weltweit sterben Schätzungen zufolge jährlich fast fünf Millionen Menschen durch Zigarettenrauchen – »vor zwei Jahren waren es noch vier Millionen«.[16] Raphael Gassmann von der Koalition gegen das Rauchen, einem Bündnis von mehr als 80 Verbänden des Gesundheitswesens, erklärt gegenüber der *Süddeutschen Zeitung*, dass die rot-grüne Regierung lieber die Interessen der Tabakindustrie vertrete, als sich für die Gesundheit der Bevölkerung einzusetzen. Schon im Frühjahr vorigen Jahres hatten US-Forscher Deutschland nach Durchsicht interner Firmenunterlagen als »zuverlässigsten Partner der Zigarettenindustrie in Europa« enttarnt. Den Papieren zufolge, unter denen sich auch Dankschreiben an Ex-Bundeskanzler Helmut Kohl fanden, betreiben die Konzerne seit Jahrzehnten knallharte und sehr erfolgreiche Lobbyarbeit. Christina Berndt: »Die jetzige Regierung lässt sich von der Zigarettenindustrie sogar mit 11,8 Millionen Euro eine Kampagne finanzieren, die Jugendliche vom Rauchen abhalten soll. Dabei haben Studien längst belegt, dass solche Aktionen Tabak für Kinder noch attraktiver machen. Ein weiterer Coup der Industrie: Berlin verpflichtete sich sogar, die Konzerne und ihre Produkte nicht schlecht zu machen.«[17] Das alles erinnert ein wenig an die Logik eines Drogenhändlers, der sich sagt, wenn ich das Heroin nicht liefere, dann tut das bestimmt ein anderer, also warum nicht ich. Gewiss, schon für frühere Regierungen war das eher ein Kavaliersdelikt, es waren gewissermaßen Krankheitserzeugungsmaßnahmen für den notleidenden Medizinbetrieb. Nun aber scheinen auch die letzten Hemmungen zu fallen:

In einer vertraglichen »Vereinbarung zwischen der Bundesrepublik Deutschland, vertreten durch die Bundesministerin für Gesundheit und dem Verband der Cigarettenindustrie, vertreten durch den Hauptgeschäftsführer sowie den Firmen

1. Philip Morris GmbH, München, 2. British American Tobacco (Germany), Hamburg, 3. Reemtsma Cigarettenfabriken GmbH, Hamburg, 4. JT International Germany GmbH, Köln, 5. Austria Tabak GmbH, München, 6. Heintz van Landewyck, Trier« wurde am 20. März 2002 der nachfolgend hier im Wortlaut wiedergegebene Vertrag unterzeichnet:

1. Der Zuwendungsgeber gewährt dem Zuwendungsempfänger eine finanzielle Zuwendung in Höhe von insgesamt

11 800 000 (in Worten: elfmillionenachthunderttausend) Euro.

2. Die Zuwendung dient ausschließlich zur Prävention des Rauchens von Kindern und Jugendlichen sowie der Entwicklung und Durchführung entsprechender Maßnahmen, nicht jedoch allgemeinen Anti-Raucher-Programmen. Die Maßnahmen dürfen nicht die Zigarettenindustrie, deren Produkte oder den Zigarettenhandel diskriminieren oder den erwachsenen Raucher verunglimpfen.
   Die Zuwendung erfolgt ohne Gegenleistung. Den tabellarischen Überblick über mögliche Aktionsbereiche zur Förderung des Nichtrauchens (Anlage 1) sowie das Schreiben des Verbandes der Cigarettenindustrie an die Bundesministerin für Gesundheit über die grundlegenden Kriterien von Jugendpräventionsmaßnahmen vom 26. Juli 2001 (Anlage 2) machen die Vertragsparteien zum Gegenstand dieser Vereinbarung.
   Davon unberührt bleiben Maßnahmen der Bundeszentrale für gesundheitliche Aufklärung (BZgA) oder anderer Einrichtungen im Geschäftsbereich des Zuwendungsempfängers zur Raucherprävention bei Erwachsenen oder zur Raucherentwöhnung, die nicht aus Mitteln des Zuwendungsgebers finanziert werden.
3. Die Zuwendung erstreckt sich auf insgesamt fünf Jahre, beginnend mit dem Jahr 2002. Der Zuwendungsgeber stellt im ersten Jahr 1 600 000 (in Worten: einemillionsechshunderttausend) Euro und in den Folgejahren jeweils 2 550 000 (in Worten: zweimillionenfünfhundertfünfzigtausend) Euro zur Verfügung. Die Zahlung erfolgt in halbjährlichen Raten, jeweils im Januar und Juli (Raten Jahr 1: jeweils 800 000; Raten Jahre 2–5: jeweils 1 275 000). Die erste Rate ist unverzüglich nach Vertragsschluss fällig.
4. Die Konzeption und Durchführung präventiver Maßnahmen gemäß Ziffer 2 Absatz 1, mit der die Bundeszentrale für gesundheitliche Aufklärung (BZgA) beauftragt werden soll, liegt in der alleinigen Verantwortung des Zuwendungsemp-

fängers. Der Zuwendungsgeber hat keinerlei Mitwirkungsrechte, insbesondere keine inhaltlichen Mitspracherechte.

5. Zur Information des Zuwendungsgebers und seiner Mitgliedsfirmen werden für die Dauer der Vereinbarung ein Sachverständiger und eine Stellvertreterin des Sachverständigen bestellt. Diese sollen wirtschaftlich unabhängige Personen mit einschlägigem Sachverstand sein. Der Zuwendungsempfänger verpflichtet sich, den Sachverständigen informatorisch voll in die Entwicklung und Planung der Maßnahmen nach dieser Vereinbarung einzubinden und ihm jederzeit Einsicht in die Projektunterlagen zu verschaffen, sowie ihn über den Stand der konkret geplanten Aktionen zu informieren. Der Sachverständige gibt diese Informationen vollständig an den Zuwendungsgeber und seine Mitgliedsfirmen weiter, sodass diese jederzeit über den Stand der Planung und Durchführung der Maßnahmen informiert sind.
   Die Beteiligten bestellen hiermit
   Herrn Dr. Hans-Peter Voigt zum Sachverständigen
   und
   Frau Ingrid Stahmer
   zur Stellvertreterin des Sachverständigen.
   Die Stellvertreterin wird tätig, wenn der Sachverständige verhindert oder aus sonstigen Gründen länger als zwei Wochen an der Ausübung seines Amtes gehindert ist.
   Der Sachverständige und die Stellvertreterin des Sachverständigen werden ehrenamtlich tätig und erhalten vom Zuwendungsgeber eine Aufwandsentschädigung und den Ersatz ihrer Auslagen.
6. Zur Regelung von Meinungsverschiedenheiten über die Einhaltung dieser Vereinbarung werden eine Vermittlerin und ein Stellvertreter der Vermittlerin bestellt. Diese sollen unabhängige, angesehene Persönlichkeiten des öffentlichen Lebens sein.
   Auf Wunsch des Zuwendungsgebers oder einer seiner Mitgliedsfirmen überprüft die Vermittlerin die geplanten Maß-

nahmen des Zuwendungsempfängers auf ihre Vereinbarkeit mit den in Ziffer 2 und den in den Anlagen 1 und 2 benannten Anforderungen.

Der Zuwendungsempfänger verpflichtet sich, von der Durchführung der durch die Vermittlerin zu beurteilenden Maßnahme bis zu seiner Entscheidung abzusehen.

Trifft die Vermittlerin die Feststellung der Unvereinbarkeit einer Maßnahme mit dieser Vereinbarung und besteht der Zuwendungsempfänger auf ihrer Durchführung, kann der Zuwendungsgeber mit sofortiger Wirkung die Vereinbarung kündigen, ohne dass ihm dadurch weitere Verpflichtungen entstehen.

Auf Wunsch des Zuwendungsempfängers überprüft die Vermittlerin Maßnahmen der Mitgliedsfirmen des Zuwendungsgebers zur Prävention des Rauchens bei Kindem und Jugendlichen im deutschen Rechtsraum, die Sinn und Zweck dieser Vereinbarung zuwiderlaufen könnten.

7. Während der Vorbereitung und Laufzeit der Maßnahmen des Zuwendungsempfängers verzichten die oben genannten Mitgliedsfirmen des Zuwendungsgebers, um eine einheitliche und konsistente Botschaft der öffentlichen Gesundheitspolitik des Bundes zu unterstützen, auf eigene, auf das Gebiet der Bundesrepublik Deutschland beschränkte Maßnahmen zur Prävention des Rauchens von Kindern und Jugendlichen, sofern die Vermittlerin zu dem Ergebnis kommt, dass die entsprechende Maßnahme dem Sinn und Zweck dieser Verabredung zuwider läuft. Ausgenommen von dieser Beschränkung sind entsprechende Maßnahmen von Mitgliedsfirmen, die bereits durchgeführt werden oder verbindlich vereinbart sind. Ferner sind solche Maßnahmen zur Werbung oder zur Prävention bei Kindern und Jugendlichen ausgenommen, die von einer oder mehreren der Mitgliedsfirmen oder deren verbundenen Unternehmen im globalen oder europäischen Rahmen unter Einbeziehung der Bundesrepublik Deutschland durchgeführt werden. Hierüber werden die Mitgliedsfirmen des Zuwendungsgebers den Zuwen-

dungsempfänger so früh wie möglich, schriftlich und umfassend informieren.
Die Mitgliedsfirmen des Zuwendungsgebers verzichten auch auf Werbemaßnahmen, die sich an Kinder und Jugendliche richten, wie dies bereits auf Grund des seit 1966 bestehenden Selbstbeschränkungsabkommens gehandhabt wird.

8. Die Beteiligten bestellen hiermit
Frau Dr. Inga Schmidt-Syaszen (1), Vorsitzende Richterin am Oberlandesgericht, zur Vermittlerin
und
Herrn Harald Ficus (2),
Vorsitzender Richter am Oberlandesgericht,
zum Stellvertreter der Vermittlerin.
Der Stellvertreter wird tätig, wenn die Vermittlerin verhindert oder aus sonstigen Gründen länger als zwei Wochen an der Ausübung ihrer Amtspflicht gehindert ist.
Die Vermittlerin und der Stellvertreter der Vermittlerin werden ehrenamtlich tätig und erhalten vom Zuwendungsgeber eine Aufwandsentschädigung.

9. Der Zuwendungsgeber ist berechtigt, die Öffentlichkeit über die Zuwendung zu informieren. Eine weitergehende Öffentlichkeitsarbeit des Zuwendungsgebers über den in dieser Vereinbarung geregelten Sachverhalt hinaus kann nur im Konsens mit dem Zuwendungsempfänger erfolgen. Die Bundeszentrale für gesundheitliche Aufklärung (BZgA) informiert über die Zuwendung und die hieraus finanzierten Projekte in ihrem Jahresbericht. Beide Vertragsparteien erklären sich mit der Veröffentlichung dieser Vereinbarung einverstanden.
(1) Vorbehaltlich der erforderlichen Nebentätigkeitsgenehmigung.
(2) Vorbehaltlich der erforderlichen Nebentätigkeitsgenehmigung.

10. Der Zuwendungsempfänger kann diese Vereinbarung mit einer Frist von sechs Monaten zum Ende eines Kalenderjahres kündigen.

Berlin, den 20. März 2002

Für die Bundesrepublik Deutschland
Die Bundesministerin für Gesundheit

(Ulla Schmidt)

Für den Verband der Cigarettenindustrie
Der Hauptgeschäftsführer

(Dr. Ernst Brückner)

Für die Mitgliedsfirmen des Verbandes der Cigarettenindustrie

1. Philip Morris GmbH, vertreten durch Herrn Hermann Waldemer
2. British American Tobacco (Germany) GmbH, vertreten durch
   Herrn Detlef Zimmermann und
   Herrn Dr. Dirk Pangritz
3. Reemtsma Cigarettenfabriken GmbH, vertreten durch Herrn Thierry Paternot
4. JT International Germany GmbH, vertreten durch Herrn Robert van Ramselaar und Herrn Pascal Chevailler
5. Austria Tabak GmbH, vertreten durch Herrn Hagen von Wedel
6. Heintz van Landewyck GmbH, vertreten durch Herrn Charles Krombach

Einige der im obigen Vertrag genannten Unternehmen sind in letzter Zeit in den Verdacht geraten, bei Geldwäsche- und Schmuggelaktionen beteiligt gewesen zu sein. Beim Spiel um »Moral und Moneten«, wie es der *Spiegel* formulierte[18], sowie um Geschäfte zugunsten eines Sohnes Saddam Husseins ging es insbesondere um den Vertragspartner Reynolds. Der US-Zigarettenkonzern sieht sich seit Herbst 2002 mit einer besonders schweren Beschuldigung konfrontiert, der des Vaterlandsverrats. Wie das Hamburger Nachrichtenmagazin berichtete, soll der Sohn des irakischen Diktators, Udai Hussein, zehn Millionen Dollar verdient haben, »weil Reynolds ganz unpatriotisch das Embargo gegen den Schurkenstaat in Mittelost gebrochen und im letzten Jahrzehnt Millionen und Abermillionen von Camel-, Winston- oder Salem-Glimmstängel über die Türkei und Zypern in Saddam Husseins Reich verschoben haben«.[19] So steht es auch in einer Zivilklage der Europäischen Union gegen den Tabakkonzern, der die Wahl des Saddam-Jägers George W. Bush zum US-Präsidenten mit vielen Dollar gefördert habe.

Somit haben Sie, Herr Bundeskanzler, über Ihre Zigarettenfreunde in den USA mitgeholfen, dass George W. Bush heute US-Präsident ist – in der Tat, da kriegt unsereins kein Wort mehr raus! Die modernen Demokratien funktionieren eben ganz ähnlich wie die globalisierte Marktwirtschaft. Politiker haben ebenso wenig wie Unternehmer das Gemeinwohl im Sinn, sondern nur ihr eigenes. Ein Unternehmer, der am Markt seinen Gewinn maximiert, dient damit in der Regel dem allgemeinen Wohl, egal, ob er das will oder nicht. Zumindest Zigarettenhersteller wissen, dass ihr Bilanzergebnis strahlend oder miserabel ausfällt – für die Allgemeinheit ist es allemal eine Katastrophe. Der Politiker, der nichts anderes als Macht will, muss möglichst viele Wählerstimmen gewinnen. Er sollte also zum eigenen Wohl im Interesse der Wähler agieren. Zum Unglück für die deutsche Bevölkerung scheint unser Bundeskanzler zu sehr Machtmakler zu sein und gegen die Interessen von Leben und Gesundheit seiner Landsleute zu handeln. Doch damit wird die Realität nur teilweise erfasst. Konrad Adenauer und Franz Josef Strauß, Willy Brandt und Helmut Schmidt hatten Sachziele und Überzeugungen, die sie mit Überredungskunst und Drohgebärden, mit List und ausgefeilten staatsmännischen Strategien durchzusetzen versuchten. Das Wohlbefinden ihrer Bürger gegen schnöden Mammon aufs Spiel gesetzt haben Ihre Vorgänger nicht, Herr Schröder! Und Sie selbst waren vor Ihrer Zeit als Bundeskanzler auch schon mal anderen Sinnes. Als es im Sommer 1997 für die Parteien darum ging, die Ängste der Bürger vor zunehmender Kriminalität als Wahlkampfthema »Innere Sicherheit« zu besetzen, zogen Sie damals den verbalen Colt schneller als der »schwarze Sheriff« Manfred Kanther (CDU): »Man muss das mal sagen, selbst wenn es manche nicht gerne hören: Beim organisierten Autodiebstahl sind Polen nun mal besonders aktiv, das Geschäft mit der Prostitution wird dominiert von der Russenmafia, Drogenkriminelle kommen besonders häufig aus Südosteuropa und Schwarzafrika.« Unmissverständlich machten Sie zur Freude großer Teile der Öffentlichkeit klar: »Wer unser Gastrecht missbraucht, für den gibt es nur eins: raus, und zwar schnell!«[20] Zumindest einige ausländische

Pharma- und Zigarettenkonzerne sind dabei, unser Gastrecht zu missbrauchen, aber offensichtlich stehen Sie, Herr Bundeskanzler, heute auf der anderen Seite.

Welche Rolle spielen in diesem Zusammenhang die Ärzte? Ihre berufliche Karriere beginnen sie mit einem Eid. So wie beispielsweise Beamte drei Finger auf das Grundgesetz heben, verpflichten sich die Mediziner Hippokrates, dem griechischen Arzt, der als Zeitgenosse Platos und Sokrates' in den Jahren von 460 bis 377 v. Chr. lebte und wirkte. Wenn es etwa um Sterbehilfe geht, führen die Herren Doktoren ihren Hippokrates immer noch gern und schnell im Munde. Der entsprechende Abschnitt der Eidesformel lautet: »Ich werde niemandem, auch nicht auf seine Bitte hin, ein tödliches Gift verabreichen oder auch nur einen solchen Rat erteilen.« Sie haben aber noch mehr geschworen, bei Appollon und Hygieia: »Meine Verordnungen werde ich treffen zu Nutz und Frommen der Kranken nach bestem Vermögen und Urteil und von ihnen Schädigung und Unrecht fernhalten.« Wie vereinbaren Ärzte Medikamentenversuche am Menschen mit ihrem ethischen Anspruch?

Ihr Berufsethos, von dem manche Ärzte meinen, er beruhe auf einem justitiablen Meineid – nachzulesen bei Julius Hackethal: *»Der Meineid des Hippokrates«* –, gerät vor allem deswegen ins Schleudern, weil sie das, was sie tun, für Geld tun, und gegen ihr feierliches Gelöbnis. Seit den Chefärzten ein Teil ihrer Nebeneinkünfte gestrichen wurde, müssen die Klinikbarone wenigstens noch beim einträglichen Geschäft mit den Pillen- und Medizingeräte-Tests mitmischen. Ihr hippokratischer Obergrundsatz »primum nil nocere«, vor allem dem Patienten keinen Schaden zufügen, hat sich heute in ein völlig anderes Gebot verwandelt: vor allem Schaden von der eigenen Brieftasche fernhalten.

Kranke und Verletzte, Säuglinge und Greise, sogar nichteinwilligungsfähige Patienten werden in zahlreichen Krankenhäusern und Universitätskliniken an meistbietende, zumeist ausländische Pharmakonzerne verhökert. Treffen kann es jeden, der in eine Klinik eingeliefert wird, treffen kann es selbst Demenzkranke in Altenheimen. Der Skandal hinter dem Skandal: Mindestens drei Viertel aller Menschenversuche sind medizinisch nicht gerechtfertigt und dienen allein der Gewinnmaximierung von börsennotierten Großunternehmen, der in die Versuchsreihen einbezogenen Kliniken und ihrer leitenden Ärzte. Nur der Patient, der im schlimmsten Fall sein Leben opfert, geht dabei leer aus. Man fragt sich, warum: Jeder Testpilot beispielsweise verdient eine Menge Geld, obwohl er genau weiß, was er tut; für ihn ist ein Test ein kalkulierbares Risiko. Der Patient, der gar nicht weiß, dass er an einem Menschenversuch teilnimmt, lässt sich dagegen auf ein völlig unkalkulierbares Risiko ein, sobald er sich in ein Klinikbett legt oder gelegt wird. Als vor Jahren der bekannte Chefarzt Dr. Gerhard Kienle aufgefordert wurde, ein entsprechendes Gutachten für den Gesundheitsausschuss des Deutschen Bundestages zu erstellen, hat er nicht nur Arzneimittelproduzenten, Chefärzte und Universitätsprofessoren befragt, sondern auch rund 2000 angeblich wissenschaftlich fundierte Forschungsarbeiten aus dem Pharmabereich geprüft. In seiner »Kritischen Überprüfung der Voraussetzung für ein neues Arzneimittelrecht« zog Dr. Kienle ein niederschmetterndes Fazit: »Es ist mir nicht gelungen, auch nur einen einzigen kontrollierten klinischen Versuch [ein klinischer Versuch ist im Regelfall ein Menschenversuch! – der Verfasser] zum Nachweis der Wirksamkeit von Arzneimitteln bei ernsthaften Erkrankungen zu finden, der methodisch einwandfrei und bei dem auch sichergestellt ist, dass die Versuchspersonen wahrheitsgemäß über Art und Risiko des Versuchs aufgeklärt wurden.«

Um diesen so genannten »klinischen Studien« einen legalen Anstrich zu geben, wurden inzwischen mehr als 150 »Ethikkommissionen« gebildet, die über eine ordentliche Abwicklung solcher Menschenversuche wachen sollen. Sie sollen insbesondere beurteilen, ob ein vorgesehenes Experiment medizinisch sinnvoll und ethisch akzeptabel ist.[21] Was später bei der Durchführung des Menschenversuchs geschieht, ist für diese Kommissionen völlig belanglos; auch wenn Menschen dabei zu Schaden kommen, haben die zum Teil selbsternannten Ethikapostel keine Möglichkeit einzugreifen. Der Grund: In der Regel werden sie nicht in Kenntnis gesetzt, wenn es bei der Durchführung von Humanexperimenten »Zwischenfälle« gibt. Sobald sie das Konzept für einen Menschenversuch abgenickt haben, tritt die vom Gesetzgeber verbriefte »Therapiefreiheit« des Arztes in Kraft. Allein der Arzt bestimmt, welche Maßnahmen er zur Wiederherstellung oder Linderung einer Krankheit trifft. In diesem Stadium beginnen die Halbgötter zu walten, und dann ist auch das Versuchskaninchen, der Patient, machtlos. Paragraph 1, Satz 9 der ärztlichen Berufsordnung – gewissermaßen eine moderne Ergänzung des hippokratischen Eides – enthält eine der übelsten Bestimmungen, die sich mit dem Verhältnis Arzt-Patient befassen, weil er die Durchführung von Menschenversuchen gegen Wohl und Willen der Patienten legalisiert. Gewöhnlich reden sich die Ärzte damit heraus, dass solche Menschenversuche nur mit der Zustimmung des Patienten durchgeführt werden dürften. Vermutlich aber gäben nur Helden ihr Einverständnis zur Einbeziehung in eine »klinische Studie«, wenn sie wirklich korrekt, also rechtswirksam, und damit im erforderlichen Umfang über das Nutzen-Schaden-Risiko aufgeklärt würden.

Millionen Patienten werden jedes Jahr mit derartigen »klinischen Studien«, die der Gesetzgeber für die Zulassung eines Medikaments ausdrücklich vorschreibt, nicht selten körperlich und seelisch gefoltert, verstümmelt und getötet. Laut Untersuchungen in den Vereinigten Staaten – hierzulande werden ähnliche Kontrollstudien von ärztlichen Führungsgremien mit Macht verhindert – sind Pharmakologen zu alarmierenden Ergebnissen gekommen: Mehr als 100 000 Klinikpatienten sterben dort an Medikamenten, mehr als zwei Millionen werden in US-Krankenhäusern jährlich wegen Arzneimittelschäden eingeliefert, eine unbekannte Patientenzahl trägt schwere Schäden und bleibende Behinderungen davon.[22] In § 1, Absatz 6 der ärztlichen Berufsordnung heißt es: »Der Arzt übt seinen Beruf nach den Geboten der Menschlichkeit aus.« Julius Hackethal sagte dazu in seinem Buch *»Der Meineid des Hippokrates«*: »Man könnte als Insider einen Schreikrampf bekommen, wenn man das liest. Die Unmenschlichkeit, die Inhumanität, mit der täglich Millionen Patienten weltweit durch Ärzte misshandelt werden, schreit zum Himmel. Ich kenne kein einziges Berufsverbot für Ärzte mit der Begründung, der Arzt habe gegen die Gebote der Menschlichkeit verstoßen. Ich kenne auch kein Gerichtsurteil mit dieser Begründung. Tatsächlich ist genau das Gegenteil an der ärztlichen Tagesordnung.«[23]

Professor Hackethal, zu seinen Lebzeiten das personifizierte schlechte Gewissen der deutschen Ärzteschaft, berichtete von einer »klinischen Studie« des international renommierten italienischen Chirurgen Professor Veronesi. Es sollte geklärt werden, ob bei Brustkrebs die schwer verstümmelnde Radikaloperation oder die körperlich nur wenig beeinträchtigende Teilausschneidung für Patientinnen mit kleinem Brustknoten die bessere Methode sei. Hackethal beschrieb die Durchführung der zwei Menschenversuchsreihen so: »Das Los entschied, ob die Patientinnen mit kleinem Brustkrebsherd in die Verumgruppe oder in die Kontrollgruppe kamen. In die Verumgruppe ordnete man die Patientinnen ein, denen nur eine Teilausschneidung gemacht wurde. In die Kontrollgruppe kamen die Patientinnen, welche einer Radikaloperation unterzogen wurden, das heißt der Amputation der Brustdrüse mitsamt aller Achsellymphknoten!« Professor Hackethal, der selbst einer der erfolgreichsten Krebsbehandler Deutschlands war, fuhr fort: »Insgesamt nahmen zirka 700 Patientinnen an der Versuchsserie teil. Rund 350 Patientinnen mit kleinem Brustkrebsherd zogen das Glückslos, die anderen 350 wurden gnadenlos verstümmelt. Veronesi und seine Verstümmelungsgehilfen behaupten im Ernst, es sei alles in Ordnung gewesen, die Patientinnen hätten ja schriftlich ihr Einverständnis gegeben.« Professor Hackethals Kommentar: »Das war niemals ein rechtswirksames Einverständnis. Warum nicht? Eine rechtswirksame Aufklärung hätte etwa in folgender

Weise geschehen müssen: ›In den USA gibt es eine Klinik, nämlich die Cleveland-Clinic in Ohio, in der seit etwa 25 Jahren bei kleinem Krebsherd in der Brust nur der Knoten herausgeschnitten wird. Die Ergebnisse sind nach den Berichten aus dieser Klinik – bezogen auf die 5-Jahres-Überlebenszeit – besser als bei der Radikaloperation. Wir möchten gern selbst nachkontrollieren, ob das stimmt. Deshalb wollen wir eine klinische Studie durchführen. Sind Sie einverstanden, dass das Los darüber entscheidet, ob wir Ihnen eine verstümmelnde Radikaloperation machen oder nur die Ausschneidungs-Operation des Knotens?‹ Man darf sicher sein: Keine einzige rechtswirksam informierte, mitdenkende Patientin würde ihr Einverständnis geben, in eine solche Versuchsreihe eingeordnet zu werden.«[24]

Selbstverständlich war den Verfassern der ärztlichen Berufsordnung klar, dass Einwilligung und rechtswirksame Einwilligung des Patienten zwei total verschiedene Dinge sind. Jeder Klinikpatient kann es gegebenenfalls selbst nachprüfen: Es wird stets nur die »Einwilligung« verlangt, wenn die von den Ärzten ausgesuchten Versuchskandidaten überhaupt je etwas von ihrem Meerschweinchenstatus erfahren. Wie umfassend die »Aufklärung im persönlichen Gespräch« zu sein hat, ist nicht festgelegt. Häufig, so die Erfahrungen vieler Patienten, läuft das persönliche Gespräch in etwa so ab: »Hier ist die Einwilligungserklärung. Die müssen Sie noch unterschreiben, andernfalls können wir Sie nicht operieren.« Auf der Einwilligungserklärung stehen in der Regel ein paar Wörter »Medizinbabylonisch« (Hackethal). Ihr Zweck ist, Generalvollmacht für alles zu bekommen. Das erscheint offenbar notwendig, da sich bei Medikamentenversuchen auch häufig der Produzent der Verantwortung entzieht, und zwar zu Lasten der den Menschenversuch durchführenden Ärzte beziehungsweise der Klinikleitung, die im Schadensfall voll haftbar sind. Wenn der Patient aber gar nicht weiß, dass er an einer klinischen Studie teilgenommen hat, kann er unter Umständen ein dauerndes Leiden davontragen, ohne dass über haftungsrechtliche Fragen auch nur gesprochen werden könnte. Auch Ethikkommissionen bleiben außen vor. Die Dunkelziffer, die in Expertenkreisen gehandelt wird, geht jährlich in die Hunderttausende.

Die Arzneimittelbehörden genehmigen nicht nur neue Medikamenten-Wirkstoffe, sondern erfassen auch Nebenwirkungsmeldungen bei Menschenversuchen, doch außerdem die unerwünschten Nebenwirkungen bereits zugelassener Pharmaka. Professor Dr. H.-J. Gilfrich (Frankfurt/Main) ist seit mehr als 20 Jahren ehrenamtlicher Mitarbeiter in den verschiedensten Gremien der deutschen Arzneimittelkommission der Deutschen Ärzteschaft, angesiedelt bei der Bundesärztekammer. In einem Interview mit dem »Extrablatt« der *Münchner Medizinischen Wochenschrift* warnte er, dass sich viele Ärzte offensichtlich nicht bewusst machen, welch brisante Stoffe ihnen mit stark wirksamen Medikamenten in die Hand gegeben sind. Vor allem bei älteren Patienten, die nach Hause entlassen werden und dort von ihrem Hausarzt mit anderen Arzneimitteln weiterbehandelt werden, kann es oftmals noch nach Wochen zu lebensbedrohlichen Komplikationen kommen. Noch weitaus gefährlicher für die Arzneimittelsicherheit in Deutschland ist die Tatsache, dass die allermeisten niedergelassenen Mediziner an einer aufmerksamen Beobachtung und der dringend notwendigen Meldung von unerwünschten Medikamentennebenwirkungen kaum Interesse zeigen: »Das Gros der Ärzteschaft macht hierbei leider nicht mit, und viele wissen nicht einmal, wie das funktioniert«, bedauert Professor Gilfrich. Ähnlich besorgt äußert sich der Hauptgeschäftsführer der Arzneimittelkommission, Professor Berthold, in Köln: »Weit weniger als fünf Prozent aller deutschen Ärzte haben jemals Arzneimittelnebenwirkungen gemeldet.« Der Chefredakteur des renommierten *Arznei-Telegramms* in Berlin, der Arzt und Apotheker Wolfgang Becker-Brüser, hält selbst diese Zahl für zu optimistisch; nach seiner Erfahrung nimmt eher weniger als ein Prozent aller deutschen Ärzte an der Meldung unerwünschter Nebenwirkungen teil, obgleich die ärztliche Berufsordnung dies ausdrücklich vorschreibt. Dies hat schwer wiegende Konsequenzen für die Gesundheitssicherung in Deutschland.

Zahlreiche Arzneimittelnamen sind in den letzten Jahren zu Negativsymbolen in der breiten Öffentlichkeit geworden. So gilt »Contergan« als Synonym für Arzneimittelkatastrophen schlechthin und auch als ständige Mahnung, endlich ein wirksames Arzneimittelgesetz zur Risikoabwehr zu schaffen. Denn jeder Tag ist »Contergan-Tag«! Auch das Potenzmittel »Viagra« hat bereits einen Sonderplatz unter den weithin bekannten Lifestyle-Medikamenten erobert. Als Schnellstarter Nummer eins der Arzneigeschichte gelangte es innerhalb von sechs Wochen von null auf eine Million Verordnungen durch niedergelassene Ärzte. Solche Meldungen beflügeln zwar die Börse, gelten aber unter Experten für Arzneimittelsicherheit als höchste Alarmstufe. Nur das *Deutsche Ärzteblatt* streut seinen 370 000 Pflichtlesern mal wieder Sand in die Augen. Ein Übersichtsartikel bescheinigt »Viagra« »ein relativ harmloses Nebenwirkungsprofil«.[25] Diese Einschätzung geht am allgemeinen Kenntnisstand vorbei. Die im Berliner *Arznei-Telegramm* bereits kurz nach Markteinführung von »Viagra« geäußerten Bedenken (»Plädoyer für die einstweilige Marktrücknahme«) sind heute aktueller denn je. Unter dem Potenzmittel »sterben beträchtlich mehr Männer als unter anderen Mitteln gegen erektile Dysfunktion: In Verbindung mit Sildenafil [Wirkstoff von »Viagra« – der Verfasser] sind 49 Tote pro 1 Million Verordnungen erfasst; insgesamt 564 Tote bei 11 Millionen Verordnungen [im März 2002 waren es bereits 17 Millionen Patienten mit über 720 Millionen Tabletten weltweit – der Verfasser].« In dem unabhängigen, weil ohne Anzeigen erscheinenden und deshalb von der Pharmaindustrie weithin gefürchteten Medizinerblatt heißt es weiterhin: »Die Dunkelziffer wegen nicht bekannter Anwendung des Impotenzmittels, wegen Nichterkennens, Nichtbeachtens oder Nichtmeldens von Todesfällen in Verbindung mit der Arzneianwendung oder wegen illegalen Bezugs über das Internet dürfte hoch sein. Berücksichtigt man die für alle Spontanerfassungssysteme wissenschaftlich erhärtete Berichtsfrequenz von 1 % bis maximal 5 %, ergäbe sich für Sildenafil ein Todesfall auf 200 bis 1000 Verordnungen. Diese Annahme wird durch Befunde des Herstellers aus der klinischen Erprobung bekräftigt. Bei etwa 4400 Patienten kommt es in den Plazebogruppen zu 2 Todesfällen. In Verbindung mit Sildenafil sterben 20 Männer!«[26] Das *Arznei-Telegramm* kommt zu dem Schluss: »Die Daten bestätigen unsere Vorbehalte: Sildenafil hätte nicht zugelassen werden dürfen. Erektile Dysfunktion ist eine Gesundheitsstörung, die nicht tödlich verläuft. Deshalb darf auch das Heilmittel dafür nicht tödlich wirken, zumindest nicht bei einem von 100 bis 1000 Anwendern. Da stimmt die Nutzen-Risiko-Bilanz nicht. Solange keine Kriterien festlegbar sind, die zuverlässig vor den fatalen Folgen der Einnahme schützen, halten wir die Marktrücknahme für erforderlich.«

Es scheint mittlerweile festzustehen, dass »Viagra« nach Ansicht von Fachleuten deutlich mehr Nebenwirkungen hat, als bislang angenommen. Bei der 39. Jahrestagung der Südwestdeutschen Gesellschaft für Urologie in Mannheim wies Dr. Udo Jonas, Professor an der Medizinischen Hochschule Hannover, darauf hin, dass die Herstellerfirma Pfizer seit den ersten Untersuchungen an Patienten die Dosis des Medikaments verzwanzigfacht habe. Auswirkungen auf das Sehfeld seien bei den neuen Dosierungen bei etwa 14 Prozent statt der bislang angenommenen 2,7 Prozent der Konsumenten zu erwarten. »Eine weitere Verdoppelung der Dosis hat im Tierversuch bereits zur Erblindung geführt«, erklärte Jonas einem Korrespondenten der Deutschen Presse-Agentur. Der »... Kunstdünger für die männlichen Lenden«, so der Dominikanerpater Streithofen in der *Bild-Zeitung* kann aber noch mehr. »Es kann zu einer Art Angst-Spirale kommen, wenn einer glaubt, ohne Viagra nicht mehr zu können«, sagte die Münchener Psychologin Angelika Wagner-Link der Münchener *Abendzeitung*. Macht die Sexpille ihre Fans gar lächerlich? Man habe den Eindruck, so Professor Claus Buddeberg von der Universitätsklinik Zürich, als verlege »Viagra« das Sexualzentrum vom Gehirn in den Penis. Immerhin hängt am Penis noch ein ganzer Mensch. Wenn der aber als Gesunder mit Krücken im Bett umherhüpft, dann ist es mit der Souveränität des Mannes endgültig vorbei. Und die Würde der Frau versinkt in der Pillenschachtel. Wollen uns die Marketingstrategen der Pillenproduzenten zu lauter willenlosen, armen Tröpfen machen, um dann umso leichteres Spiel mit weiteren Glücksbringern zu haben?

Wildwest in einer ausgeflippten Branche

Derzeit werden weltweit jährlich 300 Milliarden Dollar für Arzneimittel ausgegeben, ein Drittel davon in den USA. Eine explodierende Nachfrage nach Lifestyle-Drogen könnte den boomenden Pharmamarkt in den nächsten fünf Jahren verdoppeln. Die junge Generation will jung bleiben, die ältere wieder jung werden – dieser Turboeffekt ist kaum zu stoppen. Denn Impotenz wie im Falle »Viagra« ist ja nur ein Schicksalsschlag, unter dem offenbar Millionen leiden. Andere Gebrechen warten bereits, von cleveren Pharmastrategen entdeckt zu werden. Depressionen, Langeweile, Gedächtnisverlust, Angstzustände, Verkalkung, Fettleibigkeit – es gilt doch die golden schimmernden Schätze im Gesundheitswesen abzubauen. Sämtliche Pharmakonzerne betreiben in diesen Bereichen bereits intensive Forschungen.

Die Berliner Arzneimittelkontrolleure fordern: »Wenn Markt- oder Importverbot sich für Sildenalil (VIAGRA) behördlich nicht durchsetzen lässt, sind aus Gründen des Patientenschutzes drastische Anwendungsbeschränkungen überfällig. Pfizer hat Skrupel bei der Vermarktung fallen lassen und peilt Milliardenumsätze an. Die Firma nutzt ihre Monopolstellung, um das orale Potenzmittel zu fantastisch überhöhten Preisen zu vertreiben. Wäre es nicht an der Zeit, der Firma zu zeigen, dass Arzte und Apotheker dies unverantwortlich finden?«

Die Tatsache, dass es vor mehr als 40 Jahren unmöglich schien, sich mit dem Medikament »Contergan« umzubringen, verleitete Zehntausende von Ärzten und Millionen von Patienten zu dem folgenschweren Trugschluss, es sei überhaupt ein völlig ungefährliches Medikament. Selbst »unruhigen« Kindern in Kliniken und Heimen wurde nicht selten »Contergan« gegeben. Noch Jahre nach der Katastrophe schwärmten Krankenschwestern mancher Kinderstationen davon, dass sie – als es noch »Contergan« gab – nachts »ihre Ruhe« gehabt hätten.

Auch Entscheidungen wie die des Berliner Verwaltungsgerichts haben leider fast schon Tradition in Deutschland. Das *Arznei-Telegramm* zog daraus folgendes Fazit: »Eine Kette von Urteilen belegt, das das Berliner Verwaltungsgericht fast regelmäßig zugunsten der Vermarktungsinteressen von Pharmaherstellern und gegen Maßnahmen des Bundesinstituts zur Risikoabwehr entscheidet. Die Rechtsgrundsätze zum Schutze der Patienten, die im Contergan-Einstellungsbeschluss festgeschrieben sind, werden ins Gegenteil verkehrt. Auch wenn Urteilsschelte als anrüchig gilt: Wer schützt Frauen bei solchen juristischen Praktiken noch vor den erhöhten Risiken der Pillen der dritten Generation? Sollte dieses Urteil bestehen bleiben, bedeutet dies das Ende jeder Maßnahme zum Patientenschutz nach der Zulassung eines Arzneimittels.«

Und: »Der Ruf nach dem Gesetzgeber ist unpopulär. Eine Änderung des Arzneimittelgesetzes scheint jedoch dringend erforderlich, um die von den Berliner Verwaltungsgerichten praktizierte Menschenleben gefährdende Rechtsauslegung zu stoppen. Anscheinend lassen sich nur so die Rechtsprinzipien des Contergan-Einstellungsbeschlusses zum Verbraucherschutz (Risikoverdacht erfordert Handeln zur Risikoabwehr) wieder herstellen.«

Man kann man sich des Eindrucks nicht erwehren, dass in Deutschland seit »Contergan« für den wirtschaftlich Starken Straffreiheit käuflich ist. Wenn geschickte Juristen und eine Vielzahl von sich widersprechenden Sachverständigen den schlüssigen Beweis für die Schädlichkeit eines Präparats verhindern können, dann brauchen wir dringend ein schärferes Arzneimittelgesetz mit weitestgehenden Prüfungs- und Testbestimmungen, das selbst auf die Gefahr der Fortschrittsfeindlichkeit den Konsumenten vor Arzneimittelvergiftungen schützt.

Wildwest in einer ausgeflippten Branche – sind die Pillendreher von allen guten Geistern verlassen? Oder die staatlichen Zulassungsbehörden? Oder beide?

Vor allem die ausländischen Pharmakonzerne ziehen uns das Fell über die Ohren. Sie piesacken Versuchstiere bis aufs Blut, zahlen Millionen an Kliniken und niedergelassene Ärzte, um immer wieder neue Drogengenerationen an Tausenden von Patienten zu testen – mit oder auch ohne deren Zustimmung (»Passieren kann ja nichts, die Ratten haben's prächtig überstanden!«). Sie haben Ethikkommissionen reihenweise im wahrsten Sinne des Wortes sprachlos gemacht, sie bedrängen mit allen möglichen Mitteln die Berliner Zulassungsbehörde – bis der neueste Medikamentenhit schließlich die Apotheken überschwemmt. Sollten wir nicht mal Pause machen mit der Pillensintflut? Die Apotheken platzen doch aus allen Nähten! Eine Gesundheitspolizei, das wäre es vielleicht. Eine Art medizinischer Feuerwehr mit Kompetenzen wie bei einer mobilen Eingreiftruppe in Sachen Wirtschaftskriminalität. Denn das ist es: Wirtschaftskriminalität! Da sind die paar netten Menschen einer Ethikkommission hoffnungslos überfordert.

Lässt sich ein Nachweis der Wirksamkeit eines Arzneimittels ethisch vertreten? Setzt sich ein leitender Krankenhausarzt einem Tötungsvorwurf aus, wenn er im Bemühen, die Wirksamkeit eines neuen Präparats nachzuweisen, eine Kontrollgruppe aus behandlungsbedürftigen Patienten bildet, für die das neue Arzneimittel aufgrund der bereits vorliegenden Erkenntnisse an sich angezeigt ist? Machen sich Bundesgesundheitsministerin und Krankenkassen strafbar, wenn sie gerade jenen Arzneimittelschatz auf den Müll befördern wollen, der seit Jahrzehnten bei Ärzten und Patienten in hohem Ansehen steht? Betätigen sich Krankenkassen wie auch etwa die Arzneimittelkommission der Deutschen Ärzteschaft als Anstifter krimineller ärztlicher Handlungen, wenn sie von den Herstellern der altbewährten Arzneimittel nachträglich und trotz vieltausendfach bewiesener Effizienz einen offiziellen Beleg dieser Wirksamkeit durch Anordnung einer kontrollierten Studie an Klinikpatienten fordern? Erleiden nämlich Patienten aus der Kontrollgruppe, die ohne ihr Wissen über einen längeren Zeitraum ein Placebopräparat erhalten, einen Schaden, der durch das in der Erprobung befindliche Medikament möglicherweise hätte vermieden werden können, so sind die Prüfärzte unter Umständen in mehrfacher Hinsicht straffällig geworden. »Erlaubt riskant« handelt, so Dr. Martin Fincke in seinem Buch *»Arzneimittelprüfung – Strafbare Versuchsmethoden«*, wer bei der Verfolgung anerkannt sozial-nützlicher Ziele unvermeidbare Gefahren für strafrechtlich geschützte Güter schafft; realisieren sich solche Gefahren, so hat für den Schaden strafrechtlich nicht einzustehen, wer alle generell als verhältnismäßig geforderten und individuell möglichen Sicherheitsmaßnahmen getroffen hat, um die Gefahr zu minimalisieren. Fallen unter diesen, rein juristisch dargestellten Tatbestand auch die »kontrollierten wissenschaftlichen Versuche« im Medikamentenbereich? Handeln Klinikärzte bei Arzneimittelprüfungen »erlaubt riskant« oder nicht? Fest steht zunächst lediglich, dass ein optimales Ergebnis zum Wirksamkeitsnachweis eines Arzneimittels nur über den »kontrollierten Versuch« zu erreichen ist.

Bei der Erörterung der Probleme der Medikamentenprüfung wollen wir uns der Einfachheit halber zunächst nur mit solchen Schäden befassen, die Patienten der Placebokontrollgruppe betreffen und die möglicherweise durch neu zu prüfende Medikamente vermeidbar gewesen wären. Denn zweifellos treten insbesondere dann juristische Probleme auf, wenn in der Kontrollgruppe ein schwerer Krankheitsverlauf, vielleicht sogar mit Todesfolge, seitens der prüfenden Klinik und ihrer angestellten Ärzte unbeeinflusst bleibt, um das Testergebnis nicht zu verfälschen. Kann die »wissenschaftliche Teilnahmslosigkeit«, das einfache Geschehenlassen, straffrei bleiben? Ist es außerdem hinnehmbar, dass die Versuchsteilnehmer sowohl der Testgruppe als auch der Kontrollgruppe (mit völlig wirkungslosem Placebopräparat) keinerlei finanziellen Ausgleich dafür erhalten? Dass sie zum einen vermeidbaren Gefahren ausgesetzt werden und zum anderen die entscheidenden Voraussetzungen liefern für den Pharmahersteller, der mit einem Medikament Millionen- oder Milliardenumsätze macht. Besonders benachteiligt bei Medikamentenprüfungen ist die Kontrollgruppe der Versuchsteilnehmer, da zumindest für die möglichen Todesfälle der »wissenschaftliche Fortschritt« durch das neue Medikament zu spät kommt. Hier muss künftig seitens des Pharmaherstellers auch über die wirtschaftliche Sicherstellung der Hinterbliebenen des verstorbenen Versuchsteilnehmers nachgedacht werden. Oder hat der deutsche Gesetzgeber Todesfälle bei Medikamentenprüfungen einkalkuliert, die strafrechtlich keine Rolle spielen? Immerhin gibt es seit Menschengedenken durchaus Gründe, die auch die Tötung von Menschen rechtfertigen können: Die Tötung von Menschen im Krieg etwa bleibt in der Regel straffrei, auch eine Tötung in Notwehr. Sollte der Gesetzgeber mit der kommerziell veranlassten Medikamentenprüfung einen naiven Rechtfertigungsgrund für die Tötung von Menschen geschaffen haben?

Zum besseren Verständnis sei an dieser Stelle darauf hingewiesen, dass nach § 21 des 1976 erlassenen Arzneimittelgesetzes (AMG) neue Medikamente nur nach ihrer offiziellen Zulassung in Verkehr gebracht werden dürfen – es sei denn, dass sie zur klinischen Prüfung bei Menschen bestimmt sind. Bevor ein neues Arzneimittel am Menschen angewandt wird, sind analytische sowie pharmakologisch-toxikologische Prüfungen vorangegangen, wobei tierexperimentelle Forschungen noch immer im Vordergrund stehen. Obwohl »allgemein bekannt ist«, wie Dr. Martin Fincke in *»Arzneimittelprüfungen – Strafbare Versuchsmethoden«* ausdrücklich feststellt, »dass die Ergebnisse des Tierversuchs nicht nur wenig verlässlich, sondern nach verbreiteter medizinischer Ansicht sogar ohne jeden Aussagewert für die Wirkung am Menschen sind«. Fincke beruft sich dabei unter anderen auch auf Veröffentlichungen von Professor Dr. H. Hensel vom Institut für Physiologie der Universität Marburg, auf Professor Uberla, den ehemaligen Leiter des Bundesgesundheitsamts, sowie auf die Mediziner Burkardt Kienle und Knipping, die auch in der Zeitschrift *Fortschritte der Medizin*[27] sich grundlegend mit dem Wert tierexperimenteller Ergebnisse für die Beurteilung von Arzneimitteln auseinander gesetzt haben.

Die Zulassung eines neuen Medikaments darf von den Behörden versagt werden, wenn die hier genannten Unterlagen fehlen, wenn »das Arzneimittel nicht nach dem jeweils gesicherten Stand der wissenschaftlichen Erkenntnisse ausreichend geprüft worden ist« oder wenn ihm die behauptete »therapeutische Wirksamkeit« fehlt oder diese nach dem jeweils gesicherten Stand der wissenschaftlichen Erkenntnisse »unzureichend begründet ist«. Neben der Wirksamkeit muss auch die Unbedenklichkeit begründet werden. Als unbedenklich wird die Relation von Schädlichkeit zur Wirksamkeit angesehen. Als Wirksamkeit gilt nach dem Arzneimittelgesetz Heilung, Linderung oder Verhütung von Krankheiten. An rund 850 000 Tieren wurden 1997 im Bereich der deutschen Pharmaindustrie auch Wirksamkeit und Unbedenklichkeit geprüft, das heißt, für die knapp 30 neuen Arzneimittel dieses Jahres wurden zwecks Entwicklung eines einzigen Medikaments durchschnittlich mehr als 28 000 Tiere verbraucht. Was aber wurde mit der Tötung von 850 000 Tieren gewonnen? Ob Tausende von Ratten oder eine halbe Million Mäuse – sobald das Arzneimittel in die »klinische Prüfung«, also in den Menschenversuch kommt, ist das Ritual vorgegeben.

Wer vor 60, 70 Jahren einen Autounfall verursachte, hatte gute Chancen, freigesprochen zu werden, wenn es ihm gelang, nachzuweisen, dass er unter Alkoholeinfluss gestanden hatte. Denn dann war er vermindert zurechnungsfähig. An der Logik dieser Begründung hat sich bis heute nichts geändert: Trotzdem hat die Verkehrsentwicklung den Gesetzgeber längst dazu gezwungen, zum Schutz der Allgemeinheit aus dem gleichen Sachverhalt die entgegengesetzten Konsequenzen zu ziehen. Trunkenheit am Steuer wird seither nicht mehr als Entlastungsgrund angesehen, sondern streng bestraft. Eine Gesellschaft, die es versäumt, ihre Gesetzgebung Veränderungen dieser Art laufend anzupassen, setzt ihre Existenz aufs Spiel! Deshalb werden wir auch mit den erkannten Problemen der Gefährdung durch Medikamente, ärztlichen Pfusch und wissenschaftlichen Betrug so lange nicht fertig werden, solange Handlungen und Unterlassungen, Fälschungen und Betrügereien, die zur fortschreitenden Erkrankung der Bevölkerung beitragen, weithin als Kavaliersdelikte, als bloße »Belästigung« durch Arzneimittelschäden oder von Staatsanwälten und Richtern als Bagatellsachen behandelt werden. Wenn wir die bereits existierenden und in den nächsten Jahren zu erwartenden Bedrohungen durch den rein kommerziell ausgerichteten Medizinbetrieb überleben und bezahlbar halten wollen, brauchen wir einen neuen Strafbestand: das »Verbrechen gegen die Volksgesundheit«.

Für die Dringlichkeit dieser Forderung steht der Inhalt dieses Buches. Solange jene unzuverlässigen, tierexperimentellen Studien bei der Entwicklung von neuen Arzneimitteln als wesentliches Genehmigungskriterium bei der behördlichen Zulassung Gültigkeit haben, wird die Bedrohung der Bevölkerung vermutlich gigantisch wachsen. Wir brauchen vor allem eine breite demokratische Debatte, bei der die Bürgerinnen und Bürger aber nicht nur sagen können, »wie ihnen ums Herz ist«. Sie haben vielmehr ein Recht darauf, über Ziele, Motive, Methoden und Ergebnisse geplanter und laufender Forschung im medizinisch-pharmazeutischen Bereich umfassend informiert zu werden. Es geht um ihre eigene Gesundheit und um ihr eigenes Leben.

Die alarmierende Häufung und die Zurücknahme zahlreicher Medikamente vom Markt aufgrund schädlicher Nebenwirkungen – vor allem bei so genannten Lifestyle-Drogen – sollte dringend Anlass zu einer Untersuchung (Enquete-Kommission der Bundesregierung) geben, ob diese rapide Zunahme nicht Folge der Anwendung des Tierversuches ist aufgrund einer negativen Auslese. Zu den vordringlichsten Aufgaben der Arzneimittelsicherheit gehört es daher zu überprüfen, ob die Vorschriften zur Anwendung von Tierversuchen als Test auf Unschädlichkeit außer den ungeheuren Kosten nicht auch noch eine erhöhte Gefährdung der Bevölkerung verursachen.

Wissenschaftliche Thesen, die in den Anfängen der Medizin vielleicht einmal richtig waren, werden heute noch immer zur Grundlage von Gesetzen gemacht, die viele Menschen ins Unglück stürzen, ohne den angestrebten Erfolg zu erzielen. Daher ist die Forderung berechtigt, dass vor allen gesetzgeberischen Konsequenzen und Eingriffen in die therapeutische Situation des Arztes sämtliche erforderlichen Grundbegriffe sorgfältig geprüft und durchdacht werden müssen. Der Hinweis, dass sie »wissenschaftlich allgemein anerkannt« seien, besagt nichts über ihre Gültigkeit. Im Übrigen sind so genannte Expertengremien so gefährlich wie alle Orakel, da die klare persönliche Verantwortung fehlt und praktisch niemand wegen folgenschwerer Fehlentscheidungen im Gesundheitswesen zur Rechenschaft gezogen oder auch nur namhaft gemacht werden kann. Wird zudem die tierexperimentelle Situation als Norm angesehen, so ist der Weg zu einem reglementierten, bürokratischen und im wahrsten Sinne des Wortes unmenschlichen Medizinalsystem nicht mehr weit, in dem die Attribute der ärztlichen Situation zur unwissenschaftlichen, versicherungsrechtlich nicht relevanten Privatangelegenheit werden.

Wenn vom Staat »klinische Versuche« am Patienten verlangt werden, so Privatdozent Dr. med. Gerhard Kienle (Herdecke/Ruhr) in einer kritischen Untersuchung zur *»Arzneimittelsicherheit und Gesellschaft«*, die damit »Versuche am Menschen« sind, dann postuliert er eine »Aufopferungspflicht des Patienten für die Allgemeinheit«. Kienle fügt hinzu: »Eine Aufopferungspflicht, die mit erheblichem Risiko verbunden sein kann für den Nutzen anderer Menschen, ist verfassungsrechtlich nicht verankert.«

Wenn andererseits die Erzwingung von Versuchen am Menschen auf dem Wege über die Arzneimittelzulassung toleriert und mit einer so genannten »Sozialethik« begründet werde, dann, so Kienle, dürfe wohl gefragt werden, ob sich nicht bald jeder Patient wegen des zunehmenden Bedarfs an klinischen Versuchen mit »Versuchen am Menschen« konfrontiert sehe, sobald er wegen Krankheit eine Klinik aufsuchen müsse. Er müsse in Zukunft auch fürchten, dass er sich mit Hinweis auf die Kostenträgerschaft der Allgemeinheit dieser Aufopferungspflicht als Sozialversicherter nicht entziehen könne.

Sind dann nur noch zahlungskräftige Patienten in der Lage, sich ohne zusätzliches Gesundheitsrisiko, das erwiesenermaßen mit Menschenversuchen verbunden ist, in die notwendige ärztliche Behandlung zu begeben? Dr. Gerhard Kienle weist in seinem genannten Werk ausdrücklich auch auf Folgendes hin: »Wenn Versuche am Menschen ... zur Folge haben können, dass einer Anzahl von Patienten aus wissenschaftlichen Gründen das Leben nicht gerettet wird, so fordert der Staat zum Totschlag auf; wenn er Versuche fördert oder auch nur indirekt begünstigt, die ein tödliches Risiko mit sich bringen können, so ist dies Anstiftung zur Körperverletzung mit Todesfolge.« Die rigorose Forderung eines »exakten wissenschaftlichen Wirksamkeitsnachweises« zieht die Forderung von »Versuchen am Menschen« nach sich; denn aufgrund der höchst fragwürdigen tierexperimentalen Ergebnisse kann die Wirksamkeit eines Arzneimittels nur am Menschen geprüft werden. Dies jedoch kann künftig von keinem Patienten mehr zum Nulltarif gefordert oder auch nur erwartet werden.

Bei dieser Gelegenheit sei noch an die denkwürdige Tatsache erinnert, dass im gleichen Zeitraum, als das gut geprüfte »Contergan« schwere Schäden bei weltweit etwa 12000 bis 15000 Neugeborenen hervorrief, etwa sechs Millionen Menschen allein in Deutschland kaum geprüfte pflanzliche Beruhigungs- und Schlafmittel einnahmen, ohne dadurch Schaden zu erleiden. Darüber wurde zwar so gut wie nie gesprochen, schon gar nicht in der Öffentlichkeit, gleichwohl ist diese Erkenntnis für die gesundheitspolitische Situation in unseren Tagen von allergrößter Bedeutung. Es ließe sich relativ leicht ausrechnen, um wie viel größer der Schaden gewesen wäre, wenn diese sechs Millionen Bundesbürger statt pflanzlicher Präparate »gut geprüfte« Beruhigungsmittel oder Schlafmittel wie »Contergan« eingenommen hätten. Die Gefahr für Leib und Leben von 80 Millionen Bundesbürgern wäre immens, wenn die Pläne von den Krankenkassen und ihrem wissenschaftlichen Chefberater Professor Schwabe in die Tat umgesetzt würden, den altbewährten Arzneimittelschatz durch die Einführung der so genannten Positivliste gewissermaßen auf den Müll zu kippen. Wie man hört, sei dies auch Plan einer SPD-majorisierten Bundesregierung und ebenso ein Anliegen des Verbandes Forschender Arzneimittelhersteller e. V. (VFA) in Berlin.

Das »abwartende Offenlassen« von Diagnosen des Hausarztes und der Einsatz »angemessen wirksamer« Medikamente scheint in Zukunft die einzige Möglichkeit zu sein, Patienten vor Schäden zu bewahren, die sie sich ansonsten immer häufiger durch die Inanspruchnahme des Medizinbetriebs einhandeln. Der Münchener Arzt Dr. med. Klaus-Eberhard Haase, ehemals leitender Manager in einem mittelständischen Pharmaunternehmen sowie Mitglied der Transparenzkommission beim Bundesgesundheitsamt, wies in einer viel beachteten Abhandlung über »Arzneimittel-Positivlisten – Risiken und Gefahren für Patient und Arzt«[28] in diesem Zusammenhang darauf hin: »Generell gilt bei der Verordnung von Arzneimitteln, dass mit zunehmender Wirksamkeit das Nebenwirkungsrisiko wächst. Deshalb lautet die Regel: Je ernsthafter die Erkrankung, desto wirksamer muss das Arzneimittel sein, auch unter Inkaufnahme von Risiken und umgekehrt! Eine Nutzen-Risiko-Abwägung als Voraussetzung für die Verordnung eines angemessen wirksamen Arzneimittels ist nur beim jeweiligen Patienten durch den Arzt nicht etwa pauschal durch bewertende Listen möglich; er muss deshalb schwächer wirksame (nicht unwirksame!), aber gut verträgliche Arzneimittel ebenso ungehindert verordnen können wie stärker wirksame und nicht so gut verträgliche.« Besonders bedeutsam ist dabei, »dass der Bedarf an schwächer wirksamen Arzneimitteln für eine angemessene Basisversorgung der Versicherten weitaus größer ist als an stark wirksamen«.

Die gesetzlichen Bestimmungen, über die unsere Gesellschaft verfügt, um mit den unwägbaren Gefährdungen fertig zu werden, stammen noch immer aus einer Zeit, in der wir alle uns der

Illusion hingeben konnten, Ärzte und Krankenkassen, Pharmahersteller und die zuständigen staatlichen Behörden würden gemeinsam ihrer gesetzlichen Fürsorgepflicht in Bezug auf die Bürger dieses Landes ohne Wenn und Aber nachkommen. Dass dieser so genannte Medizinbetrieb in Wirklichkeit eine extrem egoistische Einrichtung ist, die mit ihren krankhaften Institutionen auf eine soziale Enteignung des einzelnen Bürgers abzielt – diese Erkenntnis ist noch relativ neu.

Der Gesetzgeber hat die erforderlichen Konsequenzen noch lange nicht gezogen. Wir alle müssen umlernen, rasch und gründlich, wenn wir nicht tatenlos mit ansehen wollen, dass unsere Gesundheit noch mehr ruiniert wird. Wir müssen endlich anfangen uns zu wehren. Wer aus Gedankenlosigkeit oder Gewinnsucht zur Zerstörung unseres Wohlergehens beiträgt, muss vom Gesetzgeber darüber belehrt werden, dass er sich kriminell gegen die Allgemeinheit vergeht. Noch dürfen wir Menschen, die das tun, was beispielsweise die ausländischen Pharmamultis mit uns anstellen, nicht Verbrecher nennen, ohne eine Beleidigungsklage oder Schlimmeres zu riskieren. Wir müssten den Boss eines Arzneimittelherstellers gegen diese Bezeichnung sogar in Schutz nehmen. Denn noch gibt es kein Gesetz, das unsere Gesellschaft vor solchen Tätern schützt: ein Gesetz zum Schutz vor Gesundheitsverbrechern. Wir sollten in unser aller Interesse keine Zeit mehr verlieren.

7. Weißkittel-Bosse contra Ärzte-TÜV

Kein Geld für schlechte Mediziner

In der Praxis eines niedergelassenen Arztes sind Qualitätsstandards und vorausschauende Planung Nebensache. Sobald auch nur eine geringfügige Anhebung seines fachlichen Niveaus mit mehr Arbeit, gar mit höherem finanziellen Aufwand verbunden ist, kommt eine Angleichung an internationale Qualitätsstandards in der Regel nicht infrage. Dies auf freiwilliger Basis in der Ärzteschaft zu ändern, »ist nicht so einfach, wie es aussieht«, warnte Professor Friedrich-Wilhelm Kolkmann, Präsident der Landesärztekammer Baden-Württemberg, auf einem Dialogforum der Deutschen Krebsgesellschaft. Bereits im Jahre 1990 hatte die Krebsgesellschaft ihr Schwerpunktprogramm »Qualitätssicherung in der Onkologie« ins Leben gerufen. Mehrere Kommissionen arbeiteten seither Standards der Arzneimitteltherapie, für Diagnose und Behandlung aus. Das Forum zeigte, dass sich die Situation auch nach einem Jahrzehnt kaum geändert hat.

Selbst die Bundesärztekammer und die von diesem höchsten Gremium der deutschen Medizinerschaft wöchentlich an alle (Zwangs-)Mitglieder – unter anderem zur medizinischen Weiterbildung – herausgegebene Pflichtlektüre namens *Deutsches Ärzteblatt* stehen vor einem Gebirge aus Ablehnung und Widerwillen. Das Standesorgan stellte deshalb ernüchtert fest: »Eigentlich müsste die Einführung von Qualitätsstandards und -sicherungsmaßnahmen offene Türen einrennen. Denn es sollte das Grundinteresse jedes Arztes sein, seine Behandlung zum einen nach dem aktuellen Stand des Wissens auszurichten und zum anderen durch den unmittelbaren Vergleich mit den Therapieresultaten der Kollegen solche Gebiete zu identifizieren, in denen er seine eigenen Ergebnisse verbessern kann. Doch Ärzte betreuen nicht nur Patienten; sie sind gleichzeitig Unternehmer mit handfesten Eigeninteressen, die in Zeiten harter Konkurrenz einen Betrieb über Wasser zu halten versuchen. Da gilt Qualitätssicherung, weil sie Zeit und Geld kostet, als lästig. Hinzu kommt der nicht zu unterschätzende psychologische Aspekt, dass der Vergleich mit den Kollegen für die Hälfte der Ärzteschaft die Erkenntnis bedeuten wird, ›unterdurchschnittlich‹ zu sein.«[1]

In dem Artikel des führenden deutschen Ärzteorgans schreibt der Korrespondent Klaus Koch weiter: »Noch abschreckender wirkt die Möglichkeit, dass auch die Öffentlichkeit davon erfahren könnte. Deshalb machten sich die Referenten des Bonner Dialogforums – es waren fast ausschließlich Universitätsprofessoren – auch keine Illusionen: Standards und Qualitätssicherung, das war einer der zentralen Gedanken, werden sich nur durch eine geschickte Kombination von ›Zuckerbrot und Peitsche durchsetzen lassen‹.« Was, so muss man sich fragen, wird hier eigentlich gespielt? Genau jene Ärztekammern, die wegen lächerlicher Kleinigkeiten mit geradezu mittelalterlich klerikalen Methoden gegen ihre Zwangsmitglieder vorgehen, die mit inquisitorischen Maßnahmen die geringste Übertretung eines Mediziners ahnden – diese Körperschaften des öffentlichen Rechts lassen sich offensichtlich auf der Nase herumtanzen, wenn es um die Einhaltung eines der existenziell wichtigsten Kriterien bei der Ausübung des ärztlichen Berufs geht! Fortwährend gebären die standesrechtlichen Apparate ein Hokuspokus-Gremium nach dem anderen – inzwischen gibt es sogar eigene Schilderkommissionen! Schilder, nicht Schilda! Aber der Kranke ist Nebensache, wie es in einem vom *Spiegel* veröffentlichten Tagebuch eines Kassenarztes heißt.[2]

Immer wieder zeigen Kammern ihren Mitgliedern die Zähne. Wo die »Auffassung obzuwalten scheint«, so ein offizieller Tätigkeitsbericht in Berlin, »dass Ladungen der Ärztekammer oder des Untersuchungsführers« der Berufsgerichtsbarkeit nicht gebührend beachtet werden, wissen die medizinischen Zunftmeister Rat: »Das Berufsgericht hat solches Verfahren in einem Fall als besonders strafverschärfend gewertet.« Ärztliche Berufspolitik, sagte der Arzt und Publizist Hans Halter schon in der Frühzeit ärztlichen Wirtschaftswunderrauschs, »ist eine Methode des Geldverdienens, sie ist eine Möglichkeit des Reisens, der Spesen, der Flucht vor Mutti und den Kindern, der Selbstwertstabilisierung«. Andererseits vertreten die Ärztekammern »weder die Interessen der Ärzte noch gar die der Patienten, mögen sich ihre Funktionäre – in unserem Namen! – auch noch so oft zur Abtreibung, zur Moral, zum Geld oder allem zugleich äußern«.

Weiß die Regierung eigentlich, wie leichtfertig sie Leben und Gesundheit ihrer Bürger aufs Spiel setzt, wenn sie dem Treiben der Weißkittel-Schwadronen nicht endlich einen Riegel vorschiebt? Die *Süddeutsche Zeitung* berichtete aus einem Strategiepapier der Spitzenverbände der Krankenkassen, dass in Zukunft nur »die Leistungen einzukaufen [seien], die medizinisch notwendig und die in der vereinbarten Qualität erbracht werden«. Dazu sollten die Krankenkassen auch Verträge mit einzelnen Arztgruppen schließen können und ihnen Sonderhonorare für eine gute Behandlung zahlen dürfen. Gleichzeitig fordern die Kassenverbände jedoch, schlechte Mediziner und mangelhafte Kliniken von den Geldflüssen abzuschneiden. Es müsse möglich sein, eine »nicht wirksame oder qualitativ unzureichende Leistungserbringung von der Vergütung auszuschließen«, heißt es.[3] Bislang gibt es allerdings keine eindeutigen Feststellungen darüber, was Ärzte können müssen. Das Bundesgesundheitsministerium sollte die gegenwärtige Reformeuphorie dazu nutzen, klare Qualitätsrichtlinien zu erlassen. Nach einer Umfrage der Bertelsmann-Stiftung sehen zwar vier von fünf Medizinern große Qualitätsunterschiede in der medizinischen Versorgung der Bevölkerung, aber – wer tut endlich etwas? Würden nämlich die katastrophalen Qualitätsdefizite im deutschen Gesundheitswesen zumindest so behoben werden, dass der Versorgungsstandard dem

Durchschnittsniveau der übrigen Industriestaaten in der Welt entspräche, ließen sich Rationalisierungsreserven in der Größenordnung von etwa 50 bis 60 Milliarden Euro erschließen.

In Wirklichkeit jedoch steht in Deutschland die Sicherung der Qualität von Ärzten und Kliniken ganz am Anfang. Es gehört zum Markenzeichen der ärztlichen Standesorganisationen, jeglichem Qualitätsvergleich aus dem Weg zu gehen, um ihre Mitglieder nicht vor aller Welt bloßzustellen. In den diversen Vereinsgremien werden zwar auch an Werktagen Sonntagsreden gehalten, bricht eine Flut von Leitlinien, Richtlinien, Orientierungshilfen, Consensus-Konferenzen und Metaanalysen mit praktischen Verordnungsratschlägen über die routiniert vor sich hinwurstelnden Frontschweine im Medizinbetrieb herein – nur richtet kaum jemand seine ärztliche »Kunst« danach aus. Da schreiben sich die Statthalter führender Institutionen im Gesundheitswesen die Finger wund und beschwören das ärztliche Ethos im Namen ihres antiken Vorkämpfers Hippokrates, aber hinter den rissigen Mauern der standesrechtlichen Zwingburgen gleichen die Ärzteorganisationen moralisch einer Mondlandschaft. Sie täuschen uns Fortschritt und Wissenschaft vor, wo Geldgier die Geschäftsgrundlage von Quacksalbern bildet. Während die Wirtschaft knirscht und die Sozialsysteme knacken, ziehen Ärztebarone mit blumigen Verheißungen durchs Land, um auch den letzten Gesunden ihrem krank machenden Waffenarsenal zuzuführen. »Die heutigen Kassenärzte«, schrieb ein niedergelassener Urologe im *Spiegel* in bewusster Pointierung, »verhalten sich wie gierige Ratten – und sie beißen aus Verzweiflung. Noch nicht vor Hunger, aber aus Angst.«[4]

Am Ende werden alle miesen Maschen, Tricks und Mogeleien nichts nutzen, wenn der Ärzte-TÜV Gesetz werden sollte. Dann heißt es Farbe bekennen oder den Job wechseln. Statt wissenschaftliche Fortbildungskongresse zu besuchen, wird heute noch in Abrechnungsseminaren die Hohe Schule der Beutelschneiderei gepaukt. Statt über Problemfälle der Patienten zu grübeln, wird die »Gebührenordnung für Ärzte« (GOÄ) auswendig gelernt.

Fachzeitschriften zur medizinischen Weiterbildung? Fehlanzeige! Die guten und teuren habe er abbestellt, so der Tagebuchschreiber im Hamburger Nachrichtenmagazin. Auf diese Weise spare er ein paar tausend Euro im Jahr. Doch: »Die billigen und kostenlosen Blätter, von der Industrie finanziert, stöbert man ungeduldig durch: Wo stehen die Neuigkeiten über die Gebührenfront?«[5] Gleichwohl – zur Einführung einer effektiven Qualitätskontrolle, mit regelmäßig zu wiederholenden Ergänzungsprüfungen, darf es künftig keine Alternative geben. Denn derzeit gibt es noch viel zu viele eigenbrötlerische Hinterwäldler mit dem Doktortitel, wodurch Millionen deutscher Patienten das Nachsehen haben. Es dauert bei uns im Vergleich zu anderen Ländern unerträglich lange, bis neue, vorteilhaftere Diagnose- und Behandlungsverfahren in die 110 000 häufig recht eigenwillig geführten Ich-AGs der niedergelassenen Ärzte Eingang finden. Professor Dieter Hölzel vom Münchener Klinikum Großhadern rechnete auf dem oben erwähnten Dialogforum der Deutschen Krebsgesellschaft vor, dass beispielsweise die fehlende, über acht Jahre verdrängte Hodenkarzinomtherapie in Deutschland »etwa 1500 Sterbefälle gekostet hat, die vermeidbar gewesen wären«.[6]

Um diese in der Krebstherapie – wie auch in den meisten anderen Bereichen des Gesundheitswesens! – häufig tödlich langsame Ausbreitung des Wissens zu beschleunigen, sind die medizinischen Fachgesellschaften zwar bemüht, Pionierdienste zu leisten, doch die Resultate bei der Umsetzung in die ärztliche Praxis fallen nach wie vor äußerst dürftig aus. Zudem würden, so Professor Hölzel, im Rahmen der Krebsbehandlung pro Jahr 500 Millionen bis 1,5 Milliarden Euro für Medikamente ohne bewiesene Wirkung ausgegeben. An einer speziellen Hürde könnten allerdings auch in Zukunft sämtliche Fortschrittsbemühungen scheitern: »Wir haben regelmäßig verloren«, schildert Professor Kolkmann die Erfahrungen seiner Ärztekammer in Baden-Württemberg, »wenn wir versucht haben, Kolleginnen oder Kollegen oder auch Heilpraktiker, die mit unglücklichen oder unorthodoxen Therapiemethoden Schaden angerichtet haben, vor Gericht zur Verantwortung zu ziehen. Es wird uns regelmäßig vorgehalten, das liegt im Rahmen der Therapiefreiheit.«[7] Eingeschränkt werden optimierte Qualitätsstandards ärztlichen Verhaltens durch die vom Gesetzgeber zugebilligte Therapiefreiheit und das ärztliche Ermessen. Therapiefreiheit heißt, so eine Definition von Professor Dr. med. Eberhard Buchborn, dem ehemaligen Direktor der Medizinischen Universitätsklinik München, »dass der Arzt frei ist von äußeren Reglementierungen in der Wahl seiner diagnostischen und therapeutischen Methoden. Sie ermöglicht ihm, unabhängig von normierenden Standards im Einzelfall diejenigen Methoden zu wählen, die nach seiner Überzeugung unter den angegebenen Umständen den größtmöglichen Nutzen für seinen Patienten erwarten lassen.« Sollten die gesetzlichen Regelungen in dieser Form Gültigkeit behalten, so wäre der Ärzte-TÜV eine Totgeburt. Es wird deshalb entscheidend darauf ankommen, dass der Bundestag zügig eine entsprechende Gesetzesänderung auf den Weg bringt.

In den USA versucht man mit regelmäßigen Facharztprüfungen eine gewisse Fortschrittsgarantie zu gewährleisten; hierzulande gilt die Freiwilligkeit der ärztlichen Fortbildung immer noch als oberstes Gebot: Verpflichtende Qualitätsnormen fürchten die deutschen Ärzte wie der Teufel das Weihwasser. Gleichwohl sei es auch in Deutschland nicht der Willkür des einzelnen Arztes überlassen, das zu tun, was er allein für richtig hält, sagt Professor Christian Herfarth von der Universitätsklinik Heidelberg. Nach seiner Meinung dürften Richtlinien, Daten und Grundwissen nicht außer Acht gelassen werden. »Therapiefreiheit hat sich einzuordnen«, stimmt auch Professor Peter Drings von der Thoraxklinik der Landesversicherungsanstalt Baden-Baden zu, sie sei kein absolutes Maß, dem sich alles andere beugen müsste.[8] Die schleppende Anwendung neuester medizinischer Erkenntnisse macht sich besonders nachteilig für Herzkranke bemerkbar, die in Deutschland häufig unzulänglich behandelt werden. Stefan Schuster vom Herzzentrum Ludwigshafen untersuchte an

54 größeren und kleineren Kliniken, wie Patienten mit akutem Herzinfarkt behandelt werden. Ein Vergleich mit den geltenden therapeutischen Richtlinien ergab, dass nur 29 Prozent der 1303 herzkranken Teilnehmer dieser Studie als »optimal« behandelt gelten konnten; die übrigen mussten – ohne dass ein medizinischer Grund, etwa eine Unverträglichkeit, bestanden hätte – auf mindestens ein wichtiges Arzneimittel, darunter Gerinnsel auflösende Medikamente (Thrombolytika), Betablocker, ACE-Hemmer und sogar Aspirin, verzichten. Unter den weniger intensiv betreuten Patienten ereigneten sich fast doppelt so viele Todesfälle wie unter den optimal behandelten Kranken, obwohl diese schwer wiegendere Störungen aufwiesen.

Um möglichen Missverständnissen in diesem Zusammenhang vorzubeugen: Zwar sieht die gesetzliche Krankenversicherung keine optimale, sondern lediglich eine »notwendige« und »ausreichende« Behandlung bei Krankheit vor; aber zum einen war bei vielen Todesfällen die Behandlung ganz offensichtlich *nicht* ausreichend und daher eine bessere Versorgung notwendig, und zum anderen: Aspirin beispielsweise würden sich vermutlich die meisten Herzpatienten notfalls aus eigener Tasche leisten wollen und können, wenn man ihnen nur erklärte, dass sie mit diesem Allerweltsmittel in vielen Fälle am besten fahren. (Ein ganz persönlicher Hinweis des Verfassers: Täglich 1 Tablette Aspirin Protect 100 kann – vor allem auch für vermeintlich ganz gesunde Menschen – Wunder wirken.) Alle Fernsehzuschauer kennen den obligatorischen Hinweis der Pharmahersteller: »... fragen Sie Ihren Arzt oder Apotheker!« Bedauerlicherweise muss man mit schöner Regelmäßigkeit erleben, dass es mit dem Wissen – oder mit dem Wissenwollen? – nicht immer zum Besten bestellt ist bei unseren jahrelang gedrillten Gesundheitsspezialisten.

Nicola von Lutterotti hat in einem ausführlichen Beitrag in der *Frankfurter Allgemeinen Zeitung* darauf hingewiesen, dass allein ein gewisser Dokumentationszwang in den Krankenhäusern bessere Qualität ergibt. Im zweiten Teil der Untersuchung, auf die hier mit besonderem Nachdruck hingewiesen werden soll, sind die Ludwigshafener Herzspezialisten der Frage nachgegangen, inwieweit sich die Infarkttherapie durch eine genaue Dokumentation der medizinischen Verordnungen verbessern lässt. Die an der Studie beteiligten Ärzte wurden daher ermuntert, jede therapeutische Maßnahme im Detail festzuhalten und zu begründen. Wie der Studienleiter Stefan Schuster auf einer Tagung der Deutschen Gesellschaft für Kardiologie in München berichtete, nahm die Qualität der Behandlung daraufhin deutlich zu. So mussten die insgesamt 2800 Infarktpatienten dieser Untersuchung bedeutend seltener ohne guten Grund auf eine Therapie mit Betablockern, ACE-Hemmern und Aspirin verzichten als jene 1303 Herzkranken aus der Pilotstudie. Die Häufigkeit von bedrohlichen Zwischenfällen, etwa Gehirnschlägen, weiteren Infarkten und einer Herzmuskelschwäche, ging erheblich zurück – und damit natürlich auch die Zahl der Todesfälle. Das Ergebnis dieser eindrucksvollen Untersuchungen der Ludwigshafener Kardiologen hat gezeigt, dass »eine größere Transparenz medizinischer Maßnahmen zu einer deutlichen Verbesserung der Versorgung« führt. Einen wesentlichen Grund hierfür sieht Schuster in der durch die Dokumentation bewirkten »besseren Vergleichbarkeit der Behandlungsergebnisse, die ihrerseits einen erheblichen Konkurrenzdruck zu Folge hat«. Als äußerst vorteilhaft bewertete der Ludwigshafener Kardiologe Schuster außerdem den im Verlauf der Untersuchungen beobachteten intensiveren Gedankenaustausch zwischen den Hospitälern. »Wurden etwa an einem Krankenhaus vergleichsweise hohe Sterberaten beobachtet, haben sich die betreffenden Kardiologen zusammen mit den Kollegen anderer Hospitäler um eine Klärung der hierfür verantwortlichen Ursachen bemüht.«[9]

Die Mehrheit der deutschen Klinikgeschäftsführer erkennt zwar die tief greifenden Umwälzungen im Krankenhauswesen, die vor allem vom steigenden Kostendruck, vom verschärften Wettbewerb sowie von erheblichen Personalengpässen ausgehen. Gleichwohl empfinden sie diese Entwicklung kaum als bedrohlich und haben bisher auch nur mäßig auf die veränderten Rahmenbedingungen reagiert. Wie eine Studie[10] der beiden universitätsnahen Beratungsgesellschaften Gebera, Köln, und Team Steffenhagen, Aachen, über die Herausforderungen für Krankenhäuser ergeben hat, zeigten sich die befragten Krankenhausmanager sogar betont optimistisch. Doch verschleiert nach Ansicht dieser beiden Institute die sachlich nicht zu erklärende Zuversicht häufig die tatsächlich vorhandene Konzeptlosigkeit.

Von einer strategischen und betriebswirtschaftlichen Herangehensweise an die Veränderungen könne in den meisten untersuchten Kliniken keine Rede sein, stellen die geschäftsführenden Gesellschafter der beiden Unternehmen, Peter Borges und Ralf Schmidt, fest. Infolge der zu beobachtenden Managementdefizite droht nach ihrer Einschätzung eine Vielzahl der Kliniken von den Umbrüchen überrollt zu werden.

Als ein Beispiel für das Auseinanderklaffen von Anspruch und Wirklichkeit wird die Einführung der so genannten Fallpauschalen genannt. Die meisten der befragten Klinikchefs sehen einen steigenden Kostendruck für ihr Haus, erwarten eine Marktbereinigung in der Krankenhausbranche und fürchten auch eine zunehmende Verlagerung stationärer Leistungen in den ambulanten Bereich der niedergelassenen Ärzte. All dem werde aber relativ gelassen entgegengesehen. So werde zwar bei etwas mehr als 60 Prozent der befragten Häuser an Strategien gearbeitet; doch ein systematisches Strategiecontrolling erfolge kaum. Auch die in anderen Branchen selbstverständliche Analyse des Wettbewerbsumfelds sei bei nur jedem fünften der überhaupt strategisch planenden Häuser üblich. So passiert es nach den Worten von Borges und Schmidt, dass sich Häuser innerhalb einer Region auf dieselben vermeintlich attraktiven Fachgebiete spezialisieren, andere Abteilungen wie beispielsweise die Geburtshilfe aber aufgegeben werden, sodass hier eine Mangelsituation entstehen kann. Durchgeführt wurde die Studie in fast 170 größeren Krankenhäusern mit jeweils mehr als 200 Betten.

8. Machtwächter in der Medikamentenfalle

Patienten – Versuchskaninchen und Melkkühe

Immer wenn der Enkel seine Großmutter besuchte, klagte sie über Herzprobleme: Schwächeanfälle, Übelkeit, bisweilen auch Desorientiertsein. Obwohl sie über Jahre täglich mehrere Tabletten schluckte, stellte sich keine Besserung ein – im Gegenteil: Der Gesundheitszustand der Greisin wurde zusehends schlechter. Eines Tages schaute der Enkel, ein renommierter Medizinprofessor und Arzneimittelspezialist, wieder einmal bei seiner Oma vorbei – und, o Wunder, die alte Dame fühlte sich pudelwohl und war beschwerdefrei. »Hat dir der Arzt endlich die richtigen Tabletten verschrieben?«, fragte der erstaunte Mediziner. Doch seine Oma erwiderte nur: »Ach was, mein Doktor ist doch vor kurzem gestorben!«

Diese kleine, aber wahre Geschichte erzählte kürzlich Professor Dr. Manfred Wehling, Direktor des Instituts für Klinische Pharmakologie am Klinikum Mannheim der Universität Heidelberg, dem Reporter einer großen deutschen Tageszeitung. Sie wirft ein Schlaglicht nicht nur auf den Umgang mit Medikamenten, sondern sie löst auch viele Fragen aus – beispielsweise: Ist man ohne Arzt oft besser dran? Kann man ihm überhaupt noch vertrauen? Wie können Risiken und unerwünschte Nebenwirkungen bei Medikamenten reduziert werden? Warum kommen immer mehr – vor allem neue – Medikamente auf den Index und müssen in bundesweiten Rückrufaktionen von den Herstellern in zunehmend kürzeren Abständen aus den Apotheken wieder entfernt werden, obwohl sie doch nach zehnjähriger Entwicklungszeit an unübersehbaren Massen von Ratten und Mäusen getestet wurden und bis zur Marktreife im Schnitt 500 Millionen Euro Entwicklungsgelder pro Medikament verschlungen haben?

Wie katastrophal die Ärzteausbildung insbesondere im Pharmabereich ist, machte Professor Dr. med. Jürgen C. Frölich vom Institut für Klinische Pharmakologie an der Medizinischen Hochschule Hannover auf einem Gesundheitsforum der *Süddeutschen Zeitung* besonders drastisch deutlich: Wie mancher Arzt auf Patienten losgelassen werde, das sei etwa so, als würde man einen Führerscheinaspiranten kurz nach der Prüfung nicht ans Lenkrad eines Autos setzen, sondern an den Steuerknüppel einer Boeing 747. Mehr als die Hälfte aller Todesfälle, die durch unerwünschte Nebenwirkungen von Medikamenten verursacht werden, könnte durch bessere Aus- und Weiterbildung der Ärzte vermieden werden. Frölich verwies dabei auf eine wissenschaftliche Untersuchung, die er bei 160 Ärzten durchführte, die im Bereich Innere Medizin seit durchschnittlich drei Jahren in der Klinik tätig waren. Mit einem simplen Fragebogen wollte er herausfinden, welche Anfangsdosierung bei den 17 am häufigsten im Krankenhaus verwendeten Arzneimitteln einem bestimmten Patienten (46 Jahre alt, 65 Kilo schwer, mit normaler Nieren- und Leberfunktion) verordnet wird. Ein Kinderspiel, wie Professor Frölich zur Illustration des Schweregrads seiner Untersuchung hinzufügte – allerdings nicht für die 160 befragten Klinikmediziner; denn was als Ergebnis herauskam, war erschreckend: Weniger als 50 Prozent aller Antworten waren richtig! »15 Prozent der Ärzte hatten grotesk zu niedrig dosiert, fünf Prozent viel zu hoch. 32 Prozent der Fragen wurden gar nicht beantwortet.«[1]

Da ist es kein Wunder, wenn in der Öffentlichkeit der Eindruck entsteht, dass Medikamente immer gefährlicher werden. Zahlreiche Experten sprechen bereits von »Pharmagranaten mit Zeitzündern«. Die Gründe liegen auf der Hand: Zum einen haben immer mehr Medikamente einen ungewöhnlich hohen Wirkungsgrad – nach dem Motto: Wenn schon, denn schon! Entsprechend gravierend sind die unerwünschten Nebenwirkungen. Hinzu kommen die Wechselwirkungen mit anderen Medikamenten: Die lebensbedrohlichen Risiken erhöhen sich mit der Zahl der eingenommenen Mittel, da aufgrund unterschiedlichster Wirkmechanismen die Effekte im Organismus gebremst oder – was noch viel gefährlicher ist – in eine Turboladung verwandelt werden; wieder andere Medikamentenkombinationen heben sich in ihrer Wirkung völlig auf, sodass in lebensbedrohlichen Fällen die Hilfe neutralisiert wird. Wenn von solchen und ähnlichen Interaktionen mehr als die Hälfte aller Ärzte keinen blassen Schimmer hat, leuchtet es schließlich jedem Grundschüler ein, dass sich infolge der alarmierenden Wissensdefizite zahlreiche Krankheiten verschlimmern und Patienten immer öfter gerade an dem Medikament sterben, das eigentlich ihre Gesundheit wiederherstellen sollte.

Die Ohnmacht der deutschen Medizin offenbart sich am deutlichsten in mangelndem Wissen – und im mangelnden Gewissen beim Umgang mit dem, was man weiß (vor allem mit dem, was man nicht weiß). Ein Arzt, der ständig Laborwerte oder Röntgenbilder einzuschätzen hat, trägt hohe Verantwortung für viele Patienten. Wenn er das Risiko nicht korrekt bestimmt, wird womöglich eine notwendige Behandlung unterlassen oder eine überflüssige Therapie mit schweren Nebenwirkungen eingeleitet. Vor diesem Hintergrund ist es fatal, dass die Akteure im Gesundheitswesen oft nicht in der Lage sind, den Patienten ihr persönliches Erkrankungsrisiko richtig zu benennen. Das fanden jedenfalls Gerd Gigerenzer und Ulrich Hoffrage vom Max-Planck-Institut für Bildungsforschung in Berlin heraus. Ihren Ergebnissen zufolge überschätzten 19 von 20 Aids-Beratern an deutschen Gesundheitsämtern das tatsächliche Risiko.[2] Die beiden Wissenschaftler stießen auf noch erschreckendere Wissenslücken: Nur 16 Prozent der befragten Ärzte vermochten das Brustkrebsrisiko von Frauen statistisch richtig zu bestimmen; die Patientinnen von 84 Prozent der befragten Ärzte wurden mit falschen Resultaten nach Hause geschickt. Bei jüngeren Ärzten ist nahezu jede zweite Diagnose falsch, bei erfahrenen Klinikärzten immerhin noch jede fünfte, fand Christian Ohmann, Leiter des Funktionsbereichs Theoretische Chirurgie der Universität Düsseldorf, heraus. Nach Ansicht von Radiologen gelten bis zu 50 Prozent aller Röntgenuntersuchungen als überflüssig. Umfassende Statistiken existieren zwar in Deutschland nicht, doch vereinzelte Studien weisen erschreckende Zahlen auf. Nach Angaben der Public Health Research Group in den USA sind 25 Prozent aller Untersuchungen unnötig, 50 Prozent aller Komplikationen und 35 Prozent aller Sterbefälle als Folge von Operationen wären vermeidbar. Deutsche Zahlen sind zum Teil noch deprimierender: Nicht notwendige, aufgrund falscher Diagnosen verursachte Eingriffe werden fast allen klinischen Fachgebieten vorgeworfen. So soll jede zweite Gebärmutterentfernung überflüssig sein, 40 Prozent aller Operationen an Eierstöcken und Eileitern. Nach einer Schweizer Studie liegt die Häufigkeit chirurgischer Eingriffe beim normalen Patienten im Durchschnitt um 33 Prozent höher als beim Patienten Arzt – bei Mandelentfernungen sind es 47 Prozent mehr Operationen, bei Leistenbrüchen 53 Prozent, und sogar 84 Prozent sind es bei Gallenblasenerkrankungen. Ob allein die Angst des Arztes vor dem Arzt der Grund ist, verschweigt die Studie.

Mehr als in allen anderen Wissensbereichen ist medizinisches Wissen weitgehend unsicher – schlimmer noch: Medizinisches Wissen ist beliebig. Es wird mittlerweile höchst unzureichend aus Erfahrungswissen gestützt, ändert sich alle naselang, manchmal beinahe von einem Jahr zum anderen. Vor allem: Medizinisches Wissen ist von Arzt zu Arzt verschieden – worauf der eine schwört, das verteufelt der andere (diese peinliche Beobachtung lässt sich vor allem immer dann machen, wenn der andere Arzt ein Konkurrent ist). Informationen über Gesundheit und Krankheit, über Diagnose- und therapeutische Behandlungsmethoden sind nicht gleichzusetzen mit sicherem Wissen – im Gegenteil: Aus jüngsten Fachpublikationen der Ärzteschaft geht hervor, dass nur 21 Prozent aller medizinischen Verfahren im deutschen Gesundheitswesen mit Daten belegbar sind, obwohl etwa 80 Prozent der Ärzte von sich behaupten, »evidence based« zu handeln.[3] (Um sich den Anschein von Wissenschaft zu geben, verwenden Ärzte heute immer häufiger englische Ausdrücke, und zwar auch deshalb, weil sie meistens gar nicht wissen, wie die von ihnen angewandten Diagnose- und Behandlungsmethoden in deutscher Sprache heißen.) Die stereotype Aufforderung im Werbefernsehen: »... und fragen Sie Ihren Arzt oder Apotheker«, ist – von rühmlichen Ausnahmen abgesehen – häufig ziemlich sinnlos. Eher müsste der Hinweis lauten: Fragen Sie in jedem Falle Ihren Apotheker – denn die meisten Ärzte haben den Beipackzettel eines Medikaments gar nicht gelesen, sodass sie auch nicht wissen können, was drin steht. »Nicht die Evidenz-basierte Medizin flattert auf dem Banner der deutschen Medizin, sondern immer noch die Autoritäts-orientierte, in Schulen wurzelnde Medizin«, erklärte Dr. med. H. Raspe (Lübeck) in der *Münchner Medizinischen Wochenschrift*. »Aber Autorität alleine reicht nicht mehr aus; die Evidenz des medizinischen Fortschritts wird durch international standardisierte Studien begründet [davon gibt es mittlerweile mehr als 1000! – der Verfasser] und nicht per ordre di mufti ...« Wie brutal daneben Koryphäenmeinungen oft liegen können, geht aus den zahlreichen Medizin- und Arzneimittelskandalen der letzten Jahre hervor, die nicht selten durch derartige Expertenabsonderungen verursacht wurden, wie auch im Verlauf dieses Kapitels noch ersichtlich wird.

Die meisten dieser Richtlinien und Regelwerke, welche die Medizin heute überfluten und »mehr eine Laborsituation als das wahre Leben beschreiben«, sind mit wissenschaftlichem Beiwerk verbrämte Korsettstangen für die Alltagsmedizin: ein ständiger Hochseilakt für den praktizierenden Arzt, ohne jede Absicherung für den gutgläubigen Patienten. Himmelweit entfernt von verantwortungsbewusster Heilkunde, die noch immer vorgibt, sich an den hehren Grundsätzen antiker Vorbilder zu orientieren, ist die »Evidenz-basierte« Medizin nichts anderes als Anleitung zur

Gewinnmaximierung. Damit verwandelt sich ein altehrwürdiges Handwerk in einen Geisterfahrer auf belebter Autobahn und produziert mit beängstigender Geschwindigkeit ständig wachsende Berge von Toten, Verletzten und zeitlebens Verkrüppelten. Das unabhängige *Arznei-Telegramm* berichtet seit mehr als drei Jahrzehnten in seinen monatlich erscheinenden Ausgaben regelmäßig und in zunehmender Häufigkeit über bereits eingetretene oder sich gerade abzeichnende Katastrophen im Arzneimittelbereich, die alle unter Rubriken wie Fiasko, Absturz, Fälschung und Korruption einem tödlichen Kartell zuzurechnen sind – obwohl sämtliche Medikamente und ihre Wirkstoffe vor ihrer behördlichen Zulassung und ihrer Anwendung beim Menschen als absolut sicher deklariert werden. Für die rund 10 000 neuen Medikamente des letzten Vierteljahrhunderts wurden weltweit etwa 4000 Milliarden Euro als Forschungs- und Entwicklungskosten – letztlich aus den Taschen von Beitrags- und Steuerzahlern – eingesetzt und zum überwiegenden Teil verschleudert. Und trotz unzähliger tierexperimenteller Untersuchungen sind unvorstellbare Patientenströme durch nebenwirkungsreiche beziehungsweise vom Arzt falsch verordnete Medikamente in Mitleidenschaft gezogen worden: Vorsichtigen Schätzungen zufolge sind allein in Deutschland seit Inkrafttreten des Arzneimittelgesetzes im Jahre 1978 bis zum Jahr 2003 mehr als 9,5 Millionen Bundesbürger zu Tode gekommen oder für den Rest ihres Lebens körperlich und geistig geschädigt worden. Der volkswirtschaftliche Schaden in Deutschland dürfte sich dabei auf weit über eine Billion Euro belaufen.

Immer mehr Ärzte und Wissenschaftler begreifen, dass tierexperimentelle Studien, die den Menschenversuchen in den Kliniken vorgeschaltet sind, kranke Menschen nicht vor Schaden bewahren, sondern ihnen eine verhängnisvolle Scheinsicherheit vorgaukeln. Zunehmend wird klar, dass Tierversuche vor allem der juristischen Abwehr von Schadenersatzansprüchen bei Todesfällen und geistiger oder körperlicher Invalidität durch die Einnahme pharmazeutischer Präparate dienen. Die Pharmahersteller versuchen mit Tierexperimenten die gesetzlichen Auflagen zu erfüllen, alles Menschenmögliche und wissenschaftlich Gebotene getan zu haben, ihrer Sorgfaltspflicht nachgekommen zu sein und aus diesem Grunde nicht haftbar gemacht werden zu können, falls ihre Produkte zum Tode oder zur Invalidität führen. Die Pharmaunternehmen verweisen also stets auf behördliche Vorschriften, wenn sie mit den irritierenden Testergebnissen aus Tierversuchen konfrontiert werden. Die gesetzgebenden Gremien wiederum erklären übereinstimmend, dass sie ihre diesbezüglichen Entscheidungen getroffen haben auf Drängen von Unternehmern und medizinisch-pharmakologischen Wissenschaftlern. So schützt das Arzneimittelgesetz zwar die Pharmakonzerne, Landes- und Bundesbehörden vor Schadenersatzansprüchen geschädigter Bürger, lediglich die betroffenen Patienten sind gewissermaßen Freiwild von Industrie und Wirtschaft innerhalb des Gesundheitswesens. Deshalb sollte es an der Zeit sein, den Schutz des Bürgers erneut – und diesmal in ehrlicher Absicht – auf die parlamentarische Tagesordnung zu setzen. Die »Contergan«-Katastrophe führte in Deutschland zum ersten Arzneimittelgesetz, zum 50-jährigen Jubiläum dieser Teufelsdroge, die seinerzeit an Hekatomben von Tieren getestet worden war. Der wissenschaftliche Ansatz, Tiere als Stellvertreter des Menschen einzusetzen, ist gescheitert; kreativen und fantasiebegabten Köpfen in Medizin und Pharmazie wird es möglich sein, an Stelle einer anachronistischen und sinnlosen, ja geradezu mittelalterlich anmutenden Wissenschaftsmethode eine Strategie zu entwickeln, die es vor allem auch ermöglicht, Medikamente gegen die bislang unbesiegten Menschenkiller – wie zum Beispiel Krebs und Herzinfarkt – zu entwickeln. Wäre die Jahrhundertdroge Aspirin tierexperimentell getestet worden, so würde es sie heute nicht geben. Wie viele für Menschen lebensrettende Medikamente sind in den letzten hundert Jahren auf dem Müll gelandet, weil sie den Test an Ratten und Mäusen, Hunden, Katzen und Meerschweinchen nicht bestanden haben?

Zahlreiche Mediziner halten es inzwischen für sehr wahrscheinlich, dass im Durchschnitt betrachtet jeder praktizierende Arzt

– das sind in Deutschland 140 000 Kliniker und 130 000 niedergelassene Ärzte – jedes Jahr mindestens einen Toten und zehn Schwerkranke »produziert«, durch Verordnung von Medikamenten letztlich im guten Glauben zum Totschlag angestiftet wird. 270 000 Tote und 2,7 Millionen Schwerkranke jährlich – verschuldet durch ehrbare und gewissenhafte, aber miserabel in Arzneimittelkunde ausgebildete deutsche Ärzte! Ist das kein guter Grund, öffentlich darüber nachzudenken? »Zwei Drittel aller Patienten schlucken tagtäglich durchschnittlich vier Pillen. Da muss es – zumindest theoretisch – zu Interaktionen [man könnte auch Zwischenfälle sagen – der Verfasser] kommen«, sagte auf dem bereits erwähnten Gesundheitsforum der *Süddeutschen Zeitung* Professor Wehling, dessen Großmutter noch mal Glück im Unglück hatte. Ausschlaggebend für die richtige Behandlung mit Medikamenten ist daher eine gezielte und wohlüberlegte Anwendung statt der heute allenthalben bevorzugten Schrotschusstherapie. »Die Kunst der Therapie besteht eben darin, die speziellen Eigenschaften des Patienten zu berücksichtigen«, bestätigte auch der zuvor schon zitierte Professor Frölich. Erst dann könnten die richtigen Medikamente maßgeschneidert verordnet werden. Da unsere Ärzte jedoch immer weniger von immer mehr Arzneimitteln wissen, geht der Trend paradoxerweise hin zu mehr Medikamenten – etwa nach dem Motto: Viel hilft viel! Aber einer wachsenden Anzahl Patienten verhilft diese unwissenschaftliche und künftig vermutlich auch justitiable Behandlungsmethode zu ständigem Siechtum, zu ständiger Medikamentenabhängigkeit, nicht selten zu vorzeitigem Tod. Der ehemalige Präsident der Bundesärztekammer, Professor Karsten Vilmar, hat vor einigen Jahren einmal die öffentlichen Gemüter erhitzt, als er vom »sozialverträglichen Frühableben« sprach – was mag der Ärzteboss mit dieser erstaunlich mutigen Anmerkung wohl gemeint haben?

Da nun also der Durchschnittsarzt von Medikamenten erschreckend wenig Ahnung zu haben scheint – noch katastrophaler als bei Ärzten im Krankenhaus ist die entsprechende Situation bei den niedergelassenen Ärzten –, müssen die Arzneimittel sicherer werden. Trotz ihrer gesetzlich verbrieften Therapiefreiheit muss den Ärzten gesagt werden: Steckt euren Patienten vor allem nicht bei jeder Bagatellerkrankung ein paar pharmazeutische Handgranaten in die Tasche! Verschreibt ihnen stattdessen angemessen wirksame Medikamente! Das fordert seit Jahren der angesehene Münchener Arzt und frühere Pharmamanager Dr. med. Klaus-Eberhard Haase. In einem ausführlichen Schreiben an das Bundesgesundheitsministerium wies Dr. Haase als ehemaliges Mitglied der für das Arzneimittelwesen zuständigen Transparenzkommission darauf hin, dass es – wie der frühere Minister Horst Seehofer einmal zum Ausdruck brachte – »medizinisch und ökonomisch schwachsinnig sei, billige Arzneimittel durch teurere und schwächer wirksame durch stärker wirksame zu ersetzen«. Seehofer habe seinerzeit aus diesen Gründen der Positivliste eine Absage erteilt und das Institut für Arzneimittel in der Krankenversicherung aufgelöst.

Wie begründet die Warnungen vor einer Ausgrenzung schwächer wirksamer Arzneimittel und einer Marktbereinigung nach US-Vorbild sind, belegen in alarmierender Weise inzwischen vorliegende Erhebungen aus den Vereinigten Staaten: Der amerikanische Mediziner Pomeranz und seine Mitarbeiter[4] schätzen die Zahl der Todesfälle infolge unerwünschter Arzneimittelnebenwirkungen allein bei Krankenhauspatienten auf mehr als 100 000 pro Jahr – das sind 4,6 Prozent aller Todesfälle und damit eine der häufigsten Todesursachen in den USA. Die Anzahl ernsthafter Nebenwirkungen allein in amerikanischen Krankenhäusern liegt demnach bei über 2 200 000. Ausgewertet wurden im offiziellen Organ der US-Ärzteschaft nur solche unerwünschten Nebenwirkungen, die bei korrekter Medikamentenanwendung aufgetreten sind. Zuvor hatten bereits andere Mediziner[5] die jährlichen Kosten für arzneimittelbedingte Krankheiten und Todesfälle in den USA auf durchschnittlich 76,6 Milliarden Dollar geschätzt. Dr. Haase weist in diesem Zusammenhang darauf hin, dass wir »bei einem Verhältnis der Einwohnerzahlen USA : Deutschland von etwa 3 : 1, wenn unser Markt nach dem Vorbild der USA ›bereinigt‹ und dann mit USA vergleichbar wäre – [das erklärte Ziel der rot-grünen Bundesregierung, die Kosten sparen und Qualität steigern möchte – der Verfasser], annäherungsweise mit mehr als 30 000 Toten und 700 000 schweren Nebenwirkungen zu rechnen« hätten. Haase weiter: »Ein Drittel der in den USA für Arzneimittelnebenwirkungen anfallenden Kosten [also etwa 25 Milliarden Dollar] überträfe die gesamten Arzneimittelausgaben der gesetzlichen Krankenversicherung.«[6] Diese Zahlen sind so gravierend – nach einem kritischen Editorial des *Journal of the American Medical Association* »selbst unter Berücksichtigung möglicher Schätzfehler viel häufiger als bisher vermutet«[7] –, dass Einwände nicht über das grobe Missverhältnis zwischen vermeintlichen Einsparungen und zu erwartenden Mehrbelastungen hinwegtäuschen. Im Einklang mit der noch immer gültigen Regel: »Je wirksamer ein Medikament, desto risikoreicher«, spricht alles dafür, dass den US-Patienten wahrscheinlich risikobehaftetere Arzneimittel verordnet werden, als es bei uns gegenwärtig noch der Fall zu sein scheint; schließlich kann der Arzt nur verordnen, was am Markt verfügbar ist.

Wie es scheint, lassen gegenwärtig sowohl die Bundesregierung als auch die Arzneimittelkommission der Deutschen Ärzteschaft alle negativen internationalen und nationalen Erfahrungen außer Acht und forcieren stattdessen ebenso risikoreiche wie kostenintensive Arzneimittelstrategien. Allein die Kosten, die bei 700 000 Krankenhauseinweisungen wegen unerwünschter Arzneimittelnebenwirkungen entstehen würden, beliefen sich auf mindestens 2,1 Milliarden Euro.[8] Und sind erst neue Medikamente entwickelt, werden sich auch die dazu passenden Krankheiten finden lassen. So folgen gegenwärtig körperdysmorphe Störungen den so genannten Lifestyle-Medikamenten wie die Kutsche den Pferden. Das *Deutsche Ärzteblatt* meldete eine »sprunghafte Zunahme« von Patienten, die ihren Arzt zur Verschreibung solcher den »psychosozialen Schönheitsidealen der westlichen Zivilisationsgesellschaft« entsprechenden Medikamenten drängen. Man verlangt nach Schönheit durch Pillen und dem Jungbrunnen als Spraydose; unvorteilhaftes Aussehen und Altern sollen als (kassenfinanzierte!) Krankheiten gelten. Die »dermatologische Kosmetologie« hat man in Fernsehen, Magazinen und Internet so thematisiert, dass in Verbindung mit der »Zulassung von modeabhängigen Lebensgenussmedikamenten für Haarwachstum, Potenz und Gewichtsreduktion« der Behandlungsbedarf rasch stieg. Viele Patienten beschäftigen sich übermäßig mit einem oft nur eingebildeten Mangel, schämen sich, meiden die Öffentlichkeit und entwickeln eine regelrechte Menschenfeindlichkeit. Und was diese bedauernswerten Geschöpfe von ihren Ärzten empfohlen oder verschrieben bekommen, ist nicht etwa an den Reichen und Schönen dieser Welt ausprobiert worden, sondern an Hamstern, Mäusen und Ratten – und zwar so lange, bis die Versuchstiere quietschten und epileptisch zuckend eingingen. Was hier jedoch allein von Bedeutung ist: Die modischen Medikamente werden ihre wenig segensreichen Nebenwirkungen mit tödlicher Sicherheit entfalten; vielleicht mag es dann dem einen oder anderen tröstlich erscheinen, dass am Ende der medikamentösen Experimente stets auch die Ratten krepieren.

Mehr als 85 Prozent aller Krankheiten sind so genannte Bagatellerkrankungen. Sobald die Pläne der rot-grünen Bundesregierung umgesetzt werden, wird man jedoch schwach wirksame, also angemessen wirksame Arzneimittel auf Kassenrezept nur noch im Ausnahmefall erhalten. Schnupfen, Husten und ein bisschen zu viel Speck um die Hüften – mit den »bunkersprengenden Innovationen« chemisch-pharmazeutischer Global Player ist künftig auch im Gesundheitsbereich tabula rasa angesagt. Und Gegenwehr wird, wenn es erst einmal so weit gekommen ist, kaum noch möglich sein. Dass Übles vor sich geht, ahnten die kritischen Pharmaexperten des Berliner Ärzte-Infodienstes *Arznei-Telegramm* schon lange: Mit dem Cholesterinsenker Lipobay etwa musste »etwas faul« sein. Das war vor drei Jahren. Inzwischen gibt es weltweit eine unbekannt hohe Zahl an Toten und lebenslang Behinderten (Dialyse macht das Überleben möglich, falls die Plätze reichen), aber wen interessiert das schon? Zu diesem Zeitpunkt harren mehr als 500 massive, zumeist gentechnisch aufgemotzte Medikamentenkaliber in den Pipelines der Pharmamultis ihrer medizinischen Mission auf einen erwartungsvollen Weltmarkt. Falls unsere Ärzte und Arzneimittelbehörden so kreuzbrav mitspielen wie in der Vergangenheit, wird so manch einer der Patienten Grund haben, mal wieder nach Heinrich Heine zu greifen: »Denk ich an Deutschland in der Nacht ...«

Die Sicherheit von Arzneimitteln wird die Öffentlichkeit in den nächsten Jahren vermutlich weitaus mehr beschäftigen als terroristische Anschläge mit B- und C-Waffen. Terrorismus mit tödlichen Kampfstoffen wird in der Regel lokal begrenzt sein; vor dem Medizinterror mit tödlichen Wirkstoffen aus der chemisch-pharmazeutischen Industrie, jenem Wirtschaftskomplex, der im letzten Jahrhundert auch für die Entwicklung aller chemischen und biologischen Kampfstoffe verantwortlich zeichnete, gibt es kaum ein Entrinnen. Es sei denn, wir würden den Anfängen wehren und den Pharmamultis rechtzeitig und energisch genug entgegentreten. Medizinterror nähert sich auf leisen Sohlen – wer mag schon einen Gedanken darauf verschwenden, dass ausgerechnet der Arzt ein Handelsagent dieser verschworenen, ganz auf Profit getrimmten Ordensgemeinschaft sein könnte? Als verdeckter Ermittler eines weitgehend im Verborgenen blühenden Zweckbündnisses zwischen Pharmaindustrie und Ärzteschaft kann der Hausarzt am unauffälligsten nach dankbaren und willfährigen Patienten Ausschau halten, die seiner segensreichen Wundermittel auch in Zukunft teilhaftig werden wollen. Mit welch scharfer Munition auch seitens der ärztlichen Standesorganisationen in nächster Zeit gerechnet wird, wird aus einer Bemerkung ersichtlich, die schon vor einigen Jahren in Medizinerkreisen Furore machte: Ein Vorstandsmitglied der Kassenärztlichen Bundesvereinigung empfahl den 130 000 niedergelassenen Ärzten für den Umgang mit den stark wirksamen Arzneimitteln künftig einen »Waffenschein«. Was kann einer von hundert Ärzten schon ausrichten, wenn der heimliche

Pharmakrieg erst einmal erklärt ist? Dieses armselige Häuflein von einem Prozent meldewilliger Ärzte (bei unerwünschten Arzneimittelnebenwirkungen) wird am Ende auch noch die Segel streichen – nach der Devise: Nichts sehen, nichts hören, nichts sagen. Und das alles um des lieben Geldes willen. Immerhin ist ein Arzt auch nur ein Mensch: Er will eine Familie gründen, ein Häuschen bauen, vielleicht auch zwei oder drei, eine Yacht sein Eigen nennen, zwei- bis dreimal Urlaub machen, nun ja, eben das Übliche. Was heißt da schon, er sei ein »guter Arzt«?

Der Ehrliche ist auch im Gesundheitswesen der Dumme. Versuchen kann man's ja mal. Es klappt mit der weißen Kohle zwar nicht immer, aber immer öfter: Der Chefarzt eines großen Krankenhauses in Dortmund ließ seine Verwaltung für einen einzigen Patienten eine Rechnung von 1 350 000 D-Mark an die Deutsche Krankenversicherung (DKV) in Köln schicken.[9] Die Versicherung wurde stutzig, hinterfragte, hakte nach, drohte am Ende mit dem Staatsanwalt – und siehe da: Statt der 1,35 Millionen für einen Patienten, der nach 20 Tagen auch noch gestorben ist, gab sich der Weißkittel am Ende mit ganzen 31 500 Mark zufrieden. Aber wie gesagt: Meistens ziehen die Kassen den Kürzeren. Ein andermal fühlte sich dieselbe DKV gleich von einer ganzen Horde weißer Magier geleimt – es ging immerhin um mehr als fünf Millionen D-Mark.[10] Diesmal sprang den Weißkitteln – wiederum meist Chefärzte – ein verständnisvoller Staatsanwalt aus Saarbrücken zur Seite. Dieser befand: »Da sich der Geschäftsbetrieb der Beschuldigten [die Ärzte hatten sich von einer professionellen Abrechnungsstelle beraten und vertreten lassen – der Verfasser] nicht auf im Ganzen erfundene Vorgänge bezieht, sondern auf tatsächlich vorgenommene Krankenbehandlungen ... war das Verfahren gemäß § 170 II StPO einzustellen.« Auf 127 Seiten hat der pfiffige Jurist alle Register gezogen, deren er habhaft werden konnte. Dabei zitierte er auch Gerichtskommentare, die selbst er als abwegig ansah – man kann ja nie wissen. Und so stellte der Saarbrücker Staatsanwalt fest: »Zu weit ist zwar die Ansicht, wonach ›im Zweifelsfall die vom abrechnenden Arzt vertretene, noch so abwegige Meinung als noch vertretbar anzusehen‹ sei (so Schubert ZRP01, 104f.), denn abwegige Meinungen sind gerade nicht mehr ernsthaft vertretbar. Die Ansichten der Beschuldigten werden jedoch so lange im Strafprozess hinzunehmen sein, wie sie sich nachvollziehbar auf Ansichten von Fachleuten oder Gerichten stützen können.« Da sieht man mal wieder, was sich mit »Ansichten«, und seien sie noch so abwegig, alles erreichen lässt. Die Deutsche Krankenversicherung in Köln musste schließlich die Segel streichen, obgleich die Sache, um die es ging, zum Himmel stinkt. Auch die Geschäftsleitung der größten privaten Krankenversicherung Europas hat sich im Interesse ihrer Versicherten heftig ins Zeug gelegt – aber, so der Staatsanwalt, auch Einschätzungen wie »unsittliche Wucher-GmbH«, »Schamlosigkeit« beim Ausschöpfen von Liquidationsmöglichkeiten oder »Gebührenakrobatik« seien keine Kriterien, »die sich ohne weiteres auf den Betrugstatbestand übertragen lassen«. Das staatsanwaltschaftliche Ermittlungsverfahren »mit dem wohl längsten Einstellungsbescheid in der Geschichte des Saarlandes«[11] bezeichnete die *Saarbrücker Zeitung* als einen »Freispruch erster Klasse«.

Doch bundesdeutscher Boden eignet sich nicht nur in idealer Weise für finanzielle Weißkittel-Transaktionen, sondern in noch weit größerem Umfang als Testarena für internationale Biotech- und Pharmakonzerne. Zwar will uns niemand meucheln wie Taliban & Co., allerdings will man stattdessen nur unser Bestes – unser Geld. Gerhard Schröder und seine Getreuen werden dabei Schützenhilfe leisten wie in der Vergangenheit. Die Palette der Mitwirkungsmöglichkeiten reicht vom mittelalterlichen Ablasshandel bis zum großzügigen Gewährenlassen – Hauptsache, es kommt was dabei rum. Und falls es künftig nicht mehr Tote und invalide Patienten gibt als zur Zeit, wird der Bundeskanzler damit leben können – er kann es ja heute auch schon.

Das sagenhafte Pillenimperium, in dem die Sonne nicht unter-, aber ständig ein neuer Strauß Arzneimittelblüten aufgeht, kostet die weltweiten Sozialversicherungen 400 Milliarden Euro pro Jahr. Was dabei herauskommt? Im besten Fall glückliche Dauerpatienten, häufig genug Heere von Krüppeln und Toten. Und die Krankenkassen zahlen, was die Pillenfürsten fordern. Und die Medizinerdivisionen verschreiben, was ihnen die 15 000 deutschen Arzneimittelvertreter mit üppigen Präsentkörben schmackhaft machen. Und schließlich schlucken Millionen Kranke treu und brav ihre bunten Tabletten, weil sie fest daran glauben, ihr Arzt verstünde etwas von pharmazeutischen Präparaten. So ist es kein Wunder, dass es den geschäftstüchtigen Pillendrehern immer gut geht, egal, ob die Welt um sie herum gerade im Chaos versinkt oder auf einer Wohlstandswelle schwimmt. Seit 1990 haben sich die Kosten für Arzneimittel in Deutschland auf rund 24 Milliarden Euro fast verdoppelt; das ist noch etwas mehr, als die knapp 130 000 Ärzte an Honoraren jährlich kassieren. Die Gesundheitsminister, welcher Couleur auch immer, haben in den letzten Jahrzehnten durch die Bank vergeblich versucht, dieser chaotischen, medizinisch kaum gerechtfertigten Geldvernichtungsmaschine Einhalt zu gebieten. Gegenwärtig rotiert Ulla Schmidt, die sich zu allem sonstigen Übel nicht nur ihrer ausgewiesenen Gegner, sondern außerdem einer zunehmenden Anzahl Heckenschützen aus den eigenen Reihen erwehren muss. In der Tat ist es für die wackere Bundesgesundheitsministerin noch schwieriger geworden, seit sie sich auch gegen den vielstimmigen Chor aus der so genannten Rürup-Kommission zu behaupten hat. Den Oberbefehl im Krieg gegen die mächtige Pharmalobby hat ihr der Kanzler schon kurz nach ihrem Amtsantritt entzogen, indem er sich mit dem potenziellen Gegner auf Kosten seiner Bürger verbündete. Wozu braucht ein Minister Feinde, wenn er solche Freunde im Kabinett sitzen hat?

Die Retourkutsche ließ die streitbare Superfrau auf dem Fuße folgen: Die vom Kanzler nach dem Hartz-Vorbild gewollte »Kommission für die Nachhaltigkeit in der Finanzierung der Sozialen Sicherungssysteme« – benannt nach ihrem Vorsitzenden Prof. Dr. Dr. h.c. Bert Rürup – besetzte sie mit 26 Professoren, Funktionären und Managern, die vor allem Experten in Sachen Selbstdarstellung sind. Zur Lösung von derart gigantischen Problemfeldern, wie sie sich gegenwärtig in der deutschen Sozial- und Gesundheitspolitik darstellen – die meisten ohnehin fest im Würgegriff der Weißkittel-Armee –, ist dieses Konglomerat aus Sachverstand und Eigeninteressen nur wenig geeignet; von einer Totgeburt zu sprechen, wäre deshalb viel treffender. Ulla Schmidt war es vermutlich von Anfang klar, dass sie mit ihrem brillanten gesundheitsökonomischen Experten Professor Karl Lauterbach das große Los gezogen hatte; und wahrscheinlich wäre ein Lauterbach hilfreicher als zwei Rürup-Kommissionen. Mit der gleichen Entschiedenheit, mit der Professor Lauterbach an die Qualitätsverbesserung und Honorarbegrenzung bei den Ärzten herangehen möchte, will er auch die Medikamentenflut bändigen: »Wir müssen an die hohen Pharmakosten ran, ansonsten wird die Gesundheitsreform wieder einmal auf halber Strecke liegen bleiben.«

Die gut organisierten Pillendreher können beim Abkassieren der Beitragszahler nur gestoppt werden, wenn der Präparatedschungel statt mit der Heckenschere mit einem Bulldozer gelichtet und die Mondpreise auf ein erträgliches, marktüblichen Mechanismen folgendes Maß zurückgeschnitten werden. 250 verschiedene Blutdrucksenker haben viele Pharmahersteller reich gemacht, aber Millionen Patienten nicht gesünder – im Gegenteil: Die Gefahr, an wilden Kombinationen aus zahlreichen, lediglich an Mäusen und Ratten erprobten Chemikalien Schaden zu nehmen, wird immer größer. Und immer ärmer machen sie uns außerdem. Wenn es Arzneimittelherstellern beispielsweise gelänge, statt hundert zwei oder drei Cholesterin-Schmelzer nach dem Vorbild jener vom US-Unternehmen Merck zuerst entwickelten Statine zur Marktreife zu bringen, würden sich Ärzte beim Verordnen und Patienten beim Bezahlen wesentlich leichter tun. Wenn ein paar Langzeit-erprobte, angemessen wirksame Medikamente vor Herzinfarkt und Schlaganfall schützen würden, könnten wir uns den übrigen Me-too-Schrott sparen. Die unerwünschten Nebenwirkungen von 25 verschiedenen

Medikamenten sind für einen Arzt vielleicht gerade noch überschaubar, aber nicht die von fast 10 000. Kein Wunder, dass sich heute weniger als ein Prozent aller deutschen Ärzte – 1300 von den 130 000 niedergelassenen! – um die unerwünschten Arzneimittelwirkungen kümmert, 99 Prozent stecken den Kopf in den Sand, nicht etwa, weil sie zu faul, sondern weil sie schlichtweg überfordert sind.

Wie hilflos und allein gelassen die deutschen Mediziner im Arzneimittelbereich sind, wird auch aus der Tatsache ersichtlich, dass selbst die Bundesärztekammer ihrer eigenen Medikamentenpolizei – das ist die 40-köpfige Arzneimittelkommission der Deutschen Ärzteschaft – immer dann in den Arm fällt, wenn Alarm gegeben werden müsste. Der »sehr große Widerstand« ist nach Aussage des Kommissionsvorsitzenden Professor Dr. Bruno Müller-Oerlinghausen derart heftig, dass wichtige Mitteilungen über Arzneimittelgefahren dem wöchentlich erscheinenden *Deutschen Ärzteblatt* – auf Geheiß des bundesdeutschen Ober-Arztes Prof. Jörg-Dietrich Hoppe – nicht beigelegt werden dürfen.[12] Staatsanwälte und Gerichte könnten auf die Idee kommen, entsprechende Paragraphen des Strafgesetzbuchs auf ihre diesbezügliche Anwendbarkeit zu prüfen. Unterdrückung beziehungsweise Verhinderung lebensrettender Informationen und damit verbundener Maßnahmen, Betrug oder Beihilfe zum Totschlag könnten hier infrage kommen. Eine nationale Schande ist es allemal! Sind denn diese Ärzteführer von allen guten Geistern verlassen? Oder geradewegs auf dem Marsch in die Kriminalität?

In diesem Chaos fallen unsichere Arzneimittelkantonisten kaum auf: Hier mal ein paar Tote, dort mal ein paar Invaliden – auf einen groben Klotz, sagen viele, gehört eben ein grober Keil. So kommt es nur relativ selten zu nachhaltigen Störungen, welche die Aufmerksamkeit der Öffentlichkeit erreichen. Geradezu vernichtend fiel deshalb die Bilanzierung des pharmazeutischen Fortschritts aus, die zwei frühere Chefredakteure des renommierten *New England Journal of Medicine*, die Harvard-

Mediziner Arnold Relman und Marcia Angell, kurz vor Weihnachten letzten Jahres veröffentlichten. Demnach waren gerade mal 15 Prozent der in den letzten zehn Jahren zugelassenen Arzneimittel so innovativ, dass sie messbar die Behandlung von Patienten verbesserten. Auf diese Weise entpuppten sich die vermeintlichen Neuheiten-Signale der Pharmaindustrie als fauler Zauber und billige Reklame, welche die Beitragszahler aber zumindest unnötig Geld kostete – wahrscheinlich mehr als 60 Milliarden Euro. Doch was geschieht? Die Bundesregierung will den Wirtschafts- und Forschungsstandort Deutschland retten und – verbündet sich mit den ertappten, aber keineswegs reuigen Pharmasündern. Und wie auf einem morgenländischen Basar werden die öffentlich gewordenen Verfehlungen per »Bakschisch-Politik« – manche sagen auch: Eine Hand wäscht die andere, beide werden schmutzig – aus dem Weg geräumt. Lediglich der bereits mehrfach genannte gesundheitspolitische Seismograph von Ulla Schmidt, der Kölner Gesundheitsexperte Karl Lauterbach, macht auch hier in unmissverständlicher Form seinen Mund auf. Er sagt zwar nicht: Lasst sie doch Pleite gehen, wenn sie immer nur erpressen wollen. Laut stellt Lauterbach dagegen fest: »Das Argument vom Forschungsstandort Deutschland glauben nur die Dummen.« Internationale Pharmakonzerne betreiben nicht dort Wissenschaft und Forschung, wo sie den größten Umsatz machen, sondern wo sie am billigsten wirtschaften können, und das ist eben nicht in Deutschland. Ein paar Arbeitsplätze mehr würden jedenfalls nichts am Kardinalfehler des deutschen Gesundheitssystems ändern können: dass zwar immer mehr Geld für die wachsenden Medikamentenströme fließt, aber immer weniger auf Qualität, also auf Verbesserung der Gesundheit in der Bevölkerung, geachtet wird. Inzwischen macht sich die Bundesgesundheitsministerin zunehmend die härtere Gangart ihres Lieblingsberaters Lauterbach zu Eigen. Im vergangenen Jahr brummte sie den sich durch das Kanzler-Wort sicher wähnenden Pharmamilliardären per Eilgesetz sechs Prozent Zwangszuschlag im Wert von 420 Millionen Euro auf und verhängte einen zweijährigen Preisstopp. »Die Pharmafürsten«, so der *Spiegel* kürzlich, »heulten zwar wegen des ›Wortbruchs‹ auf, aber Schmidt will sich nun nicht mehr beirren lassen.«[13] Und: »Selbst Kanzler Schröder versprach jüngst bei einem Gespräch mit Gewerkschaftern, die von Schmidt geforderten Reformen müssten kommen, auch wenn das ›meinen Freunden bei der Chemie-Gewerkschaft [gemeint ist vor allem Parteifreund und Kanzlervertrauter Hubertus Schmoldt, Vorsitzender der Gewerkschaft Bergbau, Chemie, Energie – der Verfasser] nicht gefällt‹.« Wie aus Kreisen der in Berlin residierenden Pharmalobby – sie wird angeführt von der ehemaligen CDU-Forschungsstaatssekretärin Cornelia Yzer – kurz vor Drucklegung des vorliegenden Buches verlautete, waren für das Frühjahr 2003 neue Treffen mit dem Kanzler geplant, um wesentliche Eckpfeiler der Gesundheitsreform vielleicht in letzter Minute kippen zu können. Denn noch hat es in den letzten 50 Jahren keine einzige Regierung vermocht, die stets verlockenden Angebote der Medikamentenstrategen auszuschlagen. Deshalb erhebt sich die Frage: Wie lange hält Ulla Schmidt ihren Kollisionskurs gegen die selbsternannten Machtwächter im Gesundheitswesen durch? Wetten, dass eher Karl Lauterbach Bundeskanzler wird ...?

Die Situation hierzulande ist in dieser Hinsicht allerdings keinen Deut besser als in den USA. Die amerikanische Verbraucherorganisation »Public Citizen« hat Unglaubliches herausgefunden: Allein die zehn größten Pharmaunternehmen investierten mehr als 200 Millionen Dollar in die Wahlkämpfe von George W. Bush, als dieser drohte, Maßnahmen gegen den Missbrauch des Patentrechts durch die Arzneimittelbranche zu ergreifen. In Deutschland hat dieses Ritual von delikatem Geben und Nehmen bei Pillenproduzenten und Politik jahrzehntelange Tradition. »Mein lieber Scholli«, soll Hans-Dietrich Genscher ausgerufen haben, als er Anfang 1985 die Nachricht erhielt, dass sein Parteifreund Hans-Otto Scholl, Ex-FDP-Chef von Rheinland-Pfalz, als mutmaßlicher Juwelendieb verhaftet worden sei.[14] Im Banksafe eines Schweizer Geldinstituts, das dem »lieben Scholli« gehörte, hatten die Fahnder der Staatsanwaltschaft außer geraubtem Silber, Gold und Edelgestein einen Haufen Papiere gefunden, die Scholls jahrelanges Wirken als Lobbyist des Bundesverbandes der Pharmazeutischen Industrie (BPI) belegten: schriftliche Dokumente über diskrete Zuwendungen an prominente Politiker und Regierungsbeamte, die auf die Arzneimittelgesetzgebung nach der »Contergan«-Katastrophe zugunsten der Pillenhersteller Einfluss nehmen sollten und konnten – und schließlich auch genommen haben. Was der promovierte Volljurist Scholl, seinerzeit unmittelbarer Grundstücksnachbar von Helmut Kohl in Oggersheim, über einen Zeitraum von knapp zwei Jahrzehnten an geldwerten Wohltaten auf Bonns Politprominenz herabregnen ließ, könnte auch so manchen Berliner Abgeordneten ins Schleudern bringen. Die Zukunft etlicher Politiker der ersten Garnitur hängt womöglich an einem seidenen Pharma-Faden – falls der Inhalt bisher geheim gehaltener Dokumente aus dieser zweckgerichteten Melange von Volksvertretern und börsennotierten Unternehmen der chemisch-pharmazeutischen Industrie auf dem Tisch eines staatsanwaltschaftlichen Ermittlers landet.

Anmerkungen

Zur Einführung

1 Prof. Dr. med. Jörg-Dietrich Hoppe, Präsident der Bundesärztekammer und des Deutschen Ärztetages, im offiziellen Standesorgan *Deutsches Ärzteblatt*; die wöchentlich erscheinende Zeitschrift ist Pflichtlektüre der 380 000 Ärzte in Deutschland.

2 Ivan Illich: »Die Nemesis der Medizin«. Verlag C.H. Beck, München 1995

3 Illich, a.a.O.

4 *Münchner Medizinische Wochenschrift (MMW)*, 18.5.2000, 142. Jg., Heft 20, S. 58-60

5 *Süddeutsche Zeitung (SZ)*, 1./2.2.2003

6 *SZ*, a.a.O.

7 www.bka.de

8 *MMW*, a.a.O.

9 *MWW*, a.a.O.

10 *Deutsches Ärzteblatt Online*, 19.2.2003

11 Antje Bultmann/Hans-Jürgen Fischbeck (Hrsg.): »Gewissenlose Geschäfte«. Droemer/Knaur, München 1996.

12 Bultmann/Fischbeck, a.a.O.

13 *Hannoversche Allgemeine Zeitung*, 25.8.1995

Zu Kapitel 1

1 Asmus Finzen: »Arzt, Patient und Gesellschaft«, hrsg. von K.E. Rothschuh. Gustav Fischer Verlag, Stuttgart 1969

2 R. Benedict: »Urformen der Kultur«. Hamburg 1955

3 Finzen/Rothschuh, a.a.O.

4 George Bernard Shaw: »Der Arzt am Scheideweg«. Suhrkamp, Frankfurt/Main 1969

5 Shaw, a.a.O.

6 Shaw, a.a.O.

7 T. Ripke: » Der kranke Arzt«, in: *Deutsches Ärzteblatt (DÄ)*, Heft 5/2000

8 Ekkehard Ruebsam-Simon: »Arztberuf in der Krise«, in: *DÄ*, Heft 43/1999

9 Siehe Einführung, Anmerkung 2

10 David M. Spain: »Iatrogene Krankheiten«. Georg-Thieme-Verlag, Stuttgart

11 Spain, a.a.O.

12 Spain, a.a.O.

13 Spain, a.a.O.

14 Josef Stockhausen: »Ärzteschaft und Arzneimittelsicherheit«. Vortrag auf einem Internistenkongress am 15.4.1989 in Wiesbaden

15 Hans Halter: »Die Ohnmacht der modernen Medizin«, in: *Der Spiegel*, Nr. 34/1980

16 Walter Krämer: »Die Krankheit des Gesundheitswesens«. S. Fischer Verlag, Frankfurt/Main 1989

Zu Kapitel 2

1 Joe Heydecker/Johannes Leeb: »Der Nürnberger Prozeß«. Kiepenheuer & Witsch, Köln 1979

2 Heydecker/Leeb, a.a.O.

3 Alexander Mitscherlich/Fred Mielke: »Medizin ohne Menschlichkeit«. Fischer, Frankfurt/Main1960

4 Mitscherlich/Mielke, a.a.O.

5 *Abendzeitung* München *(AZ)*, 4.2.2003

6 *AZ*, a.a.O.

7 Guido Knopp: »Die SS – Warnung der Geschichte«. Bertelsmann, München 2002

8 Mitscherlich/Mielke, a.a.O.

9 Mitscherlich/Mielke, a.a.O.

10 Mitscherlich/Mielke, a.a.O.

11 *Lancet*, II, 2. 8.1986, S. 271ff.: »From Nazi Holocaust to Nuclear Holocaust: A Lesson to Learn?«

12 *Die Zeit*, 6. 11.1987, S. 45

13 Es handelte sich dabei um ein so genanntes Interview, das der Präsident der Bundesärztekammer, Dr. Karsten Vilmar, am 18.4.1987 gewissermaßen in seiner Hauszeitschrift, dem *Deutschen Ärzteblatt (DÄ)*, gab.

14 Till Bastian: »Furchtbare Ärzte«. Verlag C.H. Beck, München 2001

15 Norbert Jachertz, Chefredakteur des *DÄ*, in seinem Beitrag zum Buch »Die Geschichte der deutschen Ärzteschaft«

16 Jachertz, a.a.O.

17 *DÄ* 94, Nr. 50, 12.12.1997

18 Thomas Regau: »Medizin auf Abwegen«. Kösel, München 1961

19 Regau, a.a.O.

20 Regau, a.a.O.

21 Robert Jay Lifton: »Ärzte im Dritten Reich«. Ullstein-TB 26541, Berlin 1998

22 Fritz Lenz: »Menschliche Auslese und Rassenhygiene«, in: Erwin Bauer et al.: »Grundriß der menschlichen Erblichkeitslehre und Rassenhygiene«. München 1923

23 Lifton, a.a.O.

24 Adolf Hitler: *»Mein Kampf«*. München 1930, S. 439, 446 f., 282

25 Lifton, a.a.O.

26 *Journal of the American Medical Association (JAMA)* 104 (1935) 2110

27 *JAMA* 105 (1935) 1051

28 Lifton, a.a.O.

29 Lifton, a.a.O.

30 *JAMA* 106 (1936) 1582

31 Lifton, a.a.O.

32 *Zeitschrift für die gesamte Experimentelle Medizin*, Bd. 109/I, 1941

33 Dokument Nr. 035 des Nürnberger Ärzteprozesses, zit. nach »Medizin ohne Menschlichkeit«, siehe Anm. 3

34 Urteilsbegründung im Nürnberger Ärzteprozess, S. 240 f., zit. nach »Medizin ohne Menschlichkeit«, siehe Anm. 3

35 Dokument Nr. 039 des Nürnberger Ärzteprozesses, zit. nach »Medizin ohne Menschlichkeit«, siehe Anm. 3

36 Dokument Nr. 036 des Nürnberger Ärzteprozesses, zit. nach »Medizin ohne Menschlichkeit«, siehe Anm. 3

37 Eugen Kogon: »Der SS-Staat«. Kindler, München 1974

38 »Geschichte der deutschen Ärzteschaft«, hrsg. von Prof. Dr. phil. Robert Jütte, Leiter des Instituts für Geschichte der Medizin der Robert-Bosch-Stiftung in Stuttgart, unter Mitwirkung der Autoren Thomas Gerst, M.A., Projekt »100. Deutscher Ärztetag – Deutsches Ärzteblatt«, Hedwig Herold-Schmidt, M.A., Norbert Jachertz, Chefredakteur *Deutsches Ärzteblatt*, D. Klaus-Dieter Müller, Hannah-Arendt-Institut für Totalitarismus-

forschung e.V., TU Dresden, Dr. Martin Rüther, NS-Dokumentationszentrum der Stadt Köln, Dr. Eberhard Wolff, Institut für Geschichte der Medizin der Robert-Bosch-Stiftung, in Stuttgart, und Prof. Dr. Robert Jütte, Deutscher Ärzte-Verlag, Köln 1997

39 Rüther, a.a.O., siehe Anm. 38

40 Rüther, a.a.O., siehe Anm. 38

41 Rüther, a.a.O., siehe Anm. 38

42 Rüther, a.a.O., siehe Anm. 38

43 Rüther, a.a.O., siehe Anm. 38

44 Rüther, a.a.O., siehe Anm. 38

45 Rüther, a.a.O., siehe Anm. 38

46 Rüther, a.a.O., siehe Anm. 38

47 Nuremberg Medical Case, Bd. I, S. 57/58

48 *JAMA* 100 (1933): 1877

49 Michael H. Kater: »Medizinische Fakultäten« (20), S. 94–104

50 Michael H. Kater: »Hitlerjugend und Schule im Dritten Reich«, in: *Historische Zeitschrift* 228 (1979): 609/610; ders.: Nazi Party (20), S. 97 ff.

51 Lifton, a.a.O., S. 57, siehe Anm. 21

52 Zit. nach einem Bericht in der *Zeit*, 5. 9. 1997

53 *Zeit*, a.a.O.

54 Hedwig Herold-Schmidt: »Ärztliche Interessenvertretung im Kaiserreich 1871–1914« in: »Die Geschichte der deutschen Ärzteschaft«, siehe Anm. 38

55 Herold-Schmidt, a.a.O.

56 Herold-Schmidt, a.a.O.

57 Herold-Schmidt, a.a.O.

58 Herold-Schmidt, a.a.O.

59 Eberhard Wolff in: »Geschichte der deutschen Ärzteschaft«, siehe Anm. 38

60 Wolff, a.a.O.

61 Wolff, a.a.O.

62 Rüther, a.a.O., siehe Anm.38

63 Siehe Anm. 38

64 Siehe Anm. 38

65 Thomsen, a.a.O., siehe Anm. 38

66 Siehe Anm. 38

67 Rüther, a.a.O., siehe Anm. 38

68 Rüther, a.a.O., siehe Anm. 38

69 *Die Weltwoche*, Nr. 23, 4.6. 1998

70 *tz* München, 16.1.2003

71 *Deutsches Ärzteblatt (DÄ)*, 97, Nr. 18, 5.5.2000

72 Rüther, a.a.O., siehe Anm. 38

73 Zit. nach einem Bericht in *Die Weltwoche*, Nr. 23, 4.6. 1998

74 Rüther, a.a.O., siehe Anm. 38

75 Prof. Dr. med. Ernst Fromm war nicht nur Präsident der Bundesärztekammer und des Deutschen Ärztetages, sondern gleichzeitig Präsident der Hamburger Ärztekammer, Präsident des Weltärztebundes, Aufsichtsratsvorsitzender der Anlagefirma »Promedicis«, Vorsitzender des wissenschaftlichen Beirats von »medicolloc«, Chefarzt am Allgemeinen Krankenhaus Hamburg-Harburg, außerdem Honorarprofessor und Mitglied von mindestens fünf gesundheitspolitischen Ausschüssen. Vgl. »Die seltsamen Geschäfte des Professor Fromm«, in: *Der Stern*, Nr. 50, 1972

76 F. Naschold in: »Kassenärzte- und Krankenversicherungsreform. Zu einer Theorie der Statuspolitik«. Freiburg/Breisgau 1967, S.18, Anm. 2

77 Aktionsgemeinschaft der deutschen Ärzte – Informationsdienst Nr. 1–11 – sowie Aktionsgemeinschaft der Deutschen Ärzteschaft, in: *Deutsches Ärzteblatt – Ärztliche Mitteilungen*, 49. Jg., Nr. 5, 1960

78 F. Naschold, a.a.O., S. 63; außerdem: »Das Kanzlergespräch«, in: *Berliner Ärzteblatt*, Nr. 17, 1960

79 Vgl. M. Richter: »Rückschau und Ausblick auf die Krankenversicherungsreform«, in: *Deutsche Ortskrankenkasse*, 1961, S. 149 ff., der

einen Katalog von »Ursachen für das Scheitern« der Reform anführt

80 Dr. med. Joseph Scholmer: »Die Krankheit der Medizin«. Neuwied/Berlin 1971

81 Tätigkeitsbericht 1970/71 der Bundesärztekammer, in: *Deutsches Ärzteblatt – Ärztliche Mitteilungen*, 68. Jg., Nr. 20a, 1971

82 Christa Rauskolb: »Lobby in Weiß – Struktur und Politik der Ärzteverbände«, Europäische Verlagsanstalt, Frankfurt/Köln 1976

83 Bundesverfassungsgericht, Beschluss des Ersten Senats vom 9.5.1972 – 1 BvR 518/62-1BvR 308/64 – in: *Deutsches Verwaltungsblatt*, 87. Jg., Nr. 23, 1.12.1972, Seite 917 ff.

84 Paul Lüth: »Ansichten einer künftigen Medizin«, München 1971. Vgl. auch Hans Mausbach: »Eine gescheiterte Disziplinierung«, in: *Das Argument 69*, 13. Jg., Nr. 11/12, 1971, S. 1001

85 »Mehr Demokratie oder mehr Freiheit?«, in: *FAZ*, 20.1.1973; Wilhelm Hennis: »Demokratisierung – Zur Problematisierung eines Begriffes«. Köln/Opladen 1970; Hanns Martin Schleyer: »Das soziale Modell«. Seewald-Verlag, Stuttgart 1974

86 Schleyer, a.a.O.

87 Schleyer, a.a.O.

88 Schleyer, a.a.O.

89 Prof. Dr. med. Dr. phil. Klaus Dörner, *Deutsches Ärzteblatt*, 20.9.2002, Nr. 38

90 Rolf-Dieter Hesch in: *Geo Wissen*, Nr. 30/2002

Zu Kapitel 3

1 *DÄ* 99, Nr. 43, 25.10.2002

2 *DÄ*, a.a.O.

3 *MMW* 140 (1998), Nr. 7

4 *MMW*, a.a.O.

5 *MMW*, 140 (1998) Nr. 10

6 *MMW*, a.a.O.

7 *MMW*, a.a.O.

8 *Münchner Ärztliche Anzeigen*, 11.1.2003

9 *MMW* Nr. 10/2000, 142. Jg.

10 Siehe Kap. 4, Anm. 8

11 Siehe Kap. 4, Anm. 8

12 *DÄ*, Nr. 13, 30.3.2001, 98. Jg.

13 *Münchner Ärztliche Anzeigen*, Nr. 41, 12.10.2002

14 Mitteilung der Pressestelle der deutschen Ärzteschaft vom Oktober 2002

15 Zit. nach einem Bericht in der *SZ* vom 5.9.2002

16 Zit. nach einem Bericht in *Focus*, Nr. 13/1996

17 Zit. nach einem Bericht in der Münchener *tz* vom 11.2.2003

18 Zit. nach einem Bericht im *Spiegel*, Nr. 51/2002

19 Zit. nach einem Bericht in der Münchener *tz* vom 30.7.1998

20 Zit. nach einem Bericht im *Spiegel*, Nr. 38/1997

21 Zit. nach einem Bericht in *Focus*, Nr. 26/2002

22 Zit. nach einem Bericht in der ärztlichen Fachzeitschrift *Jatros – Urologie, Nephrologie, Andrologie*, Nr. 5/1997

23 *SZ*, 16.12.1997

24 *Capital*, Nr. 3/1999, S. 263

25 *Die Zeit*, Nr. 30,18.7.1997

26 *Spiegel*, Nr. 38/1997

27 *Spiegel*, a.a.O.

28 *DÄ*, Nr. 37, 15.9.2000

29 Nach einer Meldung der Verbandszeitschrift *Pharm. Ind.* 65, Nr. 1, I/30, 2003

30 Zit. nach einem Bericht in der *SZ*, 11.6.2002

31 Zit. nach *Medizinalpolitische Rundschau*, Nr. 4/1973

32 *Medizinalpolitische Rundschau*, a.a.O.

33 Leserbrief, veröffentlicht in der *FAZ*, 28.2.1972

34 Zit. nach *Spiegel*, Nr. 32, 2.8.1976
35 Bodo Mahnstein: »Dein Krankenhaus – Dein Schicksal«. Verlag Kurt Desch, München 1972
36 Ärztezeitschrift *Selecta*, Nr. 7, 18.2. 1974
37 Ivan Illich, »Die Enteignung der Gesundheit«, Rowohlt, Reinbek 1975
38 Ärztezeitung *Puls International*, Nr. 2/1968
39 Paul Lüth: »Kritische Medizin«. Rowohlt, Reinbek 1972
40 *Stern*, Nr. 19.3.1972
41 Cordt von Brandis/Otto Pribilla: »Arzt und Kunstfehler«. Goldmann, München 1975
42 Von Brandis/Pribilla, a.a.O.
43 *MMW*, Nr. 35/1968
44 *MMW*, a.a.O.

Zu Kapitel 4

1 Siehe Kap. 1, Anm. 15
2 *Ciba-Revue* Nr. 1/1985, Basel
3 *Ciba-Revue*, a.a.O.
4 Thomas McKeown: »Die Bedeutung der Medizin – Traum, Trugbild oder Nemesis?«. Suhrkamp Verlag, Frankfurt/Main 1982
5 Gerhart Tutsch, zitiert aus: Thomas McKeown, a.a.O.
6 Siehe Einführung, Anm. 2
7 Siehe Einführung, Anm. 2
8 Julius Hackethal: »Der Meineid des Hippokrates – Von der Verschwörung der Ärzte zur Selbstbestimmung des Patienten«. Gustav Lübbe Verlag, Bergisch Gladbach 1997
9 Christian Bachmann: »Die Krebsmafia«. Tomek Verlag, Monaco 1981
10 Bachmann, a.a.O.
11 Bachmann, a.a.O.
12 Robert N. Proctor: »Blitzkrieg gegen den Krebs«. Klett-Cotta Verlag, Stuttgart 2002
13 Proctor, a.a.O. Die beiden Besprechungen stammen von Malcolm H. Hast, in: *Journal of the American Medical Association (JAMA)* 263 (1990), S. 2115 f., dem offiziellen Standesorgan der US-Ärzteschaft, und Richard S. Snell, in: *New England Journal of Medicine* 323 (1990), S. 205
14 David J. Williams: »The History of Eduard Pernkopf's ›Topographische Anatomie des Menschen‹, in: *Journal of Biomedical Communication* 15 (1988), S. 2–12
15 Proctor, a.a.O. Vgl. auch Howard A. Israel und William E. Seidelmann: »Nazi Origins of an Anatomy Text – The Pernkopf Atlas«, in: *JAMA* 276 (1996), S. 1633
16 Senatsprojekt der Universität Wien: »Untersuchungen zur Anatomischen Wissenschaft in Wien 1938–1945« (Wien 1998); zudem Michael Hubenstorfs Geschichte und Kritik, »Anatomical Science in Vienna 1938–1945«, in: *Lancet* 355 (2000), S. 1385 f.
17 Zit. nach Proctor, s. Anm. 12
18 Richard S. Panush: »Nazi Origins of an Anatomy Text – The Pernkopf Atlas«, in *JAMA* 276 (1996), S. 1633 f.
19 Proctor, a.a.O.
20 Proctor, a.a.O.
21 Proctor, a.a.O. Vgl. dazu auch die Untersuchung »Racial Hygiene – Medicine under the Nazis«, von Robert N. Proctor. Harvard University Press, Cambridge/Mass. 1988
22 William E. Seidelmann: »Mengele Medicus – Medicine's Nazi Heritage«, in: *Milbank Quarterly* 66 (1988)
23 Proctor, a.a.O.
24 Hackethal, a.a.O. Siehe Anm. 8
25 Hackethal, a.a.O.
26 *Süddeutsche Zeitung (SZ)*, 19.3.2002, Interview mit Prof. Sieg-

fried Seeber vom Tumorzentrum Essen

27 *SZ*, a.a.O.

28 Vortragsmanuskript für die Antikorruptions-Organisation Transparency International, 2002

29 Siehe Anm. 28

30 *SZ*, a.a.O.

31 *SZ*, a.a.O.

32 *SZ*, a.a.O.

33 *SZ* a.a.O.

34 *Lancet*, Bd.359/2002, S. 909

35 *Deutsches Ärzteblatt (DÄ)*, Nr. 42, 20.10.2000, S. A-2764

36 *Der Spiegel*, Nr. 15/2002

37 *New England Journal of Medicine (NEJM)*, Bd. 340/1999, S. 77

38 *NEJM*, Bd. 336/1997, S. 1401-1422, S. 1448

39 *NEJM*, s. Anm. 38

40 Dr. med. Rolf Kreienberg, Gynäkologe an der Universität Ulm, zit. in der *SZ* vom 26.1.1999

41 Tim Beardsley und Inge Hoefer in: *Spektrum der Wissenschaft* Nr. 7/1996

42 Tim Beardsley/Hoefer, a.a.O.

43 Tim Beardsley/Hoefer, a.a.O.

44 Tim Beardsley/Hoefer, a.a.O.

45 *Spektrum der Wissenschaft*, Nr. 7/1996

46 Zitiert nach einem Bericht in der *SZ*, 30.5.2000

47 *SZ*, a.a.O.

48 *Münchener Medizinische Wochenschrift (MMW)*, 139 (1997), Nr. 45

49 *MMW*, a.a.O.

50 *SZ*, 25.9.1997

51 *SZ*, 4.7.2000

52 *SZ*, 21.3.2000

53 Siehe Anm. 51

54 C.G. Schmidt/E. Scherer: »Zur Situation der Onkologie in Deutschland«, in: *DÄ* 72/1975, S. 2009

55 Stellungnahme der Deutschen Krebsgesellschaft auf der »Großen Krebskonferenz«. Schriftenreihe des Bundesministeriums für Jugend, Familie und Gesundheit, Bd. 83, Stuttgart 1980, S. 71

56 Egmont R. Koch: »Krebswelt – Krankheit als Industrieprodukt«. Kiepenheuer & Witsch, Köln 1981

57 Zit. nach *SZ*, 4.7.2000

58 *Spiegel*, 6/1998

59 *Spiegel*, 44/1997

60 Zit. nach einem Bericht in der *SZ*, 12.6.2001

61 *SZ*, 9./10.8.2000

62 Zit. nach einem Bericht in der *SZ*, 9.10.2001

63 Siehe Anm. 59

64 R. Flöhl: »Deutsche Krebsforschung ohne Niveau«, in: *FAZ*, 23.10.1974, S. 37; ders.: »Rückständige Krebsforschung und Krebsbekämpfung«, *FAZ*, 9.7.1975, S. 23

65 *International Journal of Cancer*, 13, 879 (1974)

66 Die Bundesregierung: »Krebsbericht als Fortschreibung der Antwort der Bundesregierung auf die Große Anfrage betreffend Krebsforschung«. Bundestagsdrucksache 8/3556, 16.1.1980

67 Koch, a.a.O., siehe Anm. 56

68 DFG: »Bestandsaufnahme – Krebsforschung in der Bundesrepublik Deutschland«. Bd. I.: »Situationsberichte und Empfehlungen«. Boppard, 1980

69 »Alles im Argen«, in: *Der Spiegel*, 25/1980, S. 194; »Neue Gremien sollen Verbesserung bringen«, in: *MMW* 122, 914 (1980)

70 Koch a.a.O., siehe Anm. 56

71 *Geo Wissen*, Nr. 30/2002

72 *Geo Wissen*, a.a.O.

73 *SZ*, 10.9.2002

74 *Lancet*, Bd. 359/2002, S. 2027

75 *SZ*, a.a.O.

76 Eine Mitgliederliste der ALKK kann im Internet unter http:/www.med.de/alkk/alkkl.htm abgerufen werden

Zu Kapitel 5

1 Nach einem Bericht in der *SZ*, 10.12.2002

2 Nach einem Bericht in der *SZ*, 9.1.2003

3 *Deutsches Ärzteblatt (DÄ)*, Nr. 10, 7.3.2003

4 *DÄ*, a.a.O., »Da werden Horrorszenarien entwickelt«, Interview über die gesundheitspolitischen Zukunftspläne der rot-grünen Bundesregierung

5 *SZ*, 3.12.2002

6 Nach einem Bericht in der *SZ*, 11.6.2002

7 Pers. Mitteilung während eines Interviews, das der Verf. als Chefredakteur in der int. Ärztezeitung *Plus International* 1963 in Fromms Büro bei der Hamburger Ärztekammer geführt hat

8 *DÄ*, Nr. 16, 20.4.2001

9 *DÄ*, a.a.O.

10 *DÄ*, Nr. 8, 21.2.2003

11 *DÄ*, Nr. 37, 15.9.2000

12 *DÄ*, a.a.O.

13 *DÄ*, siehe Anm. 11

14 Hackethal, a.a.O., siehe Kap. 4, Anm. 8

15 *SZ*, 29.8.2002

16 *Spiegel*, Nr. 52/2002

17 *Spiegel*, a.a.O.

18 *Spiegel*, Nr. 50/1997

19 *Stern*, Nr. 26, 20.6.2002

Zu Kapitel 6

1 *Spiegel*, Nr. 12/2002

2 *Spiegel*, a.a.O.

3 Das Papier zu Korruption und Betrug im deutschen Gesundheitswesen kann als pdf-Datei im Internet abgerufen werden. Die Telefonnummer der deutschen TI-Geschäftsstelle lautet: 089/48 95 44 40; Ansprechpartner: TI-Geschäftsführerin Dr. Ute Bartels

4 Nach einem Bericht in der *SZ*, 3.3.2003

5 »Hitler's Attitude toward Alcohol«, in: *Scientific Temperance Journal*, Frühjahr 1933, S. 18

6 Robert E. Gaupp/Emil Kraepelin/Emil Abderhalden/Adolf von Strümpell: »An die Deutsche Ärzteschaft«, in: *Münchner Medizinische Wochenschrift* 68 (1921), S. 832

7 Edgar Bejach: »Die tabakgegnerische Bewegung«, München 1927, S. 6

8 Conti am 25.5.1939 anlässlich einer Tagung in Berlin, die vom Werberat der Deutschen Wirtschaft finanziert wurde; siehe »Volksgesundheit und Werbung«, S. 7–10

9 Fritz Lickint: »Tabak und Tabakrauch als ätiologischer Factor des Carcinoms«, in: *Zeitschrift der Krebsforschung* 30 (1929), S. 349–365

10 Robert N. Proctor, a.a.O., siehe Kap. 4, Anm. 12, S. 211

11 Proctor, a.a.O., S. 263

12 Proctor, a.a.O., S. 264

13 Nach einer *Meldung in Pharm. Ind.* 59, Nr. 9 1997

14 Zit. aus *Welt am Sonntag*, 24.8.1997

15 Nach einem Kommentar von C. Berndt in der *SZ*, 23.10.2002

16 *SZ*, siehe Anm. 15

17 *SZ*, siehe Anm. 15

18 *Spiegel*, Nr. 45/2002

19 *Spiegel*, a.a.O.

20 Zit. nach einem Leitartikel in der *Welt am Sonntag*, 24.8.1997

21 § 1 des ärztlichen Berufsrechts sieht vor: Der Arzt muss sich vor der Durchführung klinischer Versuche am Menschen oder der epidemiologischen Forschung mit personenbezogenen Daten durch eine bei der Ärztekammer oder bei einer medizinischen Fakultät gebildeten Ethikkommission über die mit seinem Vorhaben verbundenen berufs-

ethischen und berufsrechtlichen Fragen beraten lassen.
22 *JAMA*, 15.4.1998
23 Siehe Kap. 4, Anm. 8
24 Siehe Kap. 4, Anm. 8
25 J. Schopohl in: *DÄ* 2000; 97: A-311-5
26 *Arznei-Telegramm (A-T)*, 15.2.2000
27 *Fortschritte der Medizin*, Jg. 94 (1976), S. 451–454, 482–486 u. 719–724
28 Erschienen in der Zeitschrift *Der Praktische Arzt*, 20.11.1994

Zu Kapitel 7
1 Klaus Koch im *DÄ*, 8.1.1996, Ausgabe 1-2, 93. Jg.
2 *Spiegel*, Nr. 26/1997
3 Nach einem Bericht in der *SZ*, 15.7.2002
4 *Spiegel*, a.a.O.
5 *Spiegel*, a.a.O.
6 *DÄ*, 8.1.1996, Ausgabe 1-2, 93. Jg.
7 *DÄ*, a.a.O.
8 *DÄ*, siehe Anm. 1
9 Nach einem Bericht in der *FAZ*, 15.10.1999
10 *FAZ*, a.a.O.

Zu Kapitel 8
1 Nach einem Bericht in der SZ, 19./20.10.2002, über ein von dieser Zeitung veranstaltetes internationales Gesundheitsforum, an dem insbesondere Arzneimittelexperten aus Deutschland, Österreich und der Schweiz teilnahmen.
2 Aids Care, Bd. 10/1998, S. 197
3 *MMW*, Nr. 6/1998
4 Pomeranz B.H., und Mitarbeiter in: *JAMA*, Nr. 279,1998, S. 1200–1205
5 Johnson, J. A., und Mitarbeiter in: *Arch. Int. Med.*, Nr. 155, 1995, S. 1949–1956, und Bates, D. W., und Mitarbeiter in: *JAMA*, Nr. 277/1997, S. 307–311
6 Persönliche Mitteilung von Dr. med. Klaus-Eberhard Haase vom 20.12.2002 und seine Dokumentation an die Bundesgesundheitsministerin vom 29.1.1999
7 Bates, D. W., in: *JAMA*, Nr. 279/1998, S. 1216–1217
8 1996 betrugen die Betriebskosten – ohne Investitionen – in deutschen Krankenhäusern 97,2 Mrd. D-Mark. Pro Patient wurden also im Durchschnitt 6210 D-Mark ausgegeben: 700 000 x 6210 D-Mark = 4,35 Mrd. D-Mark : 2 = 2,1 Mrd. Euro
9 Mitteilung der DKV, Köln, 20.10.2002
10 Mitteilung der DKV, Köln, 20.10.2002
11 *Saarbrücker Zeitung*, 18.7.2002
12 *Spiegel*, Nr. 14, 31.3.2003
13 *Spiegel*, a.a.O.
14 *Spiegel*, Nr. 26/1985

Register

Personenregister

Sachregister